Vivir una vida sana
con dolor crónico

Sandra LeFort, MN, PhD • **Lisa Webster,** RN

Virginia González, MPH • **Kate Lorig,** RN, DrPH

Halsted Holman, MD • **David Sobel,** MD, MPH

Diana Laurent, MPH • **Marian Minor,** PT, PhD

Bull Publishing Company
Boulder, Colorado

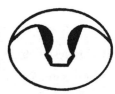

Published by Bull Publishing Company
P.O. Box 1377
Boulder, CO, USA 80306
www.bullpub.com

Library of Congress Cataloging-in-Publication Data
Names: LeFort, Sandra M. | Webster, Lisa. | González, Virginia (Virginia M.)
   | Lorig, Kate. | Holman, Halsted, 1925- | Sobel, David S. (David Stuart) |
   Laurent, Diana. | Minor, Marian A. (Marian Adams)
Title: Vivir una vida sana con dolor crónico / Sandra LeFort, MN, PhD, Lisa
   Webster, RN, Virginia González, MPH, Kate Lorig, RN, DrPH, Halsted Holman,
   MD, David Sobel, MD, MPH, Diana Laurent, MPH, Marian Minor, PT, PhD.
Other titles: Living a healthy life with chronic pain. Spanish
Description: Boulder, Colorado : Bull Publishing Company, [2016] |
   In Spanish. | Includes bibliographical references and index.
Identifiers: LCCN 2016020883 | ISBN 978-1-936693-97-9 (softbound : alk. paper)
Subjects: LCSH: Chronic pain--Popular works. | Chronic diseases--Popular
   works. | Self-care, Health.
Classification: LCC RB127 .L38418 2016 | DDC 616/.0472--dc23
LC record available at https://lccn.loc.gov/2016020883

2015002233

Printed in U.S.A.

21 20 19 18 17 16   10 9 8 7 6 5 4 3 2 1

Interior design and project management: Dovetail Publishing Services
Cover design and production: Shannon Bodie, Lightbourne, Inc.

Dedicamos este libro a la memoria de Howard Montrose Genge por su amor, valentía y sabiduría ante el dolor; a Mary Ellen Jeans, PhD, por creer en la educación para la gente con dolor; y para la gente de todas las edades que luchan con el dolor en sus vidas, y sus familiares.

Los autores

Sandra LeFort, MN, PhD, es profesora emérita de la Universidad de Newfoundland, Canada, donde da clases y continúa sus investigaciones sobre el dolor.

Lisa Webster, RN, es la directora clínica del Centro para el Manejo del Dolor en el Hospital General de Hamilton.

Virginia González, MPH, es docente de la salud sobre enfermedades crónicas y asesora del Centro para la Investigación y Educación del Paciente, Stanford.

Kate Lorig, DrPH, es la directora y profesora emérita del Centro para la Investigación y Educación del Paciente de la Universidad de Stanford.

Halsted Holman, MD, es profesor emérito de la Facultad de Medicina de la Universidad de Stanford.

David Sobel, MD, MPH, fue director del programa de educación al paciente y promoción de la salud, The Permanente Medical Group, Northern California.

Diana Laurent, MPH, docente de la salud sobre enfermedades crónicas en el Centro para Investigación y Educación del Paciente de la Universidad de Stanford.

Marian Minor, PT, PhD, es profesora emérita del Departamento de Fisioterapia de la Universidad de Missouri.

Agradecimientos

Mucha gente nos ayudó a escribir este libro. Entre los más importantes se encuentran los primeros 110 participantes del estudio "Programa del manejo personal para el dolor crónico", financiado por el Programa de Investigación y Desarrollo de Salud Nacional del Departamento de Salud de Canadá, Este estudio sentó las bases para miles de talleres de participantes en Canadá, Estados Unidos, Dinamarca y otros países. Todas estas personas, junto con los maravillosos líderes de los talleres, nos hicieron saber qué información necesitaban y nos ayudaron a hacer ajustes a lo largo del camino. Todos ustedes han dado información para esta nueva edición norteamericana de nuestro libro.

También hubo muchos profesionales que nos ayudaron, incluyendo Lynn Beatie, PT, MPT, MHA, Bonnie Bruce, RD, DrPH, Nomran Buckley, MD, FRCPC, Beth Darnall, PhD, John W. Doyle, BA, Steven Feinberg, MD, Chaplain Bruce Feldman, MD, Shelley Gershman, RN, Peg Harrison, MSW, Noorin Jamal, RN, MN-NP, Mary Ellen Jeans, PhD, Roman Jovey, MD, Muchael McGillion, PhD, RN, Patrick McGowan, PhD, Ronald Melzack, PhD y Judith Watt-Watson, PhD, RN. Un agradecimiento especial a Nicolaj Holm Faber, jefe asesor, al comité danés de educación para la salud, cuyo apoyo ha sido inestimable. A todos ustedes, su ayuda ha sido recibida con mucho agradecimiento.

Un agradecimiento especial a Erin Mulligan, Jon Ford y Jon Peck que nos ayudaron en todo momento. Los editores son los héroes no reconocidos de los buenos libros. Queremos agradecer su excelente contribución para hacer que el libro sea más legible, ameno, y comprensible. Gracias también a Maria Sarah Hill-Gastón por su excelente traducción del texto, y a Heather Dubnick por sus revisiones y el índice del contenido. También nos gustaría darles las gracias a nuestros entrenadores-T, entrenadores maestros y líderes. Hay ya cientos de ustedes, y todos han hecho importantes sugerencias que han ayudado a crear este libro.

Nos gustaría agradecer a DRx, grupo editorial de *The Healthy Mind, Healthy Body Handbook* (también publicado como *Mind & Body Health Handbook*) escrito por David Sobel, MD, y Robert Ornstein, PhD, por darnos permiso para adaptar ciertas secciones de su libro.

Por último, muchas gracias a Jim Bull, Claire Cameron y el equipo de Bull Publishing por ser firmes defensores durante más de 40 años de los libros relacionados con la salud. El apoyo y respaldo de Jim han sido esenciales para poder desarrollar este libro. Jim, ¡No podíamos haberlo hecho sin tí!

Si desea obtener más información sobre los programas de investigación en curso actuales, programas a través de internet, formación o preparación y materiales, por favor visite nuestra página web:

www.patienteducation.stanford.edu

Continuamente revisamos y buscamos maneras de mejorar este libro. Si tiene usted cualquier sugerencia o comentario, por favor mándelos a:

self-management@stanford.edu

Contenido

Renuncia de responsabilidad

Este libro no pretende reemplazar el sentido común ni las recomendaciones profesionales médicas o psicológicas. Usted debe procurar y recibir evaluaciones o tratamientos profesionales para problemas y síntomas de índole particularmente inusual, severa, persistente y sin explicación aparente. Muchos síntomas y enfermedades requieren y se benefician de evaluaciones médicas y psicológicas y de tratamiento específico. No se niegue a sí mismo tratamiento profesional adecuado.

- Si sus síntomas o problemas persisten después de un período de tiempo razonable y después de poner en práctica las recomendaciones del manejo personal (o de cómo cuidarse), usted debe consultar a un profesional. Lo que constituye un período razonable varía según la situación. Si usted no está seguro y esto le causa ansiedad, consulte a un profesional de la salud.

- Si usted recibe consejo profesional que contradice lo recomendado en este libro, deberá seguir las recomendaciones de su profesional de la salud. Es probable que este pueda tomar en consideración su situación específica, su historial y sus necesidades particulares.

- Si usted piensa en causarse daño de alguna manera, por favor procure ayuda profesional inmediatamente.

Los autores y editor de este libro han incluido información de la manera más precisa posible. Sin embargo, no podemos garantizar que la información le será útil en toda ocasión. Los autores y editor no se hacen responsables en caso de alegaciones de daños o accidentes que se asocien a acciones tomadas a partir de recomendaciones ofrecidas en esta publicación. El libro es solo una guía. Su sentido común y buen juicio, acompañados de la atención de profesionales de la salud también se consideran necesarios.

CAPÍTULO 1

Visión general del manejo personal

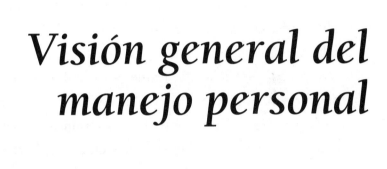

NADIE QUIERE VIVIR CON DOLOR CRÓNICO. Desgraciadamente, cerca del 30 por ciento de la gente en todo el mundo padece condiciones de dolor crónico, muchas de las cuales no tienen una causa identificable. Escribimos este libro para ayudar a la gente a explorar formas sanas de manejar y vivir con su dolor crónico, y para que puedan disfrutar de vidas más gratificantes y satisfactorias.

Esto puede parecer un concepto extraño. ¿Cómo puede vivir una vida más sana y feliz cuando le está doliendo algo? Para contestar esta pregunta necesitamos analizar qué ocurre con la mayoría de los problemas de salud crónicos. Independientemente de que sea una enfermedad cardiaca, diabetes, depresión, o cualquier otra de una multitud de enfermedades, éstas enfermedades que causan dolor crónico también pueden causar fatiga, pérdida de la fuerza y resistencia físicas, sufrimiento emocional, y una sensación de impotencia o incluso de desesperación. Una manera sana de vivir con

1

dolores crónicos es trabajar en manejar los problemas físicos, mentales y emocionales que causa la enfermedad o condición. El desafío es aprender a funcionar lo mejor posible incluso con las dificultades que puede presentar el dolor. El objetivo es lograr hacer las cosas que quiera hacer, conseguir placer de la vida, y ser tan sano como sea posible. Eso es de lo que trata este libro. Antes de seguir adelante, hablemos acerca de cómo usar este libro. NO es un libro de texto; de hecho puede pensar en él como un manual o libro de ejercicios más que como un libro tradicional. NO necesita leer todas las palabras de todos los capítulos. En vez de eso, le sugerimos que lea los dos primeros capítulos y luego revise al índice o la tabla de contenido para poder encontrar la información específica que necesite. Lea las secciones que sienta que son más relevantes para su situación. No dude en saltar de una parte a otra y en tomar notas en el mismo libro.

No encontrará ningún milagro o cura instantánea en estas páginas. Lo que encontrará son cientos de consejos e ideas para hacer que su vida sea más fácil. Estos consejos vienen de médicos, psicólogos, fisioterapeutas, enfermeras diplomadas, y otros profesionales de la salud que se especializan en trabajar con gente que tiene dolores crónicos. También son de la gente como usted que han aprendido a manejar de manera positiva su propio dolor crónico.

Por favor dese cuenta que hemos dicho "manejar de manera positiva." Si tiene dolor crónico, no hay manera de evitar el manejarlo, pero hay diferentes maneras de abordarlo. Si elige no hacer nada más que sentarse y ver la televisión todo el día, esa es una forma de manejarlo. Si tan solo confía en los medicamentos para manejar su dolor, ese es otro estilo de manejarlo. Pero el estilo de manejo que proponemos en este libro es diferente de estos dos enfoques. Este libro le enseña a hacer un manejo personal positivo a base de ser proactivo hacia su dolor, y de trabajar con los profesionales de cuidados de su salud. Creemos que si adopta este estilo de manejo positivo, vivirá una vida más saludable.

En este capítulo comenzamos por hablar de la importancia de convertirse en una persona proactiva para poder hacer su propio manejo personal usando las habilidades de manejo personal presentadas en este libro, que le ayudarán a vivir con éxito cada día con su dolor crónico. Estas habilidades son útiles no solo para el manejo del dolor crónico sino para el manejo de cualquier enfermedad crónica. Estas son buenas noticias porque la gente a menudo tiene más de una enfermedad crónica. Aprender estas habilidades esenciales en el manejo personal le permitirá manejar con éxito no solo una enfermedad sino toda su vida entera. Después de presentar las cosas básicas del manejo personal, entonces seguiremos con definir el dolor y trataremos las diferencias entre dolor agudo y crónico. También citamos los problemas más comunes que experimenta la gente con dolor crónico y proporcionamos una lista de recursos para que pueda aprender más sobre el dolor.

Entender su papel en el manejo del dolor crónico

La primera responsabilidad de cualquier persona proactiva en el manejo del dolor crónico es entender su condición. Esto significa más que simplemente aprender sobre el dolor y lo que puede hacer al respecto. También significa observar cuidadosamente cómo el dolor crónico y su tratamiento afectan a su salud física y mental y cómo afecta a aquellos a su alrededor. Con experiencia, usted y su familia se convertirán en expertos.

Su segunda responsabilidad como una persona proactiva es comunicar su situación única, experiencias, y preferencias al médico y a los demás en su equipo de cuidados de salud. Necesitan saber cómo se encuentra y cómo le afecta el dolor en todos los aspectos de su vida. En otras palabras, para manejar su condición eficazmente debe de ser una persona observadora que se comunica abiertamente con sus proveedores de cuidados de salud.

Cuando usted tiene una condición dolorosa, toma más consciencia de su cuerpo. Los síntomas más pequeños que antes ignoraba pueden ahora causarle preocupaciones. Por ejemplo, puede preguntarse si este dolor en su brazo es una señal de un ataque al corazón, o si este dolor en su pierna es una señal de que debe de parar de hacer ejercicio. ¿Está el dolor extendiéndose a otras partes del cuerpo? ¿Significa algo más serio ese dolor de su espalda? No hay respuestas sencillas ni alentadoras a preguntas como estas. Ni hay siempre una forma segura de diferenciar las señales serias de los síntomas menores, temporales que se pueden ignorar.

Aunque el dolor crónico puede ser impredecible, es útil estar al tanto de los ritmos naturales de su condición en particular. Las enfermedades crónicas a menudo experimentan altibajos en intensidad. Los síntomas no siguen una trayectoria invariable. La mayoría de las veces, el dolor crónico también es así, aunque a veces se sienta como que es un camino cuesta arriba y el pronóstico sea desalentador. En general, debe de preguntarle a su médico si los síntomas son inusuales o severos. También debe de contactar con su médico si los síntomas ocurren después de empezar una nueva medicación o un plan de tratamiento nuevo.

A lo largo de este libro damos ejemplos específicos sobre las acciones que hay que tomar si tiene ciertos síntomas. Sin embargo, no debe de confiar tan solo en la información que hay en este libro. La colaboración con su proveedor de cuidados de salud es fundamental. El manejo personal no quiere decir ir a por todo solo. Consiga ayuda o pida consejos siempre que esté preocupado o inseguro.

Piense en el manejo personal de la siguiente manera: tanto en el hogar como en el mundo de los negocios, los gerentes dirigen el espectáculo. Pero no lo hacen todo solos. Los gerentes trabajan con otras personas, incluyendo asesores, para poder hacer el trabajo. Lo que les hace gerentes es que son responsables de tomar decisiones y asegurarse de que esas decisiones se llevan a cabo.

Su trabajo como gerente de su dolor crónico es muy parecido al de cualquier gerente. Recoge información y trabaja con un asesor o equipo de asesores que consisten en su médico y otros profesionales de la salud. Una vez que le han dado sus mejores consejos, depende de usted acabar lo que ha empezado.

En este libro, describimos muchas habilidades y herramientas de manejo personal para ayudarle a abordar los problemas de vivir con su condición. No esperamos que los use todos. Escoja los que quiera. Experimente. Póngase unos objetivos. *Lo que haga puede no ser tan importante como la sensación de confianza y control que viene de hacer algo de manera proactiva con éxito para ocuparle de su situación.*

Siempre que probamos unas habilidades nuevas nuestros primeros intentos pueden ser torpes, lentos, y pueden tener pocos resultados. Cuando ocurra esto, a menudo es más fácil volver a las viejas costumbres que seguir intentando dominar las tareas nuevas y a veces dificultosas. La mejor forma de dominar las habilidades nuevas es a base práctica, perseverancia y una evaluación analizada de los resultados. Tenga esto en cuenta siempre a medida que desarrolla habilidades de manejo personal eficaces para su condición.

Habilidades para el manejo personal

A lo largo de este libro examinamos las maneras que hay de romper el ciclo del dolor crónico, ilustrado en la figura 1.2 en la página 11, y superar los sentimientos de impotencia física y emocional. Un primer paso en la dirección correcta es darse cuenta de las habilidades esenciales para el manejo que necesita aprender para poder vivir una vida más sana y más satisfactoria con dolor crónico. La tabla 1.1 ilustra estas habilidades tan importantes.

La habilidad más importante de todas quizás sea aprender a responder regularmente a su dolor crónico para poder solucionar los problemas diarios asociados con su condición. Después de todo, vive con su condición las 24 horas del día; su proveedor de cuidados de salud lo ve tan solo una pequeña fracción de ese tiempo. Esto quiere decir que *usted* es el principal responsable del manejo de su dolor (véase capítulos 4 y 5.)

Las personas proactivas con más éxito son gente que piensa que su dolor crónico es un viaje o camino en su vida. A veces este camino es plano y liso, y puede viajar por él con muy pocos problemas. Otras veces el camino es duro, y debe de ir más despacio para pensar en cual va a ser el siguiente paso, o para descansar.

Para sortear este camino uno debe de usar muchas estrategias. Los mejores en el manejo personal son la gente que ha aprendido tres tipos de habilidades:

■ *Habilidades para lidiar con el dolor crónico.* El dolor crónico, como cualquier otra enfermedad de la salud, requiere que se adapte y haga cosas nuevas para lidiar con él. Esto puede incluir practicar técnicas de relajación y reducción del estrés de forma regular, controlar sus niveles de dolor para poder llegar a un equilibrio entre la actividad y el

Tabla 1.1 **Habilidades para el manejo personal**

- Resolver problemas y responder a su condición día a día

- Mantener un estilo de vida saludable que incluya el manejo del estrés, hacer ejercicio regularmente, alimentación saludable y buenos hábitos del sueño

- Manejar los síntomas comunes

- Tomar decisiones acerca de cuándo debe buscar ayuda profesional y qué tratamientos debe probar

- Trabajar eficazmente con su equipo de cuidados de salud

- Usar medicamentos de forma segura y eficaz, y a la vez reducir los efectos secundarios

- Buscar y usar recursos en la comunidad

- Hablar acerca de su condición con familiares y amigos

- Participar en actividades del trabajo, de voluntariado y sociales

descanso, y aprender ejercicios específicos y desarrollar un programa de actividad física. Su condición puede querer decir que quizás tenga que hacer visitas más frecuentes a su proveedor de salud. Puede que tenga que tomar medicamentos o tener tratamientos diariamente. Todas las enfermedades con dolor crónico se benefician de tener un manejo personal a diario.

- *Habilidades para continuar con una vida normal.* El dolor crónico no quiere decir que la vida pare. Sigue habiendo tareas domésticas que hay que hacer, amistades que hay que mantener, trabajo que hay que hacer (bien tenga un trabajo o sea voluntario), e importantes relaciones familiares que cuidar. Puede que simplemente tenga que aprender nuevas habilidades, o adaptar la forma en la que hace las cosas, para poder mantener en su vida las cosas que necesita o quiere hacer.

- *Habilidades para tratar con sus emociones.* Cuando le diagnostican con una enfermedad con dolor crónico, su futuro cambia. Con estos cambios vienen cambios en los planes y cambios en las emociones. Muchas de las nuevas emociones son negativas. Pueden incluir enfado ("¿Porqué yo? No es justo"), miedo ("Me da miedo mover el cuerpo por si acaso me duele"), depresión ("Ya no puedo hacer nada, así que ¿qué sentido tiene el intentarlo?"), frustración ("No importa lo que haga, no cambia nada. No puedo hacer lo que quiero hacer"), o aislamiento ("Nadie me entiende. Nadie quiere estar con alguien que siente dolor todo el tiempo"). Andar por el camino del dolor crónico significa aprender habilidades para lidiar con estas emociones negativas.

El manejo personal supone usar las habilidades para manejar el trabajo que supone vivir con su dolor, seguir haciendo sus actividades diarias normales, y lidiar con sus emociones con éxito para poder empezar a disfrutar de una vida más sana y feliz.

¿Qué es el dolor?

El dolor es una parte de estar vivo. Es casi universal, algo que todos compartimos como seres humanos. Al mismo tiempo, es una experiencia extremadamente personal, individual y subjetiva. La experiencia de una persona no es igual que la de otras personas. A través de la historia de la humanidad, el dolor se ha considerado como un misterio inescrutable. Debido a que no podemos ver el dolor de una persona, parece invisible. Pero cuando sentimos dolor nosotros mismos, es muy real.

Los humanos siempre han intentado entender el dolor. Los antiguos griegos describían el dolor como una "pasión del alma", una emoción como la tristeza o la pena. Esta idea del dolor como una emoción se llama *teoría del dolor como sentimiento* y prevaleció hasta el siglo.

En 1664 un famoso filósofo y científico francés, René Descartes, desarrolló un nuevo concepto del dolor. Descartes creía que había lugares especiales en el cuerpo, llamados receptores del dolor, que mandan impulsos de dolor a través de la vía del dolor que va directamente a un solo centro del dolor en el cerebro. También creía que la mente y el cuerpo eran completamente independientes y que el uno no afectaba al otro. Según Descartes, el dolor era puramente físico, y era un proceso directo y simple. A esto se le llamó la *teoría de la especificidad del dolor,* y persistió durante 300 años.

Pero no fue hasta finales del siglo XIX que los científicos comenzaron a usar observación y experimentos para estudiar el dolor. La idea de Descartes de que el dolor era puramente físico no se ajustaba a los hechos. Pero el progreso era lento. Entonces, en 1959, dos científicos, el Dr. Ronald Melzack de McGill University y el Dr. Patrick Wall de Oxford University, se plantearon resolver el puzzle (o misterio) del dolor. Se conocieron mientras trabajaban en Massachusetts Institute of Technology (MIT) en Cambridge, Massachusetts. Juntos desarrollaron nuevas ideas acerca del dolor y las llamaron *teoría de la compuerta* Sus ideas revolucionaron la investigación sobre el dolor.

Nuevas ideas sobre el dolor

Las terminaciones nerviosas por todo nuestro cuerpo son sensibles a los tipos de estímulos que pueden causarnos daño y señalizar peligro. Estar expuesto a cosas como el calor, el frío, la presión, o sustancias químicas causa patrones particulares de impulsos nerviosos o eléctricos. Si los estímulos son lo suficientemente fuertes, estos impulsos nerviosos viajan por los nervios hasta la médula espinal y hacia arriba, al cerebro.

Digamos que se acaba de dar un golpe en un dedo del pie. En pocos nanosegundos las terminaciones nerviosas en el dedo de su pie que responden a la presión mandan un patrón de impulsos nerviosos a través de la 'autopista de los nervios'; los nervios de sus dedos del pie, del pie, de la pierna, de los glúteos (las nalgas) y hacia arriba por la médula espinal en su espalda. La médula espinal es una súper autopista para los nervios, que conecta con su cerebro. Es su cerebro el que pregunta: *"¿Cómo de peligroso es esto en realidad? "* Tan solo cuando el cerebro piensa que el patrón de los impulsos nerviosos es peligroso es cuando se siente el dolor. En otras palabras, el dolor no está en su dedo del pie, aunque eso es lo que parece. *El dolor lo produce su cerebro para decirle a usted y a su cuerpo que se pongan en acción.* Ya que esto es tan importante, merece la pena repetirlo: *todo el dolor está 100% en nuestro cerebro.*

Melzack y Wall dijeron que hay una estación de transmisión en la médula espinal que influencia el flujo de impulsos nerviosos al cerebro. A esta estación la llamaron 'compuerta'. Piensa en ella justo como en una compuerta que usted puede abrir o cerrar para ir a su jardín trasero. Cuando los impulsos nerviosos de su dedo del pie llegan a la compuerta pueden ocurrir dos cosas:

■ Si la compuerta está abierta, los impulsos entran y siguen hacia arriba por la médula espinal al cerebro. Si el cerebro siente 'peligro', experimentará dolor.

■ Si la compuerta está cerrada o parcialmente cerrada, entonces solo algunos, o incluso ningún impulso nervioso, viajarán hasta el cerebro. El cerebro entonces puede interpretar las señales como un poco de peligro,

no lo suficiente como para preocuparse, o incluso ningún peligro en absoluto. Entonces experimentará un dolor mínimo o ningún dolor.

La compuerta se puede abrir o cerrar de una serie de maneras, incluyendo por medio del cerebro mismo. El cerebro puede mandar mensajes eléctricos por vías nerviosas para cerrar la compuerta y bloquear o reducir el flujo de impulsos nerviosos al cerebro, o mandar mensajes que hagan justo lo contrario. Muchos factores pueden abrir o cerrar la compuerta.

Algunos de estos factores surgen de nuestra mente. Incluyen nuestras experiencias pasadas, lo que hemos aprendido sobre el dolor en nuestra cultura y medio ambiente social, nuestras expectativas acerca de lo que pueda pasar, nuestras creencias sobre el dolor, y nuestras emociones. Por ejemplo, un estado de ánimo positivo, distracciones, y respiraciones profundas y relajadas pueden actuar para cerrar la compuerta o cerrarla parcialmente mientras que las emociones fuertes como el miedo, la ansiedad, y anticipar lo peor, pueden abrir la puerta.

La investigación sobre la *teoría de la compuerta* ha explicado muchas cosas. Nos dice que el dolor viene de muchas interacciones y cambios de información a diferentes niveles en nuestro sistema nervioso: en miles de millones de células nerviosas, la médula espinal y el cerebro. Nuestros cuerpos físicos, nuestros sentimientos y emociones, nuestros pensamientos y creencias y otros factores, están involucrados con la experiencia del dolor. Y todo el dolor se produce en el cerebro. La mente y el cuerpo están completamente conectados. Influyen el uno al otro todo el tiempo.

Pero la historia no termina ahí. La *teoría de la compuerta* sobre todo explicó lo que pasa cuando los impulsos nerviosos viajan a la médula espinal. Pero ¿qué es lo que está pasando dentro del cerebro? Las respuestas vienen de varias fuentes: de los estudios de imágenes avanzados del cerebro, de los estudios sobre el vínculo entre el dolor y la genética, de la investigación del sistema inmune y de nuestra respuesta al estrés, y la última teoría del Dr. Melzack, *la teoría neuromatriz.*

Resulta que por lo menos siete (y probablemente más) zonas del cerebro están activas cuando experimentamos el dolor. Algunas de estas regiones del cerebro controlan nuestras emociones, nuestros pensamientos (o función cognitiva) y el procesamiento de sensaciones corporales. Estas sensaciones corporales incluyen los estímulos que pueden causar que sintamos dolor, así como cosas como el toque ligero, la visión, el oído, y otras sensaciones corporales. Estas zonas del cerebro están conectadas las unas con las otras a través de una red compleja extendida de células nerviosas y elementos neuroquímicos. El Dr. Melzack llamó a esta red "neuromatriz". El objetivo de la neuromatriz es organizar la gran cantidad de información que entra en el cerebro para que podamos sentir nuestro cuerpo como una sola unidad entera. El cómo se desarrolla esta red en primer lugar es sobre todo debido a nuestra genética. Pero después de eso, muchas cosas afectan la forma en que la red cambia para influenciar cómo sentimos nuestro cuerpo.

Mire la figura 1.1. Puede ver que la información de por lo menos tres fuentes diferentes entra en la red del cerebro. Nuestros pensamientos y emociones, sean positivos o negativos, influencian la actividad de la red. Los impulsos nerviosos de todo nuestro cuerpo (nuestra piel, músculos, tejidos, nuestros ojos, orejas, etc.) tienen un impacto en la red. Toda esta información la procesa la red para producir un patrón de impulsos nerviosos. Si el cerebro piensa que este patrón significa que nuestro cuerpo está en "peligro", entonces pueden pasar una serie de cosas.

- Sentimos dolor – su localización, su fuerza, y cómo se percibe (agudo, leve o ligero, ardiente, horrible, etc.)

- Tomamos acción para proteger el cuerpo. Piense en cuando se da un golpe en su dedo del pie. Empieza a dar saltitos, levanta el pie, se frota el dedo. Puede que quiera sentarse y decidir no andar hasta que el dolor se sienta mejor. A menudo, las acciones son inconscientes como cuando tensa los músculos o aguanta la respiración. Los movimientos incluso pueden ocurrir cuando estamos dormidos.

- Nuestro cuerpo libera elementos neuroquímicos a través del sistema nervioso y del cerebro que intentan regular el estrés causado por el dolor. Esto incluye las hormonas del estrés que preparan nuestro cuerpo para la acción, las hormonas de nuestro sistema inmune que luchan contra la inflamación, las hormonas relacionadas con el sexo como el estrógeno, las sustancias parecidas a la morfina, como las endorfinas que disminuyen el dolor, y otras.

Probablemente la cosa más difícil de comprender es que el dolor no es una lesión. Es la evaluación que hace nuestro cerebro del peligro. Es por eso que no hay una relación exacta entre cómo de fuerte es el estímulo, la cantidad de lesiones que causa si es que causa alguna, y

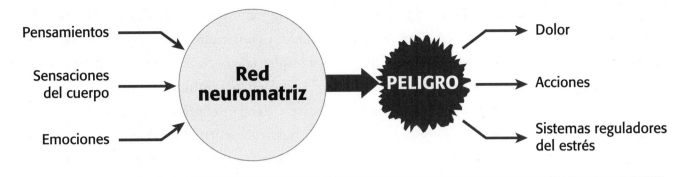

Figura 1.1 **El dolor y el cerebro**

la cantidad de dolor que sentimos. Así que dos personas pueden pasar por la misma situación que potencialmente produce el mismo dolor pero pueden tener experiencias muy diferentes. Una de las personas puede tener un dolor intenso mientras que la otra persona puede sentir un poco de dolor o malestar. O puede que la misma persona experimente dolor extremo en una situación pero no en otra, incluso cuando la cantidad de daño al tejido corporal es exactamente igual o incluso cuando no hay ningún daño. Eso es porque nuestro sistema nervioso central y nuestro cerebro procesan información activamente y evalúan el significado que tiene para cada uno de nosotros en este momento y lugar en particular – ¿hay peligro o no?

Así que, el dolor es algo muy complicado. Sigue habiendo necesidad de hacer mucha investigación antes de encontrar todas las respuestas. Pero no tenemos que esperar hasta entonces para tomar acción y manejar nuestro dolor. La ciencia respalda el importante papel de los pensamientos, las emociones y las sensaciones físicas al experimentar dolor a cualquier nivel del sistema nervioso y del cerebro. Por eso este libro hace hincapié en las formas en las que puede usar su mente y su respiración para regular sus pensamientos y emociones. Estas técnicas pueden ayudar a cerrar la compuerta en la médula espinal e influenciar la compleja red de células nerviosas del cerebro. Este libro también hace hincapié en que participar en actividades físicas normales y en ejercicios, no supone un peligro para usted. De hecho, aumentar su actividad puede cambiar la manera en que su cerebro procesa información acerca del movimiento y sensaciones físicas. Las buenas noticias son que puede aprender a calmar su sistema nervioso, reducir estrés, y volver a entrenar a su cerebro para que pueda vivir una vida más sana y feliz.

¿En qué se diferencia el dolor agudo del dolor crónico?

Simplemente no existe una definición completamente satisfactoria del dolor crónico. Una confusión común es que el dolor crónico es simplemente como el dolor agudo, excepto que el dolor crónico persiste. Pero el dolor agudo y el dolor crónico son diferentes en algunas maneras muy importantes. Entender estas diferencias, que están detalladas en la tabla 1.2 en la página 11, es esencial para que pueda enfrentarse a y manejar su dolor crónico. También es importante que su familia comprenda estas diferencias, porque un sistema de apoyo bien informado es una parte importante del éxito con el manejo personal del dolor.

El dolor agudo

Todos hemos experimentado alguna vez dolor agudo. Sea el golpe en el dedo del pie del que hablamos en la página 7, un dolor de garganta, un dolor de diente, o las consecuencias de una operación quirúrgica; estos son dolores que tienen una causa identificable y normalmente desaparecen una vez que nos hemos curado. El dolor en estas situaciones es una parte muy importante del mecanismo de defensa del cuerpo porque nos avisa del peligro y del daño. Tiene un valor de supervivencia. Prestamos atención al dolor. Tomamos acción y hacemos lo que podemos para aliviarlo.

Se han estudiado extensamente los mecanismos biológicos del dolor agudo y se comprenden bien. Una lesión o una enfermedad abre la compuerta en la médula espinal (véase página 7) para permitir a las señales nerviosas a ir al cerebro. Al mismo tiempo, el cerebro y la médula espinal sueltan unas sustancias que hacen que comience el proceso de cura y nos ayudan a sobrellevar el dolor (véase figura 1.1 y página 9).

Es importante entender que, debido a que el dolor agudo tiene una función de supervivencia, nuestro enfoque hacia su manejo es muy diferente al enfoque hacia el dolor crónico. En las etapas iniciales, el dolor agudo puede estar conectado con la ansiedad y el dolor. Nos preguntamos: *¿Cuál es la causa del dolor? ¿Cuánto va a doler? ¿Desaparecerá el dolor?* Pero una vez

que comprendemos la causa y buscamos tratamiento, y comenzamos a sentirnos mejor, nuestra respuesta emocional a menudo disminuye.

El cerebro también da instrucciones al cuerpo para que proteja la zona lesionada. Los músculos pueden tener espasmos. Inconscientemente podemos mantener los músculos tensos. Si duele lo suficiente, paramos, descansamos, y conservamos energía para poder curarnos. Si, por ejemplo, hemos tenido una operación quirúrgica, o sentimos los dolores y achaques de la gripe, el estar demasiado activo puede desacelerar el proceso de cura. Descansar es lo mejor. A medida que el dolor disminuye y la curación aumenta, los mecanismos protectores disminuyen. Gradualmente aumentamos nuestra actividad y volvemos a la normalidad.

Cuando estamos lidiando con el dolor agudo, nuestro papel y el papel de nuestro proveedor de cuidados de salud son claros: nosotros vamos al médico para que nos dé un diagnóstico y consejos de cómo tratar nuestra enfermedad. En casi todo, seguimos sus consejos. No solemos discutir acerca de si necesitamos una operación quirúrgica para una apendicitis o si debemos de tomar antibióticos para una infección de pecho severa. Como resultado de esto, nos curamos y el dolor normalmente desaparece.

¿Pero qué pasa si el dolor no desaparece? ¿Qué pasa si la red del cerebro sigue interpretando los impulsos nerviosos como "peligrosos" incluso si no lo son?

Dolor crónico

Hay muchas maneras de clasificar el dolor crónico. En este libro, hablamos acerca de dos tipos principales de dolor crónico. Uno es el dolor asociado con una enfermedad crónica. Los ejemplos

Tabla 1.2 **Diferencias entre el dolor agudo y el crónico**

	Dolor agudo	**Dolor crónico**
Duración	Corto o tiempo limitado	De larga duración. Dura más allá del tiempo normal que toma curarse y recuperarse.
Intensidad	A menudo intenso, dependiendo de la causa.	Varía en intensidad, de leve a muy severo.
Ubicación	Se siente más a menudo en una zona del cuerpo.	Se siente en una o muchas zonas del cuerpo.
Propósito	Tiene un valor de supervivencia. Avisa del peligro y daño, y nos hace tomar acción.	No tiene ningún valor de supervivencia. Ya no avisa de ningún daño inminente.
Causa	Los mecanismos biológicos del dolor agudo se comprenden bien. Normalmente debido a daños al tejido.	Se amplían y exageran los mecanismos biológicos del dolor. El cerebro malinterpreta los impulsos nerviosos como "peligro". Pero los tejidos corporales se han curado.
Respuesta emocional	Asociado con la ansiedad y el miedo, pero estos sentimientos desaparecen.	Asociado con una continua irritabilidad, fatiga, aislamiento, impotencia, etc. El dolor crónico es como una forma de estrés crónico.
Diagnóstico	Normalmente exacto.	A menudo difícil.
Tratamiento	El tratamiento es normalmente eficaz, y la cura es común.	Se usan muchos tratamientos. El objetivo es calmar el sistema nervioso y volver a entrenar al cerebro.
Papel que juega la actividad y el ejercicio	El descanso a menudo es lo mejor. El descanso permite que comience la cura.	Son esenciales la actividad y el ejercicio, equilibrándolas con descanso. La cura de los tejidos dañados ya ha ocurrido antes.
Papel que juegan los profesionales	Diagnosticar y tratar.	Servir de maestro y parte del equipo.
Papel que juega la persona que tiene el dolor	Seguir los consejos de tratamiento.	Convertirse en una persona proactiva en el manejo del dolor y hacer equipo con los profesionales de los cuidados de salud.

incluyen dolor de la artritis o angina. En estos casos, el dolor es un síntoma de un proceso de enfermedad generalmente bien conocido, y el manejo médico del dolor es a menudo específico a la enfermedad que está causando el dolor.

El otro tipo de dolor crónico es el dolor idiopático. Idiopático quiere decir que no hay ninguna causa conocida para el dolor. Algunos ejemplos de dolor idiopático incluyen dolor musculo-esquelético (como el crónico de cuello, hombros y zona lumbar), lesiones de latigazo cervical, fibromialgia, síndromes de dolor crónico regional, lesiones por esfuerzo repetitivo, dolor postquirúrgico, dolor de miembro fantasma, dolor pélvico crónico, dolor neuropático o neurálgico, y dolor central que persiste después de un derrame cerebral. Otros ejemplos son los dolores de cabeza persistentes y el dolor de las enfermedades crónicas poco comprendidas como el síndrome de colon irritable, la enfermedad de Crohn, y la cistitis intersticial. Al principio, estos dolores pueden haber sido desencadenados por sucesos como una lesión en el trabajo, una pequeña caída, un procedimiento quirúrgico, o un virus. A veces el dolor puede venir de nada en particular. En cualquier caso, estas enfermedades empezaron con un dolor agudo que debía haber desaparecido, pero nunca lo hizo. Como tal, el dolor crónico se define como un dolor que dura más de tres a seis meses, que va más allá del tiempo normal para curarse y recuperarse.

A diferencia del dolor agudo, el dolor crónico puede variar considerablemente en intensidad, y a menudo es impredecible. Algunos días el dolor es leve y otros días es muy intenso. Puede afectar solo a una zona del cuerpo o se puede sentir en varias zonas. Una vez que el dolor ha persistido más allá del tiempo normal necesario para curarse, ya no nos avisa de un posible peligro o daño. Pero la red del cerebro malinterpreta el patrón de impulsos nerviosos y sigue mandando señales de que el cuerpo está en peligro. Sin embargo, los tejidos lesionados ya se han curado por completo, o tanto como se van a curar. En estas circunstancias, el dolor ya no tiene ningún valor de supervivencia. Pero aún así hay que manejarlo.

Los mecanismos que resultan en dolor agudo (véanse las páginas 7–8 y la figura 1.1) se amplían y exageran con el dolor crónico. Curarse debería de calmar el sistema nervioso. En cambio, las células nerviosas siguen funcionando aunque no hay daño a ningún tejido. Y nuestro cerebro sigue interpretando estas señales como 'peligro'. El dolor, las reacciones a las acciones, y las reacciones al estrés se siguen volviendo más fuertes. Imagínese que pone el termostato a 68 grados pero su caldera no para de encenderse hasta que la casa llega a los 85 grados y sigue subiendo. Algo no va bien. Puede ser que esté roto el termostato, los cables, o la caldera... o quizás sea una combinación de las tres cosas. El dolor crónico es así – es una perturbación de un sistema interactivo complejo que incluye miles de millones de células nerviosas, nuestro sistema de respuesta al estrés, y nuestra constitución genética individual.

Cuando el cuerpo se ve bombardeado con señales nerviosas intensas persistentes que se interpretan como dolor, nuestro sistema nervioso finalmente pierde la capacidad de responder con eficacia. Como resultado, hay zonas de la médula espinal y el cerebro que cambian fundamentalmente con el tiempo. Estos cambios causan que algunas personas se vuelvan más sensibles a las señales más débiles del cuerpo. Desarrollan una hipersensibilidad incluso a estímulos leves que normalmente no causarían dolor. Para otros, el dolor que en principio estaba localizado en una parte del cuerpo parece que se extiende a otras partes, causando un dolor generalizado. Eso es porqué la gente no se "acostumbra" a tener dolor crónico, porque cambia.

Otro descubrimiento es que la gente con dolor crónico puede tener un aumento de

Cosas que aprender acerca del dolor

■ El dolor está 100% en el cerebro. Su cerebro piensa que está en peligro y quiere que usted actúe.

■ No hay ningún único "centro del dolor" en el cerebro. Hay miles de millones de células nerviosas en la médula espinal y muchas zonas del cerebro, que están involucradas con el dolor.

■ No hay un solo camino para que los impulsos nerviosos viajen al cerebro para que los interprete como dolor. Hay varios caminos. Algunos van arriba al cerebro desde la médula espinal y otros bajan desde el cerebro a la médula espinal.

■ El sistema nervioso central y el cerebro son "plásticos". (A esto se le llama "neuro-plasticidad".) Esto quiere decir que nuestro sistema nervioso central y cerebro están cambiando y adaptándose a nueva información todo el tiempo. ***Podemos influenciar nuestro sistema nervioso y nuestro cerebro.***

■ Se piensa que al menos 350 genes, y probablemente más, están involucrados en la regulación del dolor.

■ Nuestro sistema inmune y sistema de respuesta al estrés están muy involucrados con la regulación del dolor.

■ Cuando su cerebro piensa en 'peligro', nuestros cuerpos quieren protegernos. Esto funciona con el dolor agudo porque paramos, descansamos y dejamos que comience el proceso de cura. Con el dolor crónico, los mecanismos protectores como el tensar los músculos y limitar el movimiento funcionan contra nosotros. El proceso de cura ya ha ocurrido.

alguno de los elementos neuro-químicos y una disminución en otros. Por ejemplo, algunas personas tienen un exceso de liberación de cortisol que por sí misma puede producir la destrucción de tejidos y más dolor crónico. Otros tienen una cantidad reducida de endorfinas, serotonina (importante para la regulación del sueño y de los estados de ánimo), y otros elementos que ayudan a regular las respuestas de estrés e inmunes. Es como si el cuerpo no pudiera mantenerse al día con la demanda de elementos neuro-químicos. Las buenas noticias son que hay cosas que puede hacer para aumentar los niveles de estos elementos neuro-químicos tan útiles, incluyendo el hacer ejercicio, relajación y meditación, pensar en positivo, e incluso simplemente reírse. El ejercicio puede jugar un papel importante en el manejo del dolor crónico. Tome nota de que, a diferencia del dolor agudo que al principio requiere descanso, cuando tiene dolor crónico necesita estar activo. El ejercicio puede ayudar al cerebro a reinterpretar los movimientos del cuerpo como seguros y no peligrosos.

Comprensiblemente, la respuesta emocional al dolor crónico es diferente que la respuesta al dolor agudo. En un sentido muy real, el dolor crónico es una forma de estrés crónico y puede estar asociado con continua tensión, ansiedad, fatiga, y una serie de emociones difíciles como la frustración y la ira. Esto puede llevar a sentimientos de impotencia, desesperación, y depresión. Inevitablemente surgen preguntas agobiantes: *¿Por qué yo? ¿Por qué persiste este dolor?¿Qué es lo que tengo en realidad? ¿Cómo puedo explicar esto a los demás si yo mismo no lo puedo entender? ¿Qué me depara el futuro?* Todas estas preguntas y preocupaciones son muy reales. Pero el camino hacia delante es buscar soluciones sobre cómo manejar su dolor, no lo que lo ha causado, porque puede que nunca sepa lo que lo ha causado. Aprenda tanto como pueda sobre su enfermedad y cómo manejarla. En vez de obsesionarse con su dolor, sea amable con usted mismo, y tome la decisión de disfrutar de la vida incluso con el dolor crónico.

Esto nos trae a la relación que debe de haber entre usted, la persona que tiene el dolor, y sus proveedores de cuidados de salud. La colaboración y la asociación son los pilares para un cuidado eficaz. Los profesionales de los cuidados de salud pueden ser expertos en las enfermedades, pero usted es el experto en su propia vida, y usted es el experto en su experiencia diaria con el dolor crónico. Debido a que es responsable del manejo diario de su condición, los consejos y cambios en el estilo de vida que le propongan los profesionales de la salud deben de estar basados en sus necesidades.

Si está interesado en explorar los conceptos acerca del dolor más allá esta breve introducción, revisa los muchos recursos que proveemos al final de este capítulo y otros capítulos de este libro. Las fuentes que mencionamos en la sección de lecturas recomendadas en este capítulo son lugares estupendos para encontrar más información sobre este tema tan importante. También encontrará más información en cuanto

a estrategias para "cerrar la compuerta" y volver a entrenar el cerebro en los capítulos 4 y 5.

Síntomas del dolor crónico

A diferencia del dolor agudo, donde se espera una recuperación completa, el dolor crónico generalmente lleva a más síntomas y a veces a la pérdida de la capacidad de funcionar. Con el dolor crónico, mucha gente asume que los síntomas que están sufriendo son debidos al dolor mismo. Mientras que el dolor crónico puede definitivamente causar fatiga, restricción de los movimientos, depresión, y otras cosas por el estilo, no es la única causa. Lo que es más, cada uno de estos síntomas pueden alimentarse los unos de los otros. Por ejemplo, la depresión causa fatiga y los músculos apretados y tensos causan limitaciones físicas, y ambas pueden llevar a falta de sueño y más fatiga. La interacción de estos síntomas hace que la enfermedad de dolor crónico empeore. Se vuelve un círculo vicioso, como ilustra la figura 1.2, que no para a menos que encontremos una manera de romper el ciclo.

Los problemas que causa su dolor crónico son parecidos (véase figura 1.2) bien sea causado por una enfermedad conocida como la artritis o bien sea idiopático como el lumbago o el latigazo cervical. Por ejemplo, la mayoría de la gente con dolor crónico experimienta fatiga y pérdida de energía. Los problemas con el sueño son comunes. Es más, cuando parte del cuerpo duele, nuestra respuesta natural es tensar los músculos en la zona para hacer un esfuerzo por proteger o "guardar" la zona de sufrir más daños. Normalmente la gente no se da cuenta de que está haciendo esto. La tensión muscular causa una restricción de nuestros movimientos y finalmente resulta en una debilitación de los músculos por falta de uso.

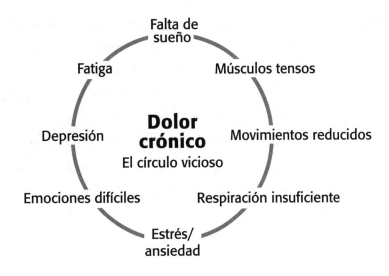

Figura 1.2 **El círculo vicioso: dolor crónico y síntomas**

Esto puede llevar a una incapacidad física para algunos. La tensión muscular también puede causar una respiración poco profunda e ineficaz haciendo que nuestro cuerpo no reciba el suficiente oxígeno para funcionar eficientemente. Esto puede hacer que la fatiga empeore.

Otros componentes importantes del dolor crónico son el estrés, la ansiedad, y el miedo. Es común el miedo al movimiento. También lo es el miedo al futuro. Las preocupaciones pueden desgastarnos y llevarnos a tener emociones tan difíciles como ira, frustración, y sentimientos de impotencia. Estas emociones a su vez pueden traer síntomas de tristeza, lo que puede llevar a la depresión. Los sentimientos de tristeza o desánimo son normales cuando estamos lidiando con un problema como el dolor crónico. Puede ser muy duro mantener una disposición alegre cuando su condición está molestándole continuamente y es improbable que desaparezca por completo. Sin embargo, si estos sentimientos de tristeza duran más que unas cuantas semanas, puede que haya un desequilibrio en los elementos químicos del cerebro que a menudo se asocian con la depresión. La depresión está conectada con la fatiga, y cuanto más deprimido y cansado se sienta, más dolor sentirá. Más dolor lleva a más estrés, lo que a su vez lleva a más depresión y fatiga. Y así continua en ciclo.

La misma condición de dolor crónico, diferente respuesta

Alfredo tiene dolor crónico de la parte baja de la espalda (lumbago). Tiene dolor la mayoría del tiempo y debido a ello, tiene dificultades para dormir. Se cogió la jubilación anticipada debido a su dolor y ahora, a los 55 años de edad, se pasa los días sentado en su casa viendo la televisión o tumbado descansando. Evita la mayoría de las actividades físicas debido a su dolor, debilidad y fatiga. Alfredo no le presta mucha atención a su dieta. Se ha vuelto muy irritable. Incluso parece demasiado problemático cuando recibe la visita de sus nietos, a los que adora. La mayoría de la gente, incluyendo su familia, no disfruta ya de su compañía.

Julieta, de 66 años de edad, también tiene dolor crónico de la parte baja de la espalda (lumbago). Cada día consigue andar varias cuadras a la biblioteca local o al parque. Cuando el dolor es severo, practica técnicas de relajación e intenta distraerse. Ha aprendido a planear sus actividades alrededor de su condición para poder seguir haciendo cosas que le gustan, como encontrarse con sus amigas para tomar un café y visitar a sus nietos. Incluso consigue cuidar de sus nietos a veces cuando su hija tiene que hacer recados. Su marido está sorprendido de cuanta pasión tiene por la vida.

Tanto Alfredo como Julieta viven con la misma enfermedad y similares problemas físicos. Sin embargo su capacidad de funcionar y disfrutar de la vida son muy diferentes. ¿Por qué? En parte, la diferencia está en la actitud de cada uno hacia su dolor crónico. Alfredo ha permitido que se marchiten sus capacidades físicas

y emocionales. Julieta ha aprendido a tomar un papel activo en el manejo de su dolor. Aunque tiene limitaciones, *ella* es la que controla su vida en vez de dejar que el dolor la controle.

Una buena actitud no puede curar su dolor crónico. Pero una actitud positiva y ciertas habilidades de manejo personal pueden hacer que sea mucho más fácil vivir con el dolor. Muchas de las investigaciones muestran que la experiencia del dolor, el malestar, y la incapacidad pueden modificarse por las circunstancias, creencias, pensamientos, estado de ánimo, y la atención que le prestamos a los síntomas. Por ejemplo, se ha demostrado que tener excesivos pensamientos negativos y enfocar la atención en el dolor es un contribuyente muy fuerte del aumento de los niveles de dolor e incapacidad en la gente con dolores de cuello, hombros, y espalda, artritis, diferentes tipos de dolor neuropático, y dolor fantasma. Lo que ocurre dentro de la mente de una persona es tan importante como lo que ocurre en el cuerpo de la misma.

Puntos importantes a tener en cuenta al ocuparse del dolor crónico

■ *Usted no tiene la culpa.* No es responsable por causar su dolor o no poder curarlo. El dolor crónico lo causa una compleja combinación de factores genéticos, biológicos, medio ambientales, y psicológicos. Pero aunque no sea su culpa, usted *es* el responsable de tomar acción para manejar el dolor.

■ *No lo haga solo.* Uno de los efectos secundarios del dolor crónico es el sentimiento de aislamiento. Por mucho apoyo que los amigos y familiares le den, muchas veces

no pueden comprender la lucha con la que tiene que lidiar cada día. Sin embargo, hay otros que conocen de primera mano lo que es vivir con una condición crónica igual a la suya. Y muchos están sobrellevándola con éxito. Conectar con estas personas puede disminuir la sensación de aislamiento. Ellos pueden ayudarle a entender lo que puede esperar y le pueden dar consejos prácticos de cómo manejar los síntomas y sentimientos. Contactar con ellos incluso puede darle la oportunidad de ayudar a otros a aprender a sobrellevar su condición, de ayudarle a apreciar sus virtudes, e inspirarle a tomar un papel más activo en el manejo de su dolor. El apoyo puede venir de leer un libro, un artículo, o un folleto acerca de cómo vive alguien con dolor crónico. O puede venir de hablar con otros por teléfono, de asistir a grupos de apoyo, o incluso de contactar con ellos por internet a través de las páginas web dedicadas a una enfermedad en particular.

■ *Usted es más que solo su dolor.* Cuando tiene dolor crónico, demasiado a menudo el dolor se vuelve el centro de atención. Pero usted es más que su dolor, usted es una persona. Es esencial que cultive las partes de su vida que disfrute. Los pequeños placeres diarios le pueden ayudar a equilibrar sus esfuerzos para manejar síntomas y las emociones incómodas. Encuentre maneras de disfrutar de la naturaleza cuidando plantas o viendo la puesta de sol. Dese el gusto del contacto humano o una comida suculenta. Busque compañía con familiares o amigos. Enfóquese en sus habilidades y virtudes en vez de en sus discapacidades y problemas. Celebre las pequeñas mejoras. Si el dolor crónico nos enseña algo es que hay que vivir cada momento por completo. Su dolor supone poner límites legítimos a las cosas que puede hacer, pero hay muchas maneras de mejorar su funcionamiento, sentido del control y disfrute de la vida.

■ *La enfermedad puede ser una oportunidad.* Tan raro como pueda sonar, los desafíos como el dolor crónico pueden aportar oportunidades para el crecimiento personal. El dolor puede hacerle reevaluar lo que realmente es importante en su vida, cambiar las prioridades, e ir en nuevas direcciones que quizás nunca había considerado antes.

David tiene dolor crónico de la cadera y la pierna después de un accidente de coche. Ha tenido cuatro operaciones quirúrgicas pero después de 15 años todavía siente dolor. Durante este tiempo, se ha involucrado con un grupo de apoyo para sobrellevar su situación. Ahora es el director de la asociación nacional de dolor crónico. Siente que antes del accidente nunca hubiera pensado que tenía la habilidad de ser un líder. Dice que el dolor crónico le ha enseñado a ser persistente y trabajar hacia un objetivo. Para él "saber que estoy involucrado en ayudar a otros" es clave.

El dolor crónico a menudo requiere un cambio en el estilo de vida. Para hacer algunas de las cosas que les gusta hacer, la gente que tiene dolor crónico tiene que ser más inteligente y más sabia al escoger las actividades a las que se quieren dedicar. Puede que decidan pasar más tiempo profundizando en las relaciones con la familia y amigos, o puede que retomen un pasatiempo del que solían disfrutar antes. Por ejemplo, Mónica ha tenido fibromialgia durante tres años. Le encanta la música y aprendió a tocar la guitarra cuando era más joven, pero hace años que no la ha tocado porque ha estado demasiado ocupada. Después de recibir su diagnóstico, comenzó a tocar la guitarra de nuevo y ha descubierto una red de amigos completamente nueva en la ciudad donde vive y en internet. Siente que su vida es más rica gracias a la música y a sus nuevos amigos. Así que, aunque el dolor crónico es una condición difícil de padecer y puede cerrar muchas puertas, usted, como Mónica, puede escoger abrir alguna puerta nueva.

Recursos en internet

Video explicativo sobre *Dolor Crónico*. Sociedad Española del Dolor (SED) YouTube 5:02

Dolor crónico. Universidad de Valladolid (UVa) audiovisuales UVa 7:23

Sugerencias de lecturas complementarias

Para aprender más acerca de los temas de los que habla este capítulo, sugerimos que explore los siguientes recursos:

Butler, David, y G. Lorimer Moseley. Explicando el dolor. Editorial: NOI Group, 2010.

Caudill, Margaret. *Controle el dolor antes de que le controle a usted.* Paidós Ibérica S.A., Ediciones, 2000.

Cousins, Norman. *Anatomía de enfermedad o la voluntad de vivir.* Editorial Kairós, 2005.

Kabat-Zinn, Jon. *Vivir con plenitud las crisis: Cómo utilizar la sabiduría del cuerpo y de la mente para afrontar el estrés, el dolor, y la enfermedad.* Editorial Kairos, 2005.

Sobel, David, y Robert Ornstein. *Manual de la salud del cuerpo y la mente.* Editorial Kairos, 2000

Weil, Andrew. *Salud con la edad: Una vida de bienestar físico y espiritual, 3ra Edición.* Vintage Español, 2005

CAPÍTULO 2

Convertirse en una persona proactiva

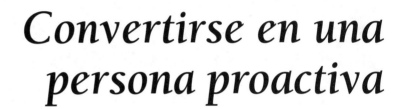

ALGUNAS PERSONAS MANEJAN SU DOLOR CRÓNICO retirándose de la vida diaria. Descansan durante la mayoría del tiempo, socializan menos, e incluso evitan a sus familias. El dolor se convierte en el centro de su existencia. Otras personas con la misma condición y síntomas, de alguna manera consiguen seguir con sus vidas. Puede que cambien algunas de las cosas que hacen o la forma de hacer ciertas cosas. A veces, puede que digan que no a hacer cosas que solían hacer. Aún así, la vida para ellos continúa siendo una vida plena y activa.

La diferencia entre estos dos extremos no es el dolor en sí, sino más que nada el cómo la persona que con dolor crónico decide manejar su condición. Por favor dése cuenta del uso de la palabra *decide* en la frase anterior. El manejo personal es siempre una decisión: una decisión de ser activo o una decisión de no hacer nada; una decisión de buscar ayuda o una decisión de sufrir en silencio. Este libro le ayudará con estas decisiones.

Recuerde: *usted* es el gerente cuando se trata de su salud. Y, como el gerente de cualquier organización u hogar, es responsable de las siguientes tareas:

1. Determine cuál es su problema y piense sobre cómo lo puede resolver.

2. Tome una decisión en cuanto a lo que quiere lograr.

3. Póngase en acción decidiendo cuáles son sus objetivos y evaluando sus opciones.

4. Haga un plan a corto plazo.

5. Lleve a cabo su plan de acción.

6. Compruebe los resultados.

7. Haga correcciones a medio plazo en su plan de acción según lo vaya necesitando.

8. Prémiese por su éxito.

El material de este capítulo le ayudará a comenzar a conseguir hacer las responsabilidades mencionadas en esta lista. Como con cualquier habilidad, el manejo personal activo debe de aprenderse y practicarse. Este capítulo es un buen comienzo ya que presenta las tres herramientas más importantes para el manejo personal: resolución de problemas, tomar decisiones, y pasar a la acción.

Comenzamos hablando de la importancia de solucionar los problemas.

Solucionar los problemas

Los problemas a veces aparecen con una sensación de desasosiego general. Digamos que es infeliz pero no sabe muy bien por qué. Su primer objetivo es identificar el problema. Tras un examen de cerca, encuentra que echa de menos el contacto con algunos familiares que viven lejos de usted. Con el problema ya identificado, considera varias maneras de abordarlo y por último decide hacer un viaje para visitar a los familiares que echa de menos.

En el pasado siempre ha ido conduciendo, pero ahora siente que conducir es cansado. Considera salir al mediodía en vez de pronto a la mañana, y hacer el viaje en dos días en vez de en uno solo, o pedir a un amigo que venga con usted para poder compartir las horas de conducción. Decide que ninguna de estas opciones es viable, así que busca otras formas de viajar. Hay

un tren que para cerca de su destino, o podría volar. Después de comparar los precios del avión y del tren, decide tomar el tren.

El viaje sigue pareciendo abrumador, así que decide escribir todos los pasos necesarios para convertirlo en una realidad. Estos incluyen encontrar un buen momento para ir, comprar el billete de tren, solucionar el cómo manejar el equipaje, ver si puede subir y bajar los escalones del tren, determinar si puede andar en un tren en movimiento para ir a buscar comida o ir al baño, y resolver cómo va a llegar a la estación. Cada uno de estos pasos puede abordarlos como parte de un plan de acción.

Para empezar su plan de acción, se promete a si mismo que esta semana llamará para averiguar cuanto le puede ayudar la compañía de ferrocarril. También decide que va a empezar a dar pequeños paseos cada día, incluyendo subir y bajar unos pocos escalones, para poder sentirse más firme sobre sus pies. También realiza su plan de acción al llamar a la compañía de ferrocarril y al empezar su programa de caminar.

Una semana más tarde comprueba los resultados. En seguida nota que una sola llamada respondió a muchas de sus preguntas. La compañía de ferrocarril ofrece ayuda para la gente que tiene problemas de movilidad y tiene formas de resolver muchas de sus preocupaciones. Sin embargo, aunque está andando mejor, todavía se siente inestable cuando está de pie. Hace un cambio en su plan de acción y le pregunta a un fisioterapeuta acerca de este problema, y él sugiere que use un bastón para andar. Aunque no le gusta usarlo, se da cuenta de que el bastón le dará la seguridad adicional que necesita en un tren en movimiento.

Acaba de resolver un problema para conseguir su objetivo de hacer un viaje. Este ejemplo ilustra algunos de los pasos para resolver problemas. En el material a continuación, hablamos en más detalle sobre los pasos específicos que hay que tomar para resolver problemas.

Los siguientes pasos para resolver problemas están resumidos en la tabla 2.1:

1. **Identifique el problema.** Este es el primer paso y el más importante para resolver problemas, y normalmente también es el paso más difícil. Por ejemplo, puede tener previsto que los escalones van a ser un problema, pero puede necesitar explorar un poco más para determinar que el verdadero problema que tiene que solucionar es su miedo a caerse.

Tabla 2.1 **Pasos para solucionar problemas**

1. Identificar el problema.
2. Hacer una lista de las ideas para resolver el problema.
3. Escoger una de las ideas e intenta llevarla a cabo.
4. Comprobar los resultados.
5. Escoger otra de las ideas si la primera no ha funcionado.
6. Buscar recursos adicionales.
7. Aceptar que el problema no se puede resolver en este momento.

2. **Haga una lista de ideas para resolver el problema.** Puede que sea capaz de hacer una lista buena de ideas usted mismo. Y también puede llamar a sus amigos, familiares, miembros de su equipo de cuidados de la salud, o recursos de la comunidad. Pero recuerde: estas personas no pueden ayudarle si no identifica y describe el problema claramente. Por ejemplo, hay una gran diferencia entre decir que no puede andar porque le duelen los pies y decir que sus pies duelen porque no encuentra zapatos que le quepan adecuadamente. La primera es una queja generalizada; el segundo es un problema ya identificado que se puede solucionar.

3. **Escoja una idea que pueda probar.** Empiece con una idea que piensa pueda ser la mejor para solucionar su problema. Mientras la está probando, recuerde que las actividades nuevas pueden ser difíciles a veces. Asegúrese de que le da a su posible solución la suficiente oportunidad de funcionar antes de decidir que no funciona.

4. **Compruebe los resultados.** Después de que le ha dado a su idea un juicio justo, evalúe los resultados. Si todo ha ido bien, ha resuelto su problema.

5. **Si la primera idea no funciona, escoja otra idea.** Si sigue teniendo el problema, escoja otra idea de su lista y vuelva a intentarlo.

6. **Busque más recursos.** Pregunte a sus familiares, amigos, proveedores de cuidados de salud para ver si tienen más ideas si es que todavía necesita solucionar el problema.

7. **Acepte que el problema no se puede resolver en este momento.** Si ha agotado todas sus ideas y el problema sigue sin resolverse, puede que su problema no tenga solución en este momento. Puede que tenga que aceptar esto, y eso es a veces difícil de hacer. Pero simplemente porque un problema no puede solucionarse en este momento, no quiere decir que no pueda resolverse más adelante. Tampoco quiere decir que no se puedan solucionar otros problemas. Incluso si el camino está bloqueado, seguro que hay caminos alternativos que esperan ser descubiertos. No se dé por vencido. Siga adelante.

Tomar decisiones

Al igual que resolver problemas, tomar decisiones puede ser una herramienta importante para tener en su caja de herramientas para el manejo personal. Los pasos para tomar decisiones se parecen a los pasos para solucionar problemas. Son los siguientes:

1. **Identifique sus opciones.** A veces sus opciones pueden ser una elección sencilla entre cambiar un comportamiento o no cambiarlo en absoluto. Por ejemplo, puede que tenga que tomar una decisión entre buscar ayuda con las tareas domésticas o seguir haciéndolo usted mismo.

2. **Identifique lo que usted quiere.** Puede ser importante para usted seguir con su vida de la forma más normal posible o tener más tiempo para su familia. Quizás no quiera ser responsable ya de ciertas tareas, como quitar la nieve de los caminos o cortar la hierba. A veces identificar sus valores fundamentales, (como pasar tiempo con su familia y amigos), le ayudará a establecer sus prioridades. Identificar lo que más valora y lo que quiere puede aumentar su motivación para hacer los cambios.

3. **Escriba los pros y los contras para cada una de sus opciones.** Haga una lista de tantas cosas como pueda en cada lado.

4. **Clasifique cada pro y contra de su lista.** Clasifique cada pro y contra en una escala del 0 al 5, donde 0 indica que "no es importante para nada" y 5 indica que "es extremadamente importante."

5. **Sume las calificaciones que ha dado para cada columna y compare los resultados.** La columna con el total más alto es la opción que debe de elegir. Si los totales son parecidos o sigue sin estar seguro, vea al siguiente paso.

Vivir con incertidumbre

Vivir con incertidumbre puede ser difícil. El diagnóstico de una enfermedad con dolor crónico hace que desaparezca una sensación de seguridad y control, lo que puede ser aterrador. Incluso cuando estamos trabajando con los profesionales de salud para conseguir, llegar a y empezar un tratamiento, la incertidumbre continúa.

Cuando tenemos una condición crónica, este sentimiento se vuelve una parte importante de nuestras vidas. Tenemos incertidumbre acerca de nuestra salud en el futuro, y quizás acerca de nuestra capacidad de continuar haciendo las cosas que queremos hacer, que necesitamos, y que nos gusta hacer. Mucha gente encuentra que es muy desafiante tomar decisiones a la vez que aceptar la incertidumbre. Es una de las tareas más difíciles del manejo personal. Si siente incertidumbre frente a una condición de dolor crónico, reconoce que es una reacción normal y es algo que puede aprender a abordar.

6. **Haga la "prueba del instinto".** Por ejemplo, ¿volver a trabajar le da "buenas sensaciones"? Si es así, es que probablemente ha tomado una decisión. Si no, la forma en la que se siente debe de ser más importante que las matemáticas.

Puede ver un ejemplo de toma de decisión y un gráfico de toma de decisiones en blanco en las figuras 2.1 y 2.2.

En el ejemplo que se muestra en la figura 2.1, la decisión claramente es contratar ayuda ya que el marcador de la columna de los pros (11) es considerablemente más alto que el marcador de la columna de los contras (7). Si la decisión tomada mediante este método le da buenas sensaciones o va con lo que dice su instinto, ya tiene una respuesta.

¡Ahora es su turno! Intente tomar una decisión usando el gráfico de la figura 2.2. Se puede escribir en su libro.

Figura 2.1 **Ejemplo de una toma de decisión**

¿Debo de conseguir ayuda con la casa?

Pro	Clasificación	Contra	Clasificación
Tendré más tiempo	4	Es caro	3
Estaré menos cansada	4	Es difícil encontrar buena ayuda	1
Tendré una casa limpia	3	No harán las cosas a mi manera	2
		No quiero un *desconocido dentro de* mi casa	1
Total	11		7

Figura 2.2 **Decisión que hay que tomar**

Decisión que hay que tomar

Pro	Clasificación	Contra	Clasificación
Total			

Pasar a la acción

Acabamos de hablar acerca de cómo identificar los problemas y cómo tomar decisiones difíciles. Estos son los primeros pasos importantes, pero a menudo saber lo que hacer no es suficiente. Ahora, es el momento de hacer algo, de pasar a la acción. Sugerimos que comience por hacer las cosas de una en una. En el material siguiente resumimos los pasos necesarios para pasar a la acción. Primero, póngase un objetivo y evalúe sus opciones para conseguir ese objetivo, luego empiece a hacer un plan de acción a corto plazo.

Ponerse metas

Antes de poder pasar a la acción, primero tiene que saber lo que quiere hacer. Sea realista y específico cuando se ponga una meta u objetivo. Una persona proactiva quería subir 20 escalones en la casa de su hija para compartir una comida durante las fiestas. Otro quería sobreponerse a su fatiga y atender clases por las tardes una vez a la semana. Había otro que quería seguir conduciendo su motocicleta habitualmente, aunque ya no podía con las 1,000 libras que pesaba la misma.

Tome unos minutos para escribir sus metas en el gráfico de la figura 2.3. Añada más líneas si es necesario.

Figura 2.3 **Metas**

_____

_____

_____

_____

Ponga una estrella (★) junto a la siguiente meta con la que quiere trabajar.

Evaluar sus opciones

Hay muchas maneras de alcanzar cualquier meta en específico. Por ejemplo, nuestra persona proactiva que quería subir 20 escalones tenía la opción de subir unos pocos escalones al día al principio, comenzar a hacer un programa de caminar lentamente, o intentar ver si cambiaban el lugar de reunión para la cena familiar. El hombre que quería ir a clases de tarde tenía la opción de planear períodos de descanso a lo largo del día , salir durante períodos de tiempo cortos, pedirle a un amigo que le acompañara para que le pudiera ayudar, o hablar con su equipo de cuidados de salud sobre su preocupación con la fatiga. Nuestro conductor de motocicletas podría comprar una nueva moto o un modelo de tres ruedas, usar un sidecar, o poner "llantas de entrenamiento" en su moto.

Como puede ver, hay muchas opciones para conseguir llegar a cada meta. Si esto es cierto en su caso, comparta sus metas con familiares, amigos, y profesionales de la salud. Puede llamar a organizaciones de la comunidad y nacionales como la Asociación Americana de Dolor Crónico o la Sociedad Canadiense del Dolor para que le aconsejen. O puede investigar posibles opciones en internet. Sin embargo, no pregunte a otras personas qué *debe de hacer;* más bien, pida *sugerencias* acerca de lo que hacer. Es una distinción sutil pero importante. Siempre es bueno tener una lista llena de opciones, pero al final *usted* debe de priorizar e intentar seguir las que piensa que son más prometedoras.

Una nota de precaución: puede que no esté considerando seriamente algunas opciones porque asume que no son viables. Nunca haga estas suposiciones hasta que haya investigado cuidadosamente la opción en cuestión. Una mujer que conocemos había vivido en la misma ciudad toda su vida y creía que sabía todo acerca de los recursos que ofrecía la comunidad. Cuando empezó a tener problemas con su seguro de salud, una amiga de otra ciudad le sugirió que contactara con su agente de seguros. La mujer descartó la sugerencia porque estaba segura de que ese servicio no existía en su ciudad. Solo cuando su amiga vino a visitarla y llamó a la Agencia de Envejecimiento de la zona (que existe en la mayoría de los condados de Estados Unidos) fue que la mujer supo que había tres servicios de asesoramiento cerca de ella. Luego está nuestro motorista que pensaba que las "llantas de entrenamiento" en una Harley eran una idea loca, pero superó su escepticismo e investigó la posibilidad. Añadió 15 años a su vida de montar en motocicletas al usar las "llantas de entrenamiento". En resumen, nunca asuma nada. Las suposiciones son grandes enemigos de las personas proactivas.

Escriba una lista de las opciones para su meta principal en la figura 2.4. Ponga una estrella (★) junto a las siguientes dos o tres opciones que tiene más probabilidad de seguir.

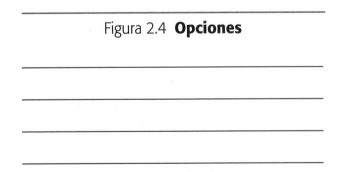

Figura 2.4 **Opciones**

Una última nota acerca de las metas: no todas las metas se pueden conseguir. El dolor crónico puede significar que va a tener que abandonar algunas opciones. Esto puede ser una realidad para usted, no se obsesione con lo que no puede hacer. En vez de eso, empiece a trabajar en otra meta que quiera conseguir. Una persona proactiva que conocemos que usa una silla de ruedas habla acerca del 90 por ciento de las cosas que *sí puede* hacer – no del 10 por ciento de las cosas que ha tenido que dejar de hacer. Dedique su vida a desarrollar este 90 por ciento al máximo.

Hacer un plan de acción a corto plazo

Una vez que ha identificado las metas y las ha reducido a su lista de opciones, debe de tener una buena idea de en qué dirección va a ir. Sin embargo, tenga en cuenta que el camino por delante puede ser apabullante. *¿Cómo me voy a poder mover jamás? ¿Cómo voy a poder volver a trabajar en mi jardín? ¿Cómo podré _____?* (Usted puede rellenar el espacio.) Uno de los problemas con las metas es que a menudo parecen sueños. Están tan lejos, parecen tan grandes, o difíciles que nos abruma, con lo que ni intentamos conseguirlos.

El secreto es no intentar hacerlo todo a la vez. En vez de eso, mire lo que puede esperar conseguir en la siguiente semana de forma realista. A esto le llamamos un plan de acción. Un plan de acción a corto plazo es factible y le pone en camino de conseguir su meta.

Los planes de acción probablemente son las herramientas de manejo personal más importantes. Le ayudan a hacer las cosas que sabe que debe de hacer para conseguir su meta principal. Por ejemplo, la mayoría de la gente con dolor crónico puede caminar. Algunos solo cruzan una habitación, otros pueden caminar media cuadra. Muchos pueden caminar a lo largo de varias cuadras, y algunos pueden caminar una milla o más. Sin embargo, muy pocas personas tienen un programa sistemático de ejercicios para mejorar su capacidad para andar incluso con dolor crónico. En el material a continuación, hablamos de los pasos que hay que tomar para hacer un plan de acción realista.

Primero, decida qué va a hacer esta semana. Para la persona que quiere subir 20 escalones, su meta para la primera semana puede ser subir tres escalones cada día durante los primeros cuatro días. Para el hombre que quiere continuar montando en su moto su primera meta puede ser pasar media hora cada día durante los primeros dos días investigando motocicletas más ligeras y "llantas de entrenamiento" para motos.

Asegúrese de que su plan es específico para cierta acción. Por ejemplo, en vez de solo planear "perder peso" (que no es una acción sino el resultado de una acción), planee "beber té en vez de refresco o soda con las comidas."

Puede ser específico acerca de su plan si contesta estas preguntas:

- **¿QUÉ va a hacer exactamente?** Si quiere perder peso ¿va a caminar? ¿comer menos? ¿practicar técnicas de distracción? Insistimos, sea específico. "Perder una libra esta semana" no es un plan de acción; por contraste "no comer después de la cena durante cuatro días esta semana," es un plan de acción bueno.

- **¿CUÁNTO va a hacer?** Las respuestas a esta pregunta a menudo implican tiempo, distancia, repeticiones, o cantidades. ¿Practicará ejercicios de relajación durante 15 minutos? ¿Andará una cuadra, o subirá dos veces las escaleras cada tarde? ¿Comerá la mitad de la porción normal tanto en la comida como en la cena?

■ **¿CUÁNDO lo va a hacer?** De nuevo, esto debe de ser específico: antes de la comida, en la ducha, cuando llegue a casa después del trabajo. Conectar un plan de acción con un viejo hábito es una buena manera de desencadenar el nuevo comportamiento y asegurarse de que lo hace. Por ejemplo, haga que cuando se lava los dientes sea el recordatorio de tomarse su nueva medicación. Haga un plan para hacer su nueva actividad antes de su actividad favorita antigua como leer el periódico o ver su programa favorito en la televisión.

■ **¿CON QUÉ FRECUENCIA lo hará?** Esto es un poco delicado. A todos nos gustaría hacer cosas todos los días, pero eso no es siempre posible. Recomendamos que al principio intente hacerlo tres a cuatro veces por semana. Si lo hace más veces, mejor todavía. Sin embargo, si es como la mayoría de la gente, sentirá menos presión si puede hacer su actividad unas cuantas veces por semana y seguir sintiendo que tiene éxito. (Note que tomar medicamentos es una excepción. Esto se debe de hacer exactamente como se lo ha recetado su proveedor de cuidados de salud.)

Hay algunas otras reglas generales para desarrollar su plan de acción que le pueden ayudar. Lo primero, el plan de acción debe de ser acerca de algo que *usted* quiera hacer o conseguir. No haga un plan de acción para complacer a sus amigos, familiares o al médico.

Segundo, "empiece donde está", o comienza suavemente. Si solo puede caminar durante un minuto, empiece su programa de caminar andando un minuto una vez cada hora o dos horas, y no intentando caminar una cuadra. Si nunca ha hecho ejercicio, empiece con unos minutos de estiramientos ligeros. Si su objetivo es perder peso, basa su plan en su comportamiento alimenticio, como por ejemplo tomar la mitad de las porciones de algunos de sus alimentos usuales.

Tercero, dese un poco de tiempo libre. Todo el mundo tiene días en los que no le apetece conseguir muchas cosas. Esta es una buena razón para planear el hacer algo tres veces en semana en vez de cada día.

Cuarto, una vez que ha hecho su plan de acción, hágase las siguientes preguntas: "en una escala del 0 al 10, donde 0 es completamente inseguro y 10 es completamente seguro, ¿cómo de seguro estoy de que puedo completar este plan entero?"

Si su respuesta es 7 o más, probablemente tenga un plan de acción realista. Si su respuesta es 7 o menos, revise su plan. Pregúntese el por qué no está seguro. ¿Qué problemas prevé? Luego mire a ver si puede resolver los problemas o cambiar su plan para hacer que esté más seguro de su éxito. La tabla 2.2 resume las características de un plan exitoso.

Una vez que ha elaborado un plan con el que está contento, escríbalo y póngalo en un lugar donde lo vea todos los días. El pensar en el plan de acción es una cosa. Escribirlo hace que sea más probable que tome acción. Mantenga un registro de cómo va y de los problemas con que se encuentra. (Al final de este capítulo hay un plan de acción en blanco. Puede encontrar más al final del libro.)

Tabla 2.2 **Lo básico de un plan de acción exitoso**

- Es algo que *usted* quiere hacer
- Es realizable (algo que espera pueda conseguir esa semana)
- Es específicamente una acción
- Da respuesta a las preguntas *¿Qué? ¿Cuánto? ¿Cuándo? y ¿Con qué frecuencia ?*
- En una escala del 0 (nada seguro) al 10 (completamente seguro), tiene confianza de que completará todo el plan a un nivel del 7 o más alto.

Realizar su plan de acción

Si su plan de acción está bien escrito y es realista y realizable, el completarlo es generalmente sencillo. Pida a sus familiares y amigos que comprueben cómo lo va haciendo. Tener que informar sobre su progreso es un buen motivador.

Las personas proactivas con éxito a menudo hacen listas de lo que quieren conseguir. Haga lo mismo, y tache las cosas de su lista de cosas que hacer a medida que las vaya completando. Si no está tachando muchas cosas, quizás su plan no era realista. Además de su lista de cosas que hacer, haga notas diarias sobre sus acciones, éxitos y fracasos. Más adelante estas notas pueden ser útiles para determinar un patrón que usar para solucionar problemas.

Por ejemplo, nuestro amigo que iba a subir los escalones nunca lo hizo. Cada día surgía un problema diferente. Un día, no tenía el suficiente tiempo. Otro día estaba demasiado cansado. El tercer día hacía demasiado frío, etcétera. Cuando volvió a mirar sus notas, se dio cuenta de que estaba poniendo excusas todos los días. Se empezó a dar cuenta de que el problema real era su miedo a caerse cuando no hubiera nadie alrededor para ayudarle. Así que modificó su plan de acción. Decidió usar un bastón cuando subía los escalones, y subirlos cuando un amigo o vecino estuviera por allí.

El éxito mejora la salud

Los beneficios del cambio van más allá de la recompensa de adoptar hábitos más sanos. Obviamente, se siente mejor cuando hace ejercicio, come bien, mantiene un horario de sueño normal, para de fumar, y toma tiempo para relajarse. Pero también hay evidencia de que su salud mejora simplemente cuando siente la confianza y control que vienen de hacer un cambio con éxito en su vida.

Al cambiar y mejorar aunque solo sea una parte de su vida, como por ejemplo promover su buena forma física o aprender una habilidad nueva, vuelve a adquirir una sensación de optimismo y vitalidad. Al enfocarse en lo que puede hacer en vez de en lo que no puede hacer, tiene más probabilidades de llevar una vida positiva y feliz.

Comprobar sus resultados

Al final de cada semana, compruebe a ver si está más cerca de conseguir su meta. ¿Puede andar más distancia que antes? ¿Ha perdido peso? ¿Tiene más energía? Evaluar la situación es importante. Puede que no vea progreso cada día, pero debe de ver un poco de progreso cada semana. Si no está consiguiendo lo que quiere al final de cada semana, puede que sea el momento de revisar su plan y usar sus habilidades para resolver problemas.

Hacer correcciones en la mitad (de vuelta a resolver los problemas)

Cuando está intentando superar problemas, puede que su primer plan resulte no ser el más eficaz. Si algo no funciona, no se dé por vencido; intente otra cosa. Modifique su plan de acción a corto plazo para que los pasos sean más fáciles. Dese más tiempo para completar tareas difíciles. Escoja un nuevo plan de acción, o hable con sus asesores para que le aconsejen y ayuden. Si no está seguro de qué hacer, vuelva a las páginas 24–27.

Cómo cambia la gente

Se han llevado a cabo cientos de estudios para aprender cómo y porqué la gente cambia – o no cambia. Aquí está lo que sabemos acerca de la gente y el cambio:

- La mayoría de la gente cambia sola, y solo cuando están listos para hacerlo. Aunque los médicos, terapeutas, esposos, y grupos de auto-ayuda pueden convencer, persuadir, atosigar, y por lo demás intentan ayudar a la gente a cambiar sus estilos de vida y hábitos, la mayoría de la gente hace los cambios sin mucha ayuda de otros.

- El cambio no es un proceso suave y estable. Ocurre en etapas. La mayoría de nosotros pensamos en el cambio como en algo que ocurre paso a paso, siendo cada paso una mejora del anterior. Aunque algunas personas sí que hacen los cambios de esta manera, es raro. Más del 95 por ciento de la gente que para de fumar con éxito, por ejemplo, lo hace después de una serie de contratiempos y recaídas.

- Las recaídas no son fracasos; tan solo son contratiempos. De hecho recaer puede ser una forma útil de mantener el cambio, porque mejora los comentarios acerca de lo que está haciendo mal.

- El cambio personal eficaz depende de hacer las cosas bien en el momento adecuado. Por ejemplo, hacer un plan escrito elaborado cuando en realidad psicológicamente no se ha comprometido al cambio, es una receta para el fracaso. Lo más seguro es que se aburra, se desanime, o se frustre antes incluso de empezar.

- Tener confianza en su capacidad para cambiar es el ingrediente clave para el éxito. Su convicción en su propia capacidad para tener éxito predice si va a intentar cambiar en primer lugar, si persistirá en caso de recaída, y si finalmente tendrá éxito.

Recompensarse a si mismo

La mejor parte de ser una buena persona proactiva de su dolor crónico es la recompensa que viene de conseguir sus metas y de vivir una vida más plena y satisfactoria. Sin embargo, no espere hasta que consiga su meta definitiva para celebrar su progreso. Dese una recompensa frecuentemente por sus éxitos a corto plazo. De hecho, planee ya estas recompensas en su plan de acción. Por ejemplo, decida no leer el periódico o su revista favorita hasta después de hacer ejercicio. De esta manera leer se convierte en su recompensa. Una persona proactiva que conocemos compra tan solo unas cuantas piezas de su fruta favorita cada vez. Tiene que andar la media milla que hay hasta el supermercado cada día si quiere comprar más. De esta forma, la fruta se convierte en la recompensa inmediata para cuando hace ejercicio. Otra persona proactiva que paró de fumar usó el dinero que se hubiese gastado en cigarrillos para contratar a un profesional que le limpiara la casa. Había incluso el suficiente dinero como para ir a un partido de béisbol con un amigo. Las recompensas no tienen que ser sofisticadas, caras, o llenas de calorías. Enfóquese en los placeres sanos que añadan tanto disfrute como ventajas a su vida.

Ahora que entiende el significado del manejo personal, está listo para empezar a aprender a usar las herramientas que harán que tenga éxito. El resto del libro está dedicado a enseñarle cosas acerca de estas herramientas. Su caja de herramientas incluirá estrategias prácticas para ayudarle a tener éxito con: el ejercicio y el movimiento, la nutrición y el manejo sano del peso, técnicas para el manejo del dolor, buenas habilidades de comunicación, asuntos de familia e íntimos, tomar decisiones sobre su futuro, y encontrar recursos e información. Hablaremos de los medicamentos y sus usos en los capítulos 15 y 16. El capítulo 18 contiene información sobre algunos de los problemas de dolor crónico más comunes, y el capítulo 19 trata del dolor de angina crónico. Aunque no incluyamos su problema específico con el dolor, estamos seguros de que este libro aun así le será de ayuda. Afortunadamente, la mayoría de las habilidades para el manejo personal son relevantes para muchos tipos de dolor crónico.

Mi plan de acción

Al escribir su plan de acción, asegúrese de que incluye lo siguiente:

1. Lo que va a hacer (una acción en específico)

2. Cuánto va a hacer (tiempo, distancia, porciones, repeticiones, etc.)

3. Cuándo lo va a hacer (hora del día, día de la semana)

4. Con qué frecuencia o cuántos días a la semana lo va a hacer

Ejemplo: esta semana, caminaré (qué) alrededor de la cuadra (cuánto) antes del almuerzo (cuando) tres veces (cuántas veces).

Esta semana haré _____ (qué)

_____ (cuánto)

_____ (cuándo)

_____ (cuántas veces)

¿Cómo de seguro está?
(0=nada seguro; 10=completamente seguro) _____

Comentarios

Lunes _____

Martes _____

Miércoles _____

Jueves _____

Viernes _____

Sábado _____

Domingo _____

CAPÍTULO 3

Encontrar recursos

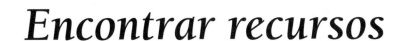

UN ASPECTO IMPORTANTE DE CONVERTIRSE en una persona proactiva en el manejo de su condición es saber encontrar ayuda cuando la necesite. Cuando usted busca ayuda, ya no es una víctima de su condición sino que es una persona proactiva en su manejo. Empiece por hacer una evaluación de su condición. Mientras la hace, puede que descubra que lo que puede hacer y lo que quiere hacer son dos cosas diferentes. Si es así, puede que sea hora de buscar ayuda para que pueda hacer las cosas que son más importantes para usted.

Localizar los recursos que necesite

Cuando empezamos a buscar ayuda, la mayoría de nosotros empieza por pedírsela a nuestros familiares y amigos. A veces esto puede ser difícil. Tenemos miedo de que los demás piensen que somos débiles, y nuestro orgullo nos estorba. La verdad es que la mayoría de la gente quiere ayudar pero no saben cómo. Su trabajo es hablar con los que le rodean y decirles lo que usted necesita. En el capítulo 10 hablamos sobre cómo encontrar las palabras adecuadas para pedir ayuda.

Desafortunadamente, algunas personas o bien no tienen familia o amigos cercanos, o tienen dificultad pidiéndoles la ayuda que necesitan. A veces los familiares o amigos no pueden ofrecer la ayuda que usted puede necesitar. Por suerte, tenemos otro recurso estupendo al que podemos acudir: nuestra comunidad.

Encontrar recursos puede ser un poco como una búsqueda del tesoro. En una búsqueda del tesoro, aquellos que usan sus pensamientos creativos son los que ganan el juego. Encontrar lo que necesita puede ser tan fácil como visitar una página de internet o mirar en el listín telefónico y hacer un par de llamadas. Otras veces hará falta actuar como un detective. El detective de "recursos de la comunidad" debe de encontrar pistas y seguirlas. Ser un buen detective incluso implica comenzar de nuevo cuando una pista lleva a un callejón sin salida.

El primer paso es definir el problema y decidir qué es lo que usted quiere. Por ejemplo, suponga que tiene dificultades para preparar comidas porque el estar de pie durante largo tiempo es doloroso para usted. Después de pensárselo un poco, decide que quiere seguir cocinando usted mismo. Lo podría hacer fácilmente si pudiera cocinar sentado. Su búsqueda del tesoro implica el solucionar cómo hacer esto.

Mira los taburetes para la cocina y pronto decide que no van a funcionar, así que decide que necesita reformar la cocina. Ahora la caza comienza en serio. ¿Dónde puede usted encontrar un arquitecto o contratista que tenga experiencia con reformas de cocinas para gente con limitaciones físicas? Empieza con el listín telefónico, que tiene páginas y anuncios para arquitectos y contratistas. Algunos de los anuncios dicen que se especializan en cocinas, pero ninguno menciona diseños que puedan acomodar limitaciones físicas. Así que usted debe de llamar y preguntar. Después de llamar a varios contratistas, usted se da cuenta de que ninguno tiene experiencia con cocinas para las personas con limitaciones físicas. A continuación va a internet y encuentra una compañía que parece ser justo lo que necesita, pero está localizada a más de 200 millas de usted.

¿Y ahora qué? Usted puede contactar con el resto de los contratistas que aparecen en el listín telefónico, pero le tomará mucho tiempo, e incluso si encuentra a alguien adecuado, tendrá que comprobar sus referencias.

¿Quién más puede tener la información que necesita? Quizás alguien que trabaje con gente que tiene discapacidades físicas. Esto abre una larga lista de posibilidades: terapeutas ocupacionales y fisioterapeutas, tiendas de suministros médicos o de equipo ortopédico, el "Centro para una Vida Independiente" local (Center for Independent Living), y las organizaciones sin ánimo de lucro de salud que entiendan problemas del dolor, como la Fundación para la Artritis (Arthritis Foundation)o la "Sociedad para la Artritis" (Arthritis Society). Decide preguntarle a un amigo que es fisioterapeuta. Desafortunadamente su amigo no tiene ninguna idea sobre contratistas locales que hagan este tipo de trabajo. ¿Y ahora qué?

En toda comunidad, además de los recursos organizativos formales, hay gente que son recursos naturales o "resuélvelo-todo". Estos "resuélvelo-todo" o "conectores" son gente que conoce a todo el mundo y conocen todas las cosas acerca de su comunidad. Tiende a ser gente que ha vivido mucho tiempo en la comunidad y ha estado involucrada de cerca en la misma. También son personas capaces de resolver problemas de forma innata y disfrutan ayudando, por lo que los demás a menudo les piden consejo. Puede ser un amigo, un socio del negocio, el cartero, su médico, el veterinario de su mascota, su peluquero o barbero, el cajero en el supermercado de la esquina, el farmacéutico, un conductor de autobús o un taxista, la secretaria de la escuela, un agente inmobiliario, la recepcionista de la cámara de comercio, o el bibliotecario. A veces esta persona con esta capacidad innata se emocionará con la caza y, cuán Sherlock Holmes moderno, anunciará "¡el juego ha comenzado!" y de inmediato se unirá a usted en su búsqueda. Está usted a punto de comenzar la investigación de las organizaciones locales cuando empieza a pensar en toda la gente con

la que está en contacto habitualmente y se da cuenta de que algunos de ellos tienen esta capacidad innata o natural.

Suponga que la persona de su comunidad que juega este papel es un amigo que tiene un negocio local. Usted le cuenta su problema la próxima vez que viene a su casa y él le cuenta la historia de un contratista cuya mujer usa silla de ruedas. Le conoce porque el hombre acaba de hacer un buen trabajo en la cocina de uno de sus compañeros de trabajo. Usted llama al contratista y resulta que es perfecto para su situación. ¡Problema resuelto!

Repasemos las lecciones aprendidas con este ejemplo. Los pasos más importantes para encontrar los recursos que necesita son:

1. Identificar el problema.

2. Identificar qué es lo que quiere o necesita para resolver el problema.

3. Buscar recursos en el listín telefónico y en internet.

4. Preguntar a amigos, familiares, y vecinos para ver si tienen ideas.

5. Contactar con organizaciones que pueden tener que tratar con los mismos problemas.

6. Identificar y preguntar a los líderes y los "resuélvelo-todo" de su comunidad.

Una última nota: el mejor detective o sabueso sigue varias pistas a la vez. Esto le ahorrará mucho tiempo y acortará la caza. Pero tenga cuidado, una vez que usted aprenda a pensar de forma creativa sobre los recursos en su comunidad, ¡puede que se vuelva un "resuélvelo-todo" de su comunidad usted mismo!

Recursos para encontrar recursos

Cuando necesitamos encontrar bienes o servicios, hay ciertos recursos donde podemos buscar. Un recurso a menudo nos lleva a encontrar otro. El "resuélvelo-todo" mencionado antes es uno de estos recursos, pero nuestro "equipo de detective" necesita más variedad de herramientas útiles.

El listín telefónico y los buscadores de internet son las herramientas que se usan con más frecuencia hoy en día, y para la mayoría de las búsquedas ahí es donde se debe de empezar. Estas herramientas son particularmente útiles si está buscando a alguien o para contratar un servicio, pero también le pueden llevar a encontrar otros recursos.

Servicios de información y de referencia

La mayoría de las comunidades tiene uno o más servicios de información y referencia sobre diferentes servicios. A veces están relacionadas con la zona geográfica como la ciudad, condado, o región, o a un grupo demográfico, como las agencias de envejecimiento de la zona (Area Agencies of Aging). Otras veces son específicas para una enfermedad, como la fibromialgia o las migrañas.

Hay varios tipos de agencias que operan estos servicios. En internet, busque bajo "United Way Information and Referral," "Senior Information and Referral" (o "Area Agency of Aging", "Council on Aging," o "Seniors Resource Center"), "Community Services Council" o simplemente "información y referencias" ("information and referral") y la zona en la que vive, como su estado o provincia. Si está usando un listín telefónico, asegúrese de mirar el listado de su ciudad, condado, o gobierno regional. Estos servicios guardan grandes archivos de información de contactos. Casi cualquier ayuda que pueda necesitar estará disponible. Incluso si no tienen la respuesta que está buscando, casi siempre podrán referirle a otra agencia que la pueda tener.

Organizaciones sin ánimo de lucro, de la comunidad, y otras

Las agencias de salud sin ánimo de lucro como la Sociedad Americana para el Dolor (American Pain Society), Asociación Americana del Dolor Crónico (American Chronic Pain Association), Asociación Canadiense de Dolor Crónico (Chronic Pain Association of Canada), y Coalición Canadiense del Dolor (Canadian Pain Coalition) son excelentes fuentes de información. Otras organizaciones como la Asociación Americana del Corazón (American Heart Association) y Fundación Canadiesnse del Corazón y el Derrame Cerebral (Canadian Heart and Stroke Foundation) también son recursos excelentes. Hay organizaciones similares en la mayoría de los países. Muchas de ellas tienen páginas web muy buenas, y en nuestro nuevo mundo del ciberespacio, usted puede vivir en un lugar rural de North Dakota o el Ártico de Canadá y seguir teniendo acceso a la ayuda que ofrece una organización similar en Europa, America Latina o Australia

Estas organizaciones ofrecen información actualizada acerca de los problemas del dolor.

También ofrecen apoyo y servicios directos para gente con dolor crónico. A menudo, pueden invertir en investigación para mejorar nuestro conocimiento del dolor y su tratamiento, y para ayudar a la gente a vivir mejor con su condición. En algunos casos usted puede hacerse miembro de una de estas organizaciones. Ser miembro le puede dar derecho a recibir boletines informativos regulares por correo normal o electrónico. Sin embargo, usted no tiene que ser un miembro para poder recibir sus servicios; están ahí para atenderle. Por favor tenga en cuenta que no todas estas organizaciones tendrán información y servicios disponibles en español. Además, al final de este y los demás capítulos hemos incluido una lista de algunas páginas de internet que tienen información en español.

También hay recursos locales en su comunidad que ofrecen información y servicios directos. Estos incluyen las sucursales locales de AARP (Asociación Americana de Personas Jubiladas, en inglés "American Association of Retired Persons") o CARP (el equivalente canadiense de AARP), centros para personas mayores, centros comunitarios, e instalaciones de gimnasia y de recreo. Además de información y referencia, estos lugares ofrecen clases, oportunidades de recreo, programas sobre nutrición, ayuda legal y con los impuestos, y programas sociales. Probablemente haya un centro de personas mayores o un centro de la comunidad cerca de usted. La oficina del gobierno de su ciudad o regional o su biblioteca local pueden decirle dónde encontrar estos recursos. La sección del calendario comunitario en su periódico normalmente también tiene información acerca de estos programas.

La mayoría de las organizaciones religiosas también ofrecen información y servicios sociales a las personas que lo necesitan, bien sea directamente a través del lugar de culto o a través de organizaciones como el Consejo Nacional de Iglesias o los Servicios Familiares Judíos. Para conseguir ayuda de las organizaciones religiosas, empieza contactando un lugar de culto local. Normalmente, para recibir ayuda, usted no necesita ser miembro de la congregación y ni siquiera ser de esa religión.

La comunidad médica puede ser otro recurso. Llame a su hospital o clínica locales, o a su plan de seguro médico y pegunte por el departamento de servicios sociales. Su proveedor de atención primaria también debe saber qué servicios para la salud física y mental están disponibles a través de su consultorio, además de otros servicios disponibles en su zona.

Bibliotecas

Las bibliotecas públicas son un recurso particularmente bueno cuando está buscando información acerca de su enfermedad crónica. Incluso si usted sabe desenvolverse en una biblioteca, es buena idea pedir ayuda al bibliotecario de referencias. Estas personas están familiarizadas con mucha cantidad de material que usted puede pasar por alto, y normalmente están muy informados acerca de la comunidad. (Probablemente están en el mismo nivel que los "resuélvelo-todo".) Incluso si no puede visitar su biblioteca, siempre puede llamar o mandar un correo electrónico con sus peguntas.

Además de las bibliotecas locales de su ciudad o condado, hay otras bibliotecas más especializadas en temas de salud. Pregunte en su servicio de información y referencias a ver si hay una biblioteca especializada en recursos relacionados con temas de salud en su comunidad. A menudo estos lugares tienen una base de datos que se puede buscar con una computadora además de los materiales impresos, en cinta de audio, y en cinta de video. Estas bibliotecas a menudo las mantienen organizaciones sin ánimo de lucro y hospitales, así que muchas veces cobran una pequeña cuota por su uso.

Las universidades y las escuelas profesionales también tienen bibliotecas con personal muy servicial. Por ley, las secciones de los "documentos gubernamentales" regionales que hay en estas bibliotecas deben de estar abiertas al público de forma gratuita. Hay publicaciones gubernamentales sobre casi cualquier tema, y las publicaciones relacionadas con asuntos de salud son particularmente extensas. Puede encontrar información sobre cualquier cosa, desde su condición con dolor crónico a jardinería orgánica e incluso recetas con muchos detalles nutricionales. Estas publicaciones representan "sus impuestos en acción."

Si usted tiene la suerte de vivir cerca de una facultad de medicina, es posible que pueda usar su biblioteca médica. Sin embargo puede que solo sea una fuente de información y no de servicios. Lógicamente, en las bibliotecas médicas podrá encontrar mucha cantidad de información acerca de enfermedades y tratamientos, pero, a menos que tenga conocimientos médicos, la información detallada que se encuentra en una biblioteca médica puede ser confusa e incluso aterradora. Use las bibliotecas médicas con cuidado.

Libros

Los libros pueden ser útiles, de hecho ¡está usted leyendo uno ahora mismo! Muchos libros sobre el dolor crónico y otras enfermedades contienen listas de lectura y recursos adicionales, bien al final de cada capítulo o en la parte trasera del libro. Estas listas pueden ser de mucha ayuda. Al final de un gran número de capítulos de este libro identificamos algunos recursos útiles.

Periódicos y revistas

El periódico local puede ser un recurso excelente, especialmente si usted vive en una comunidad pequeña. Asegúrese de mirar en el calendario de eventos. Incluso si no está interesado en un evento destacado en particular, puede que usted encuentre lo que busca si llama al número de contacto o visita la página de internet. Mire en otros lugares lógicos para encontrar historias en las noticias que puedan ser de interés. Si, por ejemplo está buscando un programa de ejercicios para gente con su problema de salud, mire en la sección de deportes y salud. Las páginas alrededor de la sección del calendario a veces contiene artículos acerca de eventos relacionados con la salud.

A veces usted puede encontrar pistas en la sección de anuncios clasificados. Revise el índice de títulos (normalmente está impreso en la sección de enfrente cerca de la información de los índices). Mire bajo "anuncios", "salud", o cualquier otro título que parezca prometedor.

El Internet

Hoy en día la mayoría de la gente tiene acceso a internet. Incluso si usted no es un usuario de internet, casi seguro que conoce a alguien que sí lo es. Si usted no tiene una computadora, puede usar una en su biblioteca local o pedir ayuda a un amigo.

Internet es el recurso de información que está creciendo más rápido hoy en día. Cada segundo de cada día se añade nueva información a internet. Internet no solo ofrece información sobre la salud (o cualquier otra cosa que pueda imaginar), también provee varias formas de relacionarse con gente de todo el mundo. Por ejemplo, para alguien que tiene cistitis intersticial, una enfermedad dolorosa y a veces embarazosa, puede ser difícil encontrar otros que tengan el mismo problema que él o ella tiene en el lugar en que vive. Internet puede poner a esa persona en contacto con un grupo entero de gente como ella; no importa si están cruzando la calle o en el otro lado del mundo.

Lo bueno acerca de internet es que cualquiera puede mantener una página web, una cuenta de Facebook o cualquier otra página de la red social, un blog, o un grupo de discusión. Ese también es el problema de internet. Virtualmente no hay ningún control sobre quién está publicando información o de la veracidad e incluso la seguridad de lo que se publica. Así que, aunque hay mucha información muy útil ahí fuera, también puede encontrar información incorrecta o peligrosa. Por lo tanto, nunca asuma que la información que ha encontrado en internet es automáticamente de fiar. Más bien, abórdelo con escepticismo y cautela. Pregúntese

lo siguiente: ¿Está el autor del sitio web claramente identificado? ¿Es el autor o fuente alguien respetable? ¿Están listadas las credenciales, y se pueden verificar? ¿La información contradice lo que todo el mundo dice sobre el tema en cuestión? ¿Respalda la el sentido común esta información? ¿Cuál es el propósito de la página web? ¿Hay alguien intentando venderle algo o convencerle de un punto de vista en particular?

Una forma de analizar el propósito de la página web es examinar su URL. La URL es la dirección de la página web en internet. Encontrará una barra en la esquina superior izquierda de la pantalla de la computadora. Comenzará con las letras http o www. La URL normalmente tiene este aspecto:

www.patienteducation.stanford.edu

o

www.stanford.edu

Al final de la parte principal de una URL de una página web basada en EE.UU., normalmente podrá ver un grupo de letras precedidas por un punto: .edu, .org, .gov, o .com. Esto le dará una pista sobre la naturaleza de la organización a la que pertenece ese sitio. La dirección de la página web de una escuela profesional o universidad termina en .edu, la de una organización sin ánimo de lucro en .org, la de una agencia gubernamental en .gov, y la de una organización comercial en .com. En la tabla siguiente y al final de este capítulo proporcionamos una lista de algunos de nuestras direcciones favoritas y fiables.

Como regla general, los sitios web americanos con direcciones terminadas en .edu, .org y

.gov, suelen ser de fiar (aunque se puede formar una organización sin ánimo de lucro para promocionar cualquier cosa). Muchas de las páginas web basadas en Canadá terminan en .ca, y las páginas web basadas en España terminan en .es así que deberá de investigar si el sitio web está relacionado con una escuela, una organización sin ánimo de lucro, una agencia gubernamental, o una empresa comercial. Una página web que contiene .com en su dirección puede estar intentando venderle un producto o servicio. Esto no quiere decir que una página web comercial no pueda ser una buena fuente de información o de asistencia, al contrario, hay muchos sitios comerciales espectaculares dedicados a proveer información de alta calidad y fiable.

Las redes sociales

Las redes sociales y los blogs están creciendo rápidamente en internet. Estos son sitios de la web donde la gente con intereses comunes conecta para socializar, hablar de diferentes asuntos, o compartir información. Los sitios como Facebook, Blogger, y PatientsLikeMe (en inglés) son muy populares, pero pueden haber

Algunos recursos para el dolor en la web (o red)

En la barra de búsqueda de cualquiera de los siguientes sitios web, escriba frases como "dolor crónico", "manejo del dolor", o su enfermedad específica:

Asociación Americana del Dolor Crónico (*American Chronic Pain Association*): theacpa.org

Sociedad Americana del Dolor (*American Pain Society*): www.americanpainsociety.org (Información en inglés)

Fundación de la Artritis (*Arthritis Foundation*): www.arthritis.org

Sociedad de la Artritis (*Arthritis Society*): www.arthritis.ca

Coalición Canadiense del Dolor (*Canadian Pain Coalition*): www.canadianpaincoalition.ca

Sociedad Canadiense del Dolor (*Canadian Pain Society*): www.canadianpainsociety.ca (Información en inglés y francés)

Asociación Canadiense del Dolor Crónico (Chronic Pain Association of Canada): chronicpaincanada.com

eMedicineHealth: http://www.emedicinehealth.com

Mount Sinai Beth Israel Hospital: www.stoppain.org

Centro Nacional de Medicina Complementaria y Alternativa (*National Center for Complimentary and Alternative Medicine*): nccam.nih.gov

WebMD: www.webmd.com

Women's College Hospital: www.womenshealthmatters.ca

surgido nuevos sitios en el tiempo en que se ha publicado este libro.

Estos sitios permiten que las personas corrientes se puedan comunicar con facilidad con otros que quieran escuchar o leer lo que tengan que decir. Algunos sitios, como Facebook, requieren que los usuarios controlen quién puede leer sus publicaciones o actualizaciones. Otros, como los sitios que acoge Blogger, son más parecidos a diarios personales que están abiertos a todo el mundo.

Muchas de estas páginas web fueron creadas por gente que vive con una enfermedad o condición de salud en particular. Estos autores están deseando compartir sus experiencias. La información y apoyo que se ofrece puede ser valioso, pero también sea usted prudente: algunos sitios pueden proponer ideas que no se han demostrado que funcionan o que son peligrosas. Si no está seguro acerca de algo que encuentre en internet relacionado con el dolor crónico, pregúntele su opinión a su proveedor de cuidados de salud.

Grupos de discusión

Yahoo, Google, y otros sitios web(de la red) ofrecen grupos de discusión donde la gente puede publicar acerca de casi cualquier cosa que se pueda imaginar. Cualquiera puede empezar un grupo de discusión acerca de cualquier tema. Los grupos los maneja la gente que los empieza. Dado cualquier problema de salud, probablemente haya docenas de grupos de discusión sobre el mismo. Puede unirse a cualquier grupo y tomar parte en sus discusiones si usted quiere, o puede simplemente "merodear" (leer sin intervenir). Por ejemplo, para la persona con cistitis

intersticial un grupo de discusión puede permitirle conectar con gente que comparta sus experiencias. Esta puede ser su única oportunidad de hablar con cualquier otra persona que también padece esta rara enfermedad. De manera similar, internet puede ofrece una alternativa para alguien que experimenta depresión asociada al dolor crónico debido al lumbago y que tenga dificultades para hablar cara a cara con alguien acerca de su problema.

Para encontrar grupos de discusión, vaya a la página de inicio de Google o Yahoo (o cualquier otro buscador) y busca un enlace a "grupos". Puede que tenga que crear una cuenta con la compañía que lo patrocina antes de poder ver o participar en las discusiones, pero esto es rápido de hacer y gratis. A pesar del hecho de que es una "cuenta", usted no tiene que aportar información financiera para inscribirse, ni tampoco está bajo ninguna obligación de comprar nada. Una cuenta simplemente provee acceso a la comunidad de los grupos en internet que se encuentran allí.

Tenga en cuenta que internet cambia constantemente. Nuestras pautas reflejan las condiciones en el momento en el que se escribió este libro. Las cosas pueden haber cambiado en el momento en que usted lo lea. Volverse un detective de recursos eficaz es uno de los trabajos de una persona proactiva en el manejo de su condición. Esperamos que este capítulo le haya dado algunas ideas acerca del proceso que se usa para encontrar recursos en su comunidad y más allá. Si usted encuentra recursos que cree que debamos añadir a ediciones futuras, por favor mándenoslos por correo electrónico a:

Self-management@stanford.edu

Recursos adicionales

Para aprender más acerca de los temas sobre los que hemos hablado en este capítulo, sugerimos que explore los siguientes recursos:

Acceso Computarizado de la Salud en Nueva York (*New York Online Access to Health*): http://www.noah-health.org/

Asociación Americana del Dolor Crónico (*American Chronic Pain Association*): https://theacpa.org/

Biblioteca Nacional de Medicina (*National Library of Medicine – MedlinePlus*): https://www.nlm.nih.gov/medlineplus/spanish/

Biblioteca Nacional de Medicina (*National Library of Medicine – MedlinePlus*): Cómo evaluar la información sobre la salud en internet https://www.nlm.nih.gov/medlineplus/spanish/evaluatinghealthinformation.html

CarePages (Información solo en inglés): http://www.carepages.com

CaringBridge (Informacion solo en inglés): http://www.caringbridge.org

Centro de Cáncer de Memorial Sloan Kettering (*Memorial Sloan Kettering Cancer Center*): https://www.mskcc.org/search?keys=spanish+information

Centro de Información sobre Enfermedades Genéticas y Raras (*National Institutes of Health Office of Rare Diseases Research*): http://rarediseases.info.nih.gov/Resources/Recursos_en_Espanol.aspx

Centro Médico de la Universidad de Maryland (*University of Maryland Medical Center*): http://umm.edu/health/medical/spanishency/articles/lumbago-cronico

Centro Nacional de Información para la Salud de Mujeres (*National Women's Health Information Center*): http://www.womenshealth.gov/espanol/

Centro Nacional de Medicina Complementaria y Alternativa (*National Center of Complementary and Alternative Medicine*): http://nccam.nih.gov/health/espanol

Centro Nacional para la Salud Complementaria e Integral (*National Center for Complementay and Integrative Health*): https://nccih.nih.gov/health/espanol?lang=es

Centro para el Avance de la Salud (*Center for Advancing Health*). Información solo en inglés: http://www.cfah.org

Centros para el Control y la Prevención de Enfermedades (*Centers for Disease Control and Prevention*): http://www.cdc.gov

Clínica Mayo (*Mayo Clinic*): http://www.mayoclinic.org/espanol

Departamento de Salud y Servicios Humanos de los Estados Unidos (*U.S. Department of Health and Human Services*): http://healthfinder.gov./espanol

Fundación Nacional de Artritis (*National Arthritis Foundation*): http://www.arthritis.org

HelpGuide (Información en inglés): http://www.helpguide.org

Hospital del Colegio de Mujeres (*Women's College Hospital*): http://www.womenshealthmatters.ca/

Instituto Canadiense para la Investigación sobre la Salud (Canadian Institute of Health Research – CIHR). Información en inglés y francés: http://www.cihr.ca

Instituto Nacional de Artritis y Enfermedades Musculoesqueléticas y de la Piel (*National Institute of Arthritis and Musculoskeletal and Skin Diseases*): http://www.niams.nih.gov/Portal_en_espanol/default.asp

Instituto Nacional del Cáncer (*National Cancer Institute*): http://www.cancer.gov

Instituto Nacional Sobre el Envejecimiento (*National Institute on Aging*): (https://www.nia.nih.gov/espanol/publicaciones/dolor

Instituto Nacional de Trastornos Neurológicos y Accidentes Cerebrovasculares (*National Institute of Neurological Disorders and Stroke*): http://espanol.ninds.nih.gov/trastornos/dolor.htm

Institutos Nacionales de Salud (*National Institutes of Health*): http://www.nih.gov

Oficina para la Investigación de Enfermedades Raras de los Institutos Nacionales de Salud (*National Institutes of Health Office of Rare Diseases Research*): http://www.rarediseases.info.nih.gov

PatientsLikeMe (Información solo en inglés): http://www.patientslikeme.com

Psych Central (Información solo en inglés): http://www.psychcentral.com

QuackWatch: Su Guía a Quaquería, Fraude en la Salud, y Decisiones Inteligentes (*QuackWatch: Your Guide to Quackery, Health Fraud, and Intelligent Decisions*) Información solo en inglés: http://www.quackwatch.org

Recursos en Internet de la Asociación del Cáncer (*Association of Cancer Online Resources – ACOR*). Información en inglés: http://www.acor.org

WebMD: http://www.webmd.com/news/spanish/default.htm

Sociedad Americana del Cáncer (*American Cancer Society*): http://www.cancer.org/Espanol/index

CAPÍTULO 4

Entender y manejar síntomas y problemas comunes

*L*AS CONDICIONES DE DOLOR CRÓNICO vienen acompañadas de síntomas. Estos síntomas son señales de su cuerpo de que algo inusual está ocurriendo. Además del dolor en sí mismo, los síntomas pueden incluir fatiga, problemas para dormir, depresión, enojo, estrés, y problemas de memoria. Normalmente estos síntomas no son visibles, pueden ser difíciles de describir y pueden ocurrir en momentos inesperados. Aunque muchos de estos síntomas son comunes, la forma en la que nos afectan es muy personal. Es más, estos síntomas pueden interactuar los unos con los otros. Esta interacción puede empeorar los síntomas ya existentes y el dolor, e incluso producir otros síntomas o problemas.

Independientemente de las causas de los síntomas, estos se pueden manejar de formas similares. De nuevo nuestras herramientas de manejo personal son la clave del éxito. En este capítulo hablaremos sobre varios síntomas comunes, sus causas y algunas de las herramientas que puede usar para manejarlos. También hay una sección en cómo hacer frente al desempleo. En el capítulo 5 se hablará de herramientas cognitivas adicionales: formas en las que usted puede usar su mente para calmar su sistema nervioso y ayudar a tratar muchos de estos síntomas.

Cómo manejar los síntomas comunes

Aprender a manejar los síntomas es muy parecido al proceso de la resolución de problemas del que hablamos en el capítulo 2. Primero, identifique los síntomas que está teniendo. El siguiente paso es determinar cuál es la causa por la que está teniendo estos síntomas en este momento. Este puede parecer un proceso simple, pero no siempre es fácil.

Puede que experimente muchos síntomas diferentes, y cada síntoma puede tener varias causas. Las formas en las que estos síntomas afectan su vida también pueden ser diferentes. Todos estos factores se pueden enredar mucho entre ellos, como hilos deshilachados de un paño. Para manejar estos síntomas con éxito, necesitamos encontrar la manera de desenredar los hilos.

Una manera de abordar esto es llevar un diario. Llevar un diario puede ser tan sencillo como escribir sus síntomas en un calendario junto con unas notas acerca de lo que estaba haciendo cuando comenzaron o empeoraron los síntomas, de la misma forma que se muestra en la figura 4.1. Después de una o dos semanas puede empezar a notar algún patrón. Por ejemplo, puede notar que en las noches cuando sale a cenar fuera tiene problemas para dormir

Figura 4.1 **Ejemplo de un calendario diario**

Lunes	Martes	Miércoles	Jueves	Viernes	Sábado	Domingo
Hacer compra	Cuidar a los nietos Dolor en la tarde	Cansado	Ejercicios acuáticos Me siento bien	Un poco entumecido Limpiar la casa	Salir a cenar Dormir mal	Cansado
Lunes	**Martes**	**Miércoles**	**Jueves**	**Viernes**	**Sábado**	**Domingo**
Hacer compra	Cuidar a los nietos Dolor en la tarde	Cansado	Ejercicios acuáticos Me siento bien	Limpiar la casa	Me siento bien	Me siento bien Salir a cenar Dormir mal

luego. Se da cuenta entonces de que cuando sale a cenar tiende a comer demasiado y luego bebe un par de tazas de café después de la comida (una cosa que no hace cuando está en casa). Ahora sabe que tiene que ajustar su comportamiento en el futuro para evitar los problemas de sueño después de una noche en la ciudad. O puede que note que después de cada vez que cuida de sus nietos usted tiene más dolor de lo normal. Esto puede hacer que considere qué tipo de actividades está haciendo con sus nietos. ¿Puede modificar esas actividades o incluir una siesta para los niños para que usted pueda

tener un descanso? ¿O es una actividad en particular la que está causando ese brote de dolor? Para muchas personas reconocer los patrones es el primer paso en el manejo personal de los síntomas.

Al leer este capítulo, usted notará que muchos de los síntomas tienen las mismas causas y que a veces un síntoma puede llevar a otro. Por ejemplo, el dolor puede hacer que inconscientemente tense sus músculos en la zona donde le está doliendo. Como resultado, usted cambia su postura y ya no está parado derecho y alto, sino que está un poco encorvado. Este cambio

Usar herramientas para manejar los síntomas

■ Escoja una herramienta para probar, y asegúrese de darle una prueba justa. Le recomendamos que practique usando cualquier herramienta nueva durante por lo menos dos semanas antes de decidir si le es útil o no.

■ Pruebe una variedad de herramientas, dándole a cada una el mismo período de prueba. Es importante probar más de una herramienta porque algunas pueden ser más útiles para ciertos síntomas, o puede ser que descubra que simplemente prefiere algunas técnicas de manejo de síntomas mejor que otras.

■ Piense en cómo y cuándo puede usar cada herramienta. Por ejemplo, algunas de estas herramientas pueden requerir más cambios en su estilo de vida que otras. Las personas que manejan mejor sus síntomas aprenden a usar una variedad de técnicas dependiendo de su

condición y lo que quieren y necesitan hacer cada día.

■ Coloque notas recordatorias en su ambiente para recordarle que debe de practicar estas técnicas. Para dominar nuevas habilidades, ser constante es importante. Por ejemplo, coloque pegatinas o notas donde las vea, tal como en su espejo, cerca del teléfono, en su oficina, en su computadora, o en el salpicadero de su automóvil. Cambie las notas de vez en cuando para seguir dándose cuenta de que están ahí.

■ Intente relacionar la práctica de la nueva herramienta con comportamientos o actividades diarias establecidas. Por ejemplo, practique la relajación antes de irse a la cama o como parte de enfriarse después de hacer ejercicio.

■ Pida a un amigo o miembro de su familia que le recuerde que practique cada día. Él o ella pueden querer participar.

en la postura puede cambiar la manera en que camina. Esta nueva manera de caminar puede cambiar su equilibrio, y causar un nuevo dolor o provocar una caída. A medida que comprenda mejor el ciclo de síntomas, usted será capaz de identificar mejores maneras de tratarlos.

También podrá encontrar formas de prevenir o disminuir ciertos síntomas.

Siga leyendo para aprender lo que se puede hacer para disminuir algunos de los síntomas más comunes que tienen las personas con condiciones de dolor crónico.

Síntomas comunes

Los siguientes síntomas comunes se describen en este capítulo:

- Dolor (página 48)
- Respiración ineficaz (página 53)
- Fatiga (página 56)
- Problemas de sueño (página 58)
- Depresión (página 64)
- Enojo (página 71)
- Estrés (página 73)
- Problemas de memoria (página 78)

Dolor

El dolor o malestar físico es *el* problema universal que comparten todas las personas con condiciones de dolor crónico. Al igual que la mayoría de los síntomas, el dolor puede tener muchas causas. En el capítulo 1, páginas 6–17, hablamos de las razones por las que se desarrolla el dolor crónico. Puede que quiera revisitar ese material antes de leer la siguiente sección. Lo que sigue es una descripción breve de algunas de las causas más comunes del dolor:

- **La condición de dolor o enfermedad en sí misma.** El dolor puede venir de la inflamación, daño en o alrededor de las articulaciones y los tejidos, suministro insuficiente de sangre a los músculos y órganos y un sistema nervioso irritado, por nombrar algunas fuentes. En algunos casos, no hay causa

conocida para el dolor. Cualquiera que fuera la causa inicial, el resultado definitivo es un malfuncionamiento o alboroto de la compleja red interactiva de células nerviosas en la médula espinal y el cerebro: en otras palabras, dolor crónico.

- **Tensión en los músculos.** Cuando algo duele, los músculos de la zona se tensan. Esta es la reacción natural de su cuerpo al dolor, para intentar proteger la zona que duele. El estrés también puede causar que tensemos nuestros músculos. La tensión crónica de los músculos puede llevar a un aumento de la molestia o dolor.

- **Pérdida de condición física del músculo.** Con el dolor crónico es común volverse menos activo. Esto lleva a un debilitamiento de los músculos, o pérdida de la condición física de los músculos. Cuando el músculo es débil, tiende a quejarse cada vez que hay que usarlo. Esto no es porque se haya dañado sino porque no se ha usado durante una temporada.

■ **Falta de sueño o mala calidad de sueño.** El dolor a menudo interfiere con la capacidad de dormir lo suficiente o bien. Dormir mal también puede empeorar el dolor, y puede disminuir la capacidad de superarlo.

■ **Estrés, ansiedad, y otras emociones como el enojo, el miedo, la frustración, y la depresión.** Estas emociones son respuestas normales cuando se vive con una condición como el dolor crónico, y pueden amplificar la experiencia del dolor. Esto no quiere decir que el dolor no sea real, sino que las emociones como el estrés, el miedo y otros síntomas como la depresión pueden hacer que una situación dolorosa sea aún peor.

■ **Medicamentos.** A veces estas medicinas que se toman pueden causar dolor, debilidad, cambios en la manera de pensar, o incomodidad abdominal o física o emocional. Pregunte a su médico o farmacéutico acerca de los posibles efectos secundarios de toda su medicación.

Controlar el dolor

No estamos indefensos frente al dolor. El cerebro puede regular el flujo de los mensajes de dolor mandando señales para abrir y cerrar "las compuertas del dolor" a través de las vías nerviosas en la médula espinal y en el propio cerebro (ver el material de la teoría del control de las compuertas del capítulo 1, páginas 6–9).

Por ejemplo, el cerebro puede liberar algunas sustancias químicas poderosas, similares a los opiáceos, como las endorfinas, que pueden bloquear eficazmente o reducir el dolor que sentimos. Por ejemplo, cuando una persona está gravemente herida, a veces experimenta poco dolor mientras se enfoca en la supervivencia. La manera en que usted enfoca su atención, su estado de ánimo y su punto de vista sobre la situación (sus pensamientos y sensaciones) puede abrir o cerrar las puertas.

Su nivel de dolor diario se basa en cómo su mente y cuerpo responden al dolor. Aquí tiene cuatro formas en las que la mente y el cuerpo interactúan cuando usted está experimentando dolor.

■ **Inactividad.** Debido al dolor se tiende a evitar la actividad física, que a su vez causa que usted pierda fuerza y flexibilidad. Cuanto más débil y fuera de forma esté usted, más frustrado y deprimido se sentirá. Estas emociones negativas pueden abrir las puertas del dolor y hacer que los niveles de dolor aumenten.

■ **Excederse o trabajar demasiado.** Usted puede estar decidido a demostrar que todavía puede ser activo, por lo que probablemente se esfuerce demasiado para terminar un trabajo. A su vez, usted ignora las señales que le da su cuerpo acerca de la necesidad de descansar. Esforzarse demasiado sólo lleva a tener más dolor, lo que a su vez lleva a más inactividad, más depresión, y más dolor.

■ **Malentendidos.** Sus amigos, familiares, jefe, y compañeros de trabajo pueden no entender que está usted sufriendo y tienden a

Llevar un diario para el dolor

Para tener una idea clara de cómo afectan al dolor su estado de ánimo, las actividades que haga, y las condiciones que tenga, lleve un diario. Sería como una versión extendida del calendario diario de la figura 4.1 en la página 46. Comience por anotar sus actividades y los niveles de dolor tres veces al día, a intervalos regulares. Para cada entrada haga lo siguiente:

1. Anote la fecha y la hora

2. Describa la situación o actividad (por ejemplo mirar la televisión, hacer las tareas domésticas, discutir con alguien, y así sucesivamente).

3. Describa el dolor (por ejemplo "un dolor constante en la zona lumbar izquierda – parte baja de la espalda).

4. Evalúe su sensación física del dolor en una escala del 0 (ningún dolor) a 10 (el dolor más fuerte que haya sentido).

5. Describa cualquier estrés emocional (por ejemplo, "me sentí muy enojado" o "quería llorar").

6. Evalúe el estrés emocional en una escala del 0 (ningún estrés emocional) al 10 (terriblemente angustiado).

7. Describa si hizo algo para aliviar el malestar (parar de limpiar, tomar medicamentos, masajear la zona, hacer un ejercicio de relajación, dar un paseo, etcétera) y cuál fue su efecto.

Luego busque patrones en esta información que ha escrito. Por ejemplo, ¿es el dolor más intenso cuando ha estado sentado durante un largo tiempo? ¿Es menor cuando está ocupado con su pasatiempo favorito? Estos factores así como su estado de ánimo, fatiga, y tensión muscular pueden afectar la manera en la que percibe el dolor.

Es importante distinguir entre las sensaciones de dolor físico (sensaciones físicas punzantes, ardientes, y constantes) y las de angustia emocional (la ira, ansiedad, frustración o tristeza que acompaña al dolor). Esto es útil porque aunque no se puedan cambiar sus sensaciones de dolor, usted puede cambiar la forma emocional en la que se siente acerca del dolor. Al hacer esto, usted podrá sentir menos angustia, ansiedad, impotencia, y desesperación, y podrá vivir una vida más saludable y feliz.

---

referirse a su dolor como "no real". Esto le provoca a usted más enojo o depresión.

■ **Sobreprotección.** Por otro lado, los amigos, familiares, y compañeros de trabajo pueden consentirle e inventar excusas para usted. Esto le puede llevar a sentirse y actuar dependiendo más de otros e incapacitado.

Afortunadamente, esta espiral descendiente de la interacción negativa entre la mente y el cuerpo se puede interrumpir. Si le han dicho que tiene que vivir con dolor no quiere decir que no pueda llevar una vida feliz y gratificante. Aprender a vivir con dolor quiere decir aprender a aceptarlo y manejarlo. Puede ser un nuevo comienzo. Usted puede aprender técnicas que vuelven a entrenar su cerebro y calman su sistema nervioso como por ejemplo:

- Redirigir su atención para controlar el dolor.
- Desafiar los pensamientos negativos que son el apoyo para el dolor.
- Cultivar más emociones positivas.
- Desarrollar técnicas de relajación.
- Aumentar lentamente su actividad y ponerse en forma de nuevo.
- Aprender técnicas para marcar un ritmo que equilibre la actividad con el descanso.

Aquí tiene un ejemplo de cómo puede funcionar una de estas técnicas. Si se despierta con dolor y piensa "voy a estar destrozado todo el día, no voy a poder hacer nada", desafíe este pensamiento negativo o convénzase a usted mismo con pensamientos positivos. Dígase a sí mismo "tengo un poco de dolor esta mañana, así que comenzaré con unos ejercicios de relajación y estiramientos. Luego haré algunas de las cosas menos exigentes de la lista de las cosas que quiero hacer hoy". Use su mente para contrarrestar los pensamientos negativos. Encontrará más acerca de pensar el positivo, relajación, visualización, distracción, meditación y otras formas de usar su mente en el capítulo 5.

Herramientas para manejar el dolor localizado

Para el dolor localizado en una zona como el cuello, la espalda o la rodilla, siempre ha sido útil la aplicación de calor, frío y masajes. Estas tres herramientas funcionan porque estimulan la piel y otros tejidos que rodean la zona con dolor. El calor y el masaje aumentan el flujo sanguíneo a estas zonas, mientras que el frío hace que la zona se entumezca. Los tres métodos pueden cerrar la puerta y cambiar la manera en que el cerebro interpreta las sensaciones del cuerpo.

La estimulación con calor se puede hacer aplicando paños calientes, o tomando baños o duchas calientes (con el flujo del agua dirigido a la zona con dolor). Usted puede improvisar su propio paño caliente poniendo arroz o frijoles secos en una media, haciendo un nudo en la parte superior de dicha media y calentándola en el microondas durante tres o cuatro minutos. Antes de usarla, asegúrese de probar la temperatura para no quemarse. ¡No use palomitas de maíz!

Algunas personas prefieren utilizar frío para calmar el dolor, especialmente si el dolor va acompañado de inflamación. Puede usar una bolsa de guisantes/chícharos o maíz congelado como compresa fría barata y disponible para volver a usarlo. Independientemente de que use terapias de calor o frío, asegúrese de colocar una toalla entre la fuente de temperatura y la piel. Así mismo, limite la aplicación a 15 o 20 minutos cada vez (más tiempo puede quemar o congelar la piel).

El masaje es una de las formas más antiguas de manejo de dolor. Hipócrates (circa 460-380 A.E.C.) dijo "los médicos deben de tener experiencia con muchas cosas, pero definitivamente también con el frotamiento que puede unir una articulación que esté demasiado suelta y soltar una articulación que esté demasiado dura". El auto-masaje es un procedimiento sencillo que puede usted hacer con poca práctica o preparación. Simplemente frotando o estirando la zona dolorida aplicando un poco de presión se estimula la piel, los tejidos subyacentes y los músculos. Para aportar lubricación use siempre crema no irritante para la piel o aceite. Si usted prefiere un efecto de enfriamiento, use crema mentolada.

Hay tres enfoques básicos para el auto-masaje:

- **Acariciar.** Ponga su mano en el músculo que quiere masajear. Cuando ponga su mano ligeramente en forma de copa, la palma y los dedos se deslizarán suavemente sobre el músculo a medida que usted masajea. Lo que mejor funciona es un movimiento lento y rítmico repetidamente sobre la zona tensa o dolorida. Experimente con diferentes presiones. Si tiene una aflicción como síndrome de dolor regional complejo intente poner su mano en un baño de agua caliente y luego acaricie firmemente la zona dolorida con su mano caliente.

- **Amasar.** Si alguna vez ha alcanzado los músculos tensos del cuello o los hombros y los ha apretado, usted estaba amasando. Agarre el músculo entre su palma y sus dedos o entre el pulgar y el resto de los dedos como si fuera a amasar la masa. Entonces levántelos ligeramente y apriételos. No pellizque la piel; trabaje más profundamente en su músculo. Lo que mejor funciona es un apretón lento y rítmico, y luego soltarlo. No amase un lugar durante más de 15 a 20 segundos.

- **Movimiento profundo y circular.** Para crear calor reconfortante (fricción) que penetre dentro del músculo, haga movimientos pequeños y circulares con las puntas de sus dedos, el dedo gordo, o el talón de su mano, dependiendo de cómo de grande sea la zona que está masajeando. Empiece haciendo pequeños círculos ligeramente con sus dedos y palma en un lugar, y lentamente aumente la presión. No se exceda. Después de 10 segundos, muévase a otra zona y repita.

El masaje no es apropiado para todos los casos de dolor. No use auto-masaje si la zona está inflamada (roja, hinchada, y caliente al toque) o infectada. Evite el masaje si padece flebitis (inflamación de la membrana interna de las venas), tromboflebitis (un coágulo de sangre en una vena) o cualquier tipo de picadura o erupción en la piel.

Los medicamentos y otros tratamientos también pueden ser útiles para manejar el dolor localizado. Hablaremos de ellos en el capítulo 16.

Herramientas para manejar el dolor crónico

Manejar el dolor crónico es una tarea compleja. Cuando uno quiere dominar una tarea nueva, se requiere conocimientos, práctica y paciencia. A veces no se puede manejar el dolor directamente a menos que usted use medicamentos u otros tratamientos que su médico recomiende. (Hablamos en detalle de estos temas en el capítulo 16). Pero a menudo puede ser proactivo en el manejo de otros síntomas que están relacionados con el dolor crónico, como el estrés, dormir mal y la depresión, sin necesidad de medicamentos o intervención médica. Si usted puede abordar aunque sea un par de estos síntomas, se sentirá más en control de su dolor. El resto de este capítulo y el capítulo 5 tratan sobre como auto-manejar los síntomas comunes.

Además de manejar los síntomas comunes, usted puede hacer elecciones importantes sobre su estilo de vida que impactarán de manera positiva su dolor, su salud, y su vida. Estas incluyen hacer que la actividad física y el ejercicio sean una parte habitual de su semana, comer de forma saludable, manejar el estrés, mejorar las relaciones familiares y de pareja, trabajar con sus proveedores de salud y planear el futuro. Esto es de lo que trata el resto del libro. Tomándolas todas juntas, estas son herramientas para que usted pueda manejar el dolor crónico. Así como no se puede construir una casa con una sola herramienta, a menudo se necesitan muchas herramientas para manejar el dolor crónico.

Dificultad para respirar

La respiración superficial o dificultosa le impide a su cuerpo recibir el oxígeno que necesita. Como los otros síntomas, puede tener varias causas.

Causas de los problemas de respiración

El dolor causado por los músculos débiles y tensos puede llevar a tener dificultades para respirar. Cuando duele una zona del cuerpo, la respuesta natural es tensar los músculos de esa zona. Esto se hace de forma tan automática que a menudo no nos damos cuenta de cuanta tensión llevamos. La tensión muscular puede cambiar la forma en la que nos movemos. Puede que usted se mueva más lentamente, o su postura puede cambiar de manera que su pecho no esté tan abierto como antes, dejando menos espacio para que sus pulmones se expandan de forma eficaz.

La respiración superficial puede tener como resultado final, que los músculos se vuelvan débiles y estén fuera de forma. Y no solo se ven afectados los músculos que se usan en la respiración, afecta también a los músculos del torso de su abdomen y a veces también a los pequeños músculos que se encuentran en la espalda.

Cuando los músculos están fuera de forma son menos eficaces para hacer lo que deben y necesitan más energía (y oxígeno) para realizar sus actividades.

El exceso de peso puede causar falta de aire. Es más, el exceso de peso aumenta la cantidad de energía que usted utiliza y, por lo tanto, la cantidad de oxígeno que necesita. Esto a su vez aumenta la carga de trabajo del corazón. Si el exceso de peso se une con poca movilidad y una mala postura, su cuerpo puede tener que esforzarse por conseguir el oxígeno que necesita.

Ciertas condiciones de dolor crónico pueden impactar la postura de forma directa y por lo tanto reducir la capacidad de los pulmones. Esta lista incluye la escoliosis, osteoporosis, y algunas formas severas de artritis que ataca a los huesos del cuello y la espalda. Otras causas de los problemas respiratorios incluyen las enfermedades crónicas de los pulmones como el enfisema, la bronquitis crónica y el asma. Estas condiciones normalmente requieren medicamentos especiales y a veces oxígeno suplementario además de las técnicas de manejo personal.

La falta de aire puede dar miedo, y este miedo puede causar dos problemas adicionales. Primero, cuando se tiene miedo se sueltan hormonas como la epinefrina, lo que causa más tensión muscular y más falta de aire. Segundo, puede que usted pare de ser activo por completo por miedo a que la actividad le haga daño. Si esto ocurre, usted no podrá desarrollar la resistencia necesaria para ayudarle a manejar su dolor crónico y problemas respiratorios.

Herramientas para el manejo personal de la respiración

De igual manera que hay muchas causas para la respiración ineficaz, también hay muchas cosas que se pueden hacer para manejar el problema. Cuando usted sienta falta de aire, no pare lo que está haciendo o se dé prisa en terminarlo. En vez de esto, hágalo más lentamente. Si la falta de aire continúa, pare durante unos minutos. Si su médico le ha recetado medicamentos para este problema, tómelos.

La regla básica es tomarse las cosas con calma, lenta y gradualmente. Aumente su actividad, no más de un 25 por ciento cada semana. Por ejemplo, si actualmente puede trabajar en su jardín cómodamente durante 20 minutos, la semana que viene aumente su tiempo a un máximo 5 minutos más. Una vez que pueda trabajar en su jardín cómodamente durante 25 minutos, puede añadir unos minutos más. Los capítulos 6 al 9 hablan de formas en las que usted puede aumentar su actividad física de manera segura.

Finalmente, es muy importante que no fume. Puede parecer raro el pensar que fumar afecta al dolor crónico, pero lo hace. Estudios de investigación recientes han encontrado que hay un 20 por ciento de aumento del riesgo de dolor crónico musculo-esquelético (como dolor de espalda) en los fumadores.

Ya que sabemos que estar expuesto al humo de segunda mano es también un riesgo para la salud, usted puede querer evitar a los fumadores. Esto puede ser difícil porque los amigos fumadores pueden no darse cuenta cómo están impactando su salud. Su trabajo es explicárselo. Explíqueles que usted apreciaría el que no fumen cuando están con usted. Así mismo, asegúrese de que tanto su casa como, especialmente, su coche son zonas de "no fumadores". En casa, pida a la gente que vaya a fumar fuera. En el coche, dígales que pueden fumar antes de entrar o cuando lleguen a su destino.

Hay varias herramientas que le pueden ayudar a respirar mejor y de forma más eficaz. Aquí describimos dos técnicas eficaces:

La respiración diafragmática (respiración abdominal)

Si el diafragma (un músculo grande debajo de sus costillas) o los músculos del pecho que se usan para la respiración no están en buena forma, o si tiene una mala postura, estas cosas pueden causar una respiración ineficaz. En cualquier caso, los pulmones no son capaces de funcionar debidamente, es decir, no se llenan bien ni se vacían completamente del aire viejo de manera eficaz. La mayoría de la gente usa principalmente la parte superior de los pulmones y el pecho para respirar. Pero podemos respirar más profundamente si usamos la respiración diafragmática, también llamada "respiración abdominal o del vientre". Cuando esta técnica respiratoria se hace correctamente, el diafragma desciende hacia el abdomen y permite a los pulmones llenarse por completo de aire. La respiración diafragmática fortalece los músculos que se usan para respirar y los hace más eficaces, de manera que respirar sea más fácil y haya más oxígeno disponible para el cuerpo.

Es interesante notar que los bebés hacen la respiración abdominal sin esfuerzo. En cambio para los adultos respirar profundamente requiere un poco de práctica para aprender a ensanchar los pulmones por completo. Estos son los pasos para practicar la respiración diafragmática:

1. Acuéstese boca arriba con una almohada colocada debajo de su cabeza y otra debajo de sus rodillas.

2. Ponga una mano en su estómago (en la base de su caja torácica) y la otra en la parte superior del pecho.

3. Respire lentamente inhalando por la nariz, permitiendo que su estómago se expanda hacia fuera. Imagínese que sus pulmones se llena de aire fresco. La mano en su estómago se debe de mover hacia arriba, y la mano en su pecho no debe moverse o hacerlo de forma muy leve.

4. Exhale lentamente por la boca, con los labios fruncidos (como si estuviera silbando, soplando una vela o besando a alguien). Al mismo tiempo, use la mano que está en su estómago para empujar suavemente su abdomen hacia adentro y hacia arriba.

5. Practique esta técnica durante 10 minutos, tres o cuatro veces al día, hasta que lo pueda hacer de forma automática. Si comienza a sentirse un poco mareado, descanse o exhale más despacio.

También puede practicar la respiración diafragmática mientras está sentado en una silla:

1. Relaje los hombros, brazos, manos y pecho. No agarre los apoyabrazos de la silla ni sus rodillas.

2. Piense en su postura. Siéntese derecho, suavemente eche su barbilla hacia atrás, y sienta como se estira su cuello. Imagínese que le están tirando hacia arriba suavemente por la parte superior de su cabeza. Puede que note que los músculos de su abdomen se tensan un poco.

3. Coloque una mano sobre su estómago y la otra en su pecho.

4. Inhale por la nariz, llenando la zona que rodea la cintura con aire. La mano que está en el pecho no debe de moverse y la que está en el abdomen sí que se moverá.

5. Exhale sin fuerza o esfuerzo.

Cuando usted se sienta cómodo con esta técnica, puede practicarla casi en cualquier momento, mientras está tumbado, sentado, de pie o mientras camina. La respiración diafragmática y prestar atención a su postura pueden ayudarle a fortalecer y mejorar la coordinación y eficiencia de los músculos respiratorios. También disminuye la cantidad de energía que se necesita para respirar y reduce la tensión general de los músculos de su cuerpo. Además, se puede combinar con cualquiera de las técnicas de relajación que usan el poder de la mente para manejar sus síntomas (véase el capítulo 5).

La respiración con labios fruncidos

La respiración con labios fruncidos es una segunda técnica que suele ocurrir de forma natural en las personas que tienen problemas vaciando los pulmones. También se puede usar si usted tiene dificultad para respirar o falta de aire.

1. Inhale, y forme un orificio con sus labios como si fuera a soplar en una flauta o a silbar.

2. Usando la respiración diafragmática exhale a través de los labios fruncidos sin hacer fuerza.

3. Recuerde relajar la parte superior del pecho, los hombros, los brazos, y las manos, mientras que esté exhalando. Busque dónde está tenso. Exhalar debe de tomar más tiempo que inhalar.

Al dominar esta técnica mientras hace otras actividades será capaz de manejar mejor su falta de aire.

Fatiga

El dolor crónico puede consumir su energía, haciendo que la fatiga sea un problema muy real para la gente que tiene dolor crónico. La fatiga, no solo el dolor, puede limitar las cosas que usted querría hacer. Desafortunadamente, la gente que no vive con dolor crónico a menudo no entiende la fatiga. Después de todo, los demás no suelen poder ver la fatiga que usted tiene. Los cónyuges, los familiares y los amigos a veces no entienden la manera impredecible en la que la fatiga asociada a su condición le puede afectar. Puede que piensen que simplemente usted no tiene interés en ciertas actividades o que simplemente quiere estar solo. A veces, es posible que incluso usted no sepa el por qué se siente tan cansado.

Para manejar la fatiga, es importante entender que puede tener muchas causas y estar relacionada con varios factores, incluyendo los siguientes:

- **El dolor crónico mismo.** Cuando se presenta una condición de dolor crónico u otra enfermedad, el cuerpo usa la energía de forma menos eficiente. Esto se debe a que la energía que se podría consumir en actividades diarias en cambio se redirige a las partes del cuerpo afectadas por su condición. Por lo tanto, el cerebro puede liberar señales químicas para conservar energía y hacer que usted descanse más. Así mismo, algunas condiciones crónicas se asocian con la anemia (cantidad baja de hemoglobina en la sangre), lo que puede contribuir a la fatiga.

- **Inactividad.** Los músculos que no se usan regularmente, pierden su estado de forma, pierden fuerza, y son menos eficientes haciendo lo que deben de hacer. Esto puede pasarle a cualquier músculo de nuestro cuerpo, incluyendo el corazón, que está hecho de tejido muscular. Cuando esto sucede, disminuye la capacidad del corazón de bombear sangre. Su sangre lleva nutrientes y oxígeno necesarios a otras partes del cuerpo. Cuando los músculos no reciben estos nutrientes y oxígeno, no pueden funcionar debidamente. Los músculos que no están en forma se cansan con más facilidad que los que están en forma.

■ **Nutrición inadecuada.** Los alimentos son nuestra fuente básica de energía. Si comemos alimentos de mala calidad, comemos demasiados alimentos o digerimos mal los alimentos, puede resultar en fatiga. El dolor crónico puede causar un cambio en el apetito. Algunas personas comen demasiado y ganan peso. El sobrepeso causa fatiga ya que aumenta la cantidad de energía que necesitamos para hacer nuestras actividades diarias. Otras personas pierden el apetito. Comer demasiado poco y estar bajo de peso, o comer tipos de alimentos malos, puede causar que el tejido muscular se rompa. Menos músculos significa menos fuerza y menos energía. Esto lleva a la fatiga.

■ **Descanso insuficiente.** Algunas personas que tienen dolor crónico se exceden haciendo actividades y no equilibran la actividad con el descanso. Otros sufren por no dormir lo suficiente o no descansar bien durante el sueño. Cualquiera de estas situaciones resulta en fatiga. Hablaremos de cómo manejar los problemas con el sueño con más detalle más adelante en este capítulo, y revisaremos las formas de equilibrar la actividad y el descanso en el capítulo 6.

■ **Emociones.** La ansiedad, el miedo, el aburrimiento y la depresión pueden causar fatiga. Puede ser agotador tener que tratar el estrés que acompaña al dolor crónico. Estar aburrido y no tener suficientes cosas para ocupar su mente también puede llevar a sentir fatiga. La mayoría de la gente conoce la conexión entre el estrés y el sentimiento de cansancio, pero hay menos gente que sabe que la fatiga es uno de los síntomas más graves de la depresión.

■ **Medicamentos.** Algunos medicamentos, incluyendo aquellos que está usted tomando para el dolor, pueden causar fatiga. Si usted piensa que su fatiga está relacionada con su medicación, hable con su médico. A veces se pueden cambiar los medicamentos o las dosis de los mismos.

Si la fatiga es un problema para usted, comience por intentar determinar su causa. Una vez más puede ser útil llevar un diario. Considere las posibles causas de su fatiga que estén bajo su control, y empiece a cambiarlas. ¿Está usted comiendo alimentos sanos? ¿Está haciendo ejercicio regularmente? ¿Está intercalando sus actividades con periodos de descanso? ¿Está durmiendo lo suficiente y descansa bien durante el sueño? ¿Está manejando bien el estrés? Si usted contestó que no a cualquiera de estas preguntas, puede que haya encontrado una o más de las causas de su fatiga.

Lo que es importante recordar es que su fatiga puede causarle *otras cosas* además de su dolor. Por lo tanto, para combatir y prevenir la fatiga, usted debe de reconocer las diferentes causas y emplear varias herramientas de manejo personal para tratarlas.

Si su fatiga es el resultado de no alimentarse bien, como por ejemplo comer demasiada comida basura o beber demasiado alcohol, entonces la solución es comer alimentos de mejor calidad en las cantidades adecuadas o beber menos alcohol. Para algunas personas, el problema puede ser una disminución en su interés por la comida, lo que lleva a comer menos y a la pérdida de peso.

En el capítulo 13 hablamos sobre los problemas asociados con la comida y damos consejos para comer de manera saludable.

La gente a menudo dice que no puede hacer ejercicio porque se cansan o fatigan. Esta idea equivocada crea un círculo vicioso: se sienten cansados por una falta de ejercicio, y no hacen ejercicio porque se sienten cansados. Lo crea o no, el motivarse a hacer ejercicio y ser más activo físicamente puede ser la solución. No tiene que correr un maratón; simplemente salga a la calle y dé un paseo corto. Si esto no es posible, ande alrededor de la casa o pruebe algunos ejercicios suaves como el Programa de Movimientos Fáciles del capítulo 8. Véase el capítulo 7 y 9 para más información acerca de empezar un programa de ejercicios.

Si las emociones son la causa de su fatiga, probablemente el descanso no va a ayudar. De hecho, puede que le haga sentirse peor, especialmente si su fatiga es el resultado de la depresión. Hablaremos de cómo manejar la depresión un poco más adelante en este capítulo en las páginas 64–70. Si usted cree que la fatiga puede estar relacionada con el estrés, lea la sección de manejo del estrés en las páginas 73–78.

Problemas para dormir

personas con dolor crónico, y casi todos los que tienen fibromialgia, informan que tienen sueño de mala calidad. Pueden tener problemas durmiéndose, o se despiertan demasiado temprano y no se pueden volver a dormir, se despiertan con frecuencia durante la noche, o se despiertan en la mañana sintiéndose cansados y doloridos. Los expertos del sueño y del dolor piensan que los elementos neuroquímicos que están bajos en la gente con dolor crónico, son esenciales para la regulación del sueño y el estado de ánimo. Esta puede ser una de las razones por las que el dolor crónico, el mal sueño y la depresión a menudo se ven juntos. El problema del sueño y el dolor es incluso más complicado porque algunos medicamentos que se recetan para el dolor, como la morfina o la codeína, también pueden fragmentar el sueño.

El sueño es una necesidad humana básica, como los alimentos y el agua. El sueño de buena calidad nos hace sentir refrescados, descansados y con energía, listos para enfrentarnos a un nuevo día. Cuando uno duerme, el cuerpo se sana y repara sus músculos y tejidos, y da energía a los órganos vitales, incluyendo el cerebro. El sueño también puede jugar un papel importante en la regulación del apetito. Cuando no conseguimos el suficiente sueño de buena calidad, podemos experimentar una variedad de síntomas como la fatiga, la incapacidad de concentración, irritabilidad, aumento del dolor y aumento de peso. Por supuesto que esto no quiere decir que todos estos síntomas siempre los cause la falta de sueño. Recuerde que los síntomas asociados con el dolor crónico pueden tener muchas causas. Aun así, mejorar la calidad de su sueño puede ayudarle a manejar muchos de estos síntomas, independientemente de su causa. De hecho, debido a que el sueño es tan importante, los expertos del sueño y los del dolor sugieren que *"el mejorar la calidad del sueño debe de ser un objetivo principal de todos los tratamientos del dolor crónico".*

¿Cuánto sueño necesitamos? La cantidad varía de persona en persona. La mayoría de la gente necesita 7 horas y media. Hay quienes se sienten descansados con solo 6 horas, mientras que otros necesitan de 8 a 10 horas para funcionar bien. Si usted está atento, se siente descansado y funciona bien durante el día, lo más probable es que esté durmiendo lo suficiente. Pero si duerme menos de lo que necesita noche tras noche, su calidad de vida y estado de ánimo pueden sufrir.

Dormir bien durante la noche

Mejorar sus hábitos de sueño es uno de los pasos claves que puede tomar para ayudar a manejar su dolor. Las técnicas de manejo personal que ofrecemos aquí están clínicamente probadas para mejorar la calidad del sueño para la mayoría de las personas. No son soluciones rápidas como los medicamentos para el sueño, pero le darán resultados más eficaces (y seguros) a largo plazo. Permítase por lo menos de dos a cuatro semanas para ver algunos resultados positivos, y de 10 a 12 semanas para una mejora a largo plazo.

Cosas que hacer antes de meterse en la cama

- **Asegúrese de tener una cama cómoda.** Su cama debe de permitirle moverse con facilidad y debe tener un buen soporte de su cuerpo. Normalmente esto significa un colchón de buena calidad y firme, que dé soporte a la columna y no permita que el cuerpo se hunda en el medio de la cama. Para aumentar la firmeza también se puede colocar un panel de madera de ? a ? de pulgada (1 a 2 centímetros) entre el colchón y la base (o somier). Las camas de agua, las de aire caliente y los colchones de espuma son útiles para algunas personas con dolor crónico porque soportan el peso de manera pareja al adaptarse a la forma del cuerpo. Si usted está interesado en una de estas opciones, pruebe una en la casa de un amigo o en un hotel durante unas noches antes de decidir si le gusta. Otras formas efectivas de mantener la cama a una temperatura cálida mientras duerme, son usar una manta o cubre-colchones, eléctricos o de lana, para dar calor mientras que duerme. Si usted decide usar artículos eléctricos para su cama, asegúrese de leer las instrucciones cuidadosamente para evitar quemarse.

- **Caliéntese las manos y los pies con guantes y calcetines (medias).** Para calentar las rodillas dolorosas es útil cortar los pies de unas medias cálidas y utilizar el resto como mangas para sus rodillas.

- **Encuentre una posición cómoda para dormir.** La mejor posición depende de usted y de su condición. A veces poner almohadas pequeñas en los lugares adecuados puede aliviar el dolor y la incomodidad. Experimente con diferentes posiciones y el uso de las almohadas. Así mismo, su proveedor de salud le puede dar recomendaciones específicas según su condición. Una precaución: no levante su cabeza con una montaña de almohadas ya que puede agravar los problemas de cuello y espalda.

- **Eleve la cabecera de la cama de 4 a 6 pulgadas (10 a 15 centímetros).** Haga esto si usted está teniendo problemas de respiración, ardor o acidez, y reflujo gastroesofágico. Puede elevarla usando bloques de madera sólidos o comprar un elevador de camas ajustable para elevar su cabeza mientras duerme.

- **Mantenga el dormitorio a una temperatura cómoda.** Esta puede ser tibia o fresca. Cada persona necesita diferentes condiciones para dormir mejor.

- **Utilice un vaporizador si vive en un lugar donde el aire es seco.** El aire cálido y húmedo a menudo hace más fácil el respirar y dormir. Si prefiere aire fresco durante la noche, use un humidificador.

- **Haga de su dormitorio un lugar en el que se siente seguro y cómodo.** Mantenga una lámpara y un teléfono junto a su cama, que sean fáciles de alcanzar. Quite las alfombras junto a su cama ya que pueden ser un peligro y hacerle tropezar y caerse. Si usa un bastón, manténgalo junto a su cama donde lo puede alcanzar con facilidad para usarlo cuando se levante durante la noche.

- **Mantenga un par de gafas cerca de la cama.** De esta manera si necesita levantarse en la mitad de la noche, podrá ponerse las gafas con facilidad y ¡ver dónde va!

Cosas que debe evitar

- **No coma antes de irse a la cama.** Puede que se sienta somnoliento después de comer una comida abundante, pero comer demasiado no es la manera adecuada de ayudarle a dormirse rápido y dormir bien. El sueño le permite a su cuerpo tener el tiempo necesario para descansar y recuperarse. Cuando el cuerpo está ocupado digiriendo los alimentos, el cuerpo redirige tiempo y atención valiosos que podría estar usando para el proceso de recuperación. Si se da cuenta que irse a dormir con hambre lo mantiene despierto, trate de tomar un vaso de leche tibia antes de acostarse.

- **Evite el alcohol.** Contrariamente a la creencia popular de que el alcohol le ayudará a dormir mejor porque lo hace sentir más relajado, lo cierto es que las bebidas alcohólicas interrumpen el ciclo del sueño. El consumo de alcohol antes de ir a dormir puede llevar a tener un sueño ligero y fragmentado, lo que hará que se despierte frecuentemente durante la noche.

- **Evite o limite el consumo de cafeína.** La cafeína es un estimulante, y le puede mantener despierto. El café, algunos tipos de té, las colas y demás bebidas gaseosas y el chocolate contienen cafeína. Si usted toma bebidas con cafeína hágalo más temprano. Si tiene problemas de sueño serios, elimine la cafeína por completo para ver si tiene un efecto positivo en su sueño. Si usted ha bebido cafeína de forma regular, no pare de tomarla de repente ya que puede causarle síntomas del síndrome de abstinencia como dolores de cabeza y temblores. En vez de eso, mantenga un registro durante un par de días en el que escriba la cantidad de bebidas con cafeína que toma cada día. Reduzca gradualmente el número de bebidas que toma cada día cambiándolas por bebidas sin cafeína siempre que sea posible.

- **Pare de fumar.** Además del hecho de que fumar puede causar complicaciones para su dolor crónico, dormirse con un cigarrillo encendido es un riesgo de incendio. Es más, la nicotina que contienen los cigarrillos es un estimulante. Como pasa con la cafeína, afecta al sueño. Parar de fumar puede no ser fácil, pero el hacerlo será un gran paso adelante para manejar su condición de dolor crónico. Para conseguir ayuda para dejar de fumar, hable con su médico o contacte con su departamento de salud pública o asociación pulmonar.

- **No tome pastillas para adelgazar.** Las pastillas para adelgazar a menudo contienen estimulantes, que interfieren con su capacidad para dormirse.

- **No tome medicamentos para dormir.** Aunque las pastillas para dormir pueden parecer como la perfecta solución para los problemas de sueño, no son una solución viable a largo plazo. En primer lugar, los medicamentos para el sueño tienden a ser menos efectivos con el tiempo. Además, muchas pastillas para dormir tienen un efecto de rebote, es decir, si usted para de tomarlas le será incluso más difícil dormirse o quedarse dormido de lo que era antes de empezar a tomarlas. A veces su médico le puede recomendar un tratamiento corto con pastillas para dormir (unas pocas semanas como mucho) junto con mejorar las prácticas de sueño, como por ejemplo limitar el tiempo que pasa en la cama y usar su dormitorio sólo para dormir y para las relaciones sexuales, y para nada más. (Véase la lista que hay a continuación bajo el título de *Cómo seguir una rutina*.) Esta combinación de medicamentos de uso por un corto periodo de tiempo y mejores prácticas de sueño puede ser útil para la gente con dolor crónico que tiene problemas de sueño serios. Los especialistas del sueño están de acuerdo en que usar este tipo de enfoque en vez de las pastillas para el sueño ofrece la mejor solución a largo plazo para la gente que duerme mal. Otros tipos de medicamentos que se recetan para su dolor crónico también pueden mejorar su sueño (véase el capítulo 16).

- **No use o mire aparatos que emitan luz azul como las computadoras, las televisiones, las tabletas, los teléfonos celulares, algunos lectores de libros electrónicos, en la última hora antes de irse a la cama.** La luz de estos aparatos puede alterar los ritmos naturales del sueño.

- **Evite tomar diuréticos (pastillas para eliminar líquidos) antes de acostarse.** Si tiene que tomar diuréticos, tómelos a la mañana para que su sueño no se interrumpa con las visitas frecuentes al baño. A menos que su médico haya recomendado lo contrario, no reduzca la cantidad total de líquidos que beba, ya que los líquidos son importantes para su salud. Sin embargo puede limitar su ingesta justo antes de irse a la cama.

Cómo desarrollar una rutina

- **Establezca y mantenga un horario regular de descanso y sueño.** Váyase a la cama a la misma hora todas las noches y levántese a la misma hora todas las mañanas. Aunque puede que se sienta cansado algunas mañanas, levantarse a la misma hora todos los días ayuda a su cuerpo a mantener su ciclo de sueño natural. Si quiere tomar una pequeña siesta, tómela al mediodía pero que no dure más de 10 a 20 minutos. No tome una siesta al atardecer después de la cena. Manténgase despierto hasta que esté listo para irse a la cama.

- **Ajuste su reloj de sueño interno (reloj biológico) cuando sea necesario.** Si su horario de sueño se sale de lo normal (por ejemplo un día se va usted a la cama a las 4:00 a.m. y duerme hasta el mediodía), necesitará ajustar su reloj interno del sueño. Para hacer esto, intente ir a la cama una hora antes (o después) cada día hasta que llegue a la hora a la que quiere irse a dormir.

- **Haga ejercicio a horas regulares todos los días.** El ejercicio no solo le ayuda a dormir más profundamente, sino que también le ayuda a establecer patrones regulares durante el día. Sin embargo, evite el ejercicio vigoroso en la noche antes de irse a dormir.

- **Expóngase al sol cada mañana.** Estar a la luz del sol es importante, aunque solo sea durante 15 o 20 minutos. Una dosis regular de sol matutino ayuda a regularizar el reloj y ritmos biológicos.

- **Practique técnicas de relajación a horarios regulares todos los días.** Esto no debe de ser complicado. Incluso 10 minutos de respiración abdominal puede ayudar. Como con el ejercicio diario, esto establece un patrón regular para su día, y relaja su sistema nervioso. Para aprender más acerca de las técnicas de relajación que le pueden ayudar a prepararse para dormir, vaya al capítulo 5.

- **Haga las mismas cosas cada noche antes de irse a la cama.** Esto puede ser cualquier cosa desde escuchar música relajante en la radio a leer un capítulo de un libro a tomar un baño caliente. Al desarrollar y seguir una rutina "para prepararse para la cama", usted está diciéndole a su cuerpo que es hora de comenzar a desconectarse y relajarse.

- **Use su cama y su dormitorio solo para dormir y para tener relaciones sexuales.** Si usted ya ha tenido dolor durante una temporada, quizás haya comenzado a usar su dormitorio para otras actividades que no son dormir. Las actividades que se hacen despierto, como ver la televisión o revisar las finanzas, le mantienen alerta. Cuando hace estas actividades en su cama, estar en la cama se vuelve una señal de estar alerta para el cuerpo, y no podrá relajarse y dormirse. Si usted hace estas actividades en la cama porque tiene dolor y necesita tumbarse, vaya a otro cuarto donde se pueda relajar cómodamente y hacer sus actividades diarias. ¡Reserve su dormitorio tan solo para dormir y para tener relaciones sexuales! Si se da cuenta que se mete en la cama y no se puede dormir, salga de la cama y vaya a otro cuarto hasta que vuelva a empezar a tener sueño. Mantenga la luz baja cuando esté despierto durante la noche independientemente del cuarto en el que esté, ya que las luces brillantes le mandan la señal a su cuerpo de que es hora de estar levantado y moviéndose.

¿Qué hacer cuando no se puede volver a dormir?

Mucha gente puede dormirse sin problema pero luego se despiertan y comienzan a preocuparse desde muy temprano. Esto se convierte en un círculo vicioso, si se preocupan más porque no pueden volver a dormirse una vez que se han despertado.

Mantener la mente completamente ocupada con pensamientos placenteros o interesantes detendrá estas preocupaciones y le ayudará a volverse a dormir. Por ejemplo trate de calmar la mente utilizando una técnica de distracción, como contar regresivamente desde el 100 de tres en tres, o nombrar una flor o un equipo de deporte por cada letra del alfabeto. Las técnicas de relajación descritas en el capítulo 5 también pueden ser de ayuda. Si usted sigue sin poder dormirse, levántese, salga de su dormitorio, y haga otra cosa: lea un libro, lávese el pelo, o juegue al solitario (pero no en la computadora). Después de 15 a 20 minutos, vuelva a su dormitorio y métase de nuevo en la cama.

También puede ayudar establecer un "tiempo de preocupación". ¿Le mantiene despierto a menudo su mente excitable o las preocupaciones que invaden su mente? Si la respuesta es que sí, designe una hora definida, que sea mucho antes de irse la cama, durante la cual escriba los problemas y preocupaciones, y luego haga una lista de las cosas que debe de hacer. Puede relajarse y dormir bien durante la noche sabiendo que tiene algunas ideas para solucionar sus problemas. Puede que no resuelva sus problemas de inmediato, pero siempre tiene el "tiempo de preocupación" de mañana para intentar pensar en nuevas ideas para su lista.

Apnea del sueño y ronquidos

Si está usted cansado cuando se despierta a la mañana, incluso después de haber dormido toda la noche, puede que usted tenga un tras-torno del sueño. La gente que tiene el trastorno del sueño más común, apnea obstructiva del sueño, a menudo no lo sabe. Cuando les preguntan cómo han dormido responden: "yo duermo bien". A veces la única pista es que otros se quejan de sus fuertes ronquidos. Los especialistas del sueño creen que la apnea obstructiva del sueño es un problema muy común que, alarmantemente, pasa desapercibido a menudo ya que no se diagnostica mucho.

Cuando la gente tiene apnea del sueño, el tejido blando de la garganta o de la nariz se relaja durante el sueño bloqueando la vía respiratoria, lo que hace que respirar sea un esfuerzo extremo. La persona batalla hasta por un minuto con el bloqueo de aire, con sensación de asfixia y dificultad para respirar. Esto hace que se despierte justo el tiempo necesario para tomar aire y luego se vuelve a dormir, y comienza el ciclo de nuevo. La persona no es consciente de que se ha despertado docenas de veces durante la noche, lo que a su vez lleva a tener síntomas como la fatiga y el dolor, porque el cuerpo no consigue el sueño profundo que necesita para recuperar la energía y ayudar con el proceso reparador.

La apnea del sueño puede ser un problema médico serio e incluso mortal. Se ha relacionado con enfermedades cardiacas y derrames cerebrales. Los expertos del sueño sugieren que la gente que se siente cansada todo el tiempo a pesar de haber dormido toda la noche o aquellos que necesitan dormir más ahora que cuando eran jóvenes, deben de hacerse una evaluación para ver si tienen apnea del sueño u otros trastornos. Es especialmente urgente que vaya a hacerse una evaluación si su pareja o familia le deja saber que usted ronca fuertemente.

Conseguir ayuda profesional para los problemas del sueño

La mayoría de los problemas del sueño se pueden manejar personalmente con las técnicas mencionadas anteriormente, pero hay ocasiones en que se necesita ayuda profesional. ¿Cuándo debería pedir ayuda?

- Si su dolor le causa problemas de sueño de dos a tres veces durante la noche y no es usted capaz de dormirse de nuevo rápidamente una vez que se ha despertado.

- Si la mala calidad del sueño continúa afectando seriamente su funcionamiento durante el día (su trabajo o sus relaciones sociales), después de que ha seguido al pie de la letra el programa de manejo personal que se describe en este capítulo.

- Si tiene grandes dificultades manteniéndose despierto durante el día y su somnolencia causa, o casi causa, un accidente.

- Si su sueño es interrumpido por problemas de respiración, incluyendo ronquidos fuertes con largas pausas, dolor de pecho, ardor de estómago, contracciones nerviosas en las piernas, u otras condiciones físicas relacionadas.

- Si sus problemas de sueño se ven acompañados de depresión o problemas con el alcohol, con medicamentos para dormir, o con drogas adictivas.

No posponga el pedir ayuda. La mayoría de los problemas del sueño se pueden resolver. Una vez que el sueño ha mejorado mucha gente encuentra que su dolor crónico y su estado de ánimo también mejoran.

Depresión

La mayoría de las personas con dolor crónico se sienten deprimidas a veces. Los científicos piensan que el desequilibrio de ciertas sustancias químicas en su cerebro (como los neurotransmisores serotonina y norepinefrina) está involucrado en el dolor crónico, la depresión y los trastornos del sueño. Al igual que hay diferentes grados de dolor, también hay diferentes grados de depresión. Estos pueden variar de sentirse triste o desanimado ocasionalmente a una grave depresión clínica. La depresión clínica, también llamada depresión grave, se caracteriza por un sentimiento constante de desesperación. Cerca del 27 por ciento de la gente con dolor crónico que busca atención médica con un médico de familia, tiene depresión clínica. El índice de depresión clínica es incluso más alto para aquellos que van a una clínica del dolor.

A veces, la persona afectada puede no darse cuenta que está deprimida, y a menudo la gente no quiere admitir que está deprimida. La forma en que manejamos la depresión hará una gran diferencia.

¿Qué es la depresión?

Sentirse triste a veces es natural. La tristeza "normal" es un sentimiento temporal que a menudo está asociado con un evento específico o una pérdida. A veces utilizamos erróneamente la palabra *depresión* para describir el sentimiento de tristeza o desilusión: "Estoy muy deprimida porque no puedo visitar a mis amigos". En estas circunstancias nos sentimos tristes, pero todavía podemos relacionarnos con otras personas y encontrar alegría en otras áreas de nuestra vida.

A veces la tristeza le afecta más profundamente y dura más tiempo, como cuando pierde a alguien querido o le diagnostican con una enfermedad seria. Sin embargo, si estos sentimientos de tristeza son especialmente severos, de larga duración y recurrentes, puede que usted tenga depresión clínica. La depresión clínica agota el placer de la vida, dejándole con sentimientos de desesperación, impotencia e inutilidad. Con la depresión clínica puede usted volverse insensible, e incluso llorar no da ningún alivio.

La depresión afecta a todo: la manera en la que piensa, la forma en que se comporta, la forma en que actúa con los demás, e incluso la forma en la que funciona su cuerpo.

¿Qué causa la depresión?

La depresión no la causa una debilidad personal, ni pereza (flojera) o falta de fuerza de voluntad. La herencia, las condiciones de dolor crónico, los medicamentos e incluso el tiempo pueden jugar un papel en la depresión. La forma en la que usted piensa, especialmente los pensamientos negativos, también pueden producir y mantener un estado de ánimo depresivo. Los pensamientos negativos asociados con la depresión pueden ser automáticos, repetirse sin cesar, y a menudo no están relacionados con ningún evento o causa desencadenante.

Ciertos sentimientos y emociones también contribuyen a la depresión. Algunos de ellos son:

■ **Miedo, ansiedad, o incertidumbre acerca del futuro.** Las preocupaciones acerca de su situación económica, su familia, o su condición de dolor o tratamiento pueden llevar a una depresión. Si confronta estos problemas lo antes posible, tanto usted como su familia pasaran menos tiempo preocupándose y tendrán más tiempo para disfrutar de la vida. Esto puede tener un efecto curativo. Hablamos más acerca de estos problemas y cómo manejarlos en el capítulo 20.

■ **Frustración.** La frustración puede tener muchas causas. Puede que usted esté pensando "simplemente no puedo hacer lo que quiero hacer", "solía poder hacer esto yo mismo", o "¿por qué no hay nadie que me entienda?" Cuanto más tiempo tenga estos sentimientos, mayor será su frustración. Pensamientos como estos pueden hacerle sentir más solo, aislado y deprimido.

■ **Pérdida de control sobre su vida.** Cuando se vive con dolor crónico, muchas cosas pueden hacerle sentir como si estuviera perdiendo el control. Estas incluyen tener que depender de sus medicinas, tener que ir a ver a un médico de manera regular, o tener que contar con la ayuda de los demás para hacer cosas que antes hacía usted solo. Sentirse como que ha perdido control puede hacer que pierda la fe en sí mismo y en sus habilidades. Aunque puede que no sea capaz de hacer todo usted mismo, sigue estando usted en control. Recuerde: como una persona proactiva en el manejo personal, usted es el entrenador de su equipo.

¿Estoy deprimido?

Esta es una breve prueba para poder identificar la depresión: pregúntese a sí mismo qué es lo que hace para divertirse. Si no tiene una respuesta rápida, considere su estado de ánimo durante las dos últimas semanas. ¿Ha experimentado cualquiera de los siguientes síntomas?

- **Poco interés o placer en hacer las cosas.** Una incapacidad para disfrutar de la vida o de otras personas puede ser un signo de depresión. Los síntomas incluyen no querer hablar con nadie, no querer salir, o no contestar al teléfono ni a la puerta.

- **Sentirse triste, deprimido o sin esperanza.** Sentirse triste constantemente puede ser un síntoma de depresión.

- **Dificultad para dormirse, para permanecer dormido o dormir demasiado.** Despertarse y no poder volver a dormirse o dormir demasiado y no querer salir de la cama, pueden ser señales de que hay un problema.

- **Sentirse cansado o tener poca energía.** La fatiga, o sentirse cansado todo el tiempo, a menudo es un síntoma de la depresión.

- **Falta de apetito o comer en exceso.** Estos cambios en los hábitos alimenticios pueden variar desde una pérdida de interés en la comida hasta comer de forma irregular, errática o excesiva.

- **Sentirse mal acerca de uno mismo.** ¿Se ha sentido como si usted es un fracaso que le ha fallado a usted mismo o a su familia? ¿Duda de su valía como persona o tiene una imagen negativa de su cuerpo?

- **Problemas de concentración.** ¿Tiene dificultad para hacer cosas como leer el periódico o ver la televisión?

- **Letargo o inquietud (agitación).** ¿Se ha estado usted moviendo o hablando tan lentamente que otras personas lo han notado? O por el contrario, ¿ha estado más inquieto e intranquilo de lo habitual? Cualquiera de las dos puede ser una señal de depresión.

- **Deseos de dañarse uno mismo o algo peor.** El hecho de pensar que estaría mejor muerto o de pensar que quiere hacerse daño de alguna manera, son signos reveladores de la depresión clínica.

La gente que está deprimida también puede experimentar un aumento o una pérdida de peso, pérdida del interés en las relaciones sexuales o intimidad, pérdida del interés en el cuidado y arreglo personal, inhabilidad para tomar decisiones y accidentes más frecuentes.

Si usted sufre de varios de estos síntomas, por favor busque la ayuda de alguien en quien confíe, como su médico, un miembro de su iglesia, un psicólogo o un trabajador social. No espere hasta que estos sentimientos se pasen. Si está pensando en hacerse daño a sí mismo o a otras personas, consiga ayuda **ahora mismo.** *No deje que ocurra una tragedia.*

Afortunadamente, los tratamientos para la depresión, incluyendo medicamentos antidepresivos, la psicoterapia (terapia psicológica) y el manejo personal (autoayuda), son muy eficaces para disminuir la frecuencia, duración y gravedad de la depresión. La depresión, como los otros síntomas, se puede manejar.

La gente puede no darse cuenta que tienen depresión, o puede que la sientan pero intenten esconderla. A veces una felicidad o alegría poco realista enmascara lo que la persona realmente está sintiendo, y tan solo el observador sabio y sensible reconocerá la fragilidad y falsedad de este estado de ánimo. El rechazo a aceptar las ofertas de ayuda, incluso cuando hay una necesidad obvia, es un síntoma frecuente de la depresión no reconocida.

La depresión puede llevar a retirarse, aislarse y parar de hacer actividad física. Estos comportamientos pueden crear un círculo y más sentimientos de depresión. La paradoja de los comportamientos relacionados con la depresión es que cuanto más practique los comportamientos de aislamiento, más alejará de su lado a los seres queridos que tratan de apoyarle y consolarle. La mayoría de nuestros amigos y familiares quieren ayudarnos a sentirnos mejor, pero a menudo en realidad no saben cómo hacerlo. A medida que se frustran sus esfuerzos por reconfortarnos y calmarnos, llegará un momento en que dejarán de intentarlo. Entonces la persona deprimida acaba diciendo, "mira, no le importo a nadie". Esto de nuevo refuerza los sentimientos de pérdida y soledad.

Todos estos factores, junto con el dolor crónico por sí mismo, pueden contribuir a un desequilibrio de las sustancias químicas de su cerebro llamadas neurotransmisores. Este desequilibrio puede resultar en cambios en la manera en la que piensa, siente, y actúa. Pensar y comportarse de una forma más positiva y proactiva puede ser una forma poderosa y eficaz de cambiar la química en su cerebro, aliviar la depresión y mejorar el mal humor normal.

Tratar la depresión

Los tratamientos más eficaces para la depresión son los medicamentos antidepresivos, la psicoterapia y el manejo personal (autoayuda). Hablamos de cada uno de estos a continuación.

Medicamentos

Los medicamentos antidepresivos que ayudan a equilibrar las sustancias químicas del cerebro son muy eficaces. También pueden ayudar a aliviar el dolor directamente, disminuir la ansiedad, y mejorar el sueño (véase el capítulo 16). Los medicamentos antidepresivos pueden tardar de varios días a varias semanas en funcionar, pero luego producen un alivio significativo. No se desanime si no se siente mejor inmediatamente. Es importante esperar. Para obtener el máximo beneficio algunos medicamentos hay que tomarlos durante seis meses o más.

Los efectos secundarios suelen ser más evidentes en las primeras semanas y luego disminuyen o desaparecen. Si los efectos secundarios no son especialmente severos, continúe tomando su medicación. A medida que su cuerpo se acostumbra a los medicamentos, empezará a sentirse mejor. Es importante acordarse de tomar los medicamentos diariamente. Si usted para porque se está sintiendo mejor (o peor), puede tener una recaída. Los medicamentos antidepresivos no son adictivos. Si tiene efectos secundarios importantes o si el medicamento no le está ayudando, hable con su médico antes de parar de tomarlo o de cambiar la dosis.

Psicoterapia

Existen varios tipos de psicoterapia, particularmente la terapia cognitiva, que pueden ser muy eficaces para aliviar los síntomas de la depresión. Como con los medicamentos, la psicoterapia casi nunca tiene un efecto inmediato. Pueden pasar semanas, o más tiempo, antes de que se noten las mejorías. La terapia puede ser breve, por lo general requiere una o dos sesiones a la semana durante varios meses. Al enseñarle nuevas habilidades y maneras de pensar y relacionarse, la psicoterapia también puede ayudar a reducir el riesgo de depresión recurrente.

El manejo personal (autoayuda)

El uso de las técnicas de manejo personal para la depresión puede ser muy efectivo. Usted puede aprender muchas técnicas de psicoterapia por sí mismo. Para la depresión leve a moderada o simplemente para levantar su estado de ánimo, las estrategias de manejo personal de las que hablamos aquí pueden ser muy productivas. De hecho un estudio demostró que leer y poner en práctica los consejos del manejo personal mejoró la depresión en casi un 70 por ciento de los pacientes.

Estas habilidades y estrategias pueden usarse solas o para suplementar los medicamentos y la psicoterapia.

- **Eliminar lo negativo.** Hay cosas que no ayudan a la depresión y al mal humor. Estar solo, asilarse, llorar mucho, enojarse y gritar, culpar a los demás de su fracaso o mal humor, o usar alcohol u otras drogas por lo general hacen que uno se sienta peor. Los tranquilizantes o analgésicos narcóticos como el Valium®, Librium®, Restoril®, Vicodin®, codeína, medicamentos para dormir, u otros sedantes intensifican la depresión o pueden causar depresión como efecto secundario. Sin embargo, si le han recetado cualquiera de estos medicamentos, no pare de tomarlos antes de hablar con su médico. Puede haber razones importantes por las que usted debe de seguir usándolos, o puede tener una reacción de abstinencia.

    El alcohol también es un agente depresivo. Para la mayoría de la gente, una o dos bebidas pronto a la noche no es un problema, pero si su mente no está libre del alcohol durante la mayoría del día, quiere decir que está usted teniendo un problema con esta droga. Hable de esto con su proveedor de salud o busque ayuda en Alcohólicos Anónimos.

- **Planificar el placer.** Cuando usted se siente triste o deprimido, la tendencia es retirarse, aislarse y disminuir las actividades. Esto es precisamente lo que no debe de hacer. El mantenimiento o aumento de las actividades es uno de los mejores antídotos para la depresión. Vaya a dar un paseo, mire una puesta de sol, vea una película divertida, vaya a una sesión de masaje, aprenda otro idioma, tome clases de cocina o únase a un club social. Las actividades como estas pueden ayudarle a mantener el ánimo y evitar que caiga en una situación en la cual puede deprimirse.

    Pero a veces divertirse no es una receta tan fácil. Puede que usted tenga que hacer un esfuerzo intencionado para planificar actividades placenteras. No deje las cosas buenas al azar. Planifique un horario de las cosas que quiere hacer durante su tiempo libre durante la semana. Incluso si no tiene ganas de hacerlo, intente cumplir con el horario. Puede descubrir que ese paseo por la naturaleza, esa taza de té, o la media hora que pasó escuchando música mejoró su estado de ánimo a pesar de sus dudas iniciales.

Si usted no siente casi ninguna emoción y cree que el mundo no tiene color, haga un esfuerzo para poner un poco de sensación de nuevo en su vida. Vaya a una librería y ojee sus libros favoritos. Escuche o baile al ritmo de una música viva. Haga ejercicio o haga una cita para un masaje para poder reconectar con su cuerpo. Coma alimentos picantes. Disfrute de un baño muy caliente o dese una ducha fría. Vaya a un centro de jardinería y huela las flores.

Haga planes y llévelos a cabo. Mire hacia el futuro. Plante algunos árboles jóvenes. Espere con ganas la graduación de sus nietos de la universidad, aunque sus propios hijos todavía estén en la escuela secundaria. Si siente que una época del año es especialmente difícil, como por ejemplo Navidad o un cumpleaños, haga planes específicos para ese periodo. No espere a ver qué pasa. Esté preparado.

■ **Tomar acción.** Continúe con sus actividades diarias. Todos los días vístase, haga las camas, salga de casa, vaya de compras, pasee al perro. Planee y prepare comidas. Exíjase hacer estas cosas, incluso si no tiene ganas.

Tomar acción de inmediato para resolver los problemas a los que se enfrenta es la forma más segura de aliviar los sentimientos negativos. Más importante de lo que usted cambió o cómo lo cambió, son los sentimientos de confianza que provienen del éxito de haber podido cambiar algo, ¡cualquier cosa! Tomar acción es una cosa importante. Por ejemplo, puede que decida limpiar o reorganizar un cuarto, un armario o incluso un cajón de una mesa. Incluso una sola acción sencilla puede mejorar su estado de ánimo. Consiga una subscripción para una revista nueva, o llame a un viejo amigo.

Cuando se sienta emocionalmente vulnerable no se ponga objetivos difíciles o tome demasiada responsabilidad. Divida las tareas grandes en unas más pequeñas, establezca prioridades y haga lo que pueda de la mejor manera posible. Aprenda algunos de los pasos que se ha comprobado son exitosos para tomar acción (véase el capítulo 2). Puede ser sabio no tomar decisiones importantes cuando se sienta deprimido. Por ejemplo, no se mude a otro barrio sin antes visitar la zona a la que se quiere mudar durante unas semanas y conocer todos los recursos disponibles en ese lugar. Mudarse puede ser una señal de retraimiento, y la depresión a menudo se intensifica cuando está en un lugar lejos de sus amigos y conocidos. Si hace el cambio para evitar los problemas, recuerde que estos se mudarán con usted. A la vez, el apoyo que usted puede necesitar para hacer frente a sus problemas puede quedar lejos.

■ **Socializar.** No se aísle. Intente buscar gente positiva y optimista que pueda aliviar sus sentimientos pesados. Haga un esfuerzo por ver a sus familiares y amigos de los que disfrute. Únase a un grupo de la iglesia, a un club literario, tome una clase en una universidad comunitaria, o una clase de manejo personal o un programa de nutrición. Si usted no puede salir de casa, piense en participar en un grupo de internet, asegúrese que alguien lo modere, es decir, que alguien se encargue de hacer respetar las reglas del grupo.

■ **"Mover" su estado de ánimo.** La actividad física alivia la depresión y el mal humor. La gente que está deprimida a menudo se queja de que se siente demasiado cansada para hacer ejercicio. Pero el sentimiento de fatiga asociado con la depresión no es debido al agotamiento físico. Intente hacer ejercicio diariamente durante por lo menos 20 a 30 minutos. Puede ser caminar, trabajar en el jardín, bailar en la silla, cualquier cosa. Si puede moverse, puede que se dé cuenta de que tiene más energía (véase los capítulos 7 a 9).

■ **Pensar en positivo.** Mucha gente tiende a ser excesivamente crítico consigo mismo, sobre todo cuando están deprimidos. Puede que tenga pensamientos negativos sin fundamento o ideas falsas sobre sí mismo.

Para desafiar sus pensamientos negativos automáticos trate de escribir las historias negativas que se cuenta a sí mismo (véase el capítulo 5). Por ejemplo, una de sus creencias subyacentes puede ser, "a menos que haga todo a la perfección, soy un fracaso". Quizás esta creencia la puede re-escribir así: "el éxito es hacerlo lo mejor que pueda en esa situación". Así mismo,

cuando está deprimido es más fácil olvidar que alguna vez pasó algo bueno. Haga una lista de algunas de las cosas buenas o positivas en su vida.

■ **Hacer algo por otra persona.** Ayudar a otras personas es una de las maneras más efectivas de cambiar el mal humor, pero es una de las menos utilizadas. Haga arreglos para cuidar del hijo de un amigo, léale un cuento a alguien que está enfermo o sea voluntario en un comedor de beneficencia. Cuando usted está deprimido puede pensar cosas como: "yo ya tengo suficientes problemas en mi vida. No necesito los problemas de los demás". Pero si puede usted tratar de ayudar a alguien, aunque sea de forma pequeña, se sentirá mejor consigo mismo. Sentirse útil es bueno para la autoestima, y además se distraerá temporalmente de sus propios problemas. Ayudar a otros que tienen más necesidad que usted puede ayudarle a apreciar sus propios bienes y capacidades. Sus problemas y dificultades pueden no parecer tan abrumadores. A veces ayudar a los demás es la forma más segura de ayudarse a sí mismo.

No se desanime si tarda en sentirse mejor. Si estas estrategias de manejo personal no son suficientes por sí mismas, pida ayuda a su médico o a un profesional de la salud mental. A menudo, un poco de "terapia" o el uso de medicamentos antidepresivos (o ambos), pueden ayudar mucho a aliviar la depresión. Buscar ayuda profesional y tomar medicamentos no son señales de debilidad, sino señales de fortaleza.

Enojo o enfado

El enojo y la frustración son reacciones normales al dolor crónico. La incertidumbre y la imprevisibilidad de vivir con dolor crónico pueden amenazar su independencia y control. Puede que se pregunte a sí mismo, "¿por qué yo? Es tan injusto". Esta es una respuesta normal a un problema de dolor persistente que impacta todas las áreas de su vida.

Puede que usted esté enojado consigo mismo, con su familia, con sus amigos, con su proveedor de salud, con Dios, o con el mundo en general. Por ejemplo, puede que esté enojado consigo mismo por no cuidarse mejor. Puede estar enojado con su familia y amigos porque no hacen las cosas de la manera que usted quiere. O puede que esté enojado con su médico y otros proveedores de salud porque no pueden arreglar sus problemas. Algunas de las personas que están deprimidas o tienen trastornos de ansiedad expresan su depresión o ansiedad a través del enojo.

No es de extrañar que la gente con dolor crónico esté enojada de vez en cuando. Sin embargo, el enojo y la frustración, especialmente cuando se expresan de manera inapropiada, son emociones que pueden bloquear el manejo efectivo del dolor. El enojo puede resultar en una falta de motivación, inactividad, hostilidad hacia otros, y "mal comportamiento" (como estallar, gritar, u otras acciones agresivas). Estos comportamientos pueden alejar a aquellos que pueden ayudarle más. Esto puede aumentar su sensación de aislamiento y llevarle a tener más enojo y frustración. El primer paso para el manejo personal de su enojo es reconocer y admitir que usted está enojado. Manejar su enojo también supone encontrar formas constructivas de expresar sus emociones.

Manejar su enojo

Las investigaciones ahora sugieren que la gente que se desahoga y muestra su enojo se acaba enojando más. Pero la supresión de la ira tampoco es una respuesta adecuada porque los sentimientos de enojo arden y acaban por reavivarse y estallar. Hay algunas estrategias que usted puede usar para reducir los sentimientos de hostilidad, incluyendo las siguientes:

■ Eleve el umbral de su ira, es decir, no permita que muchas cosas desencadenen su ira inmediatamente.

■ Puede elegir la manera en que va a reaccionar cuando se enoja, sin negar sus sentimientos, pero tampoco cediendo a la situación

Esto suena como algo lo suficientemente sencillo, pero lo que interfiere es nuestra tendencia a ver la ira como algo que viene de fuera de nosotros, algo sobre lo que tenemos poco control. Nos vemos como víctimas indefensas. Culpamos a otros y decimos, "¡Usted me enoja tanto!" Explotamos y luego decimos, "no puedo evitarlo". Vemos a nuestros cónyuges como egoístas e insensibles, a nuestros jefes como esnobs o abusones, a los amigos como desagradecidos. Así que parece que nuestra única elección es una explosión de hostilidad. Pero con un poco de práctica, incluso un veterano impetuoso puede dominar un nuevo repertorio de respuestas más sanas y eficaces.

Estrategias para el manejo del enojo

Hay varias cosas que usted puede hacer para ayudar a manejar o controlar su enojo.

Razonar consigo mismo

La manera en la que usted interpreta y explica una situación determina si se siente enojado por ella. Puede aprender a calmar la ira haciendo una pausa y examinando los pensamientos que le han producido el enojo. Si cambia sus pensamientos, podrá cambiar su respuesta. También puede decidir si se va a enojar o no, y luego si va a actuar o no.

A la primera señal de enojo, cuente hasta tres y hágase las siguientes preguntas:

- **¿Es realmente tan importante como para enojarme?** Quizás este incidente no sea lo suficientemente serio como para merecer el tiempo y la energía. Considere si el asunto realmente hará una gran diferencia en su vida. Si es que no, no merece que usted se enoje.

- **¿Tengo justificación para enojarme?** Puede que usted necesite recopilar más información para comprender realmente la situación y evitar llegar a conclusiones precipitadas o malinterpretar las intenciones y acciones de los demás.

- **¿Hará una diferencia si me enojo?** Muy a menudo, enojarse y perder la calma no funciona e incluso puede ser agotador. Explotar o desahogar sus sentimientos puede aumentar el enojo, poner tensión en sus relaciones y potencialmente dañar su salud.

Calmarse

Cualquier técnica que le relaja o le distrae, como meditar o tomar largas caminatas, puede ayudarle a apagar el fuego que lleva dentro. La respiración lenta y profunda es una de las maneras más rápidas y sencillas de calmarse (véase la páginas 54–55). Cuando usted note que se está enojando, realice diez respiraciones lentas y relajadas antes de reaccionar. A veces, retirarse y estar unos momentos solo puede calmar la situación. Además, el ejercicio físico también provee una buena salida natural para el estrés y el enojo.

Expresarse verbalmente sin echar la culpa

Una de las habilidades importantes es aprender a comunicar su enojo o disgusto en voz alta, preferiblemente sin echar la culpa ni ofender a los demás. Puede hacer esto aprendiendo a usar los mensajes en primera persona "yo" (en vez de "tú" o "Ud".) para expresar sus sentimientos. (Refiérase al capítulo 10 para una discusión sobre los mensajes en primera persona.) Sin embargo, si usted decide expresar su enojo verbalmente, sepa que la mayoría de la gente no será capaz de ayudarle a abordar la causa de su enojo. La mayoría de la gente no se siente cómoda cerca de las personas enojadas, incluso si el enojo es justificado.

Si de verdad siente la necesidad de desahogarse, puede que sea útil buscar asesoramiento o terapia o unirse a un grupo de soporte. Las organizaciones sin ánimo de lucro, tales como las asociaciones varias de dolor crónico, corazón, diabetes, artritis, y otras asociaciones relacionadas con la salud, pueden ser recursos útiles en su zona.

Modificar sus expectativas

A lo largo de su vida ha aprendido a modificar sus expectativas. Por ejemplo, cuando era un niño usted pensaba que podía convertirse en lo que quisiera cuando fuera mayor: un bombero, una bailarina, un médico, etc. Sin embargo, a medida que creció, reevaluó estas expectativas, junto con sus habilidades, talentos, e intereses. Basándose en esta evaluación, usted modificó sus planes.

Este mismo proceso se puede usar para tratar con la frustración de tener dolor crónico en su vida. Por ejemplo, puede no ser realista esperar curarse. Sin embargo, sí es realista esperar poder hacer muchas cosas placenteras. Cambiar sus expectativas puede ayudarle a cambiar su perspectiva. En vez de enfocarse en el 10 por ciento de las cosas que no puede hacer, piense en el 90 por ciento de las cosas que todavía puede hacer.

Para resumir, el enojo es una respuesta normal a tener una condición como el dolor crónico. Parte de aprender a manejar esta condición implica reconocer dicha emoción y encontrar maneras constructivas de resolverlo.

Estrés

El estrés es un problema común. Pero ¿qué es el estrés? En la década de 1950, el fisiólogo Hans Selye describió el estrés como "la respuesta corporal no específica ante cualquier exigencia que se le haga al cuerpo". Otros describen el estrés como la forma del cuerpo de adaptarse a las exigencias, tanto placenteras como no placenteras. Puede sentir estrés después de experimentar un evento negativo, como la muerte de un ser querido, o incluso eventos felices como el matrimonio de un hijo.

¿Cómo responde el cuerpo al estrés?

Su cuerpo está acostumbrado a funcionar a cierto nivel. Cuando hay necesidad de cambiar este nivel, su cuerpo se ajusta para responder a esa demanda. Reacciona preparándose para entrar en acción: se incrementa el latido de su corazón, sube la presión arterial, se tensan sus músculos del cuello y de los hombros, su respiración se acelera, su digestión se hace lenta, su boca se seca, y puede que empiece a sudar. Estas son las señales de lo que llamamos estrés.

¿Por qué ocurre esto? Para poder actuar, sus músculos necesitan que los suministren con oxígeno y energía. Su respiración aumenta en un esfuerzo de inhalar tanto oxígeno como sea posible y para deshacerse de tanto dióxido de carbono como sea posible. Su ritmo cardiaco aumenta para repartir oxígeno y nutrientes a los músculos. Al mismo tiempo, las funciones corporales que no son inmediatamente necesarias, como la digestión de los alimentos y la respuesta inmune natural, van más lentas.

En general, estas respuestas solo duran hasta que el evento estresante haya pasado. Entonces su cuerpo vuelve al nivel normal de funcionamiento. Sin embargo, a veces su cuerpo no vuelve a su nivel previo cómodo. Si el estrés está presente durante cualquier cantidad de tiempo, su cuerpo empieza a adaptarse. El estrés crónico puede contribuir al comienzo de algunas de las condiciones crónicas y puede hacer que los síntomas sean más difíciles de manejar.

Causas comunes del estrés o estresantes

Independientemente del tipo de causa del estrés o estresante, los cambios en el cuerpo son los mismos. Las causas del estrés, sin embargo, no son completamente independientes las unas de las otras. De hecho, una causa de estrés a menudo lleva a otra o aumenta los efectos de las causas ya existentes. Hay varias causas del estrés que ocurren al mismo tiempo. Por ejemplo, la fatiga puede causar ansiedad, frustración, inactividad y pérdida de resistencia. Examinemos las fuentes más comunes del estrés.

Estresantes físicos

Los estresantes físicos incluyen los síntomas físicos de su condición de dolor crónico, pero también puede haber algunos tan agradables como sujetar a un recién nacido o ir de compras. ¿Qué tienen en común todos estos estresantes? Que aumentan la demanda de energía de su cuerpo. Si su cuerpo no está preparado para afrontar esta demanda, los resultados pueden ser cualquier cosa desde dolor muscular o fatiga hasta el empeoramiento de algunos de los síntomas de la enfermedad.

Estresantes mentales y emocionales

Los estresantes mentales y emocionales también pueden ser o bien placenteros o incómodos. Las alegrías que usted experimenta al ver a su hijo casarse o conocer a nuevos amigos pueden provocar respuestas estresantes similares a sus sentimientos de frustración debida a su enfermedad. Aunque este hecho parezca sorprendente, la similitud viene de la forma en la que su cerebro percibe el estrés, sin importar que el estímulo sea bueno o malo.

Estresantes ambientales

Los estresantes ambientales también pueden ser tanto buenos como malos. Pueden variar desde un día soleado, playas arenosas, aceras o banquetas desiguales, ruidos fuertes, mal tiempo, los ronquidos de un cónyuge hasta humo de segunda mano de los cigarrillos. Cada una de estas causas crea una excitación placentera o aprensiva que provoca una respuesta al estrés.

El ejercicio es un estresante bueno

Algunas de las fuentes de estrés pueden ser buenas, como un ascenso en su trabajo, una boda, unas vacaciones, una nueva amistad o un bebé recién nacido. Estos estresantes le hacen sentirse contento pero todavía pueden causar los cambios en su cuerpo de los que hemos hablado. Otro ejemplo de un estresante bueno es el ejercicio.

Cuando usted hace ejercicio o cualquier tipo de actividad física, se hace una demanda a su cuerpo. El corazón tiene que trabajar para llevar la sangre a los músculos. Los pulmones están trabajando más, y usted respira más rápido para seguir el ritmo de la demanda de oxígeno de sus músculos. Mientras tanto, sus músculos están respondiendo a las señales de su cerebro, que les está diciendo que sigan en movimiento.

Conforme usted mantenga un programa de ejercicios durante varias semanas, empezará a notar un cambio: lo que al principio le parecía difícil o imposible de realizar, ahora es relativamente simple o requiere menos esfuerzo. Los mismos ejercicios ponen menos esfuerzo en su corazón, pulmones, y otros músculos porque se han vuelto más eficientes y usted está más en forma. ¿Qué es lo que ha ocurrido? Su cuerpo se ha adaptado al estrés.

Lo mismo puede ocurrir con el estrés psicológico. Mucha gente se vuelve más resistente y emocionalmente fuerte después de experimentar cambios emocionales y de aprender a adaptarse a ellos.

Reconocer cuando está estresado

Todo el mundo necesita una cierta cantidad de estrés para funcionar eficientemente. La mayoría de la gente puede tolerar más estrés unos días que otros. Pero a veces se puede pasar el umbral de resistencia y en ese momento se sentirá como si su vida estuviera fuera de control. A menudo es difícil reconocer el momento en que usted está bajo demasiado estrés. Las siguientes son algunas de las señales de aviso:

■ Comerse las uñas, tirarse del pelo, dar golpecitos con el pie, u otros hábitos repetitivos

■ Rechinar los dientes o apretar la mandíbula

■ Tensión en su cabeza, cuello u hombros

■ Sentirse ansioso, nervioso, impotente, indefenso o irritable

■ Accidentes frecuentes

■ Olvidarse de las cosas de las que normalmente no se olvida

■ Dificultad para concentrarse

■ Fatiga y agotamiento

Algunas de estas también son señales para el dolor crónico. Esta es la razón por la que el dolor crónico es como un tipo de estresante crónico.

Por supuesto que hay muchas cosas que le pueden hacer sentirse estresado, no solo el dolor. A veces puede reconocer usted mismo cuando está sintiéndose o actuando de manera estresada. Cuando lo note, tome unos minutos para pensar en lo que le está haciendo sentirse tenso. Realice unas respiraciones profundas e intente relajarse. Además, puede hacer una exploración rápida de su cuerpo para ayudarle a reconocer el estrés en el mismo. Aprenderá a hacer este tipo de exploración y otras buenas ideas para lidiar con el estrés en el capítulo 5.

Manejar el estrés

Manejar el estrés de manera eficiente no tiene que ser algo complicado. De hecho, puede comenzar con un simple proceso de tres pasos:

1. **Identifique sus factores estresantes haciendo una lista.** Considere todas las áreas de su vida: familia, relaciones, salud, seguridad económica, medioambiente en el que vive, etcétera.

2. **Clasifique sus factores estresantes.** Para cada factor estresante pregúntese dos cosas: ¿Es importante o no? ¿Lo puedo cambiar o no? Luego, coloque cada factor estresante en una de las siguientes categorías:

   ◆ Importante y variable (que se puede cambiar)

   ◆ Importante e invariable (que no se puede cambiar)

   ◆ No importante y variable

◆ No importante e invariable

Por ejemplo, la necesidad de dejar de fumar es algo que se puede cambiar (variable) y para la mayoría de la gente es importante. La pérdida de un ser querido o de un trabajo es algo importante pero no se puede cambiar (invariable). Los malos resultados de su equipo deportivo favorito, un atasco en la carretera o el mal tiempo no se pueden cambiar (invariables), y pueden ser importantes o no. Lo que de verdad cuenta es lo que usted piensa acerca de ese factor estresante.

3. **Escoja su estrategia para cada factor estresante.** Hay diferentes estrategias que funcionan para los diferentes factores estresantes. Las siguientes son algunas de las estrategias que le ayudarán a manejar los diferentes tipos de factores estresantes de manera eficaz.

   ◆ **Factores estresantes importantes y variables.** Estos factores estresantes se manejan mejor si se toma acción para cambiar la situación y para reducir el estrés asociado a los mismos. Algunas habilidades útiles para resolver problemas incluyen la planificación y establecer objetivos (véase el capítulo 2); la relajación por imágenes guiadas (véase la página 95), el pensamiento positivo y saludable (véase la página 92), la buena comunicación (véase el capítulo 10), y la búsqueda de apoyo social.

   ◆ **Factores estresantes importantes e invariables.** Estos factores estresantes suelen ser los más difíciles de manejar. Pueden hacerle sentir impotente y sin esperanza. Haga lo que haga, usted no puede hacer

que otra persona cambie, o resucitar un muerto o eliminar las experiencias traumáticas de su vida. Aunque usted no sea capaz de cambiar la situación, podrá usar una o más de las siguientes estrategias:

1. Cambie su forma de pensar sobre el problema. Por ejemplo, piense que podría ser peor, enfóquese en lo positivo y dé gracias (véase la página 104), ignore el problema, distráigase (véase la página 91) o simplemente acepte lo que no puede cambiar.

2. Encuentre una parte del problema que pueda reclasificar como variable (que lo pueda cambiar). Por ejemplo, usted no puede parar el huracán, pero sí que puede tomar medidas para prepararse y para reconstruir su casa.

3. Reevalúe la importancia del problema considerando su vida en general y sus prioridades. Tal vez las críticas de sus vecinos no son tan importantes después de todo.

4. Cambie sus reacciones emocionales ante la situación. Usted no puede cambiar lo que pasó, pero puede ayudarse a sí mismo a sentirse menos angustiado sobre esa situación. Trate de escribir sus pensamientos y sentimientos más profundos en un diario (véase página 105), busque apoyo social, ayude a otros, practique técnicas de relajación, use técnicas de imágenes guiadas, disfrute del humor, o haga ejercicio.

■ **Factores estresantes no importantes y variables.** Si el factor estresante no es importante, primero intente olvidarse de él.

Pero si puede controlarlo con relativamente poco esfuerzo, intente solucionarlo. Solucionar pequeños problemas le ayudará a desarrollar sus habilidades y le da confianza para hacer frente a los grandes. Puede usar las mismas estrategias descritas anteriormente para los estresantes importantes y variables.

■ **Factores estresantes no importantes e invariables.** Estas son molestias normales y todo el mundo tiene unas cuantas de estas. La mejor solución para estos problemas es ignorarlos. Empezando ahora mismo, se le da a usted permiso para dejar ir las preocupaciones sin importancia. No deje que le molesten. Distráigase con humor, relajación, técnicas de imágenes guiadas o enfocándose más en las cosas placenteras.

También es muy importante saber que ciertas sustancias químicas que ingerimos pueden aumentar las respuestas de estrés del cuerpo. Estas incluyen la nicotina, el alcohol y la cafeína. Algunas personas fuman un cigarrillo, beben un vaso de vino o una cerveza, comen dulces azucarados o beben una taza de café para aliviar la tensión, pero estas prácticas pueden de hecho aumentar el estrés. Eliminar o tomar menos de estas sustancias químicas puede hacerle sentir menos estresado.

Manejar el estrés y solucionar problemas

Considere algunas situaciones que usted reconoce como estresantes, como estar parado en un embotellamiento de tráfico, viajar o preparar una comida. Primero, identifique cuál es el factor estresante de esa situación en particular. ¿El embotellamiento de tráfico le molesta porque odia llegar tarde? ¿Los viajes son estresantes por la incertidumbre acerca de llegar a su destino? ¿La preparación de las comidas supone demasiados pasos y requiere demasiada energía?

Una vez que haya identificado cuál es el problema, empiece a buscar posibles formas para reducir el estrés. Cuando viaja en coche, ¿puede salir antes o dejar que otra persona conduzca? Antes de un viaje, ¿puede contactar con alguien en su destino y preguntarle acerca del acceso a sillas de ruedas, transporte público local, y otras preocupaciones? Cuando necesita preparar una comida ¿puede preparar parte de la comida en la mañana para poder tomar una siesta corta al mediodía?

Si usted sabe que hay ciertas situaciones que le estresan, desarrolle maneras de manejarlas antes de que ocurran. Intente ensayar en su mente lo que hará cuando surja la situación en cuestión para poder estar preparado. Después de haber identificado algunas soluciones posibles, seleccione una de ellas para probar la próxima vez que se encuentre en esa situación. Luego evalúe los resultados. (Recuerde que este es el enfoque de la resolución de problemas del que hablamos en el capítulo 2.)

Como mencionamos antes en este capítulo, usted puede manejar con éxito algunos tipos de estrés modificando la situación. Pero a veces el estrés le pilla por sorpresa cuando no lo espera. Lidiar con el estrés inesperado supone el uso de técnicas de resolución de problemas al igual que cuando se lidia con otras situaciones estresantes. Como comentamos anteriormente, las herramientas importantes para manejar el estrés incluyen dormir lo suficiente, hacer ejercicio y comer saludablemente. Pero a veces el estrés es tan abrumador que estas herramientas no son suficientes. Estos son los momentos en los que las personas proactivas en el manejo personal de su salud recurren a consultores como por ejemplo los consejeros, los trabajadores sociales, los psicólogos o los psiquiatras.

En resumen, el estrés, como cualquier otro síntoma, tiene muchas causas y por lo tanto se puede manejar de muchas maneras diferentes. Depende de usted examinar el problema y tratar de encontrar soluciones que vayan de acuerdo con sus necesidades y estilo de vida.

Los problemas de memoria

Mucha gente se preocupa de los cambios en su memoria, particularmente a medida que envejecen. Aunque todos somos olvidadizos a veces, algunas personas con dolor crónico tienen problemas de memoria que no son una parte normal de envejecer. Para la gente con dolor crónico, los problemas de memoria pueden causarlos los medicamentos, otros síntomas como la depresión u otras enfermedades como la demencia. Pero los cambios en la memoria y en la forma de pensar también pueden ser un síntoma de la condición de dolor en sí misma. Los científicos piensan que esto ocurre porque hay múltiples cambios en el cerebro que son causados por la constante descarga de señales del dolor. La gente con fibromialgia parece especialmente propensa a tener problemas de memoria y concentración. A esto se refiere comúnmente como "fibroniebla".

La fibroniebla y problemas de la memoria relacionados con otras condiciones de dolor crónico hacen que se haga difícil el completar tareas diarias. Puede que se sienta confundido. Puede ser un desafío pensar con claridad, prestar atención, recordar información nueva o concentrarse en cosas nuevas. Aunque esto puede ser angustiante y frustrante, hay cosas que usted puede hacer para manejar este síntoma.

Como hemos mencionado anteriormente, los problemas de memoria pueden ser una señal de otro trastorno, como una depresión u otra enfermedad, o pueden ser el resultado de algunos medicamentos que usted toma para el dolor. Asegúrese de que habla con su médico honestamente acerca de sus problemas con la memoria, la concentración o el pensamiento. Él o ella podrán evaluar la situación y ayudarle a manejar sus síntomas relacionados con la memoria.

Hacer frente al desempleo

No ser capaz de trabajar en su ocupación no es un síntoma como la fatiga o la depresión, pero puede ser una consecuencia del dolor crónico. Un cambio en el estado de su empleo puede ser un cambio más que requiere un reajuste importante en su vida.

Preguntas como "¿en qué trabaja?" o "¿ha vuelto ya a su trabajo?" son preguntas que se

Consejos para el manejo personal de los problemas de memoria y pensamiento

■ Hable con su familia sobre este problema. Si lo hace, ellos comprenderán mejor su comportamiento y le apoyarán.

■ Dese la suficiente cantidad de tiempo para terminar una tarea. No intente darse prisa. No deje que otros le metan prisa.

■ No intente llevar a cabo demasiadas cosas a la vez. Haga una tarea a la vez. Si la tarea es compleja, divídala en pasos más pequeños. Véase el capítulo 6 bajo ritmos para ver otras sugerencias. Lo importante es no echarse encima más de lo que puede manejar cómodamente.

■ Manténgase físicamente activo. Esto aumentará el flujo de sangre y oxígeno a su cerebro, lo que a su vez puede ayudarle a pensar más claramente.

■ Practique técnicas de relajación de forma regular. Haga de la relajación una parte de su rutina diaria. La relajación puede calmar su sistema nervioso y, de la misma manera que la actividad física, puede mejorar la calidad de su pensamiento.

■ Reduzca las distracciones. Cuando está intentando concentrarse o prestar atención a algo, baje el volumen de la radio, apague el televisor, o encuentre un lugar silencioso.

■ Reduzca el desorden en su casa. Asigne a cada cosa, como las llaves o el teléfono móvil, un lugar específico y acostúmbrese a poner las cosas de vuelta en su lugar una vez que ha terminado de usarlas. Esto le ayudará a mantenerse más organizado.

■ Use notas recordatorias o avisos para mantenerse en el camino planeado. Ponga notas en diferentes lugares de la casa, o haga una lista en el calendario, en su computadora o su ordenador portátil para poder acordarse de las citas importantes o de las tareas que quiere hacer.

■ Lleve a un miembro de su familia o a un amigo a las citas importantes. De esa manera no se perderá nada de la información importante si es que está teniendo problemas prestando atención o recordando la información.

hacen normalmente en la conversación social diaria. Cuando no estamos trabajando debido a un problema como el dolor crónico, las preguntas sobre el trabajo, aunque sean bien intencionadas, pueden ser incómodas, desalentadoras e incluso irritantes. Es natural que los demás se interesen por nuestra vida laboral, pero también es natural que usted sea sensible ante estas preguntas.

Para la mayoría de las personas, el trabajo es cómo nos definimos. Contarles a los demás dónde trabajamos y lo que hacemos se ha convertido en una forma común de presentarse y de comunicar quienes somos. Por ejemplo, alguien se puede presentar diciendo: "me llamo José y soy el gerente de Ace Business Products". En este escenario, el papel y los intereses de José como marido, padre, líder de los scouts, amante

Causas del desempleo

La mayoría de las causas del desempleo están fuera del control del individuo y el desempleo afecta a millones de personas cada año. Las causas del desempleo pueden ser una reestructuración de la empresa, reestructuración de plantilla, escasez de empleo, el cambio en la fuerza laboral, asuntos regionales o globales, así como incapacidad o lesiones – todas son causas de desempleo y afectan tanto a la gente con dolor crónico como a la que no lo tiene.

Pero hay unas preocupaciones especiales para la gente que tiene problemas de salud, como el dolor crónico. El dolor crónico puede afectar a su cantidad de energía, su concentración y las tolerancias físicas. Puede volverse difícil mantener las expectativas en los niveles de producción o hacer las labores del trabajo en general. El desafío al que se enfrenta la gente con dolor crónico que ha perdido su trabajo es no echarse la culpa a sí mismo o no calentarse la cabeza echándoles la culpa a otros por la pérdida de su trabajo. Si usted es una de estas personas, es importante que utilice sus habilidades para resolver problemas y sus estrategias para el manejo del dolor para recuperar tanto control como sea posible.

de las computadoras, experto en jardinería, se tratan como información secundaria. Cuando no estamos trabajando estamos forzados a redefinir nuestras vidas más ampliamente, y no solo por nuestro lugar o tipo de trabajo.

Impacto de la pérdida del trabajo

Su reacción al perder su trabajo depende de un número de factores.

- **¿Qué pensaba usted de su trabajo?** ¿Le gustaba o no le gustaba su trabajo y el ambiente de su trabajo?

- **¿Cómo de apegado estaba usted a su lugar de trabajo?** ¿Cuánto tiempo trabajó en ese lugar? ¿Había planeado quedarse allí a largo plazo? ¿Cómo de positivas eran sus relaciones con sus compañeros de trabajo y sus superiores?

- **¿Tiene experiencia previa superando crisis?** ¿Ha superado con éxito alguna vez periodos donde no tenía trabajo u otros obstáculos en su vida?

- **¿Cuál es la naturaleza o grado de su limitación física?** ¿Puede usted asumir diferentes responsabilidades o cambios de puesto dentro de su lugar de trabajo o compañía?

- **¿Cuál es su estado en cuanto a finanzas?** ¿Estaba en un puesto a corto plazo o era un puesto permanente? ¿Tenía prestaciones por discapacidad o pensión? ¿Cuáles son sus necesidades financieras actuales?

Independientemente de su reacción a su desempleo, o a la causa de su desempleo, el impacto es significativo en muchos niveles. El desempleo desafía su bienestar de tres maneras en su vida: emocionalmente, económicamente y en el ámbito social.

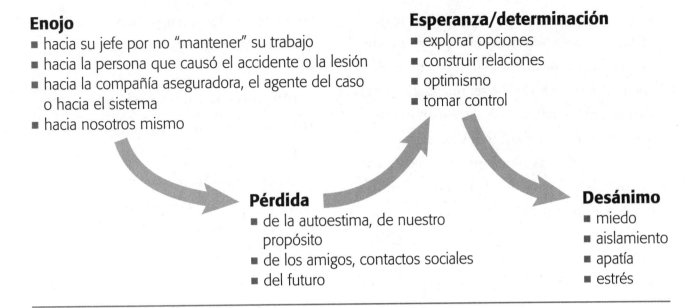

Enojo
- hacia su jefe por no "mantener" su trabajo
- hacia la persona que causó el accidente o la lesión
- hacia la compañía aseguradora, el agente del caso o hacia el sistema
- hacia nosotros mismo

Esperanza/determinación
- explorar opciones
- construir relaciones
- optimismo
- tomar control

Pérdida
- de la autoestima, de nuestro propósito
- de los amigos, contactos sociales
- del futuro

Desánimo
- miedo
- aislamiento
- apatía
- estrés

Figura 4.2 **El impacto emocional del desempleo**

Impacto emocional

El desempleo se ha descrito como "una montaña rusa emocional". Es un momento en el que la gente puede tener que luchar contra muchos asuntos, como muestra la figura 4.2: el enojo o enfado, la pérdida, la desesperación, el desánimo.

Las fases y emociones en la figura 4.2 son normales para cualquiera que experimente la pérdida de su trabajo. Es un momento de desafío, y para algunos, de derrota. Por lo tanto, no es de extrañar que las reacciones emocionales sean todavía más complicadas cuando el dolor crónico es parte de la ecuación. La pérdida del trabajo para alguien que sufre de dolor crónico puede ser un gran colaborador para el enojo y el estrés (síntomas clave de los que ya hemos hablado en este capítulo.) Sin embargo, al identificar los factores específicos que están afectando a sus emociones, usted puede fortalecerse y manejar lo que pueda y aprender a vivir de forma positiva con el resto.

Impacto económico

El impacto de una caída en su salario o de la pérdida del mismo depende de sus circunstancias individuales. La restricción económica puede impedir que provea las necesidades básicas. Los pagos del coche, el alquiler o los pagos de la casa, la factura de la calefacción, las facturas médicas y los gastos para los niños pueden convertirse en grandes factores estresantes. O la pérdida económica puede afectar su capacidad de conseguir los objetivos de su vida, sus ambiciones y sus sueños. Puede crear una dependencia en su familia, sus amigos y sistemas de los que no ha dependido en el pasado, de esta forma afectando sus relaciones y su autoestima.

Impacto social

Los cambios en su situación de empleo pueden alterar su interacción con los demás. Cuando usted está trabajando, está en contacto con compañeros del trabajo y con clientes. Normalmente se crea una gran red a través de conversaciones diarias, proveer servicios, comités de trabajo y actividades sociales relacionadas con el trabajo. Es natural echar de menos este contacto cuando ya no puede trabajar. Puede ser un desafío evitar el aislamiento y mantenerse socialmente conectado cuando ya no trabaja todos los días.

El desempleo también puede afectar los papeles y las responsabilidades en la familia. Cuando un padre o cónyuge se queda "en casa", las expectativas de todos en la casa cambian. Esto no es necesariamente negativo; puede ser una oportunidad de redefinir los papeles de una forma positiva (ejemplo: usted puede pasar más tiempo con la familia o estar más involucrado en las tareas domésticas, si modera su ritmo adecuadamente.)

El manejo personal mientras no tiene trabajo

Hacer frente al desempleo requiere una variedad de estrategias. Muchas de las técnicas para manejar mejor el dolor y otros síntomas también pueden ayudarle a tomar control de su vida mientras que no tiene trabajo. Usted puede:

- Maximizar su funcionamiento físico a través de estrategias para el manejo del dolor como el ejercicio, las técnicas de relajación, mejorar el sueño y moderar el ritmo de sus actividades.

- Trabajar en mantener sus relaciones personales. Hable con sus amigos y familiares, e intente entender las reacciones y expectativas de los demás.

- Hacer un esfuerzo para mantenerse positivo y para intentar redefinirse fuera del trabajo.

- Comprometerse a una rutina diaria.

- Involucrarse en trabajo de voluntariado para reforzar o ampliar sus intereses, fortalecer su autoestima y obtener habilidades y experiencia.

- Buscar asesoramiento financiero.

- Hacer nuevos amigos, nuevos pasatiempos e intereses.

- Obtener asesoramiento sobre empleo de una agencia que ayude a personas con consideraciones especiales.

- Considerar una nueva carrera, más educación, puestos de media jornada o por contrato temporal, o trabajo autónomo (por cuenta propia.)

Vivir sin trabajo, con toda su incertidumbre y confusión, es un reto al que se enfrentan muchos en la sociedad hoy en día. Si usted no tiene trabajo, no está solo. Sin embargo, no tener trabajo mientras que vive con dolor crónico puede ser especialmente difícil. Las técnicas y habilidades de las que hablamos en este libro, junto con el apoyo de su familia, amigos y su equipo de cuidados de salud, le ayudará a superar este reto.

En este capítulo hemos hablado de algunos de los síntomas más comunes que tiene la gente con dolor crónico. Además, hemos descrito algunas de las herramientas que usted puede usar para enfrentarse a sus síntomas y superarlos. Tomar acción para ocuparse físicamente de sus síntomas es necesario para poder superar su condición día a día.

Pero estas herramientas son solo una de las partes del manejo del dolor crónico. Todos los días usted necesitará salir de sus alrededores y tener "su propio tiempo" (tiempo para usted mismo): un tiempo que le permita aclarar su mente, calmar su sistema nervioso y obtener una perspectiva fresca. Los siguientes capítulos

Algunos recursos que se pueden explorar

Afibrio (Organización de fibromialgia y dolor crónico):
  http://afibro.org/tag/dolor-cronico-es-una-enfermedad/

Asociación Americana de Dolor Crónico (*American Chronic Pain Association*): www.theacpa.org

Biblioteca Nacional de Medicina (*National Library of Medicine*): www.nimh.nih.gov

FamilyDoctor.org:
  http://es.familydoctor.org/familydoctor/es/diseases-conditions/chronic-pain.html

Fibromialgiamelilla (*Asociación de Fibromialgia, Síndrome de Fatiga Crónica y Sensibilidad Química Múltiple de Melilla – España*): https://fibromialgiamelilla.wordpress.com/about/

Fundación Nacional del Sueño (*National Sleep Foundation*): www.sleepfoundation.org

Instituto Nacional de Artritis y Enfermedades Musculoesqueléticas y de la Piel (*National Institute of Arthritis and Musculoskeletal and Skin Diseases*):
  www.niams.nih.gov/Portal_en_espanol/default.asp

Instituto Nacional de Salud Mental (*National Institute of Mental Health*). Para información y publicaciones en español: www.nimh.nih.gov o llame al 1-866-615-6464

Instituto Nacional Sobre el Envejecimiento (National Institute on Aging):
  www.nia.nih.gov/espanol/publicaciones/dolor

Instituto Nacional de Trastornos Neurológicos y Accidentes Cerebrovasculares (*National Institute of Neurological Disorders and Stroke*): http://espanol.ninds.nih.gov/trastornos/dolor.htm

presentan diferentes maneras de complementar su manejo físico de los síntomas con técnicas de pensamiento (usando el poder de su mente) para ayudar a reducir e incluso prevenir algunos de los síntomas que pueda estar teniendo.

Sugerencias para más lecturas

Para aprender más acerca de los temas sobre lo que hemos hablado en este capítulo, sugerimos que explore los siguientes recursos:

Alzate-Medina, Gloria. *No esperes que sea demasiado tarde, el estrés puede matar: 12 claves para transformar el estrés.* Edición Kindle, 2015.

Bourne, Edmund, y Lorena Garano. *Haga frente a la ansiedad.* Amat Editorial, 2012.

Bourne, Edmund, Arlen Brownstein , y Lorena Garano. *Supere la ansiedad con métodos naturales: Estrategias para atenuar el miedo, el pánico y las preocupaciones.* Oniro, Ediciones, 2005.

Burns, David D. *Sentirse bien: Una nueva terapia contra las depresiones.* Paidós Ibérica S.A., Ediciones, 2010.

Burns, David D. *El manual de ejercicios de sentirse bien.* Paidós Ibérica S.A., Ediciones, 2012.

Caudill, Margaret. *Controle el dolor antes de que le controle a usted.* Paidós Ibérica S.A., Ediciones, 2000.

Cervantes, María A. *La última guía sobre el tratamiento para la depresión.* Edición Kindle, 2014.

Chapman, Gary. *El enojo: Cómo manejar una emoción poderosa de una manera saludable.* Editorial Portavoz, 2013.

Cwynar, Eva. *Remedio contra la fatiga: Aumenta tu energía en ocho sencillos pasos.* CreateSpace Independent Publishing Platform, 2014.

Greenberger, Dennis, y Christine A. Padesky. *El control de tu estado de ánimo: manual de tratamiento de terapia cognitiva para usuarios.* Paidós Ibérica S.A., Ediciones, 2012.

Kabat-Zinn, Jon. *Mindfullness para principiantes.* Editorial Kairos, 2013.

Kabat-Zinn, Jon. *La práctica de la atencion plena.* Editorial Kairos, 2013.

Kabat-Zinn, Jon. *El poder de la atención: 100 lecciones sobre mindfulness: Extractos de vivir con plenitud las crisis.* Editorial Kairos, 2011.

Kabat-Zinn, Jon. *Vivir con plenitud las crisis: Cómo utilizar la sabiduría del cuerpo y de la mente para afrontar el estrés, el dolor, y la enfermedad.* Editorial Kairos, 2005.

Meadows, Guy, *El libro de sueño: Cómo dormir bien todas las noches.* CreateSpace Independent Publishing Platform, 2014.

Pegues, Deborah S. *Controle tus emociones en 30 días: Alcanza la paz y tranquilidad interior.* Editorial Portavoz, 2013.

Pegues, Deborah S. *Controle tu enojo en 30 días: Cómo encontrar la paz cuando estás irritado, frustrado o enojado.* Editorial Portavoz, 2013.

Roked, Sohere. *La cura para la fatiga: Descubre cómo combatir la fatiga y recuperar tu vitalidad.* Aguilar Ediciones, 2015

Schwartzmen, Arie. *Manejo productivo del estrés: 27 estrategias prácticas para el éxito personal y salud emocional.* Edición Kindle y Kindle eBook, 2015

Sobel, David, y Robert Ornstein. *Manual de la salud del cuerpo y la mente.* Editorial Kairos, 2000.

Trickett, Shirley. *Superar la ansiedad y la depresión. (Guías de crecimiento personal),* 3ra edición. Hispanoeuropea. 2002.

CAPÍTULO 5

Utilizar la mente para manejar el dolor y otros síntomas

HAY UN VÍNCULO FUERTE ENTRE NUESTROS PENSAMIENTOS, actitudes y emociones, y nuestra salud física y mental. Como una de las personas proactivas en el manejo del dolor dijo: "No siempre es cuestión de voluntad, pero nuestra mente sí que importa". Y con el dolor crónico la mente importa mucho. Los estudios de imágenes del cerebro han demostrado que las zonas del cerebro emocionales y del pensamiento están conectadas no solo la una a la otra sino también a la parte del cerebro que detecta las sensaciones del cuerpo. Y todas estas regiones están conectadas al sistema nervioso a través de varias vías. Lo que piensa y siente puede disminuir o empeorar su dolor al abrir o cerrar las compuertas de la médula espinal e influenciar la compleja red de células nerviosas del cerebro (véase el capítulo 1).

A pesar de que los pensamientos y las emociones no causan directamente condiciones de dolor crónico, sí que pueden influenciar muchos de los síntomas además del dolor. Las investigaciones han demostrado que los pensamientos y las emociones desencadenan ciertas hormonas y sustancias químicas que mandan mensajes a través del cuerpo. Estos mensajes afectan la manera en que funcionan nuestros cuerpos: por ejemplo pueden alterar nuestro ritmo cardiaco, la presión arterial, la respiración, los niveles de azúcar en la sangre, las reacciones musculares, la respuesta inmune, la concentración, la capacidad de quedarse embarazada e incluso nuestra capacidad de luchar contra las enfermedades. Tanto los pensamientos y emociones agradables como los desagradables pueden hacer que nuestro ritmo cardiaco y nuestro ritmo respiratorio aumenten o disminuyan. Cuando sentimos una emoción fuerte, a menudo tenemos una respuesta física. Podemos sudar, sonrojarnos, llenársenos los ojos de lágrimas, etcétera. Todos nosotros hemos experimentado cómo la mente afecta a nuestro cuerpo de esta manera.

A veces tan sólo una memoria o imagen pueden desencadenar estas respuestas. Por ejemplo, intente este sencillo ejercicio: imagine que está sujetando una rebanada de limón grande, brillante y amarilla. La sujeta cerca de su nariz y tiene un aroma cítrico fuerte. Ahora, le da un mordisco. ¡Es jugosa! El jugo llena su boca y gotea por su barbilla. Usted empieza a chupar el limón y su jugo ácido. ¿Qué es lo que ocurre cuando usted se imagina esta situación? ¡Su cuerpo responde! Sus labios se fruncen y se le hace la boca agua. Incluso puede oler el aroma del limón. Su mente y su memoria sobre las experiencias con limones reales son las que desencadenan todas estas reacciones.

Este ejemplo ilustra el poder de la mente sobre el cuerpo. También le da una buena razón para desarrollar sus habilidades mentales para ayudar a manejar sus síntomas. La mente puede

aliviar en gran manera las cosas desagradables que causa el dolor. Con entrenamiento y práctica, usted puede aprender a usar su mente para relajar la tensión de sus músculos, calmar su sistema nervioso y mejorar su respiración. También puede aprender a reducir el estrés, la ansiedad y otras emociones difíciles que forman parte de la experiencia con el dolor crónico. Usar la mente incluso puede ayudarle a depender menos de ciertos medicamentos.

En este capítulo describimos varias maneras en las que usted puede usar su mente para manejar el dolor y los síntomas asociados con el mismo. Estas técnicas se suelen llamar técnicas "del pensamiento" o "cognitivas" porque implican el uso de nuestra capacidad de pensamiento para hacer cambios en nuestro cuerpo.

A medida que usted vaya leyendo, recuerde estos principios clave:

- **Los síntomas tienen muchas causas.** Esto quiere decir que hay muchas maneras de manejar la mayoría de los síntomas. Cuando usted entienda la naturaleza y causas de los síntomas, será capaz de manejarlos mejor.

- **No todas las técnicas de manejo funcionan para todos.** Depende de usted el encontrar lo que mejor funcione para usted mismo. Sea flexible. Experimente. Intente diferentes técnicas y compruebe los resultados para determinar qué herramientas de manejo son de mayor ayuda para determinados síntomas y durante qué circunstancias.

- **Aprender nuevas habilidades y tomar control de la situación toma tiempo.** Dese varias semanas para practicar antes de decidir si una herramienta nueva está funcionando para usted.

- **No se dé por vencido con demasiada facilidad**. Como con el ejercicio y otras habilidades nuevas, usar su mente para manejar su condición de salud requiere tanto práctica como tiempo. Puede que pase un tiempo antes de que empiece a notar los beneficios. Incluso si siente que no está consiguiendo nada, no se dé por vencido. Sea paciente y siga intentándolo.

- **Estas técnicas no deben de tener efectos negativos**. Si le entra miedo, se enoja o se deprime cuando esté usando estas herramientas, no siga usándolas. En vez de esa, intente usar otra herramienta.

Técnicas de relajación

Aunque usted puede haber escuchado o leído sobre la relajación como parte de las técnicas del manejo del dolor, puede que todavía esté confuso acerca de lo que en realidad es la relajación, sus beneficios y cómo lograrlo. Dicho simplemente, la relajación implica usar técnicas del pensamiento y cognitivas para reducir o eliminar la tensión tanto del cuerpo como de la mente. La relajación a menudo resulta en una calidad mejor del sueño, mejor respiración y menos estrés, ansiedad y dolor. A menudo también inculca una sensación de calma y bienestar.

Hay diferentes tipos de técnicas de relajación, cada una con diferentes pautas y usos. Algunas técnicas se usan sobre todo para conseguir la relajación de los músculos, mientras que otras están dirigidas a reducir la ansiedad y el estrés emocional o desviar su atención de sus síntomas. Todo esto ayuda con el manejo del dolor y de los síntomas.

La relajación significa diferentes cosas para las diferentes personas. Todos podemos identificar cosas que hacemos que nos ayudan a relajarnos. Por ejemplo, puede que caminemos, veamos la televisión, escuchemos música, hagamos punto o trabajemos en el jardín. Sin embargo estos métodos son diferentes de la mayoría de las técnicas de las que hemos hablado en este capítulo, porque incluyen alguna forma de actividad física o requieren un estímulo que esté fuera de la mente, como música. Las herramientas de relajación en las que nos enfocamos en este capítulo implican el uso de su mente para ayudarle a relajar su cuerpo.

El objetivo de la relajación es dejar el mundo exterior fuera para que la mente y el cuerpo descansen. Esto le permitirá reducir la tensión que puede aumentar la intensidad o severidad de los síntomas.

Las siguientes pautas le ayudarán a practicar la relajación con éxito.

- **Escoja un momento y lugar silenciosos.** Encuentre un momento y lugar donde no le interrumpan durante al menos 15 a 20 minutos. Si este tiempo parece demasiado largo, comience con cinco minutos. (Por cierto, en algunos hogares el único lugar silencioso es el baño. Eso está bien.)

- **Intente practicar la técnica dos veces al día y no menos de cuatro veces a la semana.** Estas técnicas son nuevas, y para dominar las técnicas nuevas hace falta repetirlas.

- **No espere milagros o resultados inmediatos.** A veces toma tres a cuatro semanas de práctica continua antes de comenzar a notar las ventajas.

- **La relajación debe de ser útil.** En el peor de los casos, puede pensar que es aburrida, pero si el practicar cualquiera de estas técnicas es una experiencia desagradable o le hace estar más nervioso o con más ansiedad, cambie a una de las otras herramientas del manejo de los síntomas que se describen en este capítulo.

La relajación rápida y fácil

Algunos tipos de relajación son tan fáciles, naturales y eficientes que la gente no piensa en ellos como "técnicas de relajación".

- Tome una siesta o un baño caliente y relajante.
- Acurrúquese y lea o escuche un buen libro.
- Vea una película divertida.
- Construya un avión de papel y hágalo volar por la habitación.
- Vaya a que le den un masaje.
- Disfrute de un vaso de vino de vez en cuando.
- Comience a cultivar un pequeño jardín fuera o una hermosa planta dentro de casa.
- Haga algo artesanal o manual como tejer (o hacer punto), cerámica o carpintería.
- Vea su programa de televisión favorito.
- Lea un poema o una frase inspiradora.
- Vaya a dar un paseo.
- Inicie una colección (monedas, arte folclórico, conchas o algo en miniatura).

- Escuche su música favorita.
- Cante.
- Arrugue papeles, forme bolas y úselas para jugar al baloncesto con una papelera.
- Mire el movimiento del agua (las olas del océano, un lago o una fuente).
- Observe las nubes en el cielo.
- Ponga su cabeza sobre el escritorio y cierre los ojos durante cinco minutos.
- Frote las manos juntas hasta que estén calientes y luego póngalas sobre sus ojos cerrados.
- Sacuda vigorosamente las manos y brazos durante 10 segundos.
- Llame por teléfono a un amigo o familiar para charlar.
- Sonría y preséntese a alguien nuevo.
- Haga algo agradable e inesperado para otra persona.
- Juegue con una mascota.
- Imagine que va a un lugar de vacaciones.

Herramientas de relajación que toman entre 5 a 20 minutos

Las técnicas de relajación de las que hablamos en esta sección, reconocimiento (o exploración) del cuerpo y la respuesta de relajación, toman un poco más de tiempo pero son bastante eficaces.

Reconocimiento (o exploración) del cuerpo

Para relajar los músculos, usted necesita saber cómo hacer un reconocimiento (o exploración) de su cuerpo para reconocer dónde tiene tensión. Una vez que sepa cómo hacer esto, puede aprender a liberar o soltar la tensión.

El primer paso es familiarizarse con la diferencia entre sentir la tensión y el sentimiento de relajación. Este ejercicio le permitirá comparar esos sentimientos y, con práctica, localizar y liberar la tensión en cualquier parte de su cuerpo. Es mejor hacerlo tumbado boca arriba, pero puede usted usar cualquier postura cómoda. Encontrará un guión para el reconocimiento del cuerpo en la página 90.

La respuesta de relajación

A principio de la década de 1970, un médico llamado Herbert Benson estudió lo que luego llamó "respuesta (o reacción) de relajación". Según el Dr. Benson, nuestros cuerpos tienen varios estados naturales. Un ejemplo es la respuesta de "luchar o huir" que sentimos cuando nos enfrentamos a un gran peligro. Otro es la tendencia natural del cuerpo a relajarse después de sentirse tenso. Esta es la respuesta de relajación. A medida que nuestras vidas se vuelven más y más frenéticas, nuestros cuerpos tienden a quedarse tensos durante largos periodos de tiempo. Perdemos la capacidad de relajarnos. La respuesta de relajación nos ayuda a cambiar esto.

Para conseguir la respuesta de relajación, encuentre un lugar tranquilo donde haya pocas o ninguna distracción, y luego encuentre una postura cómoda. Debe de estar lo suficientemente cómodo para mantenerse en la misma posición durante 20 minutos.

Escoja una palabra placentera y un objeto o sentimiento tranquilo en el que se pueda concentrar. Por ejemplo, repita una palabra o sonido (como la palabra *uno*) mientras que mira fijamente el símbolo (quizás una flor) o se concentra en un sentimiento (como por ejemplo la tranquilidad).

Adopte una actitud pasiva. Esto tiene la máxima importancia. Vacíe la mente de todos sus pensamientos y distracciones. Puede que se dé cuenta de sus pensamientos, imágenes y sentimientos, pero no se concentre en ellos. Simplemente deje que pasen.

Para provocar la respuesta de relajación tome los siguientes pasos:

- Siéntese tranquilamente en una posición cómoda.
- Cierre los ojos.
- Relaje todos sus músculos, empezando por sus pies y siguiendo hacia arriba hasta llegar a la cara. Manténgalos relajados.
- Inhale por la nariz. Dese cuenta de su respiración. Mientras exhale por la boca, diga suavemente la palabra que escogió. Intente vaciar su mente de todos los pensamientos; concéntrese en su palabra, imagen/símbolo o sentimiento.
- Continúe haciendo esto durante 10 a 20 minutos. Puede abrir sus ojos para mirar la hora, pero no use una alarma. Cuando haya terminado, siéntese en silencio durante unos minutos, primero con los ojos cerrados. No se levante hasta que hayan pasado unos minutos.
- Mantenga una actitud pasiva, y deje que la relajación ocurra a su propio ritmo. Cuando se le ocurran pensamientos que le distraigan, ignórelos y no se preocupe por ellos, y entonces vuelva a repetir la palabra que escogió. No se preocupe de ser capaz de conseguir un alto nivel de relajación.
- Practique este proceso una o dos veces al día.

Guión de reconocimiento del cuerpo

A medida que usted se pone en una postura cómoda, permita que su cuerpo se hunda de manera cómoda en la superficie debajo de usted, que se sienta pesado, quizás pueda comenzar a cerrar los ojos gradualmente… En este momento, preste atención a su forma de respirar… Inhale, dejando que el aire vaya gradualmente hasta su abdomen, y luego exhale… Y de nuevo, inhale… y exhale… notando el ritmo natural de su respiración…

Ahora permita que su atención se enfoque en sus pies. Empezando por los dedos de sus pies, intente notar cualquier sensación que esté ahí: calor, frío, lo que sea que encuentre… simplemente siéntalo. Usando las imágenes en su mente, imagine que a medida que inhala, el aire llega hasta los dedos de sus pies, refrescándolos… Y ahora note las sensaciones en otras partes de sus pies. No juzgue o piense en lo que está sintiendo, pero simplemente sea consciente de la experiencia de sus pies a medida que se permite a usted mismo estar sujeto solo por la superficie debajo de usted…

Lo siguiente es enfocarse en la parte inferior de sus piernas y sus rodillas. Estos músculos y articulaciones hacen mucho trabajo para nosotros, pero a menudo no les damos la atención que merecen. Así que ahora inhale hasta que el aire llegue a sus rodillas, pantorrillas y tobillos, y tome nota de las sensaciones que aparecen… Intente quedarse con esas sensaciones… inhale de nuevo, y al exhalar, suelte la tensión y el estrés permitiendo que los músculos se relajen y se ablanden…

Ahora preste atención a los músculos, huesos y articulaciones de sus muslos, glúteos y caderas… Inhale hasta que el aire llegue a la parte superior de sus piernas y tome nota de cualquier sensación que experimente. Puede ser calor, frío, una sensación de pesadez o de ligereza. Puede notar el contacto con la superficie que está debajo de usted, o quizás note el pulso de su sangre. Haya lo que haya ahí… lo que importa es que está usted tomando tiempo para aprender a relajarse… cada vez más profundamente, a medida que respira… inhalando… y exhalando.

Ponga su atención en su espalda y pecho. Sienta cómo el aire llena el abdomen y el pecho… notando cualquier sensación que haya ahí… sin juzgar ni pensar, sino simplemente observando lo que hay en ese lugar ahora mismo. Permitiendo que el aire fresco nutra los músculos, huesos y articulaciones a medida que inhale, y luego exhale cualquier tensión y estrés.

Ahora enfóquese en el cuello, los hombros, los brazos y las manos. Inhale, el aire pasa a través del cuello y los hombros, hasta llegar hasta la punta de los dedos de las manos. No intente demasiado relajarse, sino que está intentando darse cuenta de lo que siente en estas partes de su cuerpo en este momento…

Vuelva su atención en su cara y cabeza, y fíjese en lo que siente comenzando por la parte posterior de la cabeza, subiendo por su cuero cabelludo hasta llegar a su frente… Dese cuenta de las sensaciones en y alrededor de los ojos, y bajando por sus mejillas hasta la mandíbula … Continúe permitiendo que sus músculos se liberen y ablanden a medida que usted inhala el aire fresco, y permite que la tensión y el estrés se liberen cuando exhala…

A medida que usted "bebe" aire fresco, permite que corra por su cuerpo, desde las plantas de los pies, hacia arriba por todo su cuerpo, hasta llegar a la punta de su cabeza… y luego exhale toda la tensión y el estrés que quede… y ahora tome unos momentos para disfrutar de la calma mientras inhala… y exhala… Despierte, relajado y calmado…

Y ahora, al terminar el reconocimiento del cuerpo, vuelva a este cuarto, trayendo con usted todas las sensaciones de relajación… comodidad… paz, lo que sea que traiga… sabiendo que usted puede repetir este ejercicio en cualquier momento y lugar apropiados que usted elija … Y cuando esté usted listo, abra los ojos.

▶ Para comprar el CD *Relajación para la mente y el cuerpo*, visite la página de internet www.bullpub.com/catalog/relajacion-para-la-mente-y-el-cuerpo

Distracción / Reenfocar la atención

Debido a que nuestra mente tiene dificultad en concentrarse en más de una cosa a la vez, uno puede disminuir la intensidad de los síntomas haciendo que la mente se concentre en algo distinto al cuerpo y sus sensaciones. Esta técnica, llamada distracción o reenfoque de la atención, es especialmente útil para la gente con condiciones de dolor crónico.

Las investigaciones han demostrado que cuando una persona se concentra en el dolor, varias zonas del cerebro muestran un aumento en la intensidad de la actividad relacionada con el dolor a cuando una persona está distraída del dolor. Muchos estudios han demostrado que la gente que dirige su atención constantemente hacia el dolor y piensa en él todo el tiempo tiene más probabilidades de esperar lo peor de su problema de dolor y de sentirse indefenso en cuanto a cómo controlarlo. Redirigir conscientemente la atención lejos del dolor puede ayudarle a sentirse mejor. (Es importante mencionar que con la distracción/reenfoque de la atención no está usted ignorando su dolor u otros síntomas. En vez de eso, está usted *eligiendo* no obsesionarse con los mismos.)

A veces puede ser difícil olvidarse del dolor u otros pensamientos de ansiedad. Cuando intenta suprimir cualquier pensamiento, puede acabar pensando más en ellos. Por ejemplo, intente no pensar en un tigre atacándolo. Haga lo que haga, no deje que los pensamientos sobre un tigre entren en su cabeza. Probablemente le resulte casi imposible no pensar en el tigre.

Aunque usted no puede parar de pensar en algo con facilidad, puede distraerse y redirigir su atención a otra cosa. Por ejemplo, piense de nuevo en el tigre atacando. Ahora, levántese de repente, golpee su mano contra la mesa y grite "¡Alto! (o ¡Basta!)" ¿Qué le pasó al tigre? Desapareció, por lo menos de momento.

La distracción es especialmente buena para actividades cortas o momentos en que los síntomas pueden anticiparse. Por ejemplo, si usted sabe que subir escaleras le causará incomodidad o que dormirse a la noche es difícil, puede intentar una de las siguientes técnicas de distracción:

■ Haga planes de lo que va a hacer exactamente después de que pasen las actividades desagradables. Por ejemplo, si subir escaleras es incómodo o doloroso, piense en lo que hará una vez que llegue a lo más alto. Si tiene problemas conciliando el sueño, intente hacer planes para algún evento en el futuro, incluyendo tantos detalles como sea posible.

■ Piense en el nombre de una persona, un pájaro, una marca de coches, u otra cosa, por cada letra del abecedario. Si se queda atascado en una letra, pase a la siguiente. (Esta es una buena técnica de distracción para manejar el dolor, así como para conciliar el sueño.)

■ Desafíese a contar hacia atrás desde 100 de tres en tres (100, 97, 94 …)

■ Para completar las tareas cotidianas desagradables como barrer, lavar el suelo o pasar la aspiradora, imagine que el piso es un mapa de un país o continente. Intente nombrar todos los estados, provincias o países, de este a oeste o de norte a sur. Si no le gusta la geografía, imagine su tienda favorita y dónde se encuentra cada departamento.

■ Intente recordar las letras de sus canciones favoritas o lo que sucede en un viejo cuento.

■ Intente la técnica de decir "¡*Alto!*" o "¡*Basta!*". Si se encuentra preocupado o atrapado en una interminable repetición de pensamientos negativos, póngase de pie de repente golpee la mesa o su muslo con su puño y grite "¡*Alto!*" o "¡*Basta!*". Con práctica no tendrá que dar un grito. Le ayudará simplemente susurrarlo o mover los labios como si lo estuviera diciendo. Algunas personas imaginan una gran señal roja de alto. Otros ponen una banda elástica en su muñeca y la jalan de manera que haga un chasquido que interrumpe sus pensamientos negativos. O simplemente pellízquese a si mismo. Haga lo que necesite hacer para desviar su atención hacia otra cosa.

■ Redirija su atención a una experiencia agradable:

  ◆ Mire la naturaleza.

  ◆ Intente identificar todos los sonidos que hay a su alrededor.

  ◆ Masajee sus manos

  ◆ Huela un olor, dulce o acre

Por supuesto, hay muchas variaciones a estos ejemplos, los cuales pueden reenfocar su atención lejos de su problema.

Hasta ahora, hemos hablado de las estrategias de reenfoque a corto plazo que suponen tan solo el uso de la mente como distracción, pero los proyectos a largo plazo también funcionan bien. En estos casos, la mente no se enfoca en algo interno sino en algo fuera de nosotros mismos, en algún tipo de actividad. Encuentre una actividad que le interese y le distraiga del dolor o de otros síntomas que pueda tener. Puede ser cualquier cosa, desde la jardinería, a la cocina, a la lectura o ir al cine, incluso hacer trabajo de voluntariado. Una de las características de las personas proactivas en el manejo personal que tienen éxito es que poseen una variedad de intereses y siempre parecen estar ocupadas.

Pensar positivamente

Todos nos hablamos a nosotros mismos continuamente. Por ejemplo, cuando nos despertamos a la mañana podemos pensar, "De verdad que no quiero levantarme. Estoy cansado y no quiero ir al trabajo hoy". O al final de una tarde agradable pensamos, "vaya, eso fue divertido. Debería hacerlo más a menudo". Lo que pensamos o nos decimos a nosotros mismos son nuestras "reflexiones". La manera en que nos hablamos a nosotros mismos está influenciada por lo que pensamos de nosotros mismos. Nuestra imagen de nosotros mismos puede ser positiva o negativa, y nuestras reflexiones son iguales. Las reflexiones pueden ser una herramienta importante del manejo personal cuando están basadas en pensamientos positivos o un arma que duele o nos vence cuando es habitualmente negativa.

Las declaraciones negativas suelen comenzar con algo así: "Simplemente no puedo…", "Si fuera capaz de…", "Si no fueran…", "No tengo la energía para…" Este tipo de pensamiento negativo representa las dudas y los temores que tiene acerca de usted mismo en general. Esto se traduce en dudas y temores acerca de sus habilidades para ser proactivos en el cuidado de su condición de dolor y en el manejo de sus síntomas.

Los pensamientos negativos no tienen lugar en el manejo del dolor. Dañan su autoestima, su actitud y su estado de ánimo. Empeora su dolor ya que abre la compuerta y hace que el resto de sus síntomas empeoren también. Lo que usted se diga a si mismo juega un papel importante en determinar el éxito o fracaso de convertirse en una persona proactiva en el manejo de su salud. Los pensamientos negativos limitan sus habilidades y sus acciones. Si usted se dice a si mismo continuamente "no soy muy inteligente" o "no puedo", probablemente no intentará aprender nuevas habilidades porque el cambio positivo no entra dentro de la manera en la que usted piensa acerca de si mismo. Esto le lleva a volverse prisionero de sus propias creencias negativas.

Afortunadamente, los pensamientos no son una cosa fija en nuestra composición biológica, y por lo tanto a menudo están bajo nuestro control. Usted puede aprender formas nuevas y más sanas de pensar en si mismo, de modo que sus pensamientos trabajen a su favor en vez de en su contra. Al cambiar las declaraciones negativas y derrotistas por otras más positivas y realistas, usted podrá manejar sus síntomas más eficazmente. Este cambio, como cualquier otro hábito, requiere práctica e incluye los siguientes pasos:

1. **Escuche con atención lo que usted dice o piensa acerca de si mismo.** Si nota que siente ansiedad, depresión o enojo, intente identificar algunos de los pensamientos que estaba teniendo justo antes de que estos sentimientos comenzaran. Luego escriba una lista de todas estas reflexiones negativas. Preste especial atención a las cosas que dice durante los momentos que son particularmente difíciles para usted. Por ejemplo, ¿qué es lo que se dice a si mismo cuando se despierta a la mañana con dolor, cuando está haciendo esos ejercicios que realmente no le gustan, o cuando se siente triste? Desafíe estos pensamientos negativos identificando lo que es realmente cierto y lo que no es cierto en esas declaraciones. Por ejemplo, ¿está usted exagerando la situación, generalizando, preocupándose demasiado o suponiendo lo peor? ¿Está pensando que las cosas son blancas o negras? ¿Podría haber gris? Quizás esté haciendo comparaciones injustas o poco realistas, asumiendo demasiada responsabilidad, tomando algo de forma demasiado personal o esperando la perfección. ¿Está usted haciendo conjeturas acerca de lo que otras personas piensan de usted? ¿Qué es lo que sabe con certeza? Cuando usted mira la evidencia de esta manera, será capaz de cambiar a mejor estos pensamientos y declaraciones negativos.

2. **Luego, trabaje en cambiar cada declaración negativa a una más positiva.** Por ejemplo, puede que usted vaya haciendo las siguientes declaraciones negativas:

   ■ "Mi dolor es terrible".

   ■ "Mi dolor nunca mejorará".

   ■ "Nada va a ser como antes".

   ■ "No puedo aguantarlo más".

   ■ "No sirvo para nada".

Pero estas declaraciones se pueden cambiar por mensajes positivos como:

- "Mi dolor es terrible hoy pero sé que solo es temporal".

- "Si me relajo y tomo un baño de agua caliente, puedo hacer que el dolor sea más tolerable. Simplemente tengo que tomar las cosas día a día".

- "Todo cambia: necesito encontrar nuevas formas de hacer las cosas de las que disfruto".

- "Voy a llamar a un amigo para ir a comer, y de este modo olvidarme del dolor".

- "Hay otras personas que me necesitan y dependen de mi; valgo la pena".

Note que estos comentarios no sugieren que todo está bien y que el dolor ha desaparecido. En vez de eso, expresan una perspectiva más realista y positiva que puede tener un efecto muy real en su experiencia con el dolor. Cuantos más pensamientos positivos, se producirán también más emociones positivas que cerrarán la compuerta del dolor.

3. **Escriba y practique estas declaraciones positivas, mentalmente o a otra persona.** Esta repetición consciente de los pensamientos positivos le ayudará a reemplazar las declaraciones negativas, viejas y habituales.

4. **Practique las nuevas declaraciones en situaciones reales.** Esta práctica, junto con tiempo y paciencia, pueden ayudar a que los nuevos patrones de pensamiento se vuelvan automáticos.

5. **Ensaye el éxito.** Cuando usted no esté contento con la manera en la que manejó una situación en particular, intente este ejercicio:

- Anote tres maneras en las que podría haber ido mejor.

- Anote tres maneras en las que podía haber ido peor.

- Si no puede pensar en alternativas a la forma en la que lo manejó, imagine qué hubiera hecho alguien a quien usted respete mucho.

- Piense en qué consejo le daría a alguien que se vaya a enfrentar a esa misma situación.

Recuerde que los errores no son fracasos; son buenas oportunidades para aprender. Los errores le dan la oportunidad de ensayar otras maneras de manejar las cosas. Esta es una buena forma de practicar para futuras crisis.

Al principio, puede resultarle difícil cambiar sus declaraciones negativas por otras positivas. Un atajo para hacer esto es interrumpir el pensamiento o usar una afirmación positiva. Para interrumpir el pensamiento negativo, piense o visualice cualquier cosa que sea significativa para usted – por ejemplo, un cachorro, un oso polar o un precioso amanecer. Cuando tenga un pensamiento negativo, cámbielo por este nuevo pensamiento o imagen. Sabemos que suena un poco tonto, pero inténtelo.

Una afirmación positiva es una frase positiva que se puede repetir una y otra vez cuando empiezan los pensamientos negativos. Por ejemplo, "Estoy mejorando cada día" o "Yo puedo hacer esto" o "Soy una buena persona". Use esta frase para reemplazar los pensamientos negativos.

Conseguir ayuda profesional

A veces las reflexiones negativas son tan automáticas e intrusivas que parece que no puede usted controlarlas incluso cuando está haciendo un gran esfuerzo. Cuando esto ocurra, puede que se sienta atascado, sin motivación o indefenso para poder cambiar estos pensamientos. SI usted nota que está constantemente enfocado en su dolor, se siente abrumado por los pensamientos negativos y por su dolor o tiene problemas constantemente para distraerse, busque la ayuda de un profesional como un psicólogo o un terapeuta. Conseguir ayuda para comprender y cambiar el patrón de pensamientos negativos puede ser un logro para usted y para su manejo del dolor. Las investigaciones han demostrado que la gente con dolor crónico que siempre anticipa lo peor está más discapacitada que aquellos que tienen una actitud más positiva. Así que trabajar en cambiar los pensamientos y las actitudes es muy importante. Así mismo, hable de sus preocupaciones con su proveedor de cuidados de salud. Sea sincero acerca de sus sentimientos. Puede que tenga una depresión subyacente que le está frenando de poder seguir adelante, y que además necesitará evaluación y tratamiento (véase el capítulo 4, página 62).

Imágenes

Usted puede pensar que "la imaginación" queda en la mente. Sin embargo, los pensamientos, palabras e imágenes que fluyen de su imaginación pueden tener un efecto muy real en su cuerpo. A menudo su cuerpo no puede distinguir si es que está usted imaginando algo o si está sucediendo de verdad. Quizás haya tenido un ritmo cardiaco acelerado, respiración rápida o tensión en los músculos del cuello mientras estaba viendo una película de suspense. Todas estas sensaciones las producían las imágenes y sonidos de la película. De la misma manera, durante un sueño, su cuerpo puede responder con temor, alegría, enojo o tristeza, todo ello provocado por su imaginación. Si usted cierra los ojos y se imagina vívidamente al lado de una piscina en calma o relajándose en la playa cálida, su cuerpo responde en cierto grado de la misma forma que si estuviera realmente allí.

Las imágenes guiadas y la visualización son técnicas que le permiten usar su imaginación para aliviar sus síntomas. Estas técnicas le ayudarán a enfocarse en imágenes y sugerencias curativas.

Imágenes guiadas

Esta herramienta es como un ensueño o fantasía guiada. Las imágenes guiadas le permiten desviar la atención, reenfocando su mente lejos del dolor y otros síntomas al transportarle a otro tiempo y lugar. Tiene el beneficio añadido de ayudarle a conseguir una relajación profunda al imaginarse a usted mismo en un ambiente tranquilo y placentero.

Con las imágenes guiadas el guión, como el de las página 99, le sugiere una imagen en particular en la que su mente se enfoca. A menudo se comienza con su sentido de la vista, enfocándose en algo visual. Añadir otros sentidos, como el olfato, el gusto y el oído, hace que las imágenes guiadas sean aún más vívidas y poderosas.

Algunas personas son muy visuales y pueden ver fácilmente las imágenes con el "ojo de su mente" (su imaginación). Pero si sus imágenes no son tan vivas como las escenas de una gran película, no se preocupe; es normal que la intensidad de las imágenes varíe. Lo importante es enfocarse en cuantos más detalles sea posible y fortalecer las imágenes usando todos sus sentidos. Añadir música real de fondo puede aumentar el impacto de las imágenes guiadas.

Con el uso de esta técnica usted siempre está en control. Es el director de la película y puede proyectar cualquier pensamiento o sentimiento que desee en su pantalla mental. Si no le gusta alguna imagen, pensamiento o sentimiento en particular, puede redirigir su mente a algo más cómodo. También puede utilizar otras imágenes para deshacerse de los pensamientos desagradables (por ejemplo, puede ponerlos en una balsa y ver cómo se alejan flotando, barrerlos a la basura con una escoba grande o borrarlos con una goma gigante), o puede abrir los ojos y dejar de hacer el ejercicio.

Los guiones para la relajación por imágenes guiadas que se presentan en las páginas 99 y 100 pueden ayudarle a tomar este paseo mental. Aquí tiene algunas sugerencias de cómo usar estos guiones:

- Lea el guión varias veces hasta que le sea bien conocido. Entonces siéntese o túmbese en un lugar silencioso e intente reconstruir la escena en su mente. El guión debe de tomar unos 15 a 20 minutos para completar.

- Haga que un miembro de su familia o un amigo le lea el guión, pausando unos 10 segundos cada vez que haya una serie de puntos (…).

- Haga una grabación del guión y escúchelo cuando sea conveniente.

- Use una cinta, CD o un archivo de audio digital que tenga un guión similar de imágenes guiadas (mire en la sección de "Otros recursos" al final de este capítulo).

Visualización

La visualización le permite crear sus propias imágenes, lo que es diferente de las imágenes guiadas en donde las imágenes se le sugieren. La visualización es otra manera de usar su imaginación y crear una imagen de si mismo de la manera en que quiera verse, haciendo las cosas que usted quiera hacer.

Todos usamos alguna forma de visualización todos los días: cuando soñamos, nos preocupamos, leemos un libro o escuchamos una historia. En todas estas actividades la mente crea imágenes para que nosotros las veamos y también usamos la visualización a propósito cuando hacemos los planes para el día, teniendo en cuenta los posibles resultados de una decisión que tomamos o cuando necesitamos ensayar para cualquier evento o actividad.

Una forma de usar la visualización para manejar los síntomas es recordar imágenes placenteras y agradables del pasado. Intente recordar cada detalle de esas fiestas familiares especiales o esa fiesta que le hizo tan feliz. ¿Quién estaba allí? ¿Qué pasó? ¿Qué hizo o de qué habló? O puede recordar unas vacaciones o cualquier otro evento memorable y agradable.

La visualización también se puede usar para planear los detalles de un evento futuro o para rellenar los detalles de una fantasía. Por ejemplo, ¿cómo gastaría un millón de dólares? ¿Cuál sería su cita romántica ideal? ¿Cómo sería su hogar o jardín ideal? ¿Dónde iría y qué haría en las vacaciones de sus sueños?

Otra forma de visualización implica el pensar en símbolos que representan la incomodidad o el dolor que usted siente. Por ejemplo, una articulación dolorosa puede estar representada por el color rojo, o un dolor de pecho o dificultad para respirar puede estar representado por una banda elástica alrededor del pecho. Después de formar estas imágenes, usted puede cambiarlas en su mente. El color rojo puede empezar a perder su intensidad hasta que desaparece, o la banda elástica puede empezar a darse de sí hasta que se caiga. Estas nuevas imágenes transforman la manera en la que usted piensa del dolor y la incomodidad.

La visualización ayuda a aumentar la confianza y sus habilidades y por lo tanto es una técnica útil para ayudarle a conseguir sus objetivos personales (véase el capítulo 2). Después de que usted escriba su plan de acción para la semana, tome unos cuantos minutos para imaginarse a usted mismo caminando, haciendo ejercicio o cocinando una comida sana. La visualización es una forma de ensayar los pasos que usted necesita tomar para conseguir estos objetivos con éxito.

Imágenes para diferentes condiciones

Usted tiene la habilidad de crear imágenes especiales para ayudarle a aliviar (aunque no curar)

los síntomas y enfermedades específicas. Use cualquier imagen que sea fuerte y viva para usted, lo que a menudo implica el uso de todos sus sentidos para crear esta imagen. Que sea una imagen que tenga significado para usted. No tiene que ser una imagen exacta para que funcione, simplemente use su imaginación y confíe en si mismo. Aquí tiene ejemplos de imágenes que la gente ha encontrado útiles para lidiar con varias situaciones:

Para la tensión y el estrés

Una cuerda tiesa y retorcida que se desenrosca lentamente.

La cera dura mientras se ablanda y se derrite.

La tensión sale de su cuerpo como un remolino y se va por el desagüe.

Para el dolor

Usted toma el control remoto de la televisión y poco a poco baja el volumen del dolor hasta que casi no se pueda oír; luego desaparece por completo.

Un río frío y tranquilo fluye por todo su cuerpo arrastrando el dolor fuera del mismo.

Una luz blanca y brillante encuentra las zonas de dolor y tensión en su cuerpo y las disuelve. A medida que la luz se va de su cuerpo, usted siente calor y relajación por su brillo.

Todo su dolor se coloca en una gran caja de metal fuerte y se cierra y sella firmemente, con un enorme candado. Se coloca la caja en la cubierta de un barco que se va a alta mar.

Para la depresión

Sus problemas y sentimientos de tristeza se atan a grandes globos de colores vivos, llenos de helio, que se van volando por el cielo azul claro.

Un sol fuerte y cálido irrumpe entre las nubes oscuras.

Usted tiene una sensación de alejamiento y ligereza que le permite flotar fácilmente por su día.

Para curar cortes y lesiones

El yeso cubre una grieta en la pared.

Las células y fibras se pegan con pegamento muy fuerte.

Se atan los cordones de un zapato de forma muy apretada.

Las piezas del rompecabezas se van uniendo.

Para las arterias y las enfermedades del corazón

Un camión de fontanería, o plomería, en miniatura recorre rápidamente las arterias y limpia las tuberías obstruidas.

El agua fluye libremente a través de un río ancho y abierto.

El equipo de un barco de remo pequeño rema con facilidad y eficiencia, haciendo que el delgado barco surque suavemente por la superficie del agua tranquila.

Para un sistema inmune debilitado

Los glóbulos blancos adormecidos y lentos, se despiertan, se ponen la armadura protectora y entran en combate contra el virus.

Los glóbulos blancos se multiplican rápidamente, como millones de semillas que brotan de una vaina madura.

Para un sistema inmune hiperactivo (artritis, soriasis, etc.)

Las células inmunes que están excesivamente alertas en la estación de bomberos se relajan porque se sienten seguras de que los alérgenos han provocado una falsa alarma, y vuelven a jugar al póker.

La guerra civil ha terminado y las partes enfrentadas se comprometen a no atacar a sus compañeros ciudadanos.

Use cualquiera de estas imágenes, o cree las suyas propias. Recuerde, las mejores son las que son vivas y tengan significado para usted. Use el poder de su imaginación personal para su salud y para curarse.

La oración y la espiritualidad

En la literatura médica existe mucha evidencia firme sobre la relación entre la espiritualidad y la salud. Según la Academia Americana de Médicos de Familia*, la espiritualidad es la forma en la que podemos encontrar significado, esperanza, consuelo y paz interior en nuestras vidas. Muchas personas encuentran espiritualidad a través de la religión. Algunas la encuentran a través de la música, el arte o la conexión con la naturaleza. Otros la encuentran en sus valores y principios.

Muchas personas son religiosas y les gusta compartir su religión con los demás. Otros no practican una religión en concreto pero sí que tienen creencias espirituales. Nuestra religión y creencias pueden dar un sentido de significado y propósito a nuestras vidas. Nos ayudan a poner las cosas en perspectiva, establecer prioridades y encontrar consuelo en los momentos difíciles. Las creencias fuertes nos pueden ayudar con la aceptación y nos ayudan a hacer los cambios difíciles. Ser parte de una comunidad espiritual o religiosa

---

*Adaptado de la Academia Americana de Médicos de Familia:

http://ww.aafp.org/afp/2001/0101/p89html

Guión de imágenes guiadas: un paseo por el campo

Se está usted dando un poco de tiempo para silenciar su mente y su cuerpo. Permítase instalarse cómodamente, dondequiera que esté ahora mismo. Si lo desea, puede cerrar los ojos. Inhale profundamente, a través de la nariz, expandiendo su abdomen y llenando sus pulmones; y frunciendo los labios, exhale por la boca muy despacio y por completo, dejando que su cuerpo se hunda de forma pesada en la superficie debajo de usted…

Una vez más, inhale por la nariz y hasta que el aire llegue a su abdomen, y luego exhale despacio por los labio fruncidos, dejando que se vaya la tensión, dejando que se vaya cualquier cosa que tenga en su mente en este momento y simplemente permitiéndose estar presente en el momento…

Imagínese a usted mismo paseando por un camino de campo tranquilo. El sol le calienta la espalda con delicadeza… los pájaros cantan… el aire está calmado y perfumado…

Sin necesidad de darse prisa, usted nota que la forma en que está caminando es relajada y fácil. A medida que sigue caminando de esta forma, dándose cuenta de sus alrededores, se topa con una verja vieja. Tiene una pinta apetecible y usted decide seguir por el camino que atraviesa la verja. La verja chirría cuando la abre y entra.

Se encuentra en un jardín viejo, frondoso y descuidado con flores creciendo donde se ha plantado sola la semilla, las vides trepando encima de árboles caídos, hierbas verdes, salvajes y suaves, árboles que dan sombra.

Note como usted respira profundo… oliendo las flores… escuchando los pájaros y los insectos… sintiendo la suave brisa fresca sobre su piel. Todos sus sentidos están alerta y responden con placer a este lugar y momento tranquilo…

Cuando esté listo para seguir, sin prisa siga el camino detrás del jardín y al final llega a una zona más boscosa. A medida que entra en esta zona, sus ojos encuentran descanso en los árboles y las plantas. La luz del sol se filtra entre las hojas. El aire se siente suave y un poco más fresco… Saborea la fragancia de los árboles y de la tierra… y gradualmente comienza a darse cuenta del sonido de un río cercano. Tomando una pausa, se permite a sí mismo asimilar las vistas y los sonidos, y cómo de refrescado se siente…

Sigue usted por el camino durante un rato y llega a un río. Está claro y limpio y fluye por encima de las rocas y algunos troncos caídos. Usted sigue el camino al lado del arroyo y después de un rato sale a un claro lleno de sol, donde descubre una pequeña cascada que se vacía a un tranquilo estanque de agua.

Usted encuentra un lugar cómodo para sentarse un rato, un nicho perfecto donde se puede sentir completamente relajado.

Usted se siente bien permitiéndose disfrutar del calor y la soledad en este lugar tan apacible…

Después de un rato, se da cuenta de que es hora de regresar. Se levanta y camina de vuelta por el camino de forma relajada y cómoda, atravesando el bosque fresco y fragante, saliendo de nuevo al jardín lleno de sol y frondoso… olfatea por última vez las flores, y sale por la verja que chirría.

Sale de este lugar de retiro de momento y vuelve al camino. Nota que se siente calmado y descansado. Se siente agradecido y recuerda que puede visitar este lugar especial siempre que quiera tomar un poco de tiempo para refrescarse y renovar su energía.

Y ahora, mientras se prepara para cerrar este periodo de relajación, puede que quiera tomar un momento e imaginar que se lleva esta experiencia de calma y frescor con usted en las actividades diarias de su vida… Y cuando esté listo, respire profundamente y abra los ojos.

Guión de imágenes guiadas: un paseo por la playa

Empiece por ponerse en una postura cómoda, bien sea sentado o tumbado. Afloje la ropa apretada para permitir estar tan cómodo como sea posible. No cruce las piernas y permita que sus manos descansen a sus lados o encima de su regazo. Si está incluso un poquito incómodo muévase a una posición más cómoda.

Cuando esté listo, puede permitir que sus ojos se cierren gradualmente y preste atención a su respiración. Permita que su abdomen se expanda mientras inhala, trayendo aire fresco para nutrir su cuerpo. Y luego exhale. Note el ritmo de su respiración: dentro… y fuera… sin intentar controlarlo de ninguna manera. Sencillamente atienda al ritmo natural de su respiración…

Y ahora use su imaginación e imagine que está de pie en una playa preciosa. El cielo es azul brillante, y mientras que unas nubes esponjosas y blancas flotan, se empapa de los preciosos colores… La temperatura no es demasiado calurosa ni demasiado fría. El sol brilla, y usted cierra los ojos, permitiendo que el calor del sol le inunde… Nota como una ligera brisa le acaricia la cara, el complemento perfecto para la luz del sol.

Entonces se da usted la vuelta y comienza a mirar la inmensidad del océano… Se da cuenta del sonido de las olas en la orilla… Nota la firmeza de la arena mojada debajo de sus pies… quizás decida quitarse los zapatos, puede disfrutar de la sensación de estar sobre la arena fresca y mojada … quizás permita que el oleaje acaricie sus pies, o quizás se pare justo para que no le alcance…

En la distancia oye unas gaviotas llamándose entre ellas y al mirar ve como vuelan por el aire con elegancia. Y mientras que está ahí parado, se da cuenta lo fácil que es estar ahí, quizás sintiendo el relajo, la comodidad o la paz , cualquiera de las sensaciones que encuentre ahí…

Ahora camine por la orilla. Dé la vuelta y comience a pasear informalmente a lo largo de la playa, disfrutando de los sonidos de las olas, el calor del sol, y el suave masaje de la brisa. A medida que se mueve, lentamente, su paso se vuelve más ligero, más fácil… usted nota la fragancia del océano… pausa para sentir la frescura del aire… Y luego continúa caminando, disfrutando de la paz del lugar.

Después de un tiempo, decide descansar un rato, y encuentra un lugar cómodo para sentarse o tumbarse… y simplemente permitirse tomar el tiempo que quiera para disfrutar de este lugar especial…

Y ahora, cuando se sienta listo para volver, se levanta y comienza a caminar de nuevo en la playa, de una forma cómoda y pausada, llevándose con usted todas las sensaciones de relajo, comodidad, paz y alegría: las que sea que encuentre… Notando cómo de fácil es estar aquí. Volviendo hasta que llegue al lugar donde comenzó a caminar…

Y ahora toma una pausa para dar un último vistazo a todo lo que hay a su alrededor. Disfrutando de los vivos colores del cielo y del mar… El suave sonido de las olas que rompen en la orilla. El calor del sol, el frescor de la brisa…

Y mientras que se prepara para dejar este lugar especial, llevándose cualquier sensación de alegría, relajación, comodidad, paz, lo que sea que haya allí. Sabiendo que puede usted volver en cualquier momento apropiado que usted elija.

Y ahora vuelva su conciencia de nuevo a esta habitación, enfóquese en su respiración… dentro y fuera… Tome aliento unas cuantas veces más… y cuando esté listo, abra los ojos.

▶ Para comprar el CD *Relajación para la mente y el cuerpo*, visite la página de internet www.bullpub.com/catalog/relajacion-para-la-mente-y-el-cuerpo

ofrece una fuente de soporte cuando lo necesitamos y la oportunidad de ayudar a los demás.

Los estudios recientes han demostrado que la gente que pertenece a una comunidad espiritual o religiosa, o la que participa regularmente en actividades religiosas como las oraciones o el estudio de religión, tiene una mejor salud. Hay muchos tipos de oraciones, y todas pueden contribuir a una mejor salud. Una forma de oración es pedir ayuda, dirección o perdón. Otra es ofrecer palabras de agradecimiento, alabanza y bendición. Además, muchas religiones tienen una tradición de hacer contemplación o meditación. Los rezos u oraciones y la meditación son probablemente las herramientas de manejo personal más antiguas que existen. Le animamos a explorar sus propias creencias sobre lo que piensa que da sentido a la vida y le da a usted esperanza. Si es usted religioso, intente rezar regularmente. Si no es religioso, considere adoptar algún tipo de forma de reflexión o práctica de meditación.

Así mismo, si es usted religioso, considere decírselo a su médico o equipo de cuidados de salud. Aunque ellos no le preguntarán al respecto, les ayudará el saberlo para comprender la importancia de sus creencias a la hora del manejo de su salud y de su vida. La mayoría de los hospitales tiene capellanes o consejeros pastorales. Incluso si usted no está en el hospital, estos líderes espirituales probablemente le ayudarán si se lo pide. Elija a alguien con quien usted se sienta cómodo. Sus consejos y asistencia pueden complementar su cuidado médico y psicológico.

Más formas de usar su mente para manejar los síntomas

Considere el usar estas otras técnicas valiosas para despejar la mente, calmar su sistema nervioso, cambiar de forma positiva su estado emocional y reducir su tensión y su estrés.

Conciencia plena (o atención plena)

La conciencia o atención plena consiste en mantener su atención en el momento presente, sin juzgarlo como un momento feliz o triste, bueno o malo. Nos anima a vivir cada momento, incluso los dolorosos, tan plena y conscientemente como sea posible. La atención plena es más que una técnica de relajación; es una actitud ante la vida. Es una forma de observar con calma y conciencia, y aceptar lo que está sucediendo, momento a momento.

Esto puede parecer bastante simple, pero en realidad no lo es. Nuestra mente inquieta y nuestra tendencia a juzgar hacen que sea sorprendentemente difícil. Al igual que un mono inquieto que salta de rama en rama, nuestras mentes también saltan de un pensamiento a otro.

Para practicar la atención plena, la mente se enfoca en el momento presente. El "objetivo" de la atención plena es simplemente observar, sin ninguna intención de cambiar o mejorar nada. Pero con la práctica la gente cambia positivamente. Observar y aceptar la vida tal como es, con todos sus placeres, dolores, frustraciones, decepciones e inseguridades, a menudo le permite estar más tranquilo, más seguro, y tener más capacidad para enfrentarse a lo que venga.

Para desarrollar su capacidad de practicar la atención plena, siga las siguientes instrucciones:

- Siéntese cómodamente en el piso o en una silla con la espalda, cuello y cabeza rectos pero no rígidos.

- Concéntrese en una sola cosa, como en su respiración. Enfoque su atención en la sensación del aire que entra y sale lentamente de la nariz con cada respiración. No trate de controlar la respiración acelerándola o retardándola. Solo observe cómo es.

- Incluso cuando usted resuelva mantener su atención en su respiración, su mente pronto se desviará. Cuando esto ocurra, observe donde ha ido su mente: tal vez a un recuerdo, a una preocupación sobre el futuro, un dolor corporal o una sensación de impaciencia. Luego vuelva a poner su atención lentamente en la respiración.

- Use la respiración como un ancla. Cada vez que surja un pensamiento o sentimiento, reconózcalo por un momento. No lo analice ni lo juzgue. Sólo obsérvelo y vuelva a poner su atención en la respiración.

- Deje ir cualquier pensamiento sobre la obligación de ir a alguna parte o que algo especial tiene que suceder. Solo siga conectando momentos de atención plena, respiración a respiración.

- Al principio, practique esto durante cinco minutos, o incluso un minuto cada vez. Eventualmente, puede usted querer aumentarlo gradualmente a 10, 20 o 30 minutos.

Debido a que la práctica de la atención plena es simplemente la práctica de la conciencia de cada momento, se puede aplicar a cualquier actividad: comer, bañarse, trabajar, hablar, hacer recados o jugar con sus hijos. La atención o conciencia plena no requiere tiempo extra. Las investigaciones científicas nuevas han demostrado que la práctica de la atención plena está unida a los cambios positivos en las zonas del cerebro asociadas con la memoria, con el aprendizaje y con la emoción. Muchas investigaciones han demostrado los beneficios de la práctica de la atención plena para reducir el estrés, aliviar el dolor, mejorar la concentración y aliviar una variedad de otros síntomas.

Reflejo tranquilizante

La técnica del reflejo tranquilizante la desarrolló un médico llamado Charles Stroebel. Le ayudará a hacer frente al estrés a corto plazo como las ganas de comer o fumar, el sucumbir a la ira cuando maneje o reaccionar a otras molestias. Esta técnica activa el llamado sistema nervioso simpático y así alivia la tensión muscular, la tensión de la mandíbula y la tendencia a contener la respiración. Se debe de practicar con frecuencia durante el día, cada vez que comience a sentirse estresado. Puede realizarse con los ojos abiertos o cerrados.

Para comenzar a hacer el ejercicio de reflejo tranquilizante, siga los siguientes pasos:

1. Sea consciente de lo que le está molestando: el teléfono sonando, un comentario despectivo, el deseo de fumar, un pensamiento preocupante, o lo que sea.

2. Repítase a sí mismo la frase "mente alerta, cuerpo tranquilo".

3. Sonría para sus adentros con sus ojos y su boca. Esto evita que los músculos faciales hagan una expresión de miedo o enojo.

La sonrisa interior es un sentimiento que experimentamos pero no lo ve nadie.

4. Inhale lentamente contando hasta tres, imaginando que el aliento entra por las plantas de sus pies. Luego exhale lentamente. Sienta cómo su respiración se mueve hacia abajo hasta llegar a sus piernas y sale por las plantas de sus pies. Deje que su mandíbula, lengua y músculos de los hombros se relajen.

Practicando este ejercicio de reflejo tranquilizante durante varios meses se convertirá en una habilidad automática.

Terapia de la naturaleza

Muchos de nosotros sufrimos de lo que se ha venido a llamar "trastorno del déficit de la naturaleza" (o falta de exposición a la naturaleza), pero se puede curar muy fácilmente con una dosis regular de visitas a lugares naturales. Durante miles de años, se ha recomendado para los procesos de curación la exposición a los ambientes naturales. Tomar un descanso de la iluminación artificial, el tiempo excesivo frente a las pantallas de las computadoras o televisiones y los ambientes interiores, puede ser restaurativo y relajante. Un breve paseo por el parque o una visita más larga a un ambiente hermoso al aire libre puede restaurar la mente y el cuerpo. Cuando haga mal tiempo, visite un jardín botánico para inhalar las fragancias de las flores y ver los colores y la hermosura. O intente traer la naturaleza dentro por medio de plantas, mascotas y fotografías. Incluso unos pocos minutos de jugar con una mascota o acariciarla puede bajar la presión sanguínea y calmar una mente inquieta.

Tiempo para preocuparse

Los pensamientos preocupantes y negativos pueden fomentar la ansiedad. Pero no podemos ignorar los pensamientos negativos para siempre. Cuando ignoramos nuestros problemas, solo tienden a meterse de nuevo en nuestra conciencia. Usted encontrará que es más fácil dejar de lado estas preocupaciones si toma tiempo para solucionarlas.

Le sugerimos que dedique de 20 a 30 minutos al día de su tiempo como "tiempo para preocuparse". Cada vez que surja una preocupación anótela y dígase que va a lidiar con ella durante su tiempo para preocuparse. Anote las pequeñas cosas (¿llevó Lucía su almuerzo a la escuela?), o las preocupaciones medianas (¿qué haré si mi dolor empeora y no puedo ir a la fiesta de cumpleaños de mi nieta?), y las más grandes (¿serán capaces nuestros hijos de encontrar trabajos después de terminar la universidad?).

A veces puede aliviar el estrés y romper el ciclo de pensamientos negativos cambiando su perspectiva. Si encuentra que está molesto, pregúntese: "¿cómo de importante será esto dentro de una hora, un día, un mes o un año?" Poner esto en contexto puede ayudarle a diferenciar entre las cosas que son realmente importantes y necesitan acción, y las que más bien son pequeñas molestias que toman su atención.

Durante el tiempo programado para preocuparse, piense únicamente en sus preocupaciones, proponga ideas y escriba las posibles soluciones. Para cada una de sus preocupaciones, hágase las siguientes preguntas:

■ ¿Cuál es el problema?

■ ¿Cómo de probable es que el problema ocurra?

- ¿Qué es lo peor que podría pasar?

- ¿Qué es lo mejor que podría pasar?

- ¿Cómo voy a lidiar con el problema si es que ocurre?

- ¿Cuáles son las posibles soluciones?

- ¿Cuál es mi plan de acción?

Sea específico. Por ejemplo, en vez de preocuparse por lo que podría suceder si usted perdiera su trabajo, pregúntese cómo de probable es que pierda su trabajo. Y si de hecho lo pierde, proponga ideas acerca de lo que hará, con quién y en cuánto tiempo. Escriba un plan para buscar empleo.

Si va a hacer un viaje en barco y siente ansiedad por marearse y no poder llegar al baño a tiempo, imagínese cómo manejaría la situación. Pregúntese a sí mismo si algo de esto es realmente insoportable. Dígase que puede que se sienta incómodo o avergonzado, pero sobrevivirá. Investigue maneras de mitigar o evitar el mareo.

Recuerde, si surge una nueva preocupación después de pasar su "tiempo para preocuparse", simplemente anótela para su siguiente sesión. Luego distráigase enfocándose atentamente en lo que está haciendo.

Programar un tiempo en particular para preocuparse puede disminuir al menos por un tercio la cantidad de tiempo que usted pasa preocupándose. Si usted revisa su lista de preocupaciones más tarde, se dará cuenta que la gran mayoría nunca se materializó, o que no eran tan malas como había pensado.

Practicar la gratitud

Una de las maneras más efectivas de mejorar su estado de ánimo y felicidad en general es enfocar su atención en lo que va bien en su vida. ¿De qué está agradecido? Los psicólogos han hecho investigaciones que han demostrado que la gente aumenta su felicidad practicando ejercicios de gratitud. Le animamos a que pruebe estos tres:

- **Escriba una carta de agradecimiento** y entréguesela a alguien que haya sido especialmente amable con usted, pero a quien nunca le había dado las gracias adecuadamente. Quizás sea un profesor, un mentor, un amigo o un miembro de su familia. En la carta, exprese su agradecimiento por la amabilidad de la persona. Esta carta tendrá más impacto si usted incluye algunos ejemplos específicos de lo que el destinatario hizo por usted. Describa cómo le hicieron sentir sus acciones. Lo ideal es leerle la carta en voz alta y en persona. Sea consciente de cómo se siente y observe la reacción de la otra persona.

- **Reconozca por lo menos tres cosas buenas todos los días.** Cada noche antes de meterse en la cama, escriba por lo menos tres cosas que hayan salido bien durante el día. Ningún evento o sentimiento es demasiado pequeño como para no poder tenerlo en cuenta. Al poner su gratitud en palabras, usted aumenta la apreciación y la memoria de sus bendiciones. El saber que tendrá que escribir cada noche cambia sus filtros mentales durante el día. Tenderá a buscar y darse cuenta de las cosas buenas que le suceden.

Si hacer esto todos los días le resulta demasiado, o empieza a parecerle una rutina, lo puede hacer una vez por semana.

■ **Haga una lista de las cosas que da por hecho (o subestima).** Por ejemplo, si su dolor crónico ha afectado sus rodillas, todavía puede dar las gracias de que no haya afectado a sus codos o manos. Quizás puede celebrar un día en que no tenga dolor de cabeza o de espalda. Contar las bendiciones puede traerle un mejor estado de ánimo y más felicidad.

Compile una lista de sus puntos fuertes

Haga un inventario personal de sus talentos, habilidades, logros y cualidades positivas, tanto pequeños como grandes. Celebre sus logros. Cuando algo vaya mal, consulte su lista de cosas positivas y ponga el problema en perspectiva. Así se convertirá en una sola experiencia específica y no algo que define toda su vida.

Poner en práctica la bondad

Este mundo está plagado de violencia y sufrimiento. Cuando sucede algo malo, es noticia de primera página. Como antídoto a esta miseria, desesperación y cinismo, practique usted actos de bondad. Busque oportunidades para dar sin esperar nada a cambio. Aquí tiene algunos ejemplos de actos de bondad:

■ Mantenga la puerta abierta para la persona que venga detrás de usted.

■ Dé un pequeño regalo inesperado a alguien de entradas para el cine o el teatro.

■ Mande un regalo anónimo a un amigo que necesite animarse.

■ Ayude a alguien que lleve una carga pesada.

■ Cuente historias positivas sobre la ayuda y amabilidad que usted conozca.

■ Cultive una actitud de agradecimiento por la amabilidad que ha recibido.

■ Plante un árbol.

■ Sonría y deje que la gente se ponga delante de usted en la fila o cuando maneja en la autopista.

■ Recoja la basura.

■ Dele a otro conductor su espacio de estacionamiento.

Sea creativo. La bondad es contagiosa y tiene reacción en cadena. En un estudio, la gente que recibió un obsequio inesperado (galletas) luego fueron más propensas a ayudar a los demás.

Escribir para eliminar el estrés

Es un duro trabajo el mantener ocultos nuestros sentimientos negativos más profundos. Con el tiempo, el estrés acumulado mina las defensas de nuestro cuerpo y debilita nuestra inmunidad. Confiar nuestros sentimientos a los demás, o escribirlos, nos ayuda a ponerlos en palabras y solucionarlos. Las palabras nos ayudan a absorber y entender un evento traumático y, con tiempo, dejarlo atrás. Compartir nuestros sentimientos nos da una sensación de liberación y control.

El psicólogo Jamie Pennebaker, en su libro *"Opening Up"*, describió una serie de estudios sobre los efectos curativos de confiar en alguien o escribirlo. A un grupo de personas se le pidió que expresaran sus más profundos pensamientos y sentimientos acerca de algo malo que les hubiera ocurrido. Otro grupo escribió acerca de los asuntos ordinarios como sus planes para ese día. Los dos grupos escribieron durante 15 a 20 minutos al día durante tres a cinco días consecutivos. Nadie leyó lo que el otro grupo había escrito.

Los resultados fueron sorprendentemente poderosos. En comparación con las personas que escribieron acerca de asuntos ordinarios, los que escribieron sobre sus malas experiencias declararon tener menos síntomas, menos visitas al médico, se tomaron menos días libres del trabajo por asuntos personales, su humor mejoró y tenían una actitud más positiva. Su función inmune había mejorado durante al menos seis semanas después del ejercicio de escritura. Esto fue especialmente notorio para aquellos expresaron sentimientos dolorosos no divulgados previamente.

Intente de escribir cuando algo le molesta. Puede ser cuando empieza a pensar (o a soñar) demasiado acerca de una experiencia, cuando evita pensar en algo porque es demasiado molesto, o cuando hay algo que le gustaría decir a los demás pero no se lo dice por miedo de avergonzarse o de castigo.

Las siguientes son unas pautas que le pueden ayudar a escribir como forma de ayudarle a hacer frente a las experiencias negativas:

- Establezca un horario específico para escribir. Por ejemplo, puede escribir durante 15 minutos al día durante cuatro días consecutivos, o un día a la semana durante cuatro semanas.

- Escriba en un lugar donde no le vayan a interrumpir o distraer.

- No planee compartir lo que escriba, ya que puede detener su expresión de honestidad. Guarde lo que escriba o destrúyalo, lo que usted prefiera.

- Explore sus pensamientos y sentimientos más profundos y analice por qué se siente así. Escriba acerca de sus sentimientos negativos, tales como la tristeza, dolor, odio, ira, miedo, culpa o resentimiento.

- Escriba continuamente. No se preocupe sobre la gramática, la ortografía o de si tiene sentido o no. Si la claridad y la coherencia llegan a medida que escribe, mejor. Si se queda sin cosas que decir solo tiene que repetir de forma diferente lo que ya ha escrito.

- Siga adelante incluso si usted piensa al principio que es extraño escribir . Se vuelve más fácil. Si simplemente no puede escribir, intente hablarle a una grabadora durante 15 minutos acerca de sus pensamientos y sentimientos más profundos.

- No espere sentirse mejor de inmediato. Es normal sentirse triste o deprimido cuando sus sentimientos más profundos comienzan a aflorar. Esto generalmente desaparece en una o dos horas, o uno a cinco días. La gran mayoría de las personas declaran una sensación de alivio, felicidad y satisfacción poco después de escribir durante varios días consecutivos.

- Escribir puede ayudarle a aclarar las acciones que debe tomar. Pero no use la escritura como un substituto a tomar acción o como forma de evitar las cosas.

Una vez establecidas, la relajación, las imágenes guiadas y los pensamientos positivos pueden ser algunas de las herramientas más poderosas que usted puede añadir a su caja de herramientas del manejo personal. Le ayudarán a manejar el dolor y otros síntomas así como a dominar otras habilidades de las que hablamos en este libro.

Así como con el ejercicio y otras habilidades adquiridas, usar su mente para manejar su salud requiere tanto práctica como tiempo antes de que pueda ver los beneficios. Si siente que no está logrando nada, no se dé por vencido. Sea paciente y siga intentándolo. Sin embargo si los síntomas empeoran, no deje de ir a ver al proveedor de cuidados de salud. Asegúrese de contarle sobre las técnicas que está probando. Dele todos los detalles sobre lo que usted hace para manejar su condición de dolor y su salud. Esto ayudará a garantizar unos cuidados seguros y coordinados.

Algunos recursos que se pueden explorar

Allen, Marc. *Cómo callar su mente: ¡Relájese y silencie la voz de su mente hoy!* [audio libro]: Empowerment Nation, 2013.

Asociación Americana de Psicología (*American Psychological Association*): http://www.apa.org /centrodeapoyo/index.aspx?_ga=1.192619951.424781981.1455839152

Cannonball Sound. *El poder de las afirmaciones* [audio libro]: Cannonball Sound, 2013.

Carnegie, Dale. *Cómo suprimir las preocupaciones y disfrutar de la vida* [audio libro]: Booka, 2015.

Centro Nacional de Medicina Complementaria y Alternativa (*National Center of Complementary and Alternative Medicine*): http://nccam.nih.gov/health/espanol

Howell, Kelly. *El secreto meditación de la mente universal* [audio CD], Ashland, OR: Brain Sync Corp., 2006

Instituto Nacional de Salud Mental (*National Institute of Mental Health – NIMH*). Para información sobre salud mental y publicaciones en español: http://www.nimh.nih.gov o llame al 1-866-615-6464

La relajación muscular progresiva y Un jardín de flores [audio CD], Boulder, Colo.: Bull, 2012.

Relajación para la mente y el cuerpo [audio CD], Boulder, Colo.: Bull, 2016.

Meditación para la relajación: Tres meditaciones guiadas para relajar el cuerpo y la mente [audio CD], Tharpa Publications, 2009.

Naparstek, Belleruth. *Bienestar global* [audio CD]: Health Journeys, 1991.

Passariello, Vicente. *Afirmaciones para tu poder interior: Programa de meditación* [audio CD]: Fonolibros, Inc., 2010.

Pitteloud, Fabianna. *Meditación guiada* [audio CD]: Buenos Aires, Arg.: RGS Music, 2006.

Salud Mental de América (*Mental Health America*): http://mentalhealthamerica.net/go/en-es-panol

WebMD: http://www.webmd.com/news/spanish/default.htm

Sugerencias de lecturas complementarias

Para aprender más sobre los temas de los que hablamos en este capítulo, sugerimos que explore los siguientes recursos:

Ben-Shahar, Tal. *Ganar felicidad: Descubre los secretos de la alegría cotidiana y la satisfacción duradera.* Integral Publishers, 2008

Ben-Shahar, Tal. *La búsqueda de la felicidad*, 3ra edición. Alienta Editorial, 2014.

Boroson, Martin. *Respira.* Ediciones Urano, 2008.

Borysenko, Joan. *Paz interior para gente ocupada: Estrategias sencillas para transformar la vida.* Ediciones Urano, 2003.

Burns, David D. *Sentirse bien: Una nueva terapia contra las depresiones.* Paidós Ibérica S.A., Ediciones, 2010.

Burns, David D. *El manual de ejercicios de sentirse bien.* Paidós Ibérica S.A., Ediciones, 2012.

Cervantes, María A. *La última guía sobre el tratamiento para la depresión.* Edición Kindle, 2014.

Chapman, Gary. *El enojo: Cómo manejar una emoción poderosa de una manera saludable.* Editorial Portavoz, 2013.

Cousins, Norman. *Anatomía de enfermedad o la voluntad de vivir.* Editorial Kairós, 2005.

Dossey, Larry. *La oración es buena medicina: Cómo cosechar los beneficios curativos de la oración.* Harper Collins Español, 2015.

Emmons, Robert A. *¡Gracias! De cómo la gratitud puede hacerte feliz*, 3ra edición. Ediciones B, 2008.

Funk, Mary Margaret. *El corazón en paz: La sabiduría de los padres del desierto.* New York: Continuum, 2001.

Greenberger, Dennis, y Christine A. Padesky. *El control de tu estado de ánimo: manual de tratamiento de terapia cognitiva para usuarios.* Paidós Ibérica S.A., Ediciones, 2012.

Kabat-Zinn, Jon. *Mindfullness para principiantes.* Editorial Kairos, 2013.

Kabat-Zinn, Jon. *La práctica de la atencion plena.* Editorial Kairos, 2013.

Kabat-Zinn, Jon. *El poder de la atención: 100 lecciones sobre mindfulness: Extractos de vivir con plenitud las crisis.* Editorial Kairos, 2011.

Kabat-Zinn, Jon. *Vivir con plenitud las crisis: Cómo utilizar la sabiduría del cuerpo y de la mente para afrontar el estrés, el dolor, y la enfermedad.* Editorial Kairos, 2005.

Keating, Thomas. *Mente abierta, corazón abierto: La dimensión contemplativa del Evangelio.* Editorial Bonum, 2009.

Lyubomirsky, Sonja. *Ciencia de la felicidad*, 3ra edición. Ediciones Urano, 2008.

Meditación para lograr una mente clara: Una fuente diferente de felicidad. Tharpa Publications, 2010.

Peale, Norman. *El principio positivo*, 3ra edición. Ediciones Obelisco, 2007.

Pennebaker, James W. *El arte de confiar en los demás.* Alianza Editorial, 1994.

Schwartzmen, Arie. *Manejo productivo del estrés: 27 estrategias prácticas para el éxito personal y salud emocional.* Edición Kindle y Kindle eBook, 2015

Seligman, Martin. *La auténtica felicidad.* Zeta, 2011.

Seligman, Martin. *Florecer: La nueva psicología positiva y la búsqueda de bienestar.* Editorial Oceano de México, 2015.

Sobel, David, y Robert Ornstein. *Manual de la salud del cuerpo y la mente.* Editorial Kairos, 2000.

Vázquez, Carmelo, y Gonzalo Herva (eds.). *La ciencia del bienestar: Fundamentos de una psicología positiva.* Alianza Editorial, 2009.

Wiseman, Richard. *59 Segundos: Piensa un poco para cambiar mucho.* RBA Libro, S. A., 2015.

CAPÍTULO 6

Marcar o moderar el ritmo: equilibrar la actividad y el descanso

PUEDE SER MUY DIFÍCIL ENCONTRAR EL EQUILIBRIO EXACTO entre la actividad y el descanso cuando tiene dolor crónico. En parte es porque parece que deberíamos parar de hacer una actividad si nos duele. Eso es lo que hacemos con el dolor agudo porque debido a nuestra larga experiencia sabemos que el dolor agudo es la forma de la naturaleza de decirnos que prestemos atención, que descansemos y que nos curemos. Debido a que hemos respondido al dolor de esta manera durante toda nuestra vida, es difícil salir de la mentalidad de "dolor = parar la actividad".

Pero, como explicamos en el capítulo 1, el dolor crónico es diferente del dolor agudo. Si usted tiene un tipo de condición de dolor crónico idiopático (es decir, dolor que tenía que haber desaparecido pero no lo hizo), los tejidos dañados se han curado después de tres a seis meses. El ser activo no va a impactar el proceso de curación porque éste ya ha ocurrido.

Si usted tiene una enfermedad progresiva bien comprendida como la artritis, parar de hacer actividades solo hará que su condición empeore. Con el dolor crónico, usted tiene que pensar de forma diferente acerca de la actividad. Ser activo puede ayudarle a ser más saludable y vivir una vida más plena. Y eso es muy importante. A pesar del dolor crónico, usted todavía quiere disfrutar de y estar involucrado en la vida, y hacer las cosas que son importantes para usted.

Patrones de actividades

La gente con dolor crónico a menudo exhibe uno de estos tres patrones de actividad: evitar la actividad, excederse con la actividad y moderar la actividad. Hablemos de cada uno de estos por separado.

Evitar la actividad

Algunas personas con dolor crónico descansan casi todo el tiempo. Evitan la actividad. Empezaron a descansar mucho cuando el dolor estaba en sus primeras fases pensando que el descanso les ayudaría, pero no ayudó. Ahora están en tan baja forma que cualquier movimiento les duele, no tanto por el dolor crónico sino porque sus músculos se han acortado y están tensos porque no han hecho ejercicio. O ven que no tienen la resistencia para poder hacer ejercicio ni siquiera por periodos de tiempo cortos. Esto es debido sobre todo a poca fuerza muscular. El miedo al dolor lleva a la gente a evitar la actividad, pero evitar la actividad lleva a tener más dolor. Es un círculo vicioso, como muestra la figura 6.1.

Descansar demasiado tiene muchos otros efectos negativos que pueden llevar a más incapacidad, más depresión y más dolor. El Dr. Walter Bortz, que ha estudiado los efectos de la inactividad, ha acuñado el término "síndrome de desuso". Sus investigaciones demuestran que la inactividad física lleva al deterioro de su corazón, de sus huesos e incluso de su estado mental. ¿Sabía que usted puede perder de 10 a 20 por ciento de su masa muscular y fuerza muscular por ser inactivo durante tan solo una semana? Descansar demasiado no es bueno para su salud y bienestar. Tampoco es bueno para su dolor crónico y otros síntomas.

Excederse con la actividad

La otra cara de la moneda de descansar demasiado es forzarse a seguir hasta completar el objetivo. Este es un patrón de actividad común para algunas personas en los días que se sienten bien. Deciden que van a hacer todas las tareas "hoy", sea como sea. Siguen adelante a pesar de su dolor y luego se derrumban al final del día con un dolor terrible. Para superar el día pueden haber tomado más cantidad de lo normal de medicamentos para el dolor, y puede que hayan estado irritables y desagradables. Pueden alcanzar su objetivo, pero a menudo tienen que tomarse unos días para recuperarse. La recuperación puede ser lenta y deprimente.

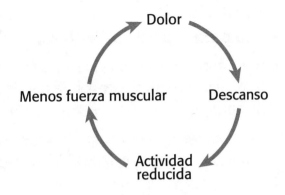

Figura 6.1 **Círculo vicioso de actividad insuficiente**

Como la gente que descansa demasiado, la gente que se fuerza y se excede con la actividad también está en un círculo vicioso, como se muestra en la figura 6.2. Pero a medida que este ciclo continúa la recuperación tarda cada vez más. Pueden desanimarse y empezar a hacer cada vez menos.

Marcar (o moderar) el ritmo de la actividad

Tanto el grupo de "mucho descanso" como el de "un empujón fuerte" pueden mejorar su situación con una técnica llamada de moderación. La mode-ración del ritmo es equilibrar estratégicamente la actividad y el descanso. Esto le permite conseguir hacer las cosas que quiere la mayoría de los días, manteniendo a la vez el dolor bajo control.

Marcar o moderar el ritmo no se trata de evitar la actividad, sino de regular la actividad. Para el grupo inactivo marcar el ritmo implica aumentar la actividad gradualmente a niveles más normales. Los capítulos 7,8 y 9 tratan de cómo hacer más actividad física sin dejar de pensar en su seguridad. Para la gente que tiende a excederse, se trata de moderar esas actividades. Esto puede implicar tomar

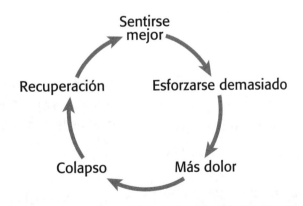

Figura 6.2 **Círculo vicioso de actividad excesiva**

Diez consejos para marcar o moderar el ritmo

El objetivo de marcar o moderar el ritmo es poder aumentar su actividad física gradualmente a niveles que estén tan cerca de lo normal como sea posible la mayoría de los días. Esto le permitirá conseguir las cosas que quiera.

- **Decida cómo usar su tiempo.** Controle sus actividades diarias, incluyendo sus periodos de descanso, para averiguar cómo usa su tiempo. Lleve un diario durante un par de días. Escoja un día típico de entre semana y otro durante el fin de semana. Anote las actividades que hace y por cuánto tiempo las puede hacer antes de que el dolor le moleste. Anote sus periodos de descanso y cuánto tiempo duran. (Puede usted usar los documentos de ejemplo que se encuentran al final de este capítulo.)

- **Haga un horario.** Desarrolle un horario de actividades que incluya descansos y sígalo. Por ejemplo, tome 5 minutos para descansar por cada 20 minutos de actividad. Esto se hará de forma muy individual dependiendo de cada tipo de actividad.

- **Oriente su prioridad hacia el tiempo, no hacia el dolor.** Saber durante cuánto tiempo puede usted hacer una actividad antes de que el dolor empeore, significa que puede programar actividades específicas durante un cierto número de minutos antes de tomar un descanso durante un periodo de tiempo. Esto hará que usted tenga el control, y no el dolor.

- **Descanse antes de que su dolor empeore.** Hay muchas veces que queremos terminar la actividad y forzar el dolor. No lo haga. Mantenga su horario. Pare. Tome un descanso.

- **Incorpore cambios a su rutina de actividades.** Un cambio puede ser tan bueno como un descanso. Si usted está en una situación en la que no puede tomar un descanso, alterne las actividades con frecuencia, cambie su cuerpo de posición, haga estiramientos o vaya a dar un paseo corto.

- **Use un cronómetro para señalizar los descansos.** Así no se tendrá que preocupar por intentar recordar cuando le tocan los descansos.

- **Divida las tareas en pedazos más pequeños y manejables.** Tome descansos entre las diferentes partes o programe las tareas pequeñas en diferentes días.

- **Evite tener que apurarse.** Vaya lento. Planee con antelación. Tener que apurarse puede aumentar su estrés. Hacer planes puede ahorrarle energía y reducir la frustración.

- **No planee demasiadas actividades.** Trabaje en desarrollar expectativas realistas. A veces simplemente tendrá que decir que no.

- **Fije prioridades.** Algunos días puede que no sea capaz de terminar todo. Decida cuál es la cosa más importante que quiere conseguir hoy y trabaje en esa.

Descansar	Encontrar su equilibrio	Actividad

pequeños descansos, cambiar la postura del cuerpo, alternar tareas y otras estrategias. La gente que marca un ritmo para sus actividades tiende a estar más satisfecha con lo que consiguen. También declaran que se sienten más en control de su dolor. El recuadro de la página 114 tiene una lista de consejos para las personas proactivas en su manejo personal.

Encontrar su equilibrio

Encontrar el equilibrio adecuado entre la actividad y el descanso debía de ser fácil, pero puede ser complicado. El equilibrio es una cosa muy individual. Un horario equilibrado para una persona puede ser apabullante para algunos o demasiado vacío para otras. Por eso tiene usted que pasar un poco de tiempo intentando encontrar lo que es bueno para usted. Tanteando puede usted descubrir qué actividades puede hacer y cuánto tiempo las puede hacer sin un aumento del dolor. Por ejemplo, quizás puede hacer usted una actividad durante una media hora si descansa 10 minutos cada 30 que trabaje. Quizás necesite cinco minutos de descanso por cada 15 minutos de actividad. O quizás necesite cinco minutos de descanso después de cinco minutos de una actividad que sea especialmente difícil para usted. El objetivo es encontrar un nivel de comodidad aceptable a la vez que hacer la actividad. Ponga un cronómetro para ayudarle a recordar los periodos de descanso.

Sus periodos de descanso pueden ser los momentos que usted usa para levantarse y andar un poco, hacer estiramientos, practicar técnicas de relajación, llamar a un amigo, escuchar música o leer el periódico. Al final del día puede usted descubrir que estuvo activo durante un total de cuatro o cinco horas sin aumentar en gran medida su dolor. En contraste, si usted hubiera intentando trabajar durante tres horas seguidas sin hacer descansos, podría haber aumentado su dolor hasta el punto de tener que parar. Con los descansos usted ha conseguido hacer más.

Planear descansos *antes* de que el dolor le fuerce a parar esa actividad es una técnica clave de marcar o moderar el ritmo. Esta técnica se llama trabajar para hacer un horario. Esto va en contraste con trabajar para tolerar, que es exigirse el máximo hasta llegar a su límite. El dolor comienza a escalar y se vuelve mucho peor. Esto no necesita ocurrir si usted planifica sistemáticamente episodios de actividad y periodos de descanso. Cuando usted planea y sigue su horario, es *usted* el que está en control ¡y no su dolor!

Manejar su actividad

¿Qué actividades hace usted durante un día normal? La mejor forma de saberlo es llevar un diario de sus actividades durante un par de días. Vea el ejemplo de "Diario de actividades y descanso" en la página 119 de este capítulo. Este diario le ayudará a establecer su referencia. Asegúrese de que lo hace durante un día de la semana y uno del fin de semana. Puede usar el formulario al final de este capítulo o simplemente hacer una lista en un papel con cada hora y anotar las actividades que haga durante el día. Anote la cantidad de tiempo que pasa haciendo cada actividad o descansando. También anote si su dolor queda igual, aumenta o disminuye cuando esté haciendo la actividad. Esto se puede hacer con una escala para el dolor, donde 0 representa ningún dolor y 10 el peor dolor imaginable. (Para leer más instrucciones véase el capítulo 11, página 203.) Una vez que tenga todas las anotaciones en el diario, se podrá usted hacer una idea de cómo pasa su tiempo, las actividades que hace y cuánto tiempo pasa haciéndolas, y cómo afecta la actividad a su dolor. Entonces, podrá usted ver si está descansando tanto que no puede hacer mucho durante el día, o si se está forzando demasiado, y pasando demasiado tiempo haciendo una actividad antes de descansar.

El Dr. David Corey, director clínico del Programa de funcionamiento y dolor del hospital Mount Sinai en Toronto, se ha pasado casi cuatro décadas trabajando con gente que tiene dolor. Sugirió un programa de tres partes para el manejo personal y marcar o moderar el ritmo. ¿Por qué no intentar las siguientes sugerencias? (El libro de Dr. Corey está disponible de forma gratuita en internet en inglés. Ver "Sugerencias de lecturas complementarias" al final del capítulo.)

Prepare un horario diario

Cada anochecer, prepare un horario para el día siguiente. Cada noche, decida a qué hora se va a levantar la mañana siguiente y cuáles serán sus actividades. Establezca objetivos realistas. Pregúntese a sí mismo "¿Qué es lo que quiero hacer mañana?"

Es importante no planear demasiadas actividades. Para cada actividad, piense cómo de seguro está de que puede terminar la tarea incluso si tiene un "mal" día. Si no está por lo menos el 70 por ciento seguro de que puede hacer la actividad, puede que esté intentando hacer demasiado. En ese caso, quite cosas para poder hacer todo en su horario. Con el paso del tiempo, podrá usted hacer más. Este proceso sigue los mismos principios como el plan de acción del que hablamos en el capítulo 2.

El capítulo 2 también habla de la resolución de problemas y de la toma de decisiones, dos de las otras habilidades del manejo personal importantes para poder marcar o moderar el ritmo. Piense en cómo puede usar esas habilidades para moderar su actividad con su descanso. Del mismo modo, puede que sea de ayuda comprar una pequeña agenda. Tendrá una lista de todas las horas del día para cada día de la semana, con espacio para escribir las actividades y los periodos de descanso. Esto puede hacer que planearlo todo sea más fácil.

Introduzca periodos de descanso

Planee períodos de descanso durante el día, y no se olvide de tomarlos. Usted debería de ser capaz de mirar su diario y saber cuánto tiempo puede hacer una actividad antes de que el dolor aumente. Aprenda a escuchar a su cuerpo. A menudo, nuestros cuerpos nos dejan saber que el dolor va a empeorar. Puede que sienta un poco más de tensión, una punzada en el músculo o un espasmo en la zona del cuerpo que duele. Una pista como esta es casi como una señal de aviso de color amarillo diciéndonos que el dolor va a aumentar, que va a ir de un 4 a un 6 y hasta un 10 en la escala del dolor. Aprenda a parar y tomar su descanso antes de que reciba esta señal de aviso.

Por ejemplo, puede que usted sea capaz de pelar los vegetales para la cena durante 10 minutos antes de que empiece a sentir una tensión en el cuello y en los hombros. Con esta información en mente, ponga en el horario un periodo de descanso después de ocho o nueve minutos de empezar la preparación de la cena. Por otra parte, puede que usted sea capaz de sentarse delante de la computadora o manejar un coche durante 30 minutos antes de sentir una punzada en los músculos de su espalda. Ponga en el horario un periodo de descanso después de 25 minutos de hacer esta actividad. La idea es planear su día de manera que se levanta y cambia de actividad antes de que el dolor le fuerce a parar lo que está haciendo. Siempre planee las cosas de antemano para prevenir que el dolor empeore. Eso le mantiene a usted en control.

Tomar descansos no es una señal de debilidad o fracaso; es una decisión sabia que le permitirá aumentar su fortaleza. A medida que mejora, puede ser capaz de reducir el número y duración de sus períodos de descanso. Para aquellos de ustedes que van a trabajar todos los días, puede que no siempre sea posible organizar los descansos. En ese caso, ¿puede hacer una actividad diferente que le permita cambiar la posición de su cuerpo durante unos minutos? ¿Puede levantarse y estirarse o dar un paseo corto alrededor del lugar de trabajo? A veces un cambio es tan bueno como un descanso. Use su hora del café y de comer para relajarse.

Dé cuenta de cada hora del día

Cuando planee su día, asegúrese de que todos los periodos de tiempo tienen asignada alguna actividad o periodo de descanso. Dé cuenta de cada hora de cada día. Esto le animará a estar centrado en el tiempo (trabajar para tolerar). Usted tenderá a concentrarse en la actividad en vez de en su incomodidad, sabiendo que pronto llegará un descanso. Ponga un cronómetro que le anuncie su descanso para que no tenga que recordar mirar al reloj todo el tiempo. Aproveche plenamente sus descansos. Puede pasar el tiempo relajándose de forma productiva. Haga ejercicios suaves, dé paseos cortos, lea o llame a sus amigos. ¡La única cosa que no debe de hacer es preocuparse!

Cuando la gente empieza a hacer un plan diario, tienden a poner demasiadas actividades. Resista este deseo. Sea realista acerca de lo que puede conseguir. Tómeselo con calma y planifique varios períodos de descanso durante el día. Ponga su cronómetro y tome sus descansos. Planificar un diario es una habilidad que toma tiempo perfeccionar. Probablemente no lo haga exactamente bien las primeras veces, pero sea persistente y no se desanime. Puede parecer pesado o aburrido, pero una vez que planificar sea un hábito, será más fácil y más rápido y los resultados merecerán la pena.

Sugerencias de lecturas complementarias

Para aprender más sobre los temas de los que hemos hablado en este capítulo, sugerimos que explore los siguientes recursos:

Caudill, Margaret. *Controle el dolor antes de que le controle a usted.* Paidós Ibérica S.A., Ediciones, 2000.

Chaitow, Leon. *Conquistar el dolor: Soluciones para romper el círculo del dolor y recuperar el control de su vida,* 3ra edición. Blume, 2015.

Corey, David. *Pain: Learning to Live Without It.* Toronto: Macmillan Canada, 2004. Disponible para descargar gratuitamente, en dos partes, y solo en ingles. www.healthrecoverygroup.com/pmp/pain _handbooks.htm:

Part 1: Why We Hurt:
The Human Body and Pain

Part 2: Towards Solutions: Strategies for Overcoming Pain (véase capítulo 7)

Guía de la Clínica Mayo sobre dolor crónico, 3ra Edición. Rochester, MN: Spanish Mayo Clinic, 2003.

Diario de actividad y descanso

Complete el diario para un día típico de la semana y para un día típico del fin de semana.

Hora	Periodos de actividad y descanso	Duración de cada periodo de actividad/descanso	Nivel de dolor: 0 = ningún dolor 10 = dolor extremo
7 A.M.			
8 A.M.			
9 A.M.			
10 A.M.			
11 A.M.			
12 noon			
1 P.M.			
2 P.M.			

Continúa ▶

Diario de actividad y descanso

Complete el diario para un día típico de la semana y para un día típico del fin de semana.

Hora	Periodos de actividad y descanso	Duración de cada periodo de actividad/descanso	Nivel de dolor: 0 = ningún dolor 10 = dolor extremo
3 P.M.			
4 P.M.			
5 P.M.			
6 P.M.			
7 P.M.			
8 P.M.			
9 P.M.			
10 P.M.			

CAPÍTULO 7

Ejercicio y actividad física para todos

LA GENTE ACTIVA ES MÁS SANA Y MÁS FELIZ que la gente que no es activa. Esto es verdad para la gente de cualquier edad y con cualquier condición, incluyendo el dolor crónico. No moverse lo suficiente puede causar o empeorar el dolor, la discapacidad, y otras enfermedades. Para manejar su dolor crónico mejor, usted necesita aprender a equilibrar la actividad con el descanso. El capítulo 6 explicaba la importancia de planear los períodos de descanso apropiados durante el día. Igual de importante es planear la actividad y ejercicios regulares.

La actividad física nos mantiene en forma para poder tener la fuerza, la resistencia y la energía para hacer las cosas que queremos hacer en la vida. Estar más en forma puede mejorar nuestro dolor crónico a largo plazo. Las investigaciones científicas que se han llevado a cabo en los últimos 30 años han demostrado consistentemente que aumentar la actividad física ayuda al dolor crónico, mejora el funcionamiento y promueve la salud y el bienestar en general. De hecho, a menudo el ejercicio es la parte más importante de los programas de rehabilitación para la gente con dolor crónico.

La conclusión: ¡siga moviéndose!

Probablemente ya sabe que la actividad física regular es importante, pero cuando usted tiene dolor crónico puede ser difícil saber lo que puede hacer y cómo hacerlo. Las buenas noticias son que hay mucha información disponible para ayudarle a empezar y tener éxito. Por ejemplo, hay recomendaciones generales gubernamentales que explican la importancia de la actividad física y ofrecen programas para empezar. Estas recomendaciones explican con detalle qué tipos de ejercicios y actividades físicas son los mejores y cuánto necesita usted hacer. En este capítulo y los dos siguientes usted aprenderá sobre estas recomendaciones y sobre cómo hacer elecciones sabias en cuanto a los ejercicios.

Por supuesto que aprender lo que se tiene que hacer no es suficiente. ¡También hay que hacerlo! Depende de usted hacer su vida más agradable, más cómoda y más saludable a través de la actividad física. Como en cada capítulo, la información sobre el ejercicio en este libro no está intencionada para usarse en lugar de los consejos médicos. Si usted ya tiene un plan de ejercicios que le han recetado que difiere de las sugerencias que hacemos aquí, asegúrese de compartir este libro con su proveedor de cuidados de salud o su terapeuta antes de comenzar este programa.

¿Por qué hacer ejercicio?

Décadas de investigaciones confirman que el ejercicio regular es la clave para una vida más saludable. Puede prevenir y ayudar en el manejo de las enfermedades del corazón y la diabetes. Mejora la presión sanguínea, el azúcar en la sangre y los niveles de grasa en la sangre. El ejercicio le puede ayudar a mantener un peso adecuado, lo que quita carga de sus articulaciones que soportan el peso. También es una parte de cómo mantener los huesos fuertes y tratar la osteoporosis. Hay evidencia que el ejercicio regular puede ayudar a prevenir los coágulos de sangre, que es una de las razones que puede ser particularmente beneficiosa para las gente con enfermedades del corazón y vasculares. El ejercicio regular mejora los niveles de fuerza, energía y confianza en uno mismo, y disminuye los sentimientos de estrés, ansiedad y depresión. Además, hacer ejercicio puede ayudarle a dormir mejor y sentirse más relajado y feliz.

Además, se ha demostrado consistentemente que hacer ejercicio de forma regular es la cosa más importante que usted puede hacer para manejar el dolor crónico. Mejora la capacidad de hacer actividades normales, reduce el dolor, la sensibilidad y la fatiga y aumenta la fortaleza muscular en la gente con varios tipos de dolor generalizado, incluyendo la fibromialgia. También disminuye el dolor y mejora la función en la gente que tiene dolor de espalda crónico. Los ejercicios de fortalecimiento y estiramiento mejoran el dolor crónico del cuello y algunos tipos de dolores de cabeza. Los músculos fuertes ayudan a la gente con artritis a proteger sus articulaciones al mejorar la estabilidad y absorción de choques. El ejercicio regular también ayuda a nutrir las articulaciones y mantiene los cartílagos y huesos sanos. Mucha gente con dolor de piernas debido a la mala circulación u otras causas puede andar más lejos y más cómodamente si sigue un programa de ejercicios regularmente.

Todas estas son buenas noticias. Incluso mejores noticias son que no es necesario pasar horas haciendo ejercicio doloroso y agotador para lograr los beneficios para la salud. Los estudios han demostrado que incluso los períodos cortos de actividad física moderada pueden mejorar la salud y el estado físico, disminuir el dolor y mejorar el funcionamiento diario, reducir el riesgo de enfermedades y mejorar el humor. El ser activo también ayuda a sentirse más en control de su vida y menos a merced del dolor crónico.

Desarrollar un programa de ejercicio

Si usted todavía no es una persona activa, empezar un programa de ejercicio significa hacer espacio en su vida para un nuevo hábito o rutina. Esto supone dedicar un período de tiempo la mayoría de los días de la semana para poder hacer del ejercicio parte de su rutina. Los programas de ejercicio que se recomiendan se centran en cuatro tipos de condición física:

- **La flexibilidad.** Ser flexible quiere decir que usted puede moverse cómodamente para hacer todo lo que necesita y quiere hacer. Una flexibilidad limitada puede causar dolor, aumentar el riesgo de lesionarse y hacer que los músculos trabajen más duramente y que se cansen más rápido. La flexibilidad tiende a disminuir con la inactividad y como resultado de ciertas condiciones de dolor crónico, pero usted puede mejorar su flexibilidad haciendo ejercicios suaves como los descritos en el capítulo 8.

- **La fuerza.** Los músculos necesitan ser ejercitados para mantener su fortaleza. Con la inactividad, los músculos se debilitan y se atrofian (se encogen). Cuando sus músculos no son fuertes, usted se siente débil y se cansa rápido. La mayoría de la discapacidad y la falta de movilidad que tiene la gente con dolor crónico viene de la debilidad muscular. Los programas de ejercicio que requieren que sus músculos trabajen más (como levantar pesas) ayudan a fortalecer los músculos.

- **La resistencia (ejercicios aeróbicos).** El sentirse con energía depende de la forma física del corazón, pulmones y músculos. El corazón y los pulmones deben de trabajar de manera eficiente para mandar la sangre rica en oxígeno a los músculos, y los músculos deben de estar en buena condición física para usar el oxígeno. El ejercicio aeróbico ("con oxígeno") involucra el uso de los músculos grandes del cuerpo en una actividad continua como caminar, nadar, bailar, cortar el césped y andar en bici. Los ejercicios aeróbicos mejoran la forma física cardiovascular, disminuyen el riesgo de ataques al corazón y ayudan a controlar el peso. Los ejercicios aeróbicos también promueven un sentido de bienestar general, alivian la depresión y la ansiedad, mejoran la calidad del sueño y mejoran el estado de ánimo y los niveles de energía.

■ **El equilibrio.** Un buen equilibrio ayuda a prevenir caídas. Mantener los músculos del tronco y las piernas tonificados y fuertes es una parte importante de tener buen equilibrio. La flexibilidad, la fuerza y la resistencia también contribuyen a un buen equilibrio. Por supuesto que hay otras razones por las que la gente se cae (mala visión, mala iluminación, mareos, tropezar con la alfombra), pero estar fuerte y coordinado son medidas preventivas esenciales. Ciertos ejercicios son especialmente buenos para mejorar el equilibrio.

Escoger un objetivo para los ejercicios

Un programa de ejercicio completo mejora los cuatro aspectos de la condición física: la flexibilidad, la fuerza, la resistencia y el equilibrio. El material en este libro puede ayudarle a desarrollar un programa de ejercicio así. El capítulo 8 incluye un programa suave de flexibilidad y algunos ejercicios específicos para su postura y equilibrio. El capítulo 9 explica y da ejemplos de ejercicios aeróbicos para mejorar la resistencia y la salud en general.

Si usted no ha hecho ejercicio con regularidad hace mucho tiempo, hable con su proveedor de cuidados de salud como su médico, enfermera o fisioterapeuta antes de comenzar un nuevo programa de actividad física. Debido a que el dolor crónico de cada persona es diferente, usted necesita identificar los ejercicios específicos que son adecuados para usted, cómo modificar los ejercicios si fuera necesario y las precauciones que necesita tomar cuando comienza un programa de ejercicio. Usted necesita hablar con

su médico especialmente antes de comenzar una actividad nueva, si, además de su dolor crónico, usted tiene uno de los siguientes síntomas o problemas: enfermedad del corazón, dolor en el pecho, alta presión sanguínea, debilidad, mareos severos o falta de aliento.

Otro grupo de personas con conocimientos que pueden ayudarle son los entrenadores físicos certificados, a veces llamados kinesiólogos. Estos entrenadores, que suelen trabajar en gimnasios o centros de rehabilitación, pueden diseñar programas de ejercicios físicos para usted, teniendo en cuenta su dolor crónico. Algunos gimnasios tienen programas especiales disponibles para gente con dolor. Cuando hable con estos expertos, siempre cuénteles acerca de su problema de dolor.

Una forma de empezar a pensar sobre un programa de ejercicio es escoger un objetivo que el ejercicio le puede ayudar a obtener. Por ejemplo, puede que quiera poder llevar a su nieto de paseo en la silla de paseo, o sentarse cómodamente durante un desayuno con sus viejos amigos o volver a jugar un deporte del que solía disfrutar.

Una vez que tenga un objetivo en mente, es mucho más fácil planear un programa de ejercicio que tenga sentido para usted. Si usted puede ver cómo el ejercicio puede serle de ayuda, será más fácil entusiasmarse con añadir otra tarea a su día.

Superar las barreras del ejercicio

La salud y la forma física tienen sentido, pero aún así, cuando se anima a la gente con dolor crónico a ser más activo físicamente, a menudo les surgen miedos, dudas y preocupaciones.

Escoja su objetivo y haga un plan

1. **Escoja algo que quiera hacer pero que no hace ahora por alguna razón física.** Por ejemplo, quizás quiera disfrutar de ir de compras o de un viaje de pesca con sus amigos, de cortar su propio césped o de tomarse unas vacaciones con la familia.

2. **Piense en las razones por las que ya no lo hace o por las que no le gusta hacerlo ahora.** Puede ser que se canse usted antes que todos los demás, o que sea demasiado difícil levantarse cuando está sentado en una silla o banco bajo. Quizás sea doloroso subir escaleras o hace que sus piernas se cansen, o quizás sus hombros estén demasiado débiles para lanzar el sedal o llevar su bolsa de mano.

3. **Decida qué es lo que hace difícil poder hacer las cosas que usted quiere hacer.** Por ejemplo, si levantarse de un asiento bajo es difícil, puede ser porque sus caderas o rodillas están agarrotados y los músculos de sus piernas están débiles. En este caso, los ejercicios de flexibilidad y fortalecimiento para las caderas y las rodillas pueden ser de ayuda. Si usted se cansa con facilidad cuando sube las escaleras, entonces debe de trabajar en su estado físico aeróbico para aumentar su resistencia.

4. **Diseñe su plan de ejercicio.** Lea el capítulo 8 y revise el programa de movimientos fáciles. El programa de movimientos fáciles es un programa de ejercicios de flexibilidad que es suave y seguro, diseñado especialmente para la gente con dolor crónico. Es una estupenda manera de comenzar a mover todas las partes de su cuerpo, y le hace a uno sentirse bien. Escuche el audio CD que se incluye en este libro y siga las instrucciones y las fotos de la páginas 139–159. A medida que se sienta más cómodo moviendo su cuerpo, puede comenzar a hacer más. Si quiere mejorar su resistencia, lea el capítulo 9 acerca de los ejercicios aeróbicos. Comience a hacer ejercicio durante intervalos cortos y vaya aumentándolos gradualmente. Toma tiempo mejorar la salud y la condición física, pero cada día que haga ejercicio está volviéndose más saludable y va a tener más éxito para controlar su vida. Por eso es tan importante asegurarse de que sigue así.

Estas barreras pueden prevenir que tomen el primer paso. Las siguientes son algunas de estas barreras y sus posibles soluciones:

"El ejercicio me hará daño". Es importante entender que "dolor" no es igual a "lastimar". Si usted no ha estado activo durante una temporada, puede que sus músculos estén débiles y tirantes, y las articulaciones pueden estar agarrotadas porque no las ha usado en todo su rango de movimiento. Así que comenzar un programa de ejercicio, incluso si es uno suave, puede causar un poco de dolor muscular durante un poco de tiempo. Pero esto es normal, no le lastimará ni causará un empeoramiento de su condición. Un programa de ejercicio seguro, si se comienza lenta y gradualmente, producirá un dolor muscular mínimo. Tenga en cuenta esta importante regla general: empiece en el lugar donde se encuentra ahora, y vaya despacio.

"No tengo el suficiente tiempo". Todos tenemos la misma cantidad de tiempo, simplemente es que lo usamos de manera distinta. Es una cuestión de prioridades. Algunas personas encuentran tiempo para ver la televisión pero no para hacer ejercicio. Hacer ejercicio no toma mucho tiempo. Simplemente 15 minutos al día es un buen comienzo, e incluso esta pequeña inversión de tiempo es mucho mejor que nada. Puede que sea capaz de añadir el ejercicio en la rutina que ya tiene establecida: por ejemplo, puede ver la televisión mientras pedalea en la bici estática o puede organizar una reunión para hablar de negocios o de asuntos familiares mientras camina. Si añade tres paseos de 10 minutos cada uno a su rutina diaria, ¡habrá usted completado 30 minutos de ejercicio al día!

"Estoy demasiado cansado". Cuando no se está en buena forma física, se puede uno sentir cansado. Usted tiene que romper este círculo vicioso. Intente un experimento: la próxima vez que se sienta "demasiado cansado", dé un paseo corto (un paseo de cinco minutos, o incluso uno de dos minutos). Puede que se sorprenda al descubrir que caminar le da energía. A medida que se ponga en forma, reconocerá la diferencia entre sentirse lánguido o apático y sentirse cansado físicamente.

"Soy demasiado viejo". Nunca se es demasiado viejo para la actividad física. De hecho, el estado físico es especialmente importante a medida que envejecemos. Siempre puede encontrar formas de aumentar su actividad, energía y sentido de bienestar, sin importar su edad o nivel de estado físico.

"Ya hago bastante ejercicio". Esto puede ser verdad, pero para la mayoría de la gente, sus trabajos y actividades diarias no proveen el suficiente ejercicio prolongado a nivel moderado como para mantenerse en forma y lleno de energía.

"El ejercicio es aburrido". Usted puede hacer que sea más interesante y divertido. Haga ejercicio con otras personas. Entreténgase con unos auriculares y música, o escuche la radio. Varíe el tipo de actividades o el lugar donde las haga. Por ejemplo, si escoge caminar como tipo de ejercicio, pruebe diferentes rutas. Puede que descubra que el tiempo de hacer ejercicio es buen momento para pensar.

"El ejercicio causará que se reavive mi dolor". Los beneficios para la salud provienen de una actividad física a intensidad moderada. Para algunas condiciones de dolor crónico, el ejercicio de hecho reduce el dolor. Si siente más dolor cuando termine del que sentía cuando empezó, mire bien lo que está haciendo. El viejo dicho "sin dolor no hay ganancia" no es correcto. Puede que usted esté haciendo ejercicio mal o que esté excediéndose. Hable con su instructor, terapeuta o médico. Puede que simplemente necesite ser menos vigoroso o necesite cambiar el tipo de ejercicio que está haciendo.

"Me da demasiada vergüenza". Para algunas personas la idea de vestirse con un atuendo pegado a la piel y de diseño para hacer ejercicio y salir al trote en público, es deliciosa. Pero para otros es realmente angustiante. Las opciones

Mejor equilibrio

A veces la gente decide que la mejor manera de no caerse es pasar más tiempo sentado. Después de todo, si no está de pie caminando no tendrá riesgo de caerse. Sin embargo, la inactividad causa debilidad, agarrotamiento, reflejos más lentos, músculos más lentos e incluso aislamiento social y depresión. Todas estas cosas dañan su equilibrio y aumentan su probabilidad de caerse. Si usted no es activo, incluso las cosas fáciles como levantarse o sentarse en una silla, ir al baño o bajar un escalón, pueden causarle problemas.

Otras condiciones físicas como debilidad, mareos, agarrotamiento, mala vista, pérdida de la sensación en los pies o problemas con el oído interno, así como los efectos secundarios de algunos medicamentos, pueden causar caídas. Las condiciones a su alrededor como la mala iluminación, el piso desigual y las alfombras y suelos desordenados, también pueden causar caídas. Para evitar caídas, reduzca todos estos riesgos y manténgase fuerte, flexible y coordinado. Las investigaciones demuestran que la gente tiene menos miedo de caerse, y de hecho se cae menos, si tienen las piernas y tobillos fuertes, son flexibles y hacen cosas que requieren equilibrio.

Si usted se ha caído o tiene miedo de caerse, hable con su proveedor de cuidados de salud para que compruebe su equilibrio para asegurarse de que no tenga ningún problema con la vista, el oído interno o con medicamentos. Asegúrese de que su casa es segura. El hacer ejercicio le mantiene fuerte, flexible y activo, y también le ayuda a protegerse de las caídas. Mire el capítulo 8 para ver los ejercicios que mejoran su equilibrio, y que están marcados ME 1 al ME 6 en las páginas 156–159.

para hacer actividad física van de hacer ejercicio en la privacidad de su casa a actividades sociales en grupo. Seguro que puede encontrar algo que le vaya bien. Y, no, ¡no tiene porqué vestirse con ropa exótica para hacerlo!

"Tengo miedo de caerme". Compruebe dónde está haciendo ejercicio para ver si hay riesgo de caída, (buena iluminación, un aparcamiento y aceras peatonales bien mantenidos, barandillas y suelos sin despejados). Escoja ejercicios que le parezcan seguros; los ejercicios en una silla, los ejercicios en el agua y los ejercicios en una bicicleta reclinada, proveen mucho soporte cuando está comenzando. Recuerde, unas piernas y tobillos fuertes y flexibles y una buena coordinación, reducen el riesgo de caídas. Mantenerse activo le ayuda a prevenir caídas ya que le mantiene fuerte y bien coordinado. Su médico o terapeuta pueden recomendarle un bastón o un andador para mejorar su equilibrio, pero es importante que un terapeuta se lo ajuste personalmente y que aprenda a usarlo de manera segura. Usar un bastón o un andador que no le quede bien o que se esté usando mal, puede causar caídas.

"Tengo miedo de que me dé un ataque al corazón". En la mayoría de los casos, el riesgo de un ataque al corazón es mayor para la gente que no es físicamente activa que para aquellos que hacen ejercicio con regularidad. Pero si usted está preocupado por la salud de su corazón, revísela con su médico. Probablemente sea más seguro hacer ejercicio que no hacerlo, especialmente si su enfermedad está bajo control. Si tiene dolor de angina de pecho o enfermedad de la arteria coronaria, lea el capítulo 19 para obtener más información.

"Hace demasiado frío (calor, está oscuro, etc.)" Si usted es flexible y varía el tipo de ejercicio que hace, normalmente puede adaptarse a los cambios de tiempo que hacen que ciertos ejercicios sean más difíciles de hacer. Cuando el tiempo le impida estar al aire libre, pruebe a hacer actividades en el interior como andar en una bicicleta estacionaria, nadar en una piscina cubierta o andar por el centro comercial.

"Me temo que no voy a poder hacerlo bien o que no tendré éxito". Mucha gente no empieza un nuevo proyecto porque tienen miedo de fracasar. Si usted se siente de la misma manera, piense en dos cosas. Primero, cualquier actividad que usted sea capaz de hacer (sin importar cómo de corta o "fácil" sea), es mucho mejor que no hacer nada. Siéntase orgulloso de lo que haya hecho, y no culpable de lo que no haya hecho. Segundo, los nuevos proyectos a menudo parecen abrumadores, hasta que los comenzamos y aprendemos a disfrutar las aventuras y éxitos de cada día.

Quizás tenga usted otras barreras. Sea honesto consigo mismo acerca de sus preocupaciones. Hable consigo mismo y con otros para poder desarrollar pensamientos positivos acerca del ejercicio. Si se atasca, pida sugerencias a los demás o pruebe los consejos sobre pensar positivamente del capítulo 5.

Cómo prepararse para hacer una rutina de ejercicio

Comprometerse a hacer ejercicio de forma regular es un asunto importante para cualquiera. Si usted tiene una condición de dolor crónico, puede que también tenga muchos desafíos diarios y necesidades especiales en cuanto al ejercicio. Puede que necesite adaptar el ejercicio a su tipo particular de dolor crónico. Si usted no ha estado activo durante más de seis meses, o si tiene preguntas acerca de cómo empezar un programa de ejercicio, es mejor que hable con su proveedor de cuidados de salud o terapeutas. Lleve este libro con usted y hable sobre su plan de ejercicio, o haga una lista con sus preguntas. Si, por ejemplo, tiene dolor crónico de angina estable, necesitará prestarle especial atención a los síntomas potencialmente serios como el dolor de pecho, las palpitaciones (latidos irregulares), falta de aire o fatiga excesiva. Debe de notificar a su proveedor de salud si aparecen estos u otros síntomas. Lea más en el capítulo 19.

El objetivo de este capítulo es animarle a explorar los beneficios de la actividad física. Empiece por conocer sus propias necesidades y límites, y respete su cuerpo. Hable con otras personas como usted que hagan ejercicio. Hable con su médico y otros profesionales de la salud que comprendan su tipo de condición crónica. Siempre preste atención a su propia experiencia. Eso le ayudará a conocer su cuerpo y a tomar decisiones sabias.

Poner su programa en acción

La mejor forma de disfrutar y no abandonar su programa de ejercicio es ¡adaptarlo a usted mismo! Escoja lo que quiere hacer, un lugar donde se sienta cómodo haciéndolo y un ejercicio que quepa en su horario. Si quiere que la cena esté lista en la mesa a las 6 de la tarde, no escoja un programa de ejercicio en el que tenga que ir a clase a las 5 de la tarde. Si está jubilado y le gusta comer con los amigos y luego echar una siesta, escoja una hora para hacer ejercicio pronto a la mañana o a media mañana.

Escoja dos o tres actividades que usted cree que le van a gustar, que sean cómodas y seguras para usted y que las pueda meter en su rutina diaria. Si una actividad es nueva, pruébela antes de hacer el gasto de comprar todo el equipamiento especial o hacerse miembro de un club especial. Al hacer más de un tipo de ejercicio, puede mantenerse activo durante las vacaciones, cambios de estación y los cambios en su condición. La variedad también ayuda a prevenir las lesiones por el uso excesivo y previene el aburrimiento.

La diversión y el placer son beneficios del ejercicio que a menudo no se mencionan. Demasiado a menudo consideramos el ejercicio un asunto serio. Sin embargo, la mayoría de la gente que sigue un programa sin dejarlo lo hace porque disfruta y porque les hace sentirse bien. La gente que está entregada a un programa de ejercicio piensa que el ejercicio es una actividad recreativa o una parte positiva de su vida en vez de una tarea difícil. Empiece su programa pensando que tendrá éxito. Dese tiempo para acostumbrarse a algo nuevo y para conocer a gente

nueva. Probablemente se encontrará que está deseando ir a hacer ejercicio.

La experiencia, la práctica y el éxito ayudan a crear los hábitos. Para hacer que sea más fácil empezar su programa, siga los pasos del manejo personal del capítulo 2. Los siguientes consejos le ayudarán a tener éxito a medida que expande su vida para incluir ejercicio:

- **Mantenga en su mente su objetivo en cuanto al ejercicio.** Revise la sección "Escoja su objetivo y haga un plan" en la página 125.

- **Seleccione ejercicios que quiera hacer.** Seleccione los ejercicios y las actividades del capítulo 8 y 9, y puede comenzar. Combine actividades que le ayudarán a conseguir sus objetivos con otras que le recomiende su profesional de la salud.

- **Escoja la hora y el lugar adecuados para hacer ejercicio.** Informe de su plan a sus familiares y amigos. Que su compromiso para hacer ejercicio sea conocido hará que sea más probable que usted no lo abandone.

- **Comprométase a hacer un plan de acción.** Decida durante cuánto tiempo va a hacer estos ejercicios; de seis a ocho semanas es un tiempo razonable para cualquier programa nuevo.

- **Empiece su programa tan pronto como pueda.** Recuerde empezar gradualmente, haciendo lo que pueda, especialmente si no ha hecho ejercicio en mucho tiempo.

- **Mantenga un diario o calendario del ejercicio.** Un diario o registro personal es bueno para la gente que le gusta tener documentación detallada de lo que hicieron y cómo les hizo sentir. A otros les gusta tener un calendario sencillo en el que anotan cada sesión de ejercicio.

- **Repita las pruebas físicas personales a intervalos regulares.** Es importante monitorear los cambios (tanto los positivos como los negativos) de su salud y su forma física.

- **Revise su programa.** Al final de seis a ocho semanas, decida lo que le gustó, lo que funcionó y lo que hizo que el ejercicio fuera difícil. Haga cambios en respuesta a sus conclusiones y modifique o ajuste su programa durante algunas semanas más. Puede que decida cambiar algunos ejercicios, el lugar o la hora a la que hace ejercicio, o su compañero o grupo con quien hace ejercicio.

- **Recompénsese por un trabajo bien hecho.** Las recompensas vienen no sólo por haber mejorado la salud y la resistencia, sino que también será una recompensa el poder participar en actividades agradables como paseos con la familia, poder ir a conciertos o museos o salir a pescar. Incluso darse una palmadita en la espalda o comprarse una camiseta nueva para hacer ejercicio pueden ser buenos premios.

Mantener su programa

Si usted no ha hecho ejercicio recientemente, probablemente experimentará algunas sensaciones nuevas e incluso incomodidad cuando empiece a hacer ejercicio. Es normal sentir dolor muscular y sensibilidad en las articulaciones y estar más cansado a las noches después de comenzar un nuevo programa para mejorar su forma física. Pero si es que siente dolor de los músculos o las articulaciones que dure más de dos horas después de terminar los ejercicios o se siente cansado al día siguiente también, probablemente es que usted hizo demasiada cantidad y demasiado rápido. No pare, pero no trabaje tan duramente al día siguiente, o haga ejercicio durante menos tiempo.

Durante los ejercicios aeróbicos es normal sentir que su corazón late más rápido, que su respiración se acelera y la temperatura corporal suba. Sin embargo, si siente dolor de pecho, tiene náuseas o se siente mareado, o le falta el aire, pare de hacer ejercicio hasta que pueda consultar con su médico (véase la tabla 7.1 en la página 131).

La gente que tiene un problema de dolor crónico a menudo tiene sensaciones y síntomas que otras personas no tienen cuando hacen ejercicio. Puede ser difícil distinguir si es el dolor, el ejercicio o la ansiedad lo que está causando la preocupación y la incomodidad. Usted puede aprender mucho si habla con alguien que tenga su misma condición y que ya haya comenzado un programa de ejercicio. Una vez que usted haya podido distinguir sus nuevos sentimientos, será capaz de hacer ejercicio con más confianza.

Esté preparado para los contratiempos. Durante el primer año la gente suele tener dos o tres interrupciones en su programa de ejercicio. Estas interrupciones pueden ser debidas a necesidades familiares, lesiones leves o enfermedades no relacionadas con el ejercicio. Puede que usted se beneficie ocasionalmente de un pequeño descanso, un horario diferente o actividades distintas. Si se descarrila durante un tiempo, no se desanime. Cuando se sienta mejor

Tabla 7.1 **Si ocurren problemas con el ejercicio**

Problema	Consejo
Latidos del corazón irregulares o muy rápidos Dolor u opresión en el pecho, mandíbula, brazos o cuello Falta de aire que dura después del período de ejercicio	Pare de hacer ejercicio. Hable con su médico inmediatamente. No haga ejercicio hasta que haya obtenido autorización o permiso de su médico.
Visión borrosa, mareos, desmayos, sudor frío o confusión	Acuéstese con los pies elevados o siéntese y ponga su cabeza entre las piernas. Busque consejo médico inmediatamente.
Dificultad para respirar o dolor en las pantorrillas debido a problemas circulatorios o respiratorios	Haga calentamientos: empiece su actividad despacio. Tome pequeños descansos para recuperarse y luego continuar con el ejercicio.
Cansancio o dolor muscular excesivos después de hacer ejercicio, especialmente si sigue cansado o dolorido al día siguiente	No haga ejercicio tan vigorosamente la próxima vez. Si sigue cansado, hable con su médico.

o tenga más tiempo y esté listo para comenzar de nuevo, empiece en un nivel más bajo y suave. Sea paciente. Si pierde tres semanas, puede que tome al menos otras tres semanas para volver al nivel en el que estaba antes. Vaya lentamente y sea atento consigo mismo porque quiere seguir haciendo esto durante mucho tiempo.

Imagínese que su cabeza es su entrenador personal y su cuerpo es el equipo. Para tener éxito, todas las partes del equipo necesitan atención. Sea usted un buen entrenador y anímese y felicítese a sí mismo. Diseñe "jugadas" que sepa que le va a gustar a su equipo. Escoja lugares para hacer ejercicio que le gustan y donde esté seguro. Un buen entrenador conoce a su equipo, establece buenos objetivos y ayuda al equipo a tener éxito y más confianza. Un buen entrenador es leal, no menosprecia, ni fastidia, ni hace

que otra persona se sienta culpable. Sea un buen entrenador para su equipo: ¡su cuerpo!

Además de un buen entrenador todo el mundo necesita una o dos buenos animadores. Por supuesto que usted puede ser su propio animador, pero ser entrenador y animador a la vez es demasiado. Las personas que tienen éxito con el ejercicio normalmente tienen un familiar o amigo cercano que les anima. Su animador puede hacer ejercicio con usted, ayudarle a terminar otros quehaceres para que pueda hacer ejercicio, darle ánimo en general o simplemente tomar en cuenta su hora de ejercicio cuando esté haciendo planes. A veces los animadores surgen ellos mismos, pero no sea tímido si es que tiene que pedir ayuda.

Cuanta más experiencia vaya teniendo en hacer ejercicio, usted desarrollará un sentimiento de control sobre usted mismo y sobre su enfermedad. Aprenderá cómo escoger la actividad que es adecuada para sus necesidades. Sabrá cuando debe de hacer menos y cuando puede hacer más. Sabrá que un cambio en los síntomas o un período de inactividad normalmente

es temporal y no tiene porqué sentirse como un desastre. Sabrá que usted tiene las herramientas para ser capaz de retomar el camino. Dese una oportunidad para alcanzar el éxito. No deje de hacerlo y además hágalo a su manera, y seguro que será un vencedor.

Recomendaciones generales para la actividad física

Muchos países tienen recomendaciones generales sobre el tipo y la cantidad de actividad física que la gente debe de hacer para mantenerse saludable. Estas recomendaciones son prácticamente iguales en todo el mundo e incluyen las necesidades de los adultos con condiciones crónicas y discapacidad o sin ellas. Es importante recordar que estas recomendaciones son objetivos o metas hacia lo que podemos trabajar, y no son el punto de partida. En promedio, solo cerca del 25 por ciento de la gente en cualquier país hace el suficiente ejercicio para cumplir estas recomendaciones. Así que no se preocupe de que todo el mundo menos usted pueda hacer esto. Su objetivo es aumentar su actividad física gradualmente y de forma segura hasta llegar a un nivel adecuado para usted. Es posible que pueda llegar a la recomendación nacional, pero tal vez no lo hará. Lo importante es utilizar esta infor-

mación para motivarle a ser más activo y saludable. Empiece por hacer lo que pueda. Incluso unos cuantos minutos de actividad varias veces al día es un buen comienzo. Escoja un ejercicio que funcione para usted, conviértalo en un hábito y gradualmente, a medida que sea capaz de hacerlo, aumente la cantidad de tiempo y el número de días a la semana.

El Departamento de Salud y Servicios Humanos de los Estados Unidos presentó las siguientes recomendaciones en el 2008 que incluimos en el recuadro a continuación. (Las recomendaciones para la actividad física canadienses publicadas en el 2010 son muy parecidas.) Recuerde que son simplemente recomendaciones sobre la dirección que usted podría tomar, y no el lugar donde debe de estar usted ahora mismo. Los capítulos 8 y 9 le darán más información para ayudarle a comenzar su programa de ejercicio.

Oportunidades en su comunidad

La mayoría de la gente que hace ejercicio regularmente lo hace por lo menos con otra persona. Dos o más personas pueden motivarse mutuamente, y una clase entera puede convertirse en

un círculo de amistades. Por otro lado, hacer ejercicio solo le permite desarrollar la disciplina y libertad de hacer lo que más necesite. Puede que sienta que no hay clases que le convengan o

Recomendaciones para la actividad física

Haga ejercicio aeróbico moderado (resistencia) durante por lo menos 150 minutos (2½ horas) a la semana o actividad de intensidad vigorosa por lo menos durante 75 minutos (1¼ horas) a la semana.

La actividad aeróbica debe de realizarse durante por lo menos 10 minutos seguidos y esparcida durante la semana.

Haga ejercicios de fortalecimiento de intensidad moderada para todos los principales grupos musculares por lo menos dos días en semana.

Si no puede cumplir con estas recomendaciones, sea tan activo como pueda y evita la inactividad.

Ejemplos de 150 minutos a la semana de actividad aeróbica moderada.

Un paseo de 10 minutos a intensidad moderada tres veces al día, cinco días a la semana.

Un paseo de 20 minutos en bicicleta a intensidad moderada tres días a la semana y un paseo caminando de 30 minutos tres días a la semana.

Una clase de baile aeróbico de 30 minutos a intensidad moderada dos veces por semana y tres paseos de 10 minutos tres días a la semana.

Trabajos de jardinería (cavar, usar el rastrillo, levantar cosas) 30 minutos al día durante cinco días a la semana.

Ejemplos de ejercicios de fortalecimiento muscular.

Haga ejercicios para sus brazos, tronco y piernas (levantar pesas, usar bandas o simplemente trabajar en contra de su peso corporal).

Dos veces por semana haga diez ejercicios de los mencionados anteriormente, de ocho a 12 repeticiones, con el suficiente peso o resistencia para sentirse cansado cuando termine cada ejercicio.

Pruebe el yoga dos veces por semana.

---

que no tiene ningún amigo con quien hacer ejercicio. Si es así, comience su propio programa, y a medida que progrese quizás se dé cuenta de que sus sentimientos van cambiando.

La mayoría de las comunidades ofrecen varias clases de ejercicios, incluyendo programas especiales para gente mayor de 50 años, ejercicios adaptados a gente con problemas, caminatas organizadas en los centros comerciales, grupos de senderismo, aeróbic en el agua, tai chi y yoga. Llame al YMCA o YWCA local, centros de la comunidad o centros de jubilados, programas de parques y recreativos, clases de educación para adultos, organizaciones para enfermedades específicas (como artritis, diabetes, enfermedades del corazón), y colegios comunitarios.

En general, las clases suelen ser baratas, y los empleados encargados de planearlas suelen responder a las necesidades de la gente. Las oficinas de salud pública también patrocinan clases apropiadas para un amplio rango de edades y necesidades.

A menudo los hospitales tienen clases con supervisión médica para la gente con enfermedades del corazón o los pulmones (clases de rehabilitación cardiaca o pulmonar). Ocasionalmente se puede incluir a gente con otras condiciones crónicas, como el dolor crónico. Estos programas suelen ser más caros que las clases que ofrece la comunidad, pero tienen más supervisión médica si es que eso es importante para usted.

Los clubes deportivos o gimnasios normalmente ofrecen clases aeróbicas, entrenar con pesas, equipamiento cardiovascular y a veces piscinas acondicionadas. Cuando busque clubes deportivos o programas de la comunidad, haga las siguientes preguntas:

- **¿Son las clases apropiadas para hacer ejercicio de intensidad moderada/baja y para principiantes?** Deberían permitirle observar y participar por lo menos en una clase antes de que se tenga que apuntar y empezar a pagar.

- **¿Incluyen las clases componentes seguros y eficientes de resistencia, fuerza, equilibrio y flexibilidad, que estén adaptados a sus necesidades?** De nuevo, observar una de las clases podrá contestar a sus preguntas. Si no, acérquese al entrenador después de la clase y haga todas las preguntas que tenga.

- **¿Hay instructores calificados y con experiencia en trabajar con gente que tiene dolor crónico?** Los instructores con conocimientos suelen comprender las necesidades especiales y suelen estar dispuestos a trabajar con usted.

- **¿Le permitirán las reglas del club pagar individualmente por las clases o congelar su membrecía en los momentos en que no pueda participar?** Algunos lugares ofrecen diferentes descuentos dependiendo de los servicios que utilice.

- **El lugar donde está localizado el club ¿es de fácil acceso, con mucho aparcamiento y con facilidad para entrar?** Escoja sitios que cuenten con aparcamientos, vestuarios y zonas de ejercicio que sean accesibles y seguras, y que tengan empleados profesionales a su servicio.

- **¿Hay una piscina que tenga horarios que sean "sólo para adultos", que sean horas en las que no se permita a los niños nadar?** Tener a niños pequeños jugando y haciendo ruido en la piscina puede no ser bueno para sus necesidades.

- **¿Son los empleados y los demás miembros amables y es fácil hablar con ellos?** Usted querrá sentirse bienvenido en lo que va a ser un nuevo ambiente para usted.

- **¿Hay un protocolo de emergencia? y ¿están certificados en primeros auxilios los instructores?** La respuesta será que sí en la mayoría de los clubes, pero es bueno saber más y solucionar sus preocupaciones.

Hay muchos videos y DVD de ejercicios muy buenos y prácticos para usar en casa. Varían en intensidad, de ejercicios ligeros en sillas hasta rutinas más vigorosas de ejercicios aeróbicos. Pregunte a su proveedor de salud o terapeuta

Otros recursos para explorar

Las recomendaciones para la actividad física:

Centros para el Control y la Prevención de Enfermedades (*Centers for Disease Control and Prevention*): http://www.cdc.gov/healthyweight/espanol/physicalactivity/index.html

Departamento de Salud y Servicios Humanos de los Estados Unidos, Oficina de la Prevención de Enfermedades y la Promoción de Salud (*U.S. Department of Health and Human Services, Office of Disease Prevention and Health Promotion*): http://healthfinder.gov/espanol/temas/Category/como-llevar-una-vida-sana/precauciones-de-seguridad/reduce-el-riesgo-de-sufrir-caidas

Departamento de Salud y Servicios Humanos de los Estados Unidos, Oficina de la Prevención de Enfermedades y la Promoción de Salud (*U.S. Department of Health and Human Services, Office of Disease Prevention and Health Promotion*): Para información en español: http:/health.gov/paguidelines/resources/

Instituto Nacional Sobre el Envejecimiento (*National Institute on Aging*): https://www.nia.nih.gov/espanol/temas/ejercicio

para que le dé sugerencias, o revise los DVD usted mismo. Hay muchas páginas de internet que se dedican a videos de ejercicios y que ofrecen ejemplos de videoclips donde se puede ver parte del contenido antes de comprarlo. Las organizaciones sin ánimo de lucro dedicadas a su condición también pueden tener buenas recomendaciones.

Sugerencias de lecturas complementarias

Dahm, Diane. *Clínica Mayo: Acondicionamiento físico para todos*. Editorial Trillas, 2006.

del Riego, Ma. Luisa, y Beatriz González. *El mantenimiento físico de las personas mayores*. Editorial Inde, 2002.

Lawrence, Debbie. *Guía completa de ejercicios en el agua*, 3ra edición. Ediciones Tutor S. A., 2006.

Nelson, Miriam E., y Sarah Wernick. *Mujer fuerte, mujer en forma*. Paídos Ibérica Ediciones, S. A., 2000.

Rocha-Duran, Laura Estela. N*atación para la tercera edad: Enseñanza básica para la natación con adultos mayores*. Editorial Trillas, 2013.

Rodríquez, José. AquaGym: *Salud y bienestar a través del agua*. Editorial Libsa, S. A., 2010.

CAPÍTULO 8

Ejercicios de flexibilidad, equilibrio y fortalecimiento

En los capítulos 6 y 7 hablamos acerca de la importancia de mantenerse físicamente activo cuando se tiene dolor crónico. Este capítulo es su guía para el Programa de Movimientos Fáciles (PMF) que consiste en una colección de 26 movimientos suaves de rango de movilidad y flexibilidad. Una vez que haya aprendido la secuencia de los movimientos, puede incluir el PMF en su rutina de ejercicios como calentamiento o estiramiento antes y después de hacer ejercicios aeróbicos, o puede hacer este programa por sí solo para promover la relajación y aliviar el estrés y la tensión. Este capítulo también incluye seis ejercicios que mejoran su equilibrio y una pequeña introducción a ejercicios para ponerse en forma en el agua, tai chi y yoga.

Hay un viejo proverbio que dice: si no se usa, se pierde. Si usted no usa su cuerpo, a base de mover sus músculos y articulaciones y siendo activo, empezará a perder fuerza y flexibilidad. Un problema común con el dolor crónico es que a menudo se para de usar el cuerpo de la manera que se usaba antes del dolor. Se vuelve uno menos activo y no se hace tanto ejercicio. Se suelen tensar los músculos, lo que lleva a una restricción de los movimientos, y las articulaciones se agarrotan. Como consecuencia, se vuelve uno menos flexible y el rango de movilidad de las articulaciones se limita. Esto se vuelve un círculo vicioso porque cuanto menos flexible se es, menos se hace y los músculos se acortan y debilitan más, lo que lleva a menos flexibilidad… y así sucesivamente.

La flexibilidad se refiere a la capacidad de los músculos y las articulaciones de moverse cómodamente en un rango de movimientos completo. Por ejemplo, piense en su muñeca. Usted puede hacer un círculo con su muñeca en la dirección de las agujas del reloj y en la contraria. Puede flexionar su muñeca hacia atrás y flexionarla hacia delante. Sujetando su antebrazo derecho en frente de usted, puede mover su mano hacia la derecha y hacia la izquierda usando su muñeca. Estos movimientos han hecho que su muñeca haga todo su rango de movimientos, lo que ha implicado estirar suavemente los músculos que actúan en la articulación. Hacer este tipo de movimientos de rango de movilidad y estiramientos suaves para todas sus articulaciones le ayudará a mantenerse flexible.

Los ejercicios de flexibilidad, como los del Programa de Movimientos Fáciles, ayudan a soltar los músculos y articulaciones tensas y reducir la rigidez para que sea más fácil ponerse en marcha a las mañanas. Son suaves, así que se pueden hacer todos los días, incluso en aquellos días en los que no se siente al cien por cien. Pueden ayudarle con la relajación porque promueven el conocimiento del cuerpo, lo que lleva a una mejor postura y mejor respiración. Además, los ejercicios de flexibilidad son una buena forma de hacer calentamiento o estiramientos antes y después de los ejercicios aeróbicos porque aumentan la circulación a los músculos y articulaciones.

El Programa de Movimientos Fáciles (PMF)

El Programa de Movimientos Fáciles (PMF) es una forma agradable de mejorar de manera segura su flexibilidad. Relaja suavemente los músculos y articulaciones y aumenta la circulación. Incorpora todo el cuerpo y no está diseñada para ser extenuante. Este programa consiste en 26 movimientos que toman menos de 15 minutos en hacerlos. Los ejercicios de flexibilidad y entrenamiento del fortalecimiento se combinan con una mejor respiración para reducir el estrés y la tensión. El programa es seguro para casi toda la gente con dolor crónico. Para ayudarle a empezar, se incluye en este libro un CD con los 26 movimientos. Use el CD y los dibujos de las páginas 140–155 como guía cuando esté haciendo el programa en su casa. El recuadro de la siguiente página contiene una lista de consejos importantes al comenzar con el programa.

Precauciones y sugerencias para las personas con dolor

1. El Programa de Movimientos Fáciles contiene ejercicios suaves para el cuello y la espalda. Si usted tiene dolor del cuello o la

Consejos para el Programa de Movimientos Fáciles

Preparación

■ Despeje su mente de cualquier preocupación o pensamientos no necesarios. Enfoque su mente en el presente.

■ Vigile su respiración. Respire profunda y relajadamente.

■ Sea consciente de su postura. Mantenga una buena postura imaginando que hay una cuerda en la parte superior de su cabeza que le tira ligeramente hacia arriba.

Movimientos

■ Preste atención a sus articulaciones a medida que se mueva. Muévase suavemente pero con propósito.

■ Muévase lentamente; no se sacuda ni salte.

■ Relájese a medida que se mueve, prestando especial atención a sus hombros que deben de estar blandos y relajados.

■ Siga respirando a medida que se mueva; no aguante la respiración.

■ Nunca se fuerce más allá de lo que es cómodo.

espalda y no está seguro de que estos ejercicios sean adecuados para usted, consulte con su médico, fisioterapeuta u otro proveedor de cuidados de salud antes de hacer estos ejercicios.

2. Si hay algunos movimientos en el programa que no son adecuados para usted, no los haga. Modifíquelos (vea las sugerencias número 7 a continuación), o simplemente imagine que los está haciendo. La evidencia científica sugiere que si usted imagina que está moviendo una zona de su cuerpo, de hecho activa zonas en el cerebro y estimula los nervios que conectan a esa parte del cuerpo.

3. Relaje sus articulaciones y sus músculos con el programa antes de comenzar a hacer ejercicios aeróbicos.

4. Usted puede hacer el programa incluso los días en que no se sienta bien porque no es un programa extenuante. Sin embargo, los

días que no se sienta bien, modifique los movimientos para evitar cualquier aumento del dolor o estrés.

5. Aunque su objetivo a largo plazo es ser capaz de hacer la rutina del programa completa, siempre evite esforzarse o forzarse más allá de su nivel de comodidad actual. ¡Su objetivo no es conseguir la perfección sino llegar a un nivel de flexibilidad y forma física donde moverse se sienta bien!

6. Cuando se mueva de la posición de sentado a la de levantado, evite inclinar su tronco hacia atrás, ya que puede forzar su zona lumbar.

7. Puede usted modificar cualquiera de los movimientos del programa si no es capaz de realizarlos. Si es incapaz de estar de pie, puede modificar la mayoría de los movimientos para hacerlos mientras está sentado.

8. Para aumentar suavemente el rango de movilidad de una articulación en particular, mueva dicha articulación hasta el punto donde es cómodo, pause y relájese, y entonces muévala de nuevo sin forzarla.

Secuencia de instrucción e ilustraciones del Programa de Movimientos Fáciles

Empiece por poner una silla estable en una zona donde tenga suficiente espacio para moverse con libertad. Siéntese y póngase cómodo. Tome unos momentos para aclarar su mente. Ahora, empiece por enfocarse en su respiración… respire profundamente, de forma relajada, varias veces antes de comenzar. Acuérdese de respirar de forma natural mientras hace el programa y no contenga la respiración.

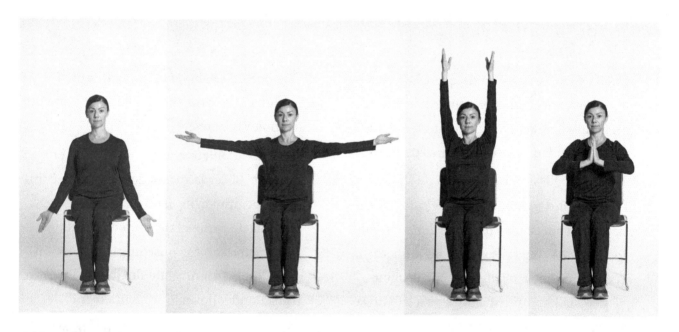

1. Levántelo

Este movimiento empieza con las manos. Inhale mientras voltea las palmas hacia arriba, estirando al mismo tiempo los dedos. Continúe el estiramiento abriendo los brazos hacia los lados, alzándolos hacia arriba. Levántelos tan alto como pueda, de forma muy suave y lentamente, y si puede, por encima de los hombros como si estuviera alcanzando el cielo. Cuando llegan los brazos a su máxima extensión, junte sus manos y al exhalar lentamente guíelas hacia el centro de su cuerpo como si rezara… Repítalo… levantándolos… las manos juntas… guiándolas hacia abajo. Termine por guiar sus brazos de nuevo abajo, al lado de su cuerpo.

Un agradecimiento especial a Ned Pratt por las fotos en esta sección.

2. La oreja al hombro

Ahora enfóquese en su cabeza, relaje sus hombros y acerque su oído hacia su hombro sin levantarlo… mantenga esta postura… y vuelva al centro, que es su posición inicial. Ahora repítalo hacia el otro lado, suavemente acercando su otro oído hacia su otro hombro. Mantenga esta postura… y vuelva al centro.

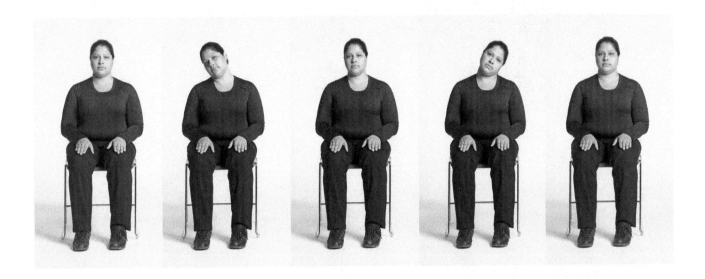

3. Vista al lado

Suavemente voltee la cabeza y mire hacia un lado hasta ver sobre su hombro. Puede que note un estiramiento o relajamiento… vuelva al centro. Repita, suavemente mirando hacia el otro lado, mantenga la posición… y vuelva al centro

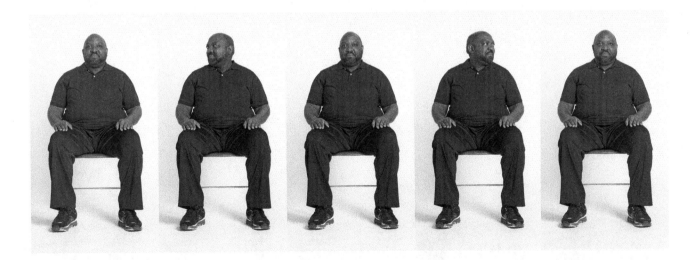

4. Inclinar la cabeza

Baje o deje caer la cabeza hacia el pecho suavemente y mantenga la posición… sienta como la zona se relaja… vuelva al centro. Repítalo… suavemente dejando caer la cabeza hacia delante… vuelva al centro.

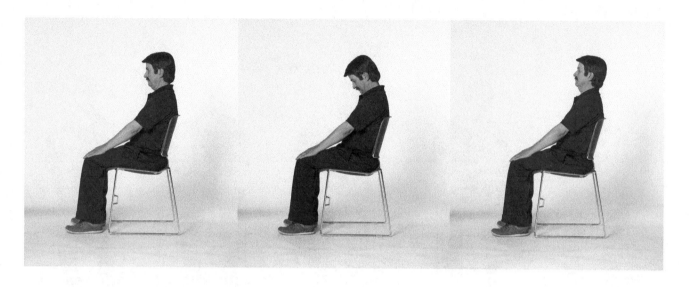

5. Rotación de los hombros

Preste atención a sus hombros y piense en hacer pequeños círculos suavemente hacia delante, empezando por círculos pequeños y haciéndolos más grandes, recordando que incluso los movimientos más pequeños pueden ser beneficiosos. Ahora haga el movimiento en la dirección contraria y hacia atrás… haciendo círculos pequeños suavemente y aumentando el tamaño, sienta como la tensión desaparece… Repita esto unas cuantas veces.

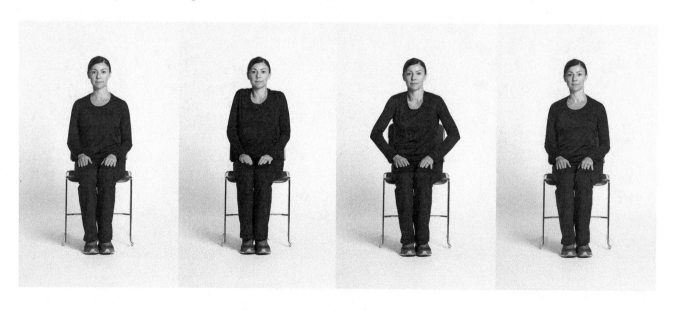

6. Girar hacia el lado

Ponga ambas manos en uno de sus muslos y, usando la parte del medio de su cuerpo, suavemente mire hacia el lado volviendo su cabeza, hombros y pecho… sienta cómo se alarga su columna vertebral, y mantenga la postura… vuelva al centro. Ahora ponga sus manos en el otro muslo, y suavemente gire la cabeza, hombros y pecho hacia el otro lado… sienta cómo su cuerpo se alarga. Vuelva al centro… Ahora repita estos movimientos dos veces más. Primero hacia un lado… y luego hacia el otro.

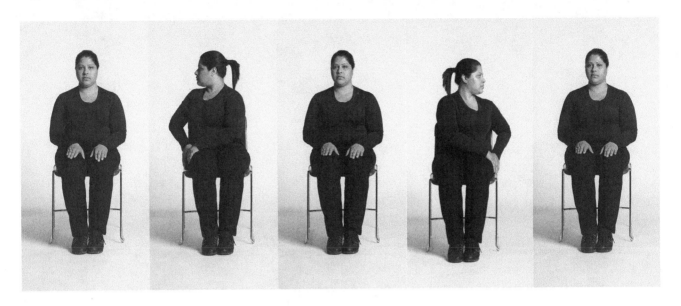

7. Recoger y salpicar

Con los brazos a sus lados y usando movimientos más amplios, alcance con sus brazos un poco detrás de usted mientras que se inclina hacia delante desde las caderas, manteniendo su espalda recta, alcance hasta abajo hasta que no pueda más, cómodamente y sin dolor, e imagínese que está recogiendo agua debajo de usted… y lentamente siéntese hacia atrás, salpicando el agua por encima de sus hombros. Bien… hagamos eso dos veces más.

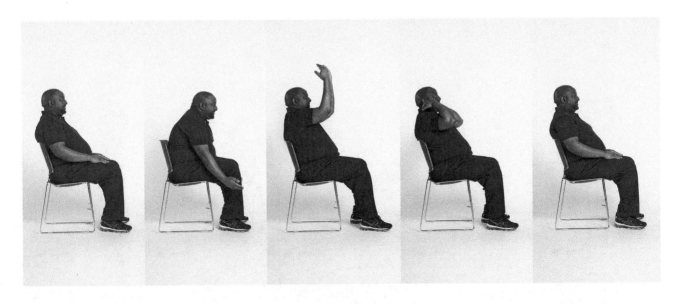

8. Levantarse de la silla

Si es usted capaz de levantarse, usando sus manos, inclínese hacia delante y levántese de la silla, enfocándose en los grupos de músculos grandes en la parte superior de sus piernas y póngase de pie… Evite inclinar su cuerpo hacia atrás ya que puede darle un tirón en su zona lumbar.

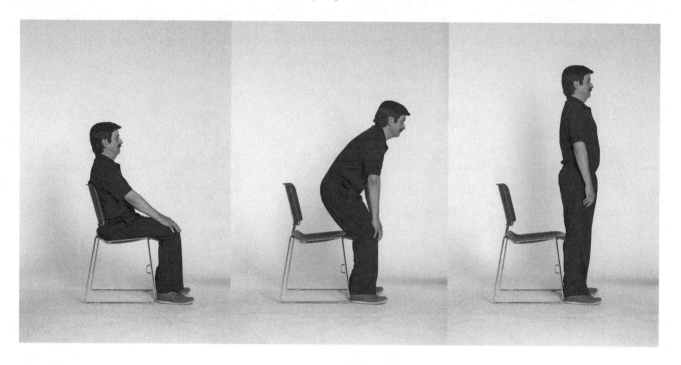

9. Patadas

Ahora póngase de pie a un lado de la silla. Sujetando suavemente la silla para mantener el equilibrio (o sentado en su silla), extienda una de las piernas hacia delante como si estuviera deslizando su pie a través de una piscina poco profunda… de adelante hacia atrás… de adelante hacia atrás… Repita esto unas cuantas veces más.

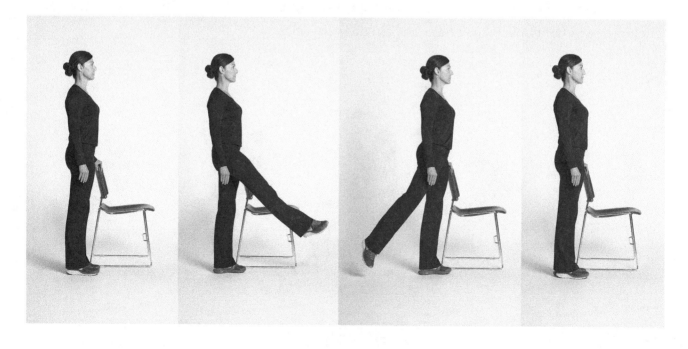

10. Columpiar la pierna

Usando la misma pierna, suavemente deslice su pierna de lado a lado a través de la piscina poco profunda delante de usted… Repita con movimientos suaves, lentos y fáciles unas cuantas veces más.

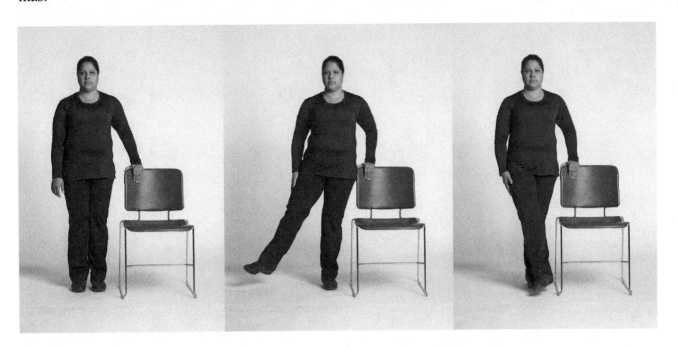

11. Flexionar y apuntar

Ahora, manteniendo una pierna extendida delante de usted, flexione sus dedos de los pies hacia arriba… y ahora apunte hacia abajo con los dedos de los pies. Sienta la tensión en su pantorrilla a medida que se flexiona hacia arriba, y cómo se relaja cuando apunta hacia abajo. Repita esto de nuevo… arriba… y abajo… arriba… y abajo.

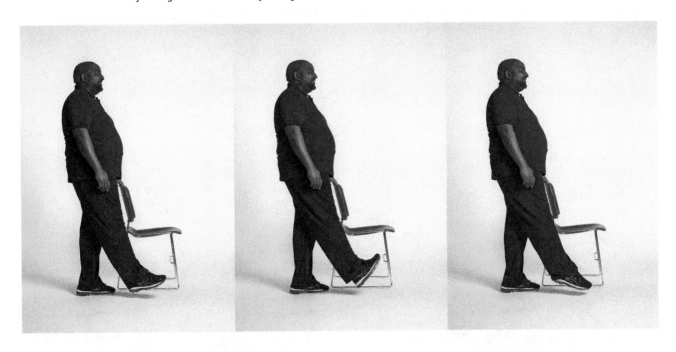

12. Patadas (2)

Ahora muévase al otro lado de la silla. Sujetando suavemente la silla para mantener el equilibrio (o sentado en su silla), extienda su otra pierna hacia delante como si la estuviera deslizando a través de una piscina poco profunda… de adelante hacia atrás… de adelante hacia atrás… Repita unas cuantas veces más.

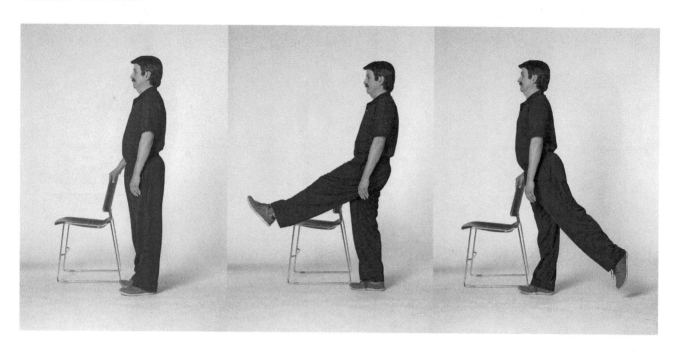

13. Columpiar la pierna (2)

Ahora, usando la misma pierna, deslícela a través del agua de lado a lado en frente de usted. Repítalo unas cuantas veces más con movimientos suaves, lentos y fáciles.

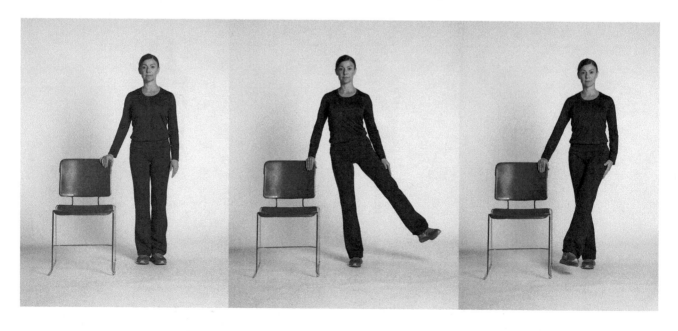

14. Flexionar y apuntar (2)

Manteniendo la misma pierna extendida delante de usted, flexione los dedos de sus pies… y apunte hacia abajo con los dedos de los pies. Sienta la tensión en su pantorrilla al flexionarlos hacia arriba… y relajándose al apuntarlos hacia abajo. Arriba… y abajo… Repítalo unas cuantas veces más.

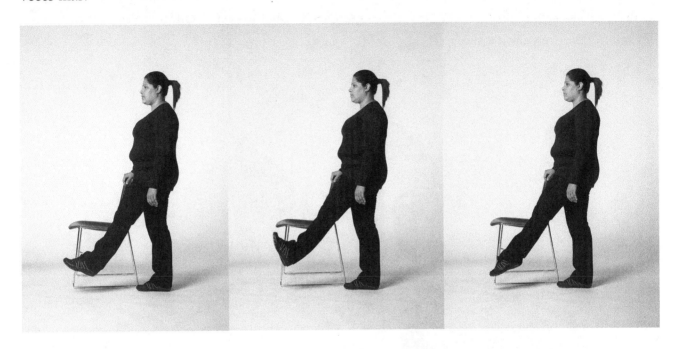

15. Levantarse y sentarse

Vuelva a la parte delantera de su silla, vamos a usar los músculos grandes en la parte superior de
sus piernas para sentarnos y levantarnos. Inclínese ligeramente hacia delante, lentamente siéntese en la silla, siendo consciente de dejar que su peso pase a sus talones a medida que se va aga-
chando… Ahora inclinándose hacia delante ligeramente, levántese de la silla hasta ponerse de pie,
concentrándose en el grupo de sus músculos grandes. Repitamos esto, lentamente sentándose… y
levantándose… y vuelva a sentarse.

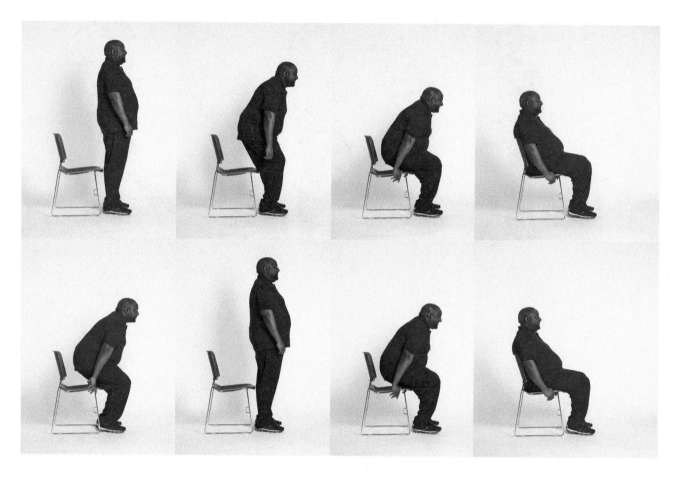

16. Rodilla al pecho

Mientras esté sentado, ponga ambas manos debajo de una de las rodillas, y suavemente suba la rodilla hacia el pecho, manteniendo una postura recta. (Si usted tiene un problema con las caderas o su espalda, puede que quiera levantar su rodilla sin usar sus manos.) Sienta un pequeño estiramiento en la zona de su cadera o glúteo. Mantenga la posición durante 2 o 3 segundos y luego vuelva a poner la pierna en el suelo. Cambie de pierna y ponga sus manos debajo de la otra rodilla y levántela… y luego ponga su pierna de nuevo en el suelo. Hagamos esto una vez más, recordando mantener una postura recta… primero en un lado… y luego en el otro.

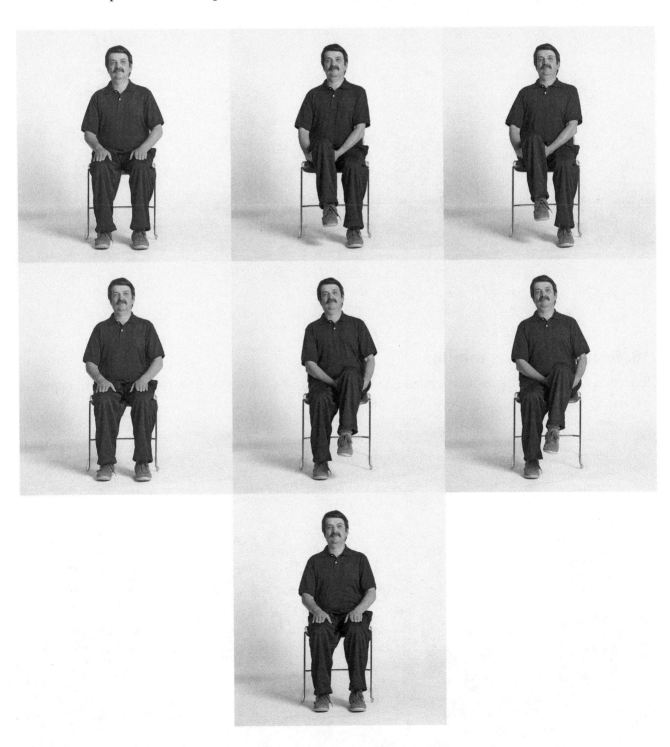

17. Inclinación abdominal

Ahora, deslícese ligeramente hacia delante en su silla. Cruzando los brazos delante de su pecho, o sujetando los lados de la silla, deslícese hacia atrás MUY LENTAMENTE, hasta llegar a los 45 grados, usando sus músculos abdominales. Mantenga la posición… y vuelva al centro. Repítalo unas cuantas veces más. Deslícese hacia atrás MUY LENTAMENTE, unos 45 grados. Usted notará cómo se tensan sus músculos abdominales… pero sólo llegue hasta una postura que sea cómoda. ¡Los ejercicios abdominales pueden ser así de fáciles!

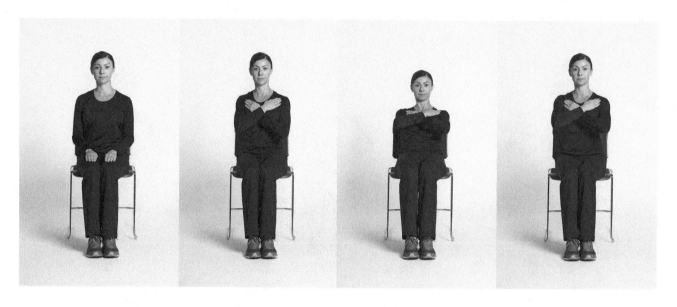

18. Rotación de los tobillos

Extienda un pie delante de usted, haga una rotación con su tobillo en una dirección. Sienta cómo la tensión se relaja… y ahora en la otra dirección.

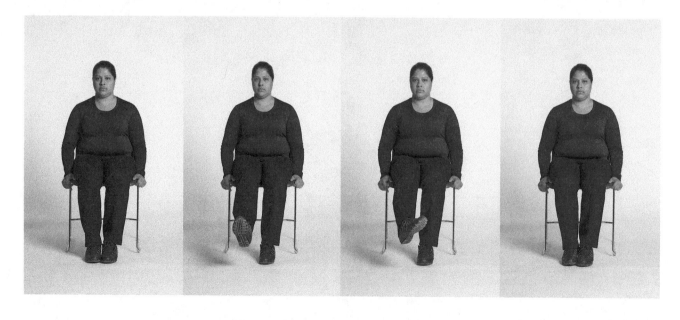

19. Estiramiento de la parte posterior del muslo

Ponga su pie en el suelo ligeramente delante de usted, inclínese hacia delante suavemente como si estuviera haciendo una pequeña reverencia y estire los músculos del muslo en la parte posterior de su rodilla. Muévase de forma lenta, suave y cómoda. Mantenga este estiramiento durante unos segundos… Vuelva al centro. Haga el ejercicio una vez más, estirando un poco más si puede… Vuelva al centro.

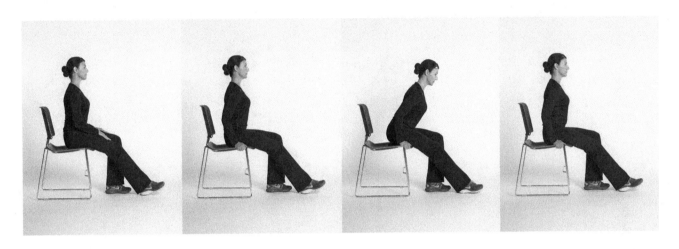

20. Rotación de los tobillos (2)

Ahora, extienda su otra pierna delante de usted para hacer rotaciones con el otro tobillo. Haga rotaciones en una dirección… y ahora en la otra dirección.

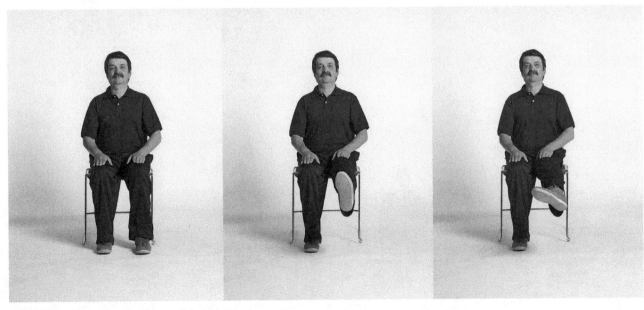

21. Estiramientos de la parte posterior del muslo (2)

Ahora haga una reverencia con los músculos de su otro muslo, poniendo ese pie ligeramente delante de usted. Suavemente inclínese hacia delante como si estuviera haciendo una pequeña reverencia. Sentirá un estiramiento en la parte posterior de su rodilla. Muévase de forma lenta, suave y cómoda. Mantenga este estiramiento durante unos segundos… Vuelva al centro. Inténtelo una vez más, y si puede estire un poco más… vuelva al centro.

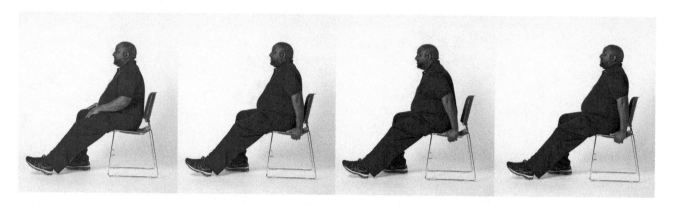

22. Estiramiento lateral

Respire profundamente… inhale y exhale… Ahora levante ambos brazos por encima de su cabeza, alcanzando el cielo si es que puede, baje uno de los brazos a su lado. Mueva el brazo que sigue levantado hacia el centro de su cuerpo, haciendo un estiramiento. Mantenga la posición… Bien. Ahora, vamos al otro lado, levante el otro brazo y muévalo hacia el centro… mantenga este estiramiento… vuelva al centro. Repita este ejercicio de nuevo en ambos lados… Primero uno de los lados… luego el otro… y vuelva al centro.

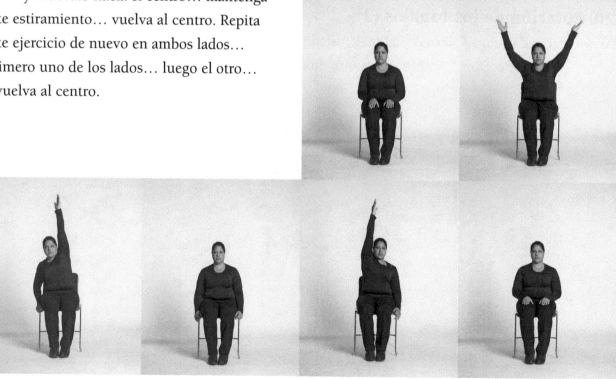

23. Flexiones de los bíceps/flexiones de las muñecas

Ahora estire los brazos delante de su cuerpo y doble los brazos por los codos, moviendo su antebrazo hacia sus hombros. Cierre los puños con suavidad y cúrvelos hacia usted, ahora extienda los antebrazos de nuevo hacia fuera y mantenga esta posición… Sienta como se estiran sus antebrazos y la parte posterior de las manos. Repita esto unas cuantas veces más… estirando sus brazos delante de usted, moviendo los antebrazos hacia usted, curvando sus puños hacia adentro, extendiendo los brazos de nuevo.

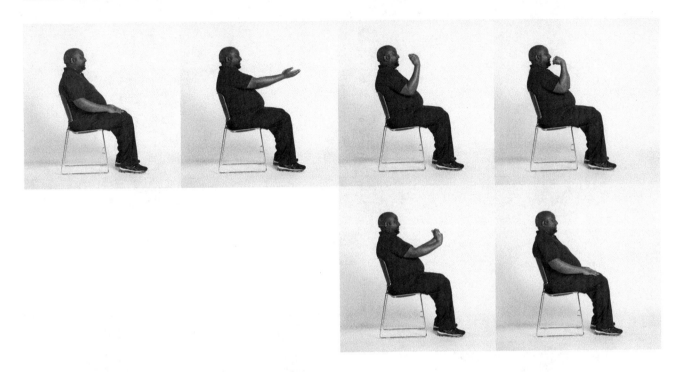

24. Rotaciones con las muñecas

Ahora, manteniendo sus brazos extendidos, o dejándolos descansar sobre sus piernas si así lo desea, haga rotaciones con ambas muñecas en una dirección circular… y luego en la otra dirección.

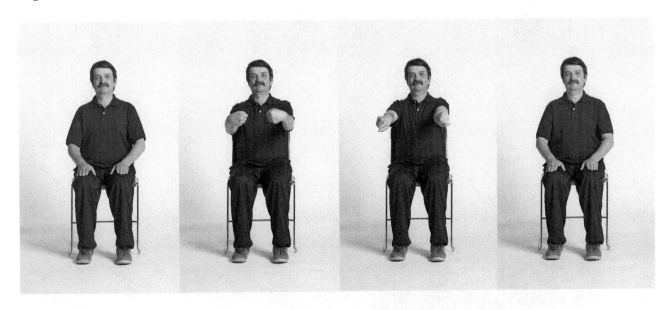

25. Estiramiento de la envergadura de las alas

Ahora, levante los brazos por los lados de su cuerpo como si fueran un par de alas, llévelos un poco hacia atrás abriendo su pecho y mantenga este estiramiento durante unos segundos, recordando que debe mantener los hombros sueltos y relajados. Ponga ambos brazos delante de su cuerpo, y repita el ejercicio… ahora baje los brazos.

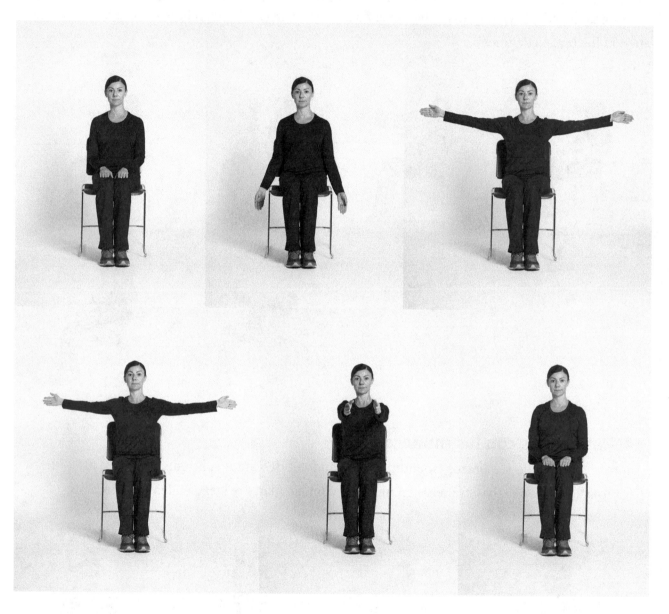

26. Levántelo

Respire profundamente y de forma relajada… inhale… y exhale… Alce los brazos levantándolos tan alto como pueda cómodamente, de forma muy suave y lentamente. Junte sus manos como si rezara y guíelas hacia el centro de su cuerpo… y termine guiándolas hacia abajo por el centro, exhalando a la vez que lo hace. ¡Y ya ha terminado!

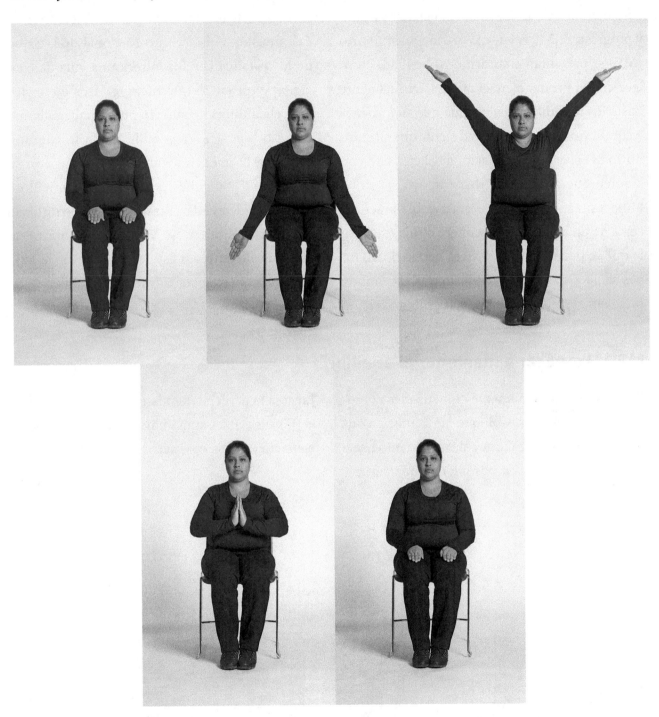

Ejercicios para el equilibrio

Al igual que el Programa de Movimientos Fáciles, los ejercicios de esta sección están diseñados para que pueda usted practicar las actividades para mejorar el equilibrio de una manera segura y progresiva. Estos ejercicios de mejor equilibrio (ME) se presentan en orden de dificultad. Empiece con el primer ejercicio y siga gradualmente hasta los más difíciles a medida que su fortaleza y equilibrio mejoran. Si usted siente que su equilibrio es especialmente malo, haga ejercicio con alguien que pueda servirle de apoyo si es que lo necesita. Siempre es recomendable practicar cerca de un mostrador, encimera o silla estable a la que se pueda agarrar si fuera necesario. Algunas señales de que su equilibrio está mejorando incluyen el ser capaz de mantener una posición

durante más tiempo o sin apoyo adicional, o ser capaz de hacer el ejercicio o mantener la postura con sus ojos cerrados.

El Instituto Nacional del Envejecimiento, una división del Instituto Nacional de la Salud de los Estados Unidos, ofrece una guía de ejercicios y un video que incluye otros ejercicios para el equilibrio. También puede haber algunas clases de ejercicios de equilibrio en su comunidad, que le pueden ayudar a continuar con su progreso. El tai chi es un programa maravilloso que le puede ayudar a trabajar en su equilibrio y su fortalecimiento. (Véase más sobre el tai chi más adelante en este capítulo.) Es de bajo impacto y suave para las articulaciones.

ME 1. Empezar a mantener el equilibrio

Póngase de pie lentamente con sus pies cómodamente separados. Coloque las manos en sus caderas y vuelva la cabeza y el tronco tanto hacia la izquierda como sea posible cómodamente y

luego a la derecha. Repita este movimiento de 5 a 10 veces. Para aumentar la dificultad, haga el ejercicio con los ojos cerrados.

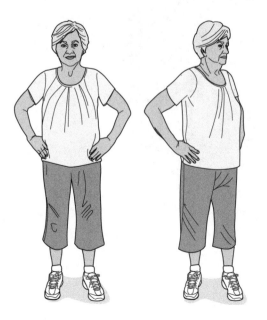
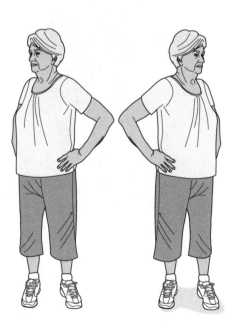

ME 2. Mecerse y balancearse

Apoyándose en una mesa o el respaldo de una silla, haga los siguientes ejercicios de cinco a diez veces:

1. Balancéese sobre sus talones y luego sobre las puntas de los pies.

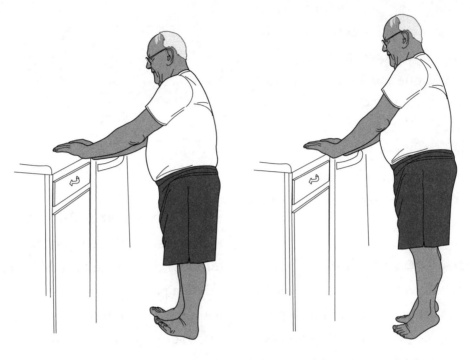

2. Haga el paso del cajón (como si estuviera bailando el waltz).

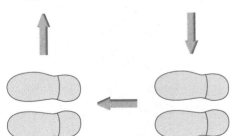

3. Desfile sin moverse, primero con los ojos abiertos y luego con los ojos cerrados.

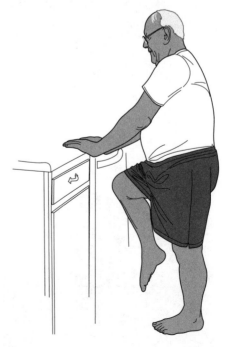

ME 3. Base de apoyo

Haga estos ejercicios cerca de una mesa para tener apoyo, o con alguien que le pueda ayudar. El propósito de estos ejercicios es ayudarle a mejorar su equilibrio yendo de una base de apoyo más grande a una más pequeña. Trabaje en poder mantener cada posición durante 10 segundos. Una vez que pueda mantener cada posición con los ojos abiertos, practíquelos con los ojos cerrados.

1. Párese con los pies juntos.
2. Párese con un pie delante y el otro detrás.
3. Párese con el talón de un pie tocando la punta del otro pie.

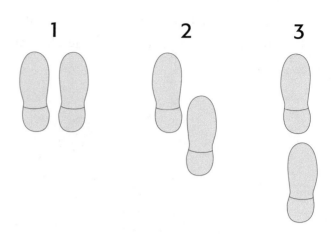

ME 4. Caminar de puntillas

El propósito de este ejercicio es fortalecer los tobillos y darle práctica para equilibrarse en una base de apoyo pequeña mientras se mueve. Manténgase cerca de una mesa o mostrador para tener apoyo, póngase de puntillas y camine de adelante hacia atrás al lado de la mesa o mostrador. Cuando se sienta cómodo caminando de puntillas sin apoyo y con los ojos abiertos, inténtelo con los ojos cerrados.

ME 5. Caminar sobre los talones

El propósito de este ejercicio es aumentar la fortaleza de la parte baja de las piernas y darle práctica para equilibrarse en una base de apoyo pequeña. Manténgase cerca de una mesa o mostrador para tener apoyo, levante los dedos de los pies y la parte delantera de los pies y camine sobre los talones de adelante y hacia atrás al lado de la mesa o mostrador. Una vez que esté cómodo andando sobre sus talones sin apoyo y con los ojos abiertos, inténtelo con los ojos cerrados.

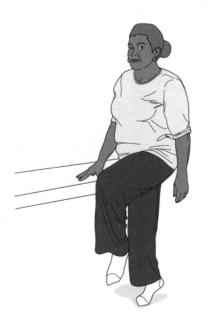

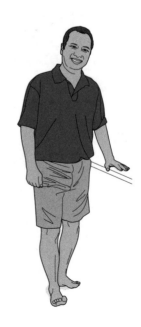

ME 6. Pararse sobre una pierna

Agarrando el mostrador o el respaldo de una silla, levante el pie del piso por completo. Una vez que está equilibrado, suelte la mano con la que se sostiene a la superficie de apoyo. El objetivo es mantener la posición durante 10 segundos. Una vez que pueda usted hacer esto durante 10 segundos sin agarrarse a ningún lado, practíquelo con los ojos cerrados. Repítalo con la otra pierna.

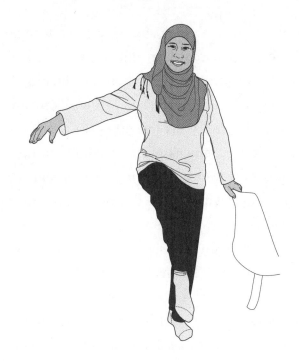

¿Está mejorando su equilibrio?

Para saber si su equilibrio está mejorando, haga el ejercicio ME 6 (pararse sobre una pierna) y documente cuánto tiempo puede estar parado sobre cada pie sin necesidad de apoyarse. Documente cuánto tiempo lo puede hacer con los ojos abiertos, y cuánto con los ojos cerrados. Cuando esté listo para poner a prueba su equilibrio de nuevo, mire a ver si puede pararse sin apoyo durante más tiempo o si puede mantener el equilibrio con los ojos cerrados. El objetivo es ser capaz de mantener el equilibrio sobre un pie durante 30 segundos con los ojos abiertos y de nuevo otros 30 segundos con los ojos cerrados.

Otros ejercicios suaves: ejercicios en el agua, tai chi y yoga

Otra forma suave de ser más activo e incorporar variedad a su programa de ejercicio es hacer ejercicio en el agua. La capacidad de flotar en el agua quita la presión de las zonas dolorosas del cuerpo como la espalda, las caderas, las rodillas y los pies. Los ejercicios en el agua poco profunda son una buena manera de mejorar su flexibilidad, fortaleza y resistencia en un ambiente divertido y relajado. Lo bueno es que no tiene que saber nadar para participar en las clases de ejercicio en el agua.

Por lo general, la gente con dolor crónico debe de evitar hacer jogging o saltar, bien sea en tierra firme o en el agua. Asegúrese de decirle a su instructor de ejercicios en el agua que usted tiene dolor crónico. Él podrá modificar los ejercicios para usted si lo necesita. Si es usted un nadador, sepa que ciertos estilos o brazadas pueden agravar sus problemas de dolor, mientras que otros pueden ser perfectos. Siempre consulte con su proveedor de salud para asegurarse que el ejercicio que escoja le viene bien. Lea más acerca de los ejercicios en el agua en el capítulo 9, página 174.

El tai chi y el yoga son excelentes formas de hacer ejercicio que involucran la mente y el cuerpo. Ambas combinan el entrenamiento de la fuerza y la flexibilidad con la relajación para reducir el estrés y las tensiones. El tai chi es adecuado para mucha gente con dolor crónico porque consiste en movimientos suaves, lentos y relajados que aumentan la flexibilidad, la fuerza y mejoran el equilibrio de manera segura. De hecho, a menudo se le suele llamar "meditación en movimiento". Es una forma de ejercicio que se hace tanto por los jóvenes como por los mayores, y tanto las personas sanas como las que tienen problemas de salud crónicos. Hay estudios científicos recientes que han demostrado que el tai chi, y una práctica del tradición oriental llamada qigong, son beneficiosas para aquellos que tienen fibromialgia y osteoartritis así como para la salud y bienestar en general. Para conseguir más información vaya a la página de internet del Centro Nacional para Medicina Complementaria y Alternativa (nccam.nih.gov/health/taichí) (información en inglés) o explore algunos de los recursos en español que aparecen al final de este capítulo.

El yoga combina posturas físicas, técnicas respiratorias y relajación. Hay estudios recientes que han demostrado que la gente con dolor lumbar mejoró la capacidad de andar y moverse, y tuvieron menos dolor después de practicar una serie de poses de yoga adaptadas. Otros estudios han demostrado que el yoga ayuda a aliviar la ansiedad y la depresión, puede reducir la presión sanguínea y mejora el equilibrio y reduce las caídas en los adultos.

Sea consciente que hay muchos tipos de yoga, y algunos son más exigente con el cuerpo que otros. Si le interesa el yoga, investigue los tipos que haya disponible en su comunidad. Contacte con los instructores para averiguar si saben sobre el dolor crónico y cómo adaptar las poses de yoga a su problema en específico. Para conseguir más información sobre los beneficios para la salud del yoga, un buen lugar para comenzar es la página de internet del Centro Nacional para Medicina Complementaria y Alternativa (nccam.nih.gov/health/yoga) (información en inglés). También puede explorar los recursos en español incluidos al final de este capítulo.

Le recordamos de nuevo que hable siempre con su proveedor de salud o fisioterapeuta antes de comenzar un nuevo movimiento o un nuevo programa de ejercicio. Póngale al corriente de cualquier práctica complementaria o alternativa que esté usted usando para manejar su dolor crónico y su salud en general. Esto le ayudará a asegurarse de que tenga los cuidados más seguros que sean posibles.

Unas palabras sobre el entrenamiento de fortalecimiento

Los entrenamientos del fortalecimiento son un componente esencial de cualquier programa en general para hombres y mujeres de cualquier edad. Los ejercicios que soportan su peso le ayudan a desarrollar y mantener huesos sanos. El entrenamiento de fortalecimiento para la pérdida de hueso, mejora el equilibrio, puede prevenir las fracturas óseas, ayuda a controlar el

Otros recursos que explorar

Biblioteca Nacional de Medicina (*National Library of Medicine – MedlinePlus*): Información sobre ejercicio en internet: https://www.nlm.nih.gov/medlineplus/spanish/exerciseforseniors.html

¡Hagamos ejercicio! (audio CD) Boulder, Colo.: Bull Publishing, 2012.

Instituto Nacional Sobre el Envejecimiento (*National Institute on Aging*): https://www.nia.nih.gov/espanol/temas/ejercicio

Introducción al Tai Chi. Guía para principiantes completo: https://www.youtube.com/user/SuperEfege

Núñez, Naylín. *Yoga es más.* Blog de Yoga para principiantes: http://yogaesmas.com/videos

Puleva Salud: http://www.pulevasalud.com/ps/especiales/ponte_en_forma/index.html

Salud Tai Chi Iniciación: https://www.youtube.com/watch?v=T387_A3QDqY

Sentado y capaz (Sit and Be Fit) [DVD]: https://www.sitandbefit.org/product-tag/spanish/

peso y aumentan la energía. Los ejercicios de los que hemos hablado en este capítulo son un primer paso para mejorar la fuerza. Antes de que comience un programa de fortalecimiento más exigente que pueda incluir pesas u otros ejercicios de resistencia, asegúrese de consultar con un profesional de la salud muy informado o un especialista en ejercicio que entienda su problema de dolor crónico en particular. Esta persona puede trabajar con usted para identificar una estrategia segura para hacer un programa de fortalecimiento adecuado específicamente para usted.

Sugerencias de lecturas complementarias

Blahnik, Jay. *Nuevo método de estiramientos para todos*, 3ra edición. Tutor S. A., 2005.

Maccadanza, Roberto. *Ejercicios de abdominales.* Tikal-Susaeta Ediciones S. A., 2008

Maccadanza, Roberto. *En forma con la gimnasia de aparatos: Guía para elegir y utilizar correctamente los aparatos.* Susaeta Ediciones S. A., 2004.

Maccadanza, Roberto. *En forma con streching.* Tikal-Susaeta Ediciones S. A., 2008.

Maccadanza, Roberto. *Gimnasia de aparatos.* Tikal-Susaeta Ediciones S. A., 2008.

Maccadanza, Roberto. *Stretching: Ejercicios de estiramiento.* Susaeta Ediciones S. A., 2004.

Mayr, Barbara. *Pilates para el dolor de espalda: Programas de ejercicios suaves para ganar calidad de vida*, 3ra edición. Ediciones Tutor, S. A., 2010

CAPÍTULO 9

Ejercicios para conseguir resistencia y buena forma física

UN ESTUDIO NACIONAL RECIENTE SOBRE la actividad física en los adultos de Estados Unidos ha demostrado que la mayoría de la gente que tiene dolor crónico hace más o menos la misma cantidad de ejercicios sedentarios y suaves que aquellos que no tienen dolor crónico. Pero las mujeres y especialmente los hombres con dolor crónico hacen mucho menos actividad física moderada y vigorosa que la gente sin dolor. Como resultado, la gente con condiciones dolorosas tiene un mayor riesgo de desarrollar problemas del corazón, diabetes y otras enfermedades crónicas.

Esto no tiene porqué suceder. La gente con dolor crónico puede aumentar la intensidad de los ejercicios gradualmente y de forma segura y puede cosechar los beneficios que para la salud tiene el hacer estos ejercicios.

En este capítulo usted aprenderá acerca del esfuerzo en el ejercicio, varias actividades aeróbicas y cómo construir un programa de ejercicio que funcione para usted.

163

Recuerde del capítulo 7 que los ejercicios aeróbicos ("con oxígeno") suponen mover los músculos grandes del cuerpo en una actividad continua. Las actividades aeróbicas incluyen caminar, nadar, cortar el césped y andar en bici. Los ejercicios aeróbicos son buenos para la forma física cardiovascular, disminuyen los riesgos de ataques al corazón y le ayudan a controlar su peso. Promueven una sensación de bienestar general, pueden disminuir la depresión y la ansiedad, le ayudan a dormir mejor, mejoran su estado de ánimo y estimulan sus niveles de energía.

Cuando se piensa en incrementar un programa de ejercicio mediante la inclusión de actividad física moderada a vigorosa (llamados ejercicios aeróbicos o de resistencia), mucha gente está confusa sobre lo que debe hacer o cuánto hacer. Recuerde que las pautas de las que hablamos en el capítulo 7, recomendaban que los adultos hicieran ejercicio a una intensidad moderada durante al menos 150 minutos (2½ horas) esparcidos durante las semana. En los capítulos 7 y 8 también describíamos las pautas para los ejercicios aeróbicos, de flexibilidad y de fortalecimiento. Incluso con toda esta información a mano, puede ser un reto construir su propio programa de ejercicio.

El objetivo más importante que hay que aceptar es que un poco de actividad es mejor que nada. Si empieza por hacer lo que es cómodo para usted y aumenta sus esfuerzos gradualmente, lo más seguro es que construya un hábito sano y para el resto de su vida. Aprenderá cómo mantenerse activo y reencaminarse incluso cuando los cambios en su condición le hagan ir más lento durante una temporada. Normalmente, siempre es mejor comenzar el programa haciendo menos de lo que puede en vez de hacer más de lo que puede.

Frecuencia, tiempo e intensidad

Para conseguir llegar a su meta de ejercicios, recuerde que hay tres piezas fundamentales básicas para cualquier programa de ejercicio: frecuencia, tiempo e intensidad.

■ **La frecuencia** se refiere a cuán a menudo hace ejercicio. La mayoría de las pautas sugieren hacer algún ejercicio por lo menos la mayoría de los días de la semana. Para el ejercicio aeróbico moderadamente intenso, es una buena elección hacerlo de 3 a 5 veces a la semana. Tomarse un día de descanso le da a su cuerpo la oportunidad de descansar y recuperarse.

■ **El tiempo** se refiere a cómo de largo es el período que dura cada ejercicio. Es mejor si puede hacer ejercicio por lo menos durante 10 minutos seguidos. Usted puede ir sumando los períodos de 10 minutos que vaya haciendo durante la semana para alcanzar su meta de 150 minutos por semana. Por ejemplo, tres caminatas de 10 minutos al día durante cinco días harán que alcance su meta de 150 minutos a la semana. Si 10 minutos son demasiados al principio, empiece por la cantidad que pueda hacer, (incluso dos minutos son un comienzo), y vaya aumentándolo hasta llegar a 10 minutos.

■ La intensidad se refiere al esfuerzo, cómo de duro está trabajando. Los ejercicios aeróbicos son seguros y efectivos a una intensidad moderada. Cuando usted hace ejercicio a una intensidad moderada sentirá calor, respirará más profundamente y más rápido de lo normal, y su corazón latirá más rápido de lo normal. Así mismo, si usted está haciendo ejercicio a la intensidad apropiada, deberá sentir como que puede continuar un rato más. La intensidad en el ejercicio es relativa a su forma física. Para un atleta correr una milla en 10 minutos probablemente sea ejercicio de baja intensidad. Para una persona que no ha hecho ejercicio en mucho tiempo, una caminata de 10 minutos a paso ligero puede ser de intensidad moderada a alta. Para alguien que tiene limitaciones físicas severas, una caminata lenta puede ser de intensidad alta. El truco, claro está, es averiguar lo que es para usted la intensidad moderada. En el siguiente material hablaremos de varias formas de hacer esto.

La prueba de hablar

La prueba de hablar es una forma fácil y rápida para reconocer el esfuerzo que usted hace y regular la intensidad. Cuando esté haciendo ejercicio hable con otra persona o a usted mismo. También puede recitar poesías o cantar en voz alta. Si usted está haciendo ejercicio a intensidad moderada, podrá seguir hablando cómodamente. Si no puede seguir una conversación porque está respirando demasiado fuerte y le falta aire para respirar, está usted usando una intensidad alta. Disminuya a un nivel más moderado.

Esfuerzo percibido

Otra forma de vigilar la intensidad es clasificar el esfuerzo que está haciendo en una escala de esfuerzo percibido. Este puede ser mejor método que la prueba de hablar si es que usted tiene dolor crónico de angina u otras condiciones que impacten su forma de respirar.

Hay dos escalas: del 0 al 10 y del 6 al 20. En la escala del 0 al 10, 0 equivale a estar tumbado, sin hacer ningún tipo de esfuerzo, y 10 es el equivalente a hacer tanto esfuerzo como le sea posible, por ejemplo, un esfuerzo tan intenso que tan sólo lo puede hacer durante unos segundos. Un buen nivel de ejercicio aeróbico moderado en esta escala es entre el 4 y el 5.

En la escala del 6 al 20, 6 es el equivalente a estar sentado sin hacer nada y 20 es haciendo tanto esfuerzo como sea posible. En esta escala, la intensidad moderada está entre el 11 y el 14. (Véase el capítulo 19, páginas 352–353 para encontrar más detalles sobre la escala del 6 al 20.)

Use la escala que prefiera.

Pulso o ritmo cardiaco

A menos que esté usted tomando medicamentos para el corazón, tomarse el pulso es otra manera para medir la intensidad del ejercicio. Cuanto más rápido lata su corazón, más esfuerzo está usted haciendo. (Su corazón también late rápido cuando usted tiene miedo o está nervioso, pero en este caso estamos hablando de cómo responde su corazón a la actividad física.) Los ejercicios de resistencia a una intensidad moderada incrementan su pulso entre un 55 a un 70 por ciento de su máximo ritmo cardiaco seguro. El máximo ritmo cardiaco seguro disminuye con la edad, así que el ritmo cardiaco seguro durante

Tabla 9.1 **Ritmo cardiaco al hacer ejercicio de intensidad moderada, por edad**

Edad	Pulso durante el ejercicio (pulsaciones por minuto)	Pulso durante el ejercicio (al contar cada 15 segundos)
30s	105–133	26–33
40s	99–126	25–32
50s	94–119	24–30
60s	88–112	23–28
70s	83–105	21–26
80s	77–98	19–25
90 y mas	72–91	18–23

el ejercicio disminuye a medida que nos hacemos mayores. La tabla 9.1 tiene una lista de las pautas generales del ritmo cardiaco seguro por edades, o puede usted calcular cuál será el suyo usando la fórmula siguiente.

Independientemente del método que use para comprobar su ritmo cardiaco, usted necesitará saber cómo tomarse el pulso. Empiece poniendo las yemas de los dedos índice y medio de una mano en la muñeca del brazo contrario, justo debajo de la base del pulgar. Mueva los dedos ligeramente hasta encontrar las pulsaciones del bombeo de la sangre con cada latido. Apriete ligeramente y cuente cuantos los latidos que sienta en 15 segundos. Multiplique este número por cuatro y conseguirá su ritmo cardiaco en reposo. La mayoría de las personas tienen un ritmo cardiaco entre 60 y 100 pulsaciones por minuto. Si toma su pulso cada vez que piense en ello, pronto aprenderá la diferencia entre los ritmos cardiacos en reposo y cuando hace ejercicio.

Tome los siguientes pasos para calcular su propio rango de ritmo cardiaco cuando hace ejercicio:

1. Reste su edad al número 220:

   Ejemplo: 220 − 60 = 160

   Usted: 220 − _____ = _____

2. Para encontrar el nivel más bajo de su rango de ritmo cardiaco cuando hace ejercicio, multiplique el resultado del paso 1 por 0,55:

   Ejemplo: 160 × 0,55 = 88

   Usted: _____ × 0,55 = _____

3. Para encontrar el nivel más alto de su rango a intensidad moderada, multiplique el resultado del paso 1 por 0,7 :

   Ejemplo: 160 × 0,7 = 112

   Usted: _____ × 0,7 = _____

En nuestro ejemplo, el rango del ritmo cardiaco cuando hace ejercicio de intensidad moderada es de 88 a 112 pulsaciones por minuto. ¿Cuál es el suyo?

Cuando usted comprueba su pulso mientras hace ejercicio, solo necesita contar su pulso durante 15 segundos, no un minuto entero. Para encontrar su rango de pulsaciones durante 15 segundos, divida ambos números, el nivel bajo y el alto, entre 4. La persona en nuestro ejemplo deberá de contar entre 22 (88 ÷ 4) y 28 (112 ÷ 4) pulsaciones en 15 segundos mientras está haciendo ejercicio.

La razón más importante para saber el rango de su ritmo cardiaco mientras está haciendo ejercicio es aprender a no hacer ejercicio demasiado vigoroso. Después de hacer su calentamiento y cinco minutos de ejercicios de resistencia, tómese el pulso. Si es más alto que el ritmo más rápido de su rango, no se asuste; simplemente disminuya su ritmo de ejercicio. No necesita usted trabajar tanto.

Si está usted tomando medicinas para regular su ritmo cardiaco, tiene dificultad para sentir su pulso o piensa que este es un método complicado, use una de las pruebas anteriores (prueba de hablar o esfuerzo percibido) para vigilar la intensidad del ejercicio que hace.

Estar en forma

Usted puede diseñar su propio programa de ejercicios de resistencia y forma física usando el enfoque FIT. FIT significa cómo de a menudo hace ejercicio (F = frecuencia), cómo de duro trabaja (I = intensidad) y cuánto tiempo hace ejercicio cada día (T = tiempo). Construya su programa de ejercicio variando la frecuencia, el tiempo y las actividades. Comience suavemente, y aumente la frecuencia y el tiempo a medida que va llegando o incluso sobrepasando la cantidad de minutos recomendado por semana (150 minutos). Puede usted usar diferentes tipos o combinaciones de ejercicios.

Casi todo el mundo puede alcanzar los objetivos de mínima cantidad de actividad física que se encuentran en la pautas generales, y así conseguir importantes beneficios para la salud. Una manera fácil de acordarse de las pautas generales es que debe de acumular 30 minutos de actividad física moderada en la mayoría de los días de la semana (30 minutos/día × 5 días/semana = 150 minutos/semana.) Sus objetivos o metas de actividad moderada se pueden conseguir caminando, usando la bicicleta estática, bailando, nadando o haciendo tareas en la que hace actividad de intensidad moderada (como cortar el césped o aspirar la casa).

Los siguientes son programas de intensidad moderada que suman 150 minutos cada semana:

■ Un paseo de 10 minutos a intensidad moderada tres veces al día, cinco días a la semana

■ Un paseo de 20 minutos en bicicleta a intensidad moderada (si es fuera en terreno principalmente plano, o en la bicicleta estática) tres días a la semana y un paseo de 30 minutos tres días a la semana

■ Una clase de baile aeróbico de bajo impacto de 30 minutos a intensidad moderada dos veces por semana y tres paseos de 10 minutos tres veces a la semana

Si está usted empezando, puede hacerlo de la siguiente manera:

■ De un paseo de 5 minutos alrededor de la

Estar en forma

Aquí tiene una forma rápida de recordar las tres piezas fundamentales de su programa de ejercicio:

F = frecuencia (cómo de a menudo)

I = intensidad (cómo de duro)

T = tiempo (por cuánto tiempo)

casa tres veces al día, seis días a la semana (total = 90 minutos).

■ Tome una clase de aeróbic en la piscina durante 40 minutos dos veces a la semana y dos paseos de 10 minutos al día dos días a la semana (total = 120 minutos).

■ Tome una clase de aeróbic de bajo impacto una vez a la semana (50 minutos), haga un poco de jardinería durante 30 minutos, y dé dos paseos de 20 minutos (total = 120 minutos).

Es importante recordar que el objetivo son 150 minutos, pero ese no es necesariamente el punto donde va usted a comenzar. Si empieza a hacer ejercicio simplemente durante dos minutos cada vez, es probable que pueda alcanzar los 10 minutos tres veces al día recomendados. Si usted tiene un contratiempo y para de hacer ejercicio durante un tiempo, comience su programa de nuevo haciendo menos tiempo de ejercicios menos vigorosos que cuando paró. Tomará un poco de tiempo llegar al punto donde lo dejó; sea paciente consigo mismo.

Calentamiento y enfriamiento

Si usted va a hacer ejercicio a una intensidad moderada, es importante hacer un calentamiento antes y un enfriamiento o estiramiento después.

Calentamiento

Antes de comenzar con los ejercicios de intensidad moderada debe usted preparar su cuerpo para hacer un trabajo más extenuante. Esto significa que debe de hacer por lo menos cinco minutos de una actividad de baja intensidad para permitir que sus músculos, corazón, pulmones y circulación aumenten su trabajo gradualmente. Si usted va a hacer un paseo a paso ligero, haga un calentamiento de cinco minutos andando más lentamente. Si está usando la bici-

cleta estática, haga un calentamiento de cinco minutos pedaleando suavemente. En la clase de ejercicio aeróbico harán un calentamiento con una rutina suave antes de volverse más vigoroso. Hacer un calentamiento reduce el riesgo de lesiones, dolor muscular y palpitaciones del corazón (latidos irregulares).

Enfriarse

Un período de enfriamiento después de hacer ejercicio de intensidad moderada ayuda a su cuerpo a volver a su estado normal de reposo. Repetir el calentamiento de cinco minutos o dar un paseo lento después de hacer una actividad más vigorosa ayuda a que sus músculos se relajen gradualmente y a que su corazón y respiración se desaceleren. Los ejercicios suaves de flexibilidad durante el enfriamiento pueden ser relajantes, y los estiramientos suaves después del ejercicio ayudan a reducir el dolor muscular y la rigidez.

Recuerde que el PMF (véase el capítulo 8) es una rutina muy buena para usar como calentamiento o enfriamiento, y que además aumenta su flexibilidad y rango de movimiento de sus articulaciones.

Ejercicios aeróbicos (de resistencia)

Los ejercicios aeróbicos usan los grandes músculos del cuerpo de una manera rítmica y continua. Los ejercicios más efectivos involucran a todo el cuerpo. En esta sección del capítulo examinaremos unos cuantos ejercicios aeróbicos de bajo impacto comunes. Todos estos ejercicios pueden mejorar el estado de su corazón y pulmones, fortalecer los músculos, aliviar las tensiones y ayudar a manejar su peso. La mayoría también puede fortalecer los huesos (las excepciones son nadar y hacer aeróbic en el agua).

Caminar

Caminar es una actividad de intensidad moderada que la mayoría de la gente con dolor crónico puede hacer de manera segura. Es fácil, barato y se puede hacer casi en cualquier lugar. Puede usted andar solo o acompañado. De hecho, andar con alguien es una buena motivación. Andar es más seguro que correr y pone menos estrés en el cuerpo. Es una elección especialmente buena si usted ha sido sedentario, tiene problemas de equilibrio o tiene dolor musculo-esquelético como dolor lumbar, de cuello o relacionado con las articulaciones.

Si usted es capaz de ir de compras, visitar a sus amigos y hacer tareas domésticas, entonces probablemente sea capaz de andar para hacer ejercicio. La edad no es una barrera. Un bastón o andador no deben de pararle a la hora de hacer una rutina de caminar. Si usted está en una silla de ruedas o usa muletas, hay otros tipos de ejercicios aeróbicos que puede hacer. Consulte con su fisioterapeuta para que le ayude.

Sea cauteloso las primeras dos semanas del programa de caminar. Si no ha estado haciendo mucho durante una temporada, incluso unos minutos serán suficientes para usted. Haga lo que pueda hacer cómodamente, y vaya aumentándolo despacio. Alterne caminatas lentas con unas a paso más ligero. Cada semana, aumente la cantidad de caminatas a paso ligero en intervalos de cinco minutos, hasta que esté caminando de esta forma durante un total de 20 a 30 minutos. Recuerde que su objetivo es andar la mayoría de los días de la semana, a una intensidad moderada, durante por lo menos 10 minutos cada vez. Muchos estudios de gente con dolor lumbar han demostrado que caminar no aumenta el dolor sino que en cambio añade el beneficio de mejorar el estado de ánimo.

Consejos para caminar

- **Escoja el terreno.** Camine en una superficie plana y nivelada. El terreno inclinado, desigual, blando, arenoso o con piedras es mucho esfuerzo. Algunos lugares buenos para comenzar son los senderos para hacer ejercicio, centros comerciales, pistas deportivas de las escuelas, calles con aceras y vecindarios tranquilos.

- **Siempre haga un calentamiento y enfriamiento caminando a paso lento.** Camine lentamente durante cinco minutos para preparar su circulación y musculatura para una caminata más vigorosa. Termine con la misma caminata lenta para permitir que su cuerpo se relaje gradualmente y para evitar dolores musculares. La gente con experiencia caminando sabe que puede evitar incomodidades en las espinillas y los pies si comienzan y terminan despacio.

- **Fije su propio paso.** Toma práctica encontrar la velocidad adecuada para caminar. Para encontrar su velocidad, comience a caminar despacio durante unos minutos, luego aumente su velocidad a un paso que sea ligeramente más rápido de lo normal para usted. Después de cinco minutos, compruebe la intensidad del ejercicio usando una prueba de esfuerzo percibido o la prueba de hablar. Si usted está esforzándose demasiado o siente que no puede respirar, vaya más despacio. Si es que está por debajo de la intensidad deseada, intente caminar un poco más rápido. Camine durante otros cinco minutos y compruebe la intensidad de nuevo. Si sigue por debajo de su objetivo, siga caminando a una velocidad cómoda y compruebe la intensidad en la mitad o al final de cada caminata.

- **Aumente los movimientos vigorosos con los brazos.** Usted puede usar sus brazos

para aumentar su ritmo cardiaco hasta llegar al objetivo que usted se marcó. Doble los codos ligeramente y mueva los brazos más vigorosamente. Otra idea es llevar 1 o 2 libras (0,5 a 1 kg) de peso en cada mano. Puede comprar pesas especiales para llevar en las manos mientras camina, o sujetar una lata pequeña de comida en cada mano, o llenar dos pequeñas botellas de plásticos o calcetines de arena, frijoles secos o peniques. El trabajo adicional que hace con sus brazos aumenta la intensidad del ejercicio sin necesidad de andar más rápidamente de lo que considere cómodo. (Si le han dicho que evite ejercicios con los brazos debido a su problema de dolor o que no lleve peso de ningún tipo por cualquier razón, entonces simplemente sujete el peso y mantenga los brazos quietos.)

Zapatos para caminar

Utilice zapatos que sean de la longitud y anchura correctas. No debería usted de sentir presión en los lados o encima de los dedos de los pies. Asegúrese de que sus zapatos son lo suficientemente grandes en la zona de los dedos de los pies. Asegúrese de que haya un espacio de la anchura del dedo gordo entre el final de su dedo del pie más largo y la punta del zapato. La parte posterior del zapato debe de sujetar su talón firmemente sin que se mueva mientras camina.

Asegúrese de que sus zapatos están en buen estado. Los zapatos con cordones le permitirán ajustar la anchura y le darán más soporte que los que no tienen cordones. Si tiene problemas atando cordones, pruebe los cierres con velcro o cordones elásticos. Los zapatos con suelas de cuero con un tacón separado no absorben los choques de la misma manera que los zapatos deportivos o casuales que tienen una suela continua de compuesto especial. Evite los zapatos que sean demasiado pesados o los que tengan suelas muy gruesas, gomosas o pegajosas ya que pueden crear peligro de tropezones.

A mucha gente le gustan los zapatos con plantillas que se pueden quitar para cambiarlas por unas que absorban mejor los choques. Usted puede encontrar plantillas especiales en tiendas de deporte y tiendas de zapatos. Cuando vaya a comprar plantillas, lleve sus zapatos de caminar con usted. Quite la plantilla original y pruébese el zapato con la nueva plantilla dentro. Querrá asegurarse de que todavía hay el suficiente espacio para que su pie esté cómodo. Las plantillas vienen en diferentes tamaños y se pueden cortar con tijeras para conseguir que sean a medida. Para darles más espacio a sus dedos de los pies, pruebe las plantillas de tres cuartos que llegan hasta justo antes del lugar donde comienzan sus dedos del pie. Si usted lleva plantillas a medida recetadas por su médico, pregúntele acerca de qué plantillas son apropiadas para el ejercicio.

Los zapatos buenos no tienen porqué ser caros. Cualquier zapato que cumpla los criterios que acabamos de describir satisfarán sus propósitos.

Posibles desafíos para caminar

Si al andar usted siente dolor alrededor de sus espinillas, puede que no esté pasando la suficiente cantidad de tiempo calentando. Intente hacer algunos ejercicios para las piernas y los tobillos antes de comenzar a caminar (véase el capítulo 8, PMF ejercicios 9 al 14, 18 y 20). O haga el PMF completo como calentamiento. Luego, comience su caminata a un paso lento durante por lo menos cinco minutos. Mantenga sus pies y dedos de los pies relajados.

El dolor de rodillas es otro problema común. Andar rápido pone mucho estrés en la articulación de la rodilla. Para mantener su ritmo cardiaco elevado a una velocidad más lenta, intente hacer más trabajo con sus brazos. Añada los dos ejercicios de la figura 9.1 ya que le ayudarán a fortalecer sus rodillas y músculos de los muslos. Otro beneficio adicional es que además ayudan a mejorar su equilibrio.

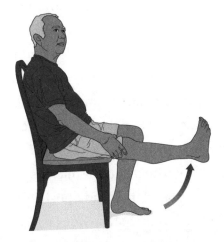

Ejercicio de la rodilla 1

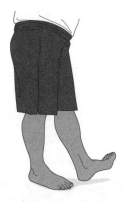

Ejercicio de la rodilla 2

Figura 9.1 **Ejercicios para fortalecer sus rodillas**

Ejercicio de la rodilla 1 (ME)

Tener las rodillas fuertes es importante para caminar y estar de pie cómodamente. Este ejercicio fortalece la rodilla. Sentado en una silla, ponga la rodilla recta tensando el músculo de la parte superior de su muslo. Ponga su mano en su muslo y sienta cómo funciona el músculo. Si quiere, haga círculos con sus dedos de los pies. A medida que se fortalece su rodilla, intente llegar a 30 segundos con la pierna en alto. Cuente en voz alta. No contenga la respiración.

Ejercicio de la rodilla 2 (ME)

Póngase de pie con una pierna ligeramente delante de la otra con el talón en el suelo y los dedos del pie en el aire, como si estuviera listo a dar un paso con el pie delantero. Ahora tense los músculos en la parte delantera de su muslo, haciendo que la rodilla se ponga firme y derecha. Mantenga la posición hasta contar a 10. Relájese. Repita con la otra pierna.

Usted puede disminuir los calambres en la pantorrilla y el dolor de talón si comienza con el estiramiento del tendón de Aquiles que se muestra en la figura 9.2. Si usted tiene problemas de circulación en las piernas y le dan calambres o dolores en las pantorrillas mientras camina, alterne entre andar a paso ligero y andar más lentamente. Baje el ritmo y permita que su circulación se regule antes de que le dé un dolor tan intenso que tenga que parar. Como podrá comprobar, estos ejercicios pueden incluso ayudarle gradualmente a caminar más lejos con menos calambres o dolor y el estiramiento del tendón de Aquiles también le puede ayudar con el equilibrio (ME). Si estas sugerencias no le ayudan, consulte con su proveedor de cuidados de salud o fisioterapeuta para que le dé otras sugerencias.

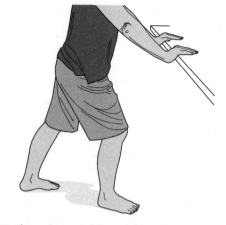

Estiramiento del tendón de Aquiles

Figura 9.2 **Ejercicio para reducir los calambres**

Estiramiento del tendón de Aquiles (ME)

Este ejercicio ayuda a mantener la flexibilidad del tendón de Aquiles, que es el tendón grande en la parte posterior de su tobillo. Tener buena flexibilidad ayuda a disminuir el riesgo de lesiones, incomodidad en la pantorrilla y dolor de talón. El estiramiento del tendón de Aquiles es de especial ayuda para el enfriamiento después de caminar o andar en bicicleta y para la gente que tiene calambres en los músculos de la pantorrilla.

Comience de pie al lado de un mostrador o contra la pared (véase la figura 9.2). Coloque un pie delante del otro, con los dedos de los pies mirando hacia el frente y los talones en el suelo. Inclínese hacia delante, doble la rodilla de la pierna que está delante, y mantenga recta la rodilla de la pierna que está detrás, y el talón en el suelo. Sentirá usted un buen estiramiento en la pantorrilla. Mantenga la posición durante 10 segundos. No dé botes. Muévase con suavidad. Puede usted ajustar este ejercicio para usar el otro músculo grande de la pantorrilla si doble ligeramente la rodilla de la pierna posterior.

¿Puede notar la diferencia? Es fácil quedarse dolorido haciendo este ejercicio. Si usted ha usado zapatos de tacón durante mucho tiempo, tenga especial cuidado con este ejercicio.

Si tiene problemas manteniendo el equilibrio o tiene espasticidad (sacudidas musculares), puede hacer la versión en la que se sienta en una silla. Siéntese en una silla con los pies planos en el suelo. Mantenga el talón en el suelo y despacio deslice su pie (un pie cada vez) hacia atrás para doblar su tobillo y sentir tensión en la parte trasera de su pantorrilla (parte baja de la pierna).

Un último punto pero muy importante: para ayudar a disminuir la incomodidad del cuello y los hombros, mantenga una buena postura mientras camine. Mantenga su cabeza equilibrada encima de su cuello y tronco de su cuerpo, y no hacia delante, y mantenga sus hombros relajados.

Nadar

Nadar es otro ejercicio aeróbico excelente que puede hacerlo gente de cualquier edad y niveles de habilidad. Debido a que el agua nos permite flotar, soporta por completo todo el cuerpo y quita la presión de las zonas dolorosas. Es un excelente ejercicio para el corazón y los pulmones y un reto para los músculos debido a la resistencia que ofrece el agua. Asegúrese de consultar a un proveedor de salud o especialista en forma física para ver qué brazadas o estilos debe usted de evitar si es el caso. Algunas brazadas hacen que haga estiramientos y aumentan su flexibilidad, pero otras pueden agravar la zona dolorosa del cuerpo. Si usted tiene una enfermedad del corazón como angina estable crónica, es importante hablar con su médico para ver si nadar le conviene a usted. La gente con enfermedades del corazón que tiene latidos irregula-

res y lleva un marcapasos (desfibrilador, AICD por sus siglas en inglés) debe de evitar nadar. Sin embargo, para la mayoría de la gente con condiciones de dolor crónico nadar es un ejercicio excelente. Es un ejercicio de todo el cuerpo. Si no ha ido a nadar durante un largo tiempo, considere apuntarse a alguna clase de repaso.

Para hacer que nadar sea un ejercicio aeróbico es necesario hacerlo durante 10 minutos continuos. Pruebe diferentes brazadas o estilos, cambiando de uno a otro cada largo o dos. Esto le permite ejercitar todas las articulaciones y músculos sin cansar una sola zona demasiado.

Tenga en cuenta que aunque nadar es un ejercicio aeróbico excelente, no mejora el equilibrio ni tampoco es parte de los ejercicios que soportan el peso que son los que mantienen los huesos sanos. (Recuerde el capítulo 8 donde dice que los ejercicios de fortalecimiento frenan la pérdida de hueso y pueden prevenir las fracturas óseas.) Lo que se recomienda en este libro es incorporar la natación como un parte de su régimen de forma física general, y hacer otros ejercicios para el equilibrio y ejercicios que soportan el peso.

Los siguientes consejos pueden ayudarle a incorporar la natación a su plan de ejercicios:

■ Las brazadas o estilos de pecho (o braza) y crol (estilo libre) normalmente requieren mucho movimiento del cuello y esto puede ser incómodo. Para resolver este problema, use unas gafas y tubo de bucear (snorkel) para poder respirar sin tener que torcer el cuello.

■ Evite el estilo mariposa si tiene dolor crónico de la espalda, cuello u hombros.

■ El cloro puede irritar los ojos. Invierta en un buen par de gafas. Incluso pueden hacerle unas gafas de natación especiales con la receta de su oftalmólogo.

- Tomar una ducha de agua caliente o un remojón en el jacuzzi después de hacer ejercicio, ayuda a reducir la rigidez y el dolor muscular. Recuerde, no haga demasiado esfuerzo ni se canse demasiado. Si tiene dolor muscular durante más de dos horas después de haber nadado, disminuya la intensidad la próxima vez.

- Siempre nade donde haya salvavidas profesionales, si es posible, o con un amigo. Nunca vaya a nadar solo.

Ejercicios acuáticos

Si no le gusta nadar o no está cómodo con sus brazadas o estilos de natación, puede usted caminar dentro del agua o unirse a los millones que están haciendo "ejercicios acuáticos", un tipo de ejercicio que se hace dentro del agua. Recuerde cómo en el capítulo 8 hablábamos de cómo el ejercicio en el agua le puede ayudar a mejorar su flexibilidad. El ejercicio en el agua también es una buena manera de mejorar su forma física y su resistencia.

Los ejercicios en el agua son cómodos, divertidos y efectivos para aumentar la flexibilidad, el fortalecimiento y la actividad aeróbica. El agua nos permite flotar y así quitar el peso de las caderas, las rodillas, los pies y la espalda. Gracias a esto, para la gente con varios tipos de dolor crónico, los ejercicios en el agua generalmente se toleran mejor que los que se hacen en tierra firme. Hacer ejercicio en una piscina también nos permite un cierto grado de privacidad porque nadie puede ver por debajo del nivel de los hombros.

Unirse a una clase de ejercicios en el agua con un buen instructor es una manera excelente de comenzar. Muchas piscinas comunitarias y gimnasios o clubes privados ofrecen clases de ejercicios acuáticos, algunas de las cuales están dirigidas a adultos de edad avanzada. Las organizaciones como la Fundación de la Artritis, la Sociedad de el Artritis y el YMCA patrocinan clases de ejercicios acuáticos y preparan a los instructores para que las puedan enseñar. Tome tiempo para buscar qué hay disponible en su zona local y luego pregunte a ver si puede observar una clase. Si tiene acceso a una piscina y quiere hacer ejercicio por su cuenta, hay muchos libros y DVD de ejercicios acuáticos disponibles que le pueden guiar.

La temperatura del agua siempre ha sido un tema importante cuando se habla de ejercicio acuático. La Fundación de la Artritis recomienda que la temperatura de la piscina sea de 84°F (29°C), y la temperatura del aire circundante debe ser parecida. Esto significa que se tiene que calentar la piscina, menos en los climas calientes. Si usted acaba de empezar a hacer ejercicio acuático, encuentre una piscina que esté a esta temperatura. Si usted puede hacer un ejercicio más vigoroso y no es sensible al frío, probablemente pueda hacer ejercicio acuático en un agua más fría. Muchas piscinas donde la gente nada están entre 80–83°F (27–28°C). Al principio se siente bastante frío al meterse en el agua, pero al empezar a andar o hacer cualquier ejercicio de cuerpo entero dentro del agua le ayudará a calentarse rápido.

Cuanto más profunda sea el agua donde se encuentre, menos presión habrá sobre sus articulaciones; sin embargo, si el agua llega por encima del pecho puede hacer difícil mantener el equilibrio. Para evitar perder el equilibrio pero seguir con su cuerpo cubierto en agua, puede usted separar las piernas o doblar las rodillas un poco y así el agua le llegará al pecho igualmente.

Los siguientes consejos pueden ayudarle a incorporar el ejercicio acuático a su plan de ejercicio:

■ Póngase zapatos para proteger los pies de los pisos ásperos de las piscinas y para tener tracción tanto dentro de la piscina y alrededor de ella. Existe calzado especialmente diseñado para hacer el agua. Algunos estilos tienen velcro para que sean más fáciles de poner. Los zapatos diseñados para la playa con suelas de goma y parte superior de malla también funcionan bien.

■ Si sus manos son sensibles al frío o padece la enfermedad de Raynaud, puede utilizar un par de guantes de látex desechables para nadar. Se puede comprar una caja de guantes en la mayoría de las farmacias. El agua que se atrapa y calienta dentro del guante funciona como un aislante. Si tiene frío en el resto del cuerpo puede usted utilizar una malla o una licra (trajes de buceo).

■ Si su condición afecta su fortaleza y su equilibrio, asegúrese de que tiene alguien que pueda ayudarle a entrar y salir de la piscina. Para añadir a su seguridad, quédese cerca del borde o cerca de alguien que pueda ayudarle si lo necesita. Puede que incluso pueda sentarse en una silla en la parte menos profunda de la piscina y hacer los ejercicios ahí. Pida al instructor que le ayude a decidir cuál es el mejor programa de ejercicio, equipo e instalaciones para sus necesidades específicas.

■ Si la piscina no tiene escalones para entrar y es difícil para usted subir por la escalera, sugiera que pongan una banqueta de cocina dentro del agua junto a los railes de la escalera. Esta es una forma barata de proporcionar una entrada y salida fáciles, y se puede quitar y guardar con facilidad cuando no se necesite.

■ Llevar un cinturón de flotación o un chaleco salvavidas para aumentar la capacidad de flotación de su cuerpo y aliviar el estrés de sus caderas, rodillas y pies.

■ Moverse lentamente hace que los ejercicios acuáticos sean más fáciles. Otra forma de regular la intensidad de los ejercicios es cambiar la cantidad de agua que usted empuja cuando se mueve. Por ejemplo, cuando mueve sus brazos de lado a lado (de izquierda a derecha repetidamente) delante de usted y dentro del agua, en vez de hacerlo con palmas una frente a la otra (como si estuviera listo para aplaudir), ponga las palmas hacia abajo, lo que disminuye la resistencia al agua, y así realizará menos esfuerzo ya que el canto de su mano que empuja el agua será menos ancho.

■ Tenga en cuenta que la mayor flotabilidad permite más movimiento a las articulaciones de lo que está usted acostumbrado, especialmente si está haciendo ejercicio en una piscina de agua caliente. Empiece lentamente y no se quede demasiado tiempo en la piscina aunque le resulte placentero. Usted necesita aprender cómo su cuerpo reacciona o se siente al día siguiente de hacer los ejercicios, antes de aumentar el nivel de intensidad.

Bicicletas estacionarias

Las bicicletas estacionarias ofrecen los mismos beneficios para la forma física que montar en bicicleta al aire libre, pero sin los peligros. Son una buena opción para la gente que no tiene la flexibilidad, la fortaleza o el equilibrio para estar cómodo pedaleando y conduciendo su bici en la carretera. También son una alternativa estupenda para la gente que vive en una zona fría o montañosa. Las bicicletas estacionarias se pueden modificar para la gente con diferentes condiciones físicas. Por ejemplo, algunas personas con parálisis en una pierna o un brazo pueden hacer ejercicio en las bicicletas estacionarias si se les añaden accesorios especiales para su extremidad paralizada.

La bicicleta estacionaria es una alternativa especialmente buena para la gente con dolor crónico. Esta forma de andar en bicicleta no pone una tensión excesiva en las caderas, rodillas, pies o espina dorsal. Se puede ajustar con facilidad la intensidad del ejercicio y puede escoger el tipo de bicicleta más cómodo para usted. Se recomiendan dos tipos generales de bicicletas para la gente con dolor crónico. Algunas personas se sienten más cómodas inclinándose hacia delante ligeramente en una bicicleta para postura erguida que normalmente se conoce como estilo "híbrido" o "de ciudad". Otras personas están más cómodos con una bicicleta reclinada que tiene un diseño largo y bajo con un asiento de gran tamaño y un respaldo. Lo que debe de evitar es una bicicleta de estilo de carreras en la que debe curvar su espalda demasiado. Muchos gimnasios tienen ambos estilos de bicicleta disponible y ofrecen clases de ciclismo supervisadas. También hay muchos estilos de bicicletas para escoger si es que usted decide comprar una

para usarla en casa. Al igual que la natación, el ciclismo no es un ejercicio que soporte su peso, así que no mejora el equilibrio ni mantiene los huesos sanos. Use la bicicleta en los días en que no quiera andar o hacer ejercicios de soporte de peso, o cuando no quiera salir a la calle.

Hacer que el ciclismo estacionario sea interesante

La queja más común sobre las bicicletas estacionarias es que son un ejercicio aburrido. Si usted utiliza la bicicleta mientras ve la televisión, lee o escucha música, podrá ponerse en forma sin aburrirse. Algunas personas mantienen el interés trazando recorridos en bicicleta de los lugares que les gustaría visitar y luego hacen gráficos de su progreso en un mapa, indicando las millas recorridas. Otras personas aprovechan para montar en bici mientras que ven su programa favorito o las noticias en la televisión cada día. También hay cintas de video y DVD de paseos exóticos en bicicleta desde la perspectiva del ciclista. También hay atriles para apoyar el libro que está leyendo, que se ajustan a las manillas, haciendo que leer sea más fácil.

Sugerencias para el ciclismo estacionario

- Al hacer ciclismo se utilizan diferentes músculos que al caminar. Hasta que sus músculos se acostumbren a pedalear, puede que sólo sea usted capaz de andar en bici durante unos minutos cada vez. Empiece sin ninguna resistencia y auméntela poco a poco a medida que le sea más fácil pedalear. Andar en bici con más resistencia es como subir cuestas. Si utiliza demasiada resistencia puede lesionarse las rodillas y tendrá que parar antes de obtener el beneficio de aumentar su resistencia.

Lista de comprobación para las bicicletas estacionarias

■ Debe de ser firme, que no se tambalee, al subirse y bajarse de ella.

■ La resistencia debe de ser fácil de programar y ajustar, y se podrá poner en cero.

■ Debe tener un asiento cómodo que pueda ajustarse para extender las rodillas por completo cuando el pedal esté en su punto más bajo.

■ Los pedales deben de ser grandes y las tiras deben de estar lo suficientemente flojas para que los pies se puedan mover ligeramente al pedalear.

■ Debe haber el suficiente espacio entre la estructura de la bicicleta y sus rodillas y tobillos.

■ El manillar debe de permitir una buena postura y una posición cómoda del brazo.

■ Pedalee a una velocidad cómoda. Para la mayoría de la gente la velocidad buena para comenzar es de 50 a 70 revoluciones por minuto (rpm). La mayoría de las bicicletas tienen un monitor que marca las revoluciones por minuto a las que va, o puede usted contar la cantidad de veces que su pie derecho llega al punto más bajo en un minuto. A medida que se acostumbre a andar en bicicleta podrá usted aumentar su velocidad. Sin embargo, ir más rápido no es necesariamente mejor. Escuchar una música que tenga un ritmo apropiado le puede ayudar a pedalear a una velocidad constante. A medida que tenga más experiencia será capaz de ver cual es la mejor combinación de velocidad y resistencia.

■ Márquese un objetivo de pedalear de 20 a 30 minutos a una velocidad cómoda. Aumente su tiempo alternando intervalos donde pedalee vigorosamente con intervalos de menos esfuerzo. Use su ritmo cardiaco, la prueba de esfuerzo percibido o la prueba de hablar (véase la página 165) para asegurarse de que no está esforzándose demasiado. Si

está usted solo, puede hacer que el tiempo pase más rápido recitando poemas o contando historias en voz alta. Si es que no puede respirar con facilidad mientras hace esto, pedalee más despacio.

■ Mantenga un registro de los tiempos y distancias de sus viajes en bicicleta. Se sorprenderá de la distancia que puede llegar a andar en bicicleta.

■ En los días malos, mantenga su hábito de hacer ejercicio pedaleando sin resistencia, a menos rpm o durante un período de tiempo más corto.

■ Asegúrese de hacer ejercicio calentamiento y enfriamiento: pedalee lentamente sin resistencia durante cinco minutos antes y después del ejercicio vigoroso.

Usar otro tipo de equipo de ejercicio

Además de las bicicletas estacionarias, hay muchos otros tipos de equipo para hacer ejercicio. Estos incluyen las cintas para correr, máquinas para remar tanto manuales como con motor, máquinas para hacer esquí de fondo, máquinas de subir escalones y máquinas elípticas. La mayoría están disponibles en gimnasios o se pueden comprar para su uso en el hogar. Si está usted pensando en comprar cualquiera de estas opciones para hacer ejercicio, tome tiempo para asegurarse que sabe lo que quiere conseguir. Para la forma física cardiovascular y resistencia, usted necesitará un equipo que le ayude a hacer ejercicio en la mayor parte del cuerpo posible al mismo tiempo. El movimiento debe de ser rítmico, repetitivo y suave. El equipo debe de ser cómodo, seguro y no poner estrés en las articulaciones. Asegúrese de consultar con su médico, fisioterapeuta o instructor de gimnasia si está usted interesado en comprar equipo nuevo, y pruébelo durante una o dos semanas.

El equipo de ejercicio en el que se usan pesas no mejorará su forma física cardiovascular pero sí que mejorará su fortaleza en general y la de sus huesos. Recuerde, consulte con los expertos de la salud si quiere añadir a su programa de ejercicio cualquier ejercicio en máquinas o ejercicios de fortalecimiento con pesas.

Ejercicios aeróbicos de bajo impacto

La mayoría de la gente piensa que los bailes aeróbicos de bajo impacto son una forma divertida y segura de hacer ejercicio. "De bajo impacto" quiere decir que uno de los pies siempre está en el suelo y no se dan saltos. Sin embargo, bajo impacto no quiere decir necesariamente de baja intensidad, ni que todas las rutinas de bajo impacto protejan todas sus articulaciones. Si usted participa en una clase de ejercicio aeróbico de bajo impacto, probablemente necesitará algunas modificaciones en los ejercicios para que se ajusten a su condición. También puede hacer ejercicios aeróbicos de bajo impacto en las clases de Zumba o Jazzercise. Las clases normales de baile, como la salsa, el baile de salón y square dancing, también proporcionan un buen ejercicio aeróbico.

Para empezar, hable al instructor sobre su condición. Dígale que puede que usted tenga que modificar alguno de los movimientos por sus necesidades especiales, y que puede que necesite su ayuda. Es más fácil empezar con una clase nueva que con una que ya se haya reunido durante un tiempo. Si no conoce a otras personas en la clase, intente hacer amigos. Si lo cree necesario, puede explicar a sus compañeros el por qué hace algunos ejercicios de diferente manera. Puede hacerle sentirse más cómodo y quizás encontrar a otras personas con necesidades especiales.

La mayoría de los instructores usa música o cuentan a un ritmo específico y hacen un número determinado de repeticiones. Si usted piensa que el movimiento es demasiado rápido o no quiere hacer tantas repeticiones, modifique la rutina haciendo la mitad de las repeticiones más lentamente o parando cuando crea que ha hecho suficiente. Si la clase está haciendo ejercicio con los brazos y las piernas y usted se cansa, descanse los brazos y haga solo los movimientos con las piernas o simplemente desfile en el mismo sitio hasta que esté listo para seguir. La mayoría de los instructores puede enseñarle a hacer ejercicios aeróbicos sentado, especialmente si necesita descansar durante unos minutos.

Algunas rutinas de bajo impacto incorporan muchos movimientos de los brazos por encima del nivel de los hombros para acelerar el ritmo cardiaco. Para la gente que tiene problemas de hombros, cuello o de la parte superior de la espalda, o condiciones como la hipertensión o problemas de pulmones, hacer demasiados ejercicios con los brazos por encima del nivel de los hombros puede agravar la falta de aliento, aumentar la presión sanguínea o causar dolor. Modifique los ejercicios bajando los hombros y tómese un descanso cuando lo necesite.

Hacer las cosas de diferente manera del resto del grupo en un cuarto con espejos en las paredes demuestra valor, convicción y un buen sentido del humor. La cosa más importante que puede usted hacer es elegir un instructor que anime a todo el mundo a hacer ejercicio a su ritmo y una clase donde la gente sea amistosa y se divierta. Observe las clases, hable con los instructores y participe en una de las clases por lo menos antes de comprometerse financieramente.

Las siguientes sugerencias pueden ayudarle a incorporar ejercicios aeróbicos de bajo impacto a su plan de ejercicio:

■ **Utilice zapatos.** Muchos estudios tienen pisos que están acolchados o alfombras suaves, tentadoras para aquellos a los que les gusta ir descalzos. ¡No lo haga! Los zapatos ayudan a proteger las pequeñas articulaciones y músculos de sus pies y tobillos ya que dan un soporte firme y una superficie plana.

■ **Proteja sus rodillas.** Póngase con las rodillas rectas pero relajadas. Muchas de las rutinas de bajo impacto se hacen con las rodillas dobladas y tensas, y muchos movimientos de arriba abajo. Esto puede ser doloroso e innecesariamente estresante. Evite esto recordando que debe mantener las rodillas relajadas (los instructores de aeróbic se refieren a esto como "rodillas blandas"). Mírese en el espejo para asegurarse de que mantiene la punta de la cabeza sin movimiento mientras hace ejercicio. No suba y baje.

■ **No estire demasiado.** El comienzo (calentamiento) y el final (enfriamiento) de la sesión tendrán ejercicios de estiramiento y fortalecimiento. Recuerde hacer estiramientos solo hasta llegar a un punto de tensión cómodo. Mantenga la posición, y no bote. Si el estiramiento duele, no lo haga. Pídale a su instructor que le aconseje un sustituto menos estresante o escoja uno usted mismo.

■ **Varíe el tipo de movimientos.** Cambien de movimientos lo suficiente como para no tener articulaciones o músculos doloridos. Es normal sentir algunas sensaciones nuevas en sus músculos y alrededor de sus articulaciones cuando comience un nuevo programa de ejercicio. Sin embargo, si siente incomodidad haciendo el mismo movimiento durante un rato, cambie de movimiento o pare un momento y descanse.

■ **Alterne el tipo de ejercicios.** Muchos gimnasios o clubes deportivos ofrecen oportunidades para hacer una gran variedad de ejercicios. Hay salas de equipo con máquinas cardiovasculares, piscinas y estudios para las rutinas aeróbicas. Si tiene problemas haciendo una clase de una hora de ejercicio aeróbico, mire a ver si puede asistir para el calentamiento y el enfriamiento y use la bicicleta estática o cinta para correr mientras están haciendo la parte aeróbica. Mucha gente ha notado que este tipo de rutina mixta les ayuda porque le da los beneficios de un programa individualizado y uno de grupo.

Pruebas para la resistencia (forma física aeróbica)

Para algunas personas, simplemente el sentimiento de un aumento de la resistencia y el bienestar general son suficientes indicadores del progreso. Otros pueden necesitar más pruebas de que su programa de ejercicio está marcando una diferencia que se pueda medir. Se puede usar una o ambas de las siguientes pruebas. No todo el mundo será capaz de hacer ambas pruebas. Escoja la que funcione mejor para usted. Anote los resultados. Después de cuatro semanas de hacer ejercicio, repita las pruebas y mire a ver si ha habido mejora. Puede repetir la misma prueba después de otras cuatro semanas de seguir con su plan de ejercicio.

Prueba de distancia

- **Use un monitor de forma física.** Uno de los accesorios de ejercicio más baratos es el podómetro. Debido a que la distancia puede ser difícil de medir, los mejores podómetros miden los pasos que se dan. Si se acostumbra a llevar un podómetro, es fácil motivarse a añadir unos cuantos pasos cada día. Le sorprenderá cómo van sumando los pasos. Una opción más cara es una de las nuevas pulseras digitales para la forma física que registra los pasos, las calorías que se queman y otra información útil.

- **Mida la distancia.** Encuentre un lugar donde caminar, andar en bicicleta, nadar o caminar dentro del agua en el que pueda medir la distancia. Una pista para correr funciona bien. En la calle puede medir la distancia con el odómetro (cuentakilómetros) del coche. La bicicleta estática o la cinta para correr tienen un odómetro que proporciona las mismas medidas. Si piensa nadar o caminar dentro del agua, puede contar los largos de la piscina. Después del calentamiento, tome nota del lugar donde está cuando comience a andar en bici, nadar o andar a paso ligero de manera cómoda durante 5 minutos. Intente moverse a un ritmo constante todo el tiempo. Al final de los cinco minutos marque el lugar donde está o anote la distancia o número de largos. Inmediatamente tome su pulso o mida el esfuerzo percibido en una escala del 0 al 10. Continúe a paso lento durante tres a cinco minutos más para enfriarse. Anote la distancia, su ritmo cardiaco y el resultado de su prueba del esfuerzo percibido.

- **Repita la prueba después de hacer varias semanas de ejercicio.** Puede haber un cambio en tan poco como cuatro semanas. Sin embargo, a menudo toma de ocho a 12 semanas para ver mejoras.

Objetivo: Recorrer más distancia, bajar su ritmo cardiaco o disminuir el esfuerzo percibido.

Prueba de tiempo

■ **Establezca un tiempo.** Mida una distancia para caminar, andar en bici, nadar o caminar dentro del agua. Calcule lo lejos que cree que puede llegar en uno a cinco minutos. Puede escoger una distancia determinada, un número determinado de cuadras o un número de largos en la piscina. Empiece tomando el tiempo y muévase vigorosa y cómodamente. Cuando llegue a su meta anote cuánto tiempo le tomó llegar, su ritmo cardiaco y su esfuerzo percibido.

■ **Repita la prueba** después de varias semanas de hacer ejercicio, igual que hizo con la prueba de distancia.

Objetivo: Completar la distancia en menos tiempo, con un ritmo cardiaco más bajo, o a un esfuerzo percibido más bajo.

Otros recursos que explorar

Asociación Americana del Corazon (*American Heart Association*): http://www.americanheart.org

Asociación Americana de la Diabetes (*American Diabetes Association*): http://www.diabetes.org/espanol

Biblioteca Nacional de Medicina (*National Library of Medicine – MedlinePlus*): Información sobre ejercicio: https://www.nlm.nih.gov/medlineplus/spanish/fitnessandexercise.html

Fundación National de Artritis (*National Arthritis Foundation*): http://www.arthritis.org

Instituto Nacional Sobre el Envejecimiento (*National Institute on Aging*): https://www.nia.nih.gov/espanol/temas/ejercicio

Puleva Salud: http://www.pulevasalud.com/ps/especiales/ponte_en_forma/index.html

Sentado y capaz (*Sit and Be Fit*) [DVD]: https://www.sitandbefit.org/product-tag/spanish

Sugerencias de lecturas complementarias

Para aprender más sobre el tema del que hemos hablado en este capítulo, le sugerimos que explore los siguientes recursos.

Colado-Sánchez, Juan Carlos. *Acondicionamiento físico en el medio acuático.* Paidotribo Editorial, 2005.

Fenton, Mark, y David R. Bassett. *Caminar con podómetro: Programa de 6 semanas, 3ra edición.* Ediciones Tutor, S. A., 2006.

Filep, Julia. *Ejercicios con goma de resistencia tubular (Programa de puesta en forma).* Editorial Simon Bolivar, SAS, 2011.

Fortmann, Stephen P., y Prudence E. Breitrose. *Libro de la presión sanguínea: Cómo bajarla y mantenerla baja, 3ra edición.* Boulder, Colo.: Bull Publishing, 2006.

Martell, Nieves. *Hipertensión: Claves para prevenir y tratar.* Editorial Océano Ambar, 2012.

Rodríquez, José. *AquaGym: Salud y bienestar a través del agua.* Editorial Libsa, S. A., 2010.

CAPÍTULO 10

Comunicarse mejor con familiares y amigos

"¡Tú no me entiendes!"

¿CUÁNTAS VECES HA RESUMIDO CON ESTA FRASE una discusión frustrante? Siempre que se habla con alguien, queremos que esa persona nos entienda. Y usted, comprensiblemente, se frustra cuando siente que no le entienden. El fracaso de comunicarse efectivamente puede llevar a enojo, impotencia, aislamiento y depresión. Estos sentimientos pueden ser incluso peores cuando se tiene dolor crónico.

El dolor se interpone en la interacción con los demás. Por ejemplo, el dolor puede distraerle y no dejarle escuchar bien cuando otros le están hablando. El dolor puede volverle enfadado e irritable, y a veces puede usted desahogarse de forma inapropiada con sus familiares, amigos o compañeros de trabajo. El dolor puede hacerle sentirse tan abrumado que su mundo empieza a encogerse en tamaño y se centra sólo en usted y su dolor. Sus comunicaciones con los demás se vuelven egocéntricas. A la larga, estas formas de comunicación echan para atrás a la gente que le importa más. El resultado: una mala relación con familiares, amigos, compañeros de trabajo o miembros de su equipo de cuidados de salud.

Cuando la comunicación se estropea, afecta a su dolor y a sus síntomas. Sus músculos se tensan y el dolor aumenta, los niveles de azúcar en la sangre y la presión sanguínea pueden aumentar y hay un aumento del esfuerzo para su corazón. Las preocupaciones causadas por el conflicto y los malentendidos le pueden volver más irritable, pueden interferir más con su capacidad de concentración y a veces lleva a tener accidentes. Claramente, la mala comunicación no es buena para su salud física, mental y emocional.

Para una persona proactiva en el manejo de su condición, tener buenas habilidades de comunicación es algo esencial. En este capítulo hablaremos de las herramientas necesarias para mejorar la comunicación. Estas herramientas le ayudarán a expresar sus sentimientos de una forma positiva. Daremos consejos para ayudarle a minimizar los conflictos, para pedir ayuda y para decir que no. También hablaremos de cómo escuchar, cómo reconocer el lenguaje corporal y los diferentes estilos de comunicación y cómo conseguir más información de alguien. En el capítulo 11 hablaremos de cómo comunicar más eficientemente sus experiencias con el dolor y otros síntomas a sus proveedores de cuidados de salud y cómo trabajar con el sistema de salud.

Tenga en cuenta que la comunicación es una vía de dos direcciones. Si usted se siente incómodo expresando sus sentimientos o pidiendo ayuda, lo más seguro es que haya otros que se sientan como usted. Puede que dependa de usted asegurarse que las líneas de comunicación se mantienen abiertas.

Expresar sus sentimientos

Cuando la comunicación es difícil, tome los siguientes pasos. Primero, revise la situación. ¿Qué es lo que le está molestando exactamente? ¿Qué está sintiendo? Aquí tiene un ejemplo:

Juan y Pedro han decidido ir a un partido de fútbol. Cuando Juan llegó a recoger a Pedro, éste no estaba listo. De hecho, no estaba seguro si quería ir porque estaba teniendo problemas con su espalda. La conversación fue la siguiente:

Pedro: *"Lo que pasa es que no entiendes. Si tuvieras dolor como el que tengo yo, no me criticarías tan fácilmente".*

Juan: *"Bueno, pues ya veo que debo de ir yo solo".*

En esta conversación, ni Pedro ni Juan se pararon a pensar en qué era lo que de verdad les estaba molestando o cómo se sentían. Cada uno le echó la culpa al otro por la situación desafortunada.

A continuación vea la misma conversación, pero ahora cada uno usará un tipo de comunicación más considerada.

Juan: *"Cuando hemos hecho planes y en el último minuto no estás seguro de que quieres ir, me siento frustrado y me enojo. No sé qué hacer, si ir sin ti, quedarme y cambiar nuestros planes o simplemente no hacer más planes en el futuro".*

Claves para una mejor comunicación

■ No asuma que los demás saben lo que usted quiere simplemente porque "ellos deberían saberlo". La gente no puede leer mentes. Si usted quiere asegurarse de que sepan algo, dígaselo.

■ Usted no puede cambiar la forma de comunicarse de los demás. Lo que sí que puede hacer es cambiar *su* forma de comunicarse para asegurarse de que es usted tan claro como sea posible. (Véase tabla 10.1, página 187).

Pedro: *"Cuando me dan dolores repentinos en la espalda, me siento muy confundido. Pienso que quizás pueda ir, así que no te llamo porque no quiero decepcionarte y de verdad que quiero ir. Tengo la esperanza de que mi espalda mejorará durante el día".*

Juan: *"Te entiendo".*

Pedro: *"Vamos al partido. Me puedes dejar cerca de la entrada antes de estacionar el carro y así no tendré que caminar mucho. Luego puedo subir las escaleras despacio y estar en nuestros asientos para cuando tú llegues. Tengo muchas ganas de ir al partido contigo. En el futuro, te llamaré antes si pienso que la espalda me está doliendo".*

Juan: *"Me parece bien. Me gusta mucho tu compañía y saber cómo puedo ayudarte. Simplemente, cuando las cosas me llegan de sorpresa a veces me enojo".*

En este diálogo, Pedro y Juan hablaron de la situación y de cómo se sentían al respecto. Ninguno le echó la culpa al otro.

Desafortunadamente, la gente a menudo usa formas acusadoras para comunicarse en este tipo de situaciones. Por ejemplo, quizás no estemos escuchando, nos pillan, y entonces le echamos la culpa a la otra persona. Incluso en ese

momento, la comunicación considerada puede ser de mucha ayuda. Considere el siguiente ejemplo.

Rosa: *"¿Porqué me estropeas los planes siempre? Al menos podías haber llamado. Estoy cansada de intentar hacer cosas contigo".*

Isabel: *"Te entiendo. Cuando mi fibromialgia empeora en el último minuto, me siento confundida. Tengo la esperanza de poder ir, así que no te llamo porque no quiero decepcionarte. De verdad que quiero ir. Trato de pensar que me voy a sentir mejor a medida que pasa el día".*

Rosa: *" Bueno, pues espero que en el futuro me avises porque no me gustan las sorpresas".*

Isabel: *"Lo entiendo. Si te parece bien, podemos ir de compras ahora. Si comienzo a sentirme dolorida, me tomaré un descanso en la cafetería y leeré un libro mientras tú sigues comprando. Deseo que sigamos haciendo planes. En el futuro te avisaré lo antes posible si no me estoy sintiendo bien".*

En este ejemplo, tan sólo Isabel está usando una comunicación considerada. Rosa continúa echando la culpa. El resultado, sin embargo, sigue siendo positivo. Las dos personas consiguen lo que quieren.

A continuación ofrecemos algunas sugerencias para usar una buena comunicación y crear relaciones de apoyo.

- **Sea respetuoso.** Siempre hay que demostrar consideración y respeto hacia la otra persona. Trate de no predicar o ser demasiado exigente. Evite comentarios humillantes o acusadores como: "¿Por qué me arruinas los planes siempre?" El uso de la forma "tú" (la segunda persona) es una pista de que su comentario puede ser acusador. En vez de esto, intente comenzar las frases con la palabra "Yo" (en primera persona – hablamos de esta práctica más en las siguientes páginas). Un poco de tacto y cortesía pueden ayudar mucho a calmar muchas de estas situaciones difíciles (véase la sección sobre el enojo en el capítulo 4, página 71).

- **Sea claro.** Describa una situación en específico o sus observaciones usando los hechos. Evite usar palabras como *siempre* o *nunca*. No haga ni responda a generalizaciones ya que no ayudan. Por ejemplo, en vez de reaccionar ante la acusación de Rosa, Isabel respondió explicando claramente su dolor repentino, además de su esperanza de poder seguir disfrutando de la compañía de Rosa a pesar del dolor y la fatiga.

- **No haga suposiciones.** Pida más detalles. Rosa no los pidió, sino que asumió que Isabel había sido una maleducada por no llamar. Hubiera sido mejor que le hubiera preguntado a Isabel por qué no le había llamado antes. Las suposiciones son las enemigas de la buena comunicación. Muchas discusiones surgen porque una persona espera que la otra sea capaz de leer sus pensamientos. Haga preguntas si es que no entiende algo.

- **Sea abierto.** Intente expresar sus sentimientos de manera abierta y honesta. Exprese sus necesidades directa y claramente. No haga que los demás tengan que adivinar sus sentimientos o lo que usted necesita, porque lo más probable es que estén equivocados. Isabel hizo lo correcto al hablar sobre cómo quería ir, que no quería decepcionar a Rosa y que esperaba que los síntomas de su fibromialgia mejoraran.

- **Acepte los sentimientos de los demás.** Intente comprender su punto de vista. Esto no siempre es fácil. A veces necesita usted pensar en lo que se dijo en vez de contestar inmediatamente. Siempre puede ganar un poco de tiempo diciendo: "Estoy intentando entenderlo" o "No estoy seguro de que lo estoy entendiendo bien ¿me lo puedes explicar un poco más?"

- **Use el humor con moderación.** A veces el uso de un poco de humor funciona de maravilla. Pero no use el sarcasmo o humor degradante y sepa cuando hay que estar serio.

- **Evite el papel de víctima.** Usted se vuelve una víctima cuando no expresa sus necesidades y sentimientos, o cuando espera que alguien actúe de una manera determinada. A menos que haya hecho usted algo para dañar a la otra persona, no debe de pedir perdón. Pedir perdón todo el tiempo es una señal de que usted piensa que es una víctima. Usted merece respeto, y tiene derecho a expresar sus deseos y necesidades.

■ **Escuchar es lo primero.** La gente que escucha bien a los demás raramente les interrumpe. Espere unos segundos después de que alguien termine de hablar antes de responder. Él o ella quizás tengan más que decir.

Los mensajes en primera persona

Muchos de nosotros nos sentimos incómodos expresando nuestros sentimientos, especialmente cuando parece que estamos siendo críticos con la otra persona. Pero hay unas pautas que se pueden seguir para ayudarnos a expresar mejor nuestros sentimientos sin hacer que la persona que nos escucha se sienta atacada o a la defensiva.

Si las emociones son fuertes y nos sentimos frustrados, nuestra comunicación puede estar llena de mensajes en segunda persona. Los mensajes en segunda persona son frases que empiezan con la palabra "tú". En una discusión intensa las frases en segunda persona a menudo son acusativas y polémicas. Sugieren que se está echando la culpa, y hacen que la otra persona se sienta atacada. Una vez que empezamos a hablar con frases en segunda persona, la otra persona se pone a la defensiva y sube las barreras. La situación escala desde ese punto, llevando a enojos, frustraciones y malos sentimientos.

Las frases en primera persona son expresiones directas y firmes sobre sus puntos de vista y sentimientos. Para construir frases en primera persona, evite la palabra "tú" o "usted", y en vez de eso comunique sus sentimientos personales usando la palabra "yo". Por ejemplo, diga "yo siempre intento hacerlo lo mejor que puedo" en vez de "siempre me criticas". O "me gusta que bajes el volumen de la televisión cuando hablo", y no "nunca me haces caso". Aquí tiene algunos ejemplos más:

Mensaje en segunda persona: *"¿Por qué siempre llegas tarde? Nunca llegamos a ningún sitio a tiempo".*

Mensaje en primera persona: *"Me desespero cuando llego tarde. Para mi es importante llegar a tiempo".*

Mensaje en segunda persona: *"No hay manera de que puedas comprender lo mal que me siento".*

Mensaje en primera persona: *"No me siento bien. De veras que hoy necesito un poco de ayuda".*

Esté al tanto de los mensajes en segunda persona disfrazados o escondidos. Estos son mensajes en segunda persona que llevan por delante un "yo siento…" Por ejemplo, "Yo siento que no me estás tratando de manera justa", es en realidad un mensaje en segunda persona disfrazado. Un verdadero mensaje en primera persona sería, "me siento enojado y dolido". Aquí tiene otro ejemplo:

Mensaje en segunda persona: *"Siempre caminas demasiado rápido".*

Mensaje en segunda persona disfrazado: *"Me enojo cuando caminas tan rápido".*

Mensaje en primera persona: *"Me cuesta caminar rápido".*

Desde luego, como cualquier otra habilidad, crear mensajes en primera persona toma

Ejercicio: los mensajes en primera persona

Cambie las siguientes frases a mensajes en primera persona. (Cuidado con hacer mensajes en segunda persona disfrazados.)

1. "¡Esperas que haga todo por ti!"
2. "Ya casi nunca me tocas. NO me has hecho caso desde mi accidente de carro".
3. "Nunca tienes suficiente tiempo para mí. Siempre tienes prisa".
4. "Doctor, usted nunca me dijo todos estos efectos secundarios que tiene este medicamento o por qué lo tengo que tomar".

práctica. Comience por escuchar de verdad, a sí mismo y a los demás. (Los supermercados son un buen lugar para oír muchos mensajes en segunda persona cuando los padres les hablan a sus hijos.) En su cabeza, cambie algunos de estos mensajes en segunda persona a mensaje en primera persona. Se sorprenderá de lo rápido que los mensajes de primera persona se convierten en un hábito.

Para empezar, adopte el siguiente formato para sus comunicaciones con mensajes en primera persona:

"Me *doy cuenta que…*" (mencione tan sólo los hechos)

"Pienso…" (exprese sus opiniones)

"Siento…" (exprese sus sentimientos)

"Quiero…" (diga exactamente lo que le gustaría que la otra persona hiciera)

Por ejemplo, imagine que ha horneado un pan especial para traer como regalo a un amigo. Un miembro de la familia entra en la cocina, ve el pan en la encimera, y corta una gran rebanada. Usted se siente enojado porque, con un pedazo menos, ya el regalo no sirve. Puede que le diga

al que se ha comido el pan: "veo que has cortado un trozo de mi pan especial (hecho), pero pienso que debías de haberme pedido permiso antes de hacerlo (opinión). Estoy muy enojado y decepcionado porque ya no lo puedo dar como regalo (sentimiento). Me gustaría una disculpa, y que me preguntes la próxima vez (deseo)".

Los mensajes en primera persona son una buena herramienta pero hay algunas precauciones que se deben tomar en cuenta. Primero, estos mensajes no lo solucionan todo. Sólo funcionan si la persona que escucha es capaz de escuchar lo que usted dice de verdad. Esto puede ser problemático si esa persona está acostumbrada a oír cómo le echan la culpa con los mensajes en segunda persona. Incluso al cambiar a mensajes en primera persona, el que escucha puede que esté tan acostumbrado a los mensajes en segunda persona que puede que no sea capaz de escuchar su nueva manera de comunicarse. Si usar mensajes en primera persona no funciona de inmediato, continúe usándolos. Las cosas cambiarán a medida que perfeccione esta habilidad y se rompan los viejos patrones de comunicación.

Segundo, algunas personas usan los mensajes en primera persona como una forma de

Tabla 10.1 **Asegurar una comunicación clara**

Palabras que ayudan la comprensión	Palabras que dificultan la comprensión
Yo	Tú
Ahora mismo, en este momento, en este punto	Nunca, siempre, cada vez, constantemente
¿Quién, cuál, dónde, cuándo?	Obviamente
¿Qué quieres decir? ¿Me lo puede explicar por favor? No entiendo	¿Por qué?

manipular a los demás. A menudo expresan que están tristes, enojados o frustrados para dar pena a los demás. Si se usan de esta manera los problemas pueden escalar. Los mensajes en primera persona deben de llevar sus sentimientos más sinceros, y no usarse para llamar la atención.

Finalmente, note que los mensajes en primera persona no solo son para expresar desilusión o molestias, sino que son también una forma de expresar sentimientos positivos y cumplidos. Por ejemplo, "Doctor, realmente aprecio todo el tiempo que me dedicó hoy".

Tener buenas habilidades de comunicación ayuda a hacer la vida más fácil a todo el mundo, especialmente a aquellos con problemas de salud a largo plazo. La tabla 10.1 resume algunas palabras que pueden ayudar o dificultar la comunicación.

Minimizar o evitar el conflicto

Además de usar los mensajes en primera persona, los siguientes son algunos métodos que usted puede usar para evitar el conflicto.

■ **Cambie el enfoque.** Cuando una discusión se desvía del tema y comienzan a surgir las emociones, trate de cambiar el enfoque de la conversación. Es decir, dirija la atención al tema original. Por ejemplo, usted puede decir algo como, "los dos nos estamos enojando y desviándonos del tema que acordamos discutir", o "pienso que estamos hablando de otras cosas y no de lo que acordamos, y me estoy enojando. ¿Podemos hablar de estas otras cosas más adelante y

ahora hablar solo del tema original que queríamos discutir?"

■ **Pida tiempo.** Por ejemplo, puede usted decir, "creo que entiendo tus preocupaciones, pero necesito más tiempo para pensar en ello antes de poder responder", o "escucho lo que dices pero ahora mismo me siento demasiado frustrada para responder ahora. Necesito conseguir más información para poder responder".

■ **Asegúrese de que ambos entienden los puntos de vista del otro.** Puede hacer esto resumiendo lo que escuchó y entendió y pidiendo clarificación de lo que no

Disculpas eficaces

En vez de ser el signo de un carácter débil, una disculpa muestra una gran fortaleza. Para que sea una disculpa eficaz, debe usted de hacer lo siguiente:

- Admitir el error específico y aceptar la responsabilidad por ello. Usted debe de nombrar la ofensa sin restarle importancia con un simple "siento lo que hice". Sea específico. Por ejemplo puede decir, "siento mucho haber hablado de ti a tus espaldas". Explique las circunstancias en particular que le llevaron a usted a hacer lo que hizo. No ofrezca excusas o eluda las responsabilidades.

- Exprese sus sentimientos. Una disculpa auténtica y sincera supone un poco de sufrimiento. La tristeza muestra que la relación es importante para usted.

- Reconozca el impacto de la ofensa. Usted puede decir, "sé que te he hecho daño y que mi comportamiento no tiene disculpa. Por eso lo siento sinceramente".

- Ofrezca hacer las paces. Pregunte qué es lo que puede hacer para hacer que la situación mejore, u ofrezca sugerencias específicas.

entendió. También puede cambiar los papeles. Trate de explicar la posición o punto de vista de la otra persona de la forma más completa y analítica posible. Esto le ayudará a comprender todos los puntos de vista del asunto, así como a respetar y valorar el punto de vista de la otra persona. También le ayudará a desarrollar tolerancia y empatía hacia los demás.

- **Busque un compromiso.** Puede que no siempre encuentre la solución perfecta a un problema o lleguen a un acuerdo total. Aún así, puede que sea posible llegar a un compromiso. Encuentre algo en lo que las dos partes puedan ponerse de acuerdo. Por ejemplo, puede que ustedes decidan hacer las cosas a su manera esta vez y a la manera de la otra persona la próxima vez. Pónganse de acuerdo en una parte de lo que

usted quiera y una parte de lo que quiera la otra persona. O decida qué ajustes hará usted y los que hará la otra persona a su vez. Hay formas de llegar a un compromiso que le pueden ayudar a superar los tiempos difíciles.

- **Pida perdón.** Todos decimos o hacemos cosas que hacen daño a otros intencionalmente o involuntariamente. Muchas relaciones sufren, a veces durante años, porque la gente no ha aprendido la habilidad social tan poderosa que es una disculpa. A menudo solo hace falta una simple disculpa sincera para restaurar una relación. No es divertido tener que disculparse, pero es un acto de valentía, generosidad y curación. Trae la posibilidad de una relación renovada y fortalecida, y también puede traer paz interior.

Pedir ayuda

Pedir y dar ayuda es una parte normal de la vida, pero ofrecer y solicitar ayuda puede causar muchos problemas. Aunque la mayoría de la gente necesita ayuda alguna vez, a muy poca gente le gusta pedirla. Quizás no queramos admitir que no podemos hacer las cosas nosotros mismos. Es posible que no queramos ser una carga para los demás. Cuando ocurre esto puede que seamos evasivos o hagamos peticiones vagas: "Siento tener que pedirte esto…", o "ya sé que es pedir mucho…", o "no me gusta tener que pedirte esto, pero…" Pedir las cosas con evasivas tiende a poner a la otra persona a la defensiva, y quizás se pregunte: "¡Cielos! ¿Qué es lo que va a pedir que sea para tanto?"

Para evitar este tipo de respuestas, sea específico cuando pida ayuda. Una petición general puede llevar a malentendidos. La persona a la que se le está pidiendo algo puede reaccionar de forma negativa si es lo que se pide no está claro. Esto lleva a una ruptura de las comunicaciones y no proporciona ninguna ayuda. Una petición específica tiene más posibilidades de tener resultados positivos.

Petición general: *"Ya sé que es la última cosa que quieres hacer, pero necesito ayuda para mudarme de casa. ¿Me podrías ayudar?"*

Reacción: *"Mmm… bueno… no sé…mmm… ¿puedo contestarte después de consultar mi agenda?"* (¡Probablemente el año que viene!)

Petición específica: *"Me mudo la semana que viene y quisiera llevar mis libros y las cosas de la cocina antes que nada. ¿Te importaría ayudarme a cargar y descargar las cajas en mi carro el sábado a la mañana? Creo que lo podemos hacer en un solo viaje".*

Reacción: *"El sábado a la mañana estoy ocupado, pero te podría ayudar el viernes a la noche".*

Declinar la ayuda

La gente con dolor crónico a menudo recibe ofertas de ayuda que no necesita o que no quiere. En la mayoría de los casos, estas ofertas vienen de gente importante en su vida como amigos, familiares y compañeros de trabajo. Pueden ser demasiado solidarios e intentar hacer cosas por usted que usted puede hacer por sí mismo, aunque tarde un poco más de tiempo. Estas personas se preocupan por usted y quieren ayudarle sinceramente, pero cuando otras personas hacen las actividades que usted puede hacer por sí mismo puede hacerle sentirse como un dependiente o discapacitado. A su vez, esto puede bajar su autoestima. Un mensaje en primera persona formulado bien le permitirá declinar la ayuda sin necesidad de avergonzar a la otra persona. Usted podría decir, "gracias por ser tan atento, pero hoy creo que lo puedo manejar yo mismo. Espero poder aceptar la oferta en otro momento".

Aceptar la ayuda

Puede que a menudo escuche, "¿cómo puedo ayudarte?" Su respuesta a menudo puede ser, "no sé" o "gracias, pero no necesito ayuda".

Mientras tanto está usted pensando, "ellos deberían saberlo…" Esté preparado para aceptar la ayuda teniendo preparada una respuesta específica. Por ejemplo, cuando le hagan ofertas de ayuda generalizadas, responda con una frase específica como, "sería estupendo si pudiéramos ir a dar un paseo juntos una vez a la semana", o "¿Podrías sacar la basura por favor? No la puedo levantar".

Recuerde que la gente no puede leer su mente, así que necesita usted decirles exactamente lo que quiere. Piense la forma en que puede ayudarle cada persona. Si es posible, dé a cada persona una tarea que pueda hacer con facilidad. Está usted dándoles un regalo. A la gente le gusta ayudar y se sienten rechazados cuando no pueden ayudar a alguien a quien quieren. También es beneficioso ser agradecido por la ayuda que reciba. Cuando la gente le ayuda, ¡deles las gracias! (Vea "Practicar la gratitud" en la página 104, en el capítulo 5.)

Decir que no

Consideremos la otra cara de la moneda: imagine que usted es al que le están pidiendo que ayude con alguna actividad o tarea. Usando habilidades de comunicación que son específicas evitará problemas. Es importante comprender por completo cualquier solicitud antes de aceptarla. Probablemente lo mejor sea no contestar de inmediato. A menudo pedir más información o volver a exponer la información aportará más claridad. "Antes de contestar…" no sólo aclarará la petición sino que también prevendrá que la persona asuma que usted vaya a responder que

sí. Si la petición de alguien le deja sentimientos negativos o inseguros, confíe en sus sentimientos. Una buena regla general es no contestar hasta que sepa usted lo suficiente acerca de la petición para sentirse cómodo contestando.

El ejemplo de la mudanza del que acabamos de hablar es apropiado. "Ayúdame a mudarme" puede significar desde cargar muebles a ir a recoger una pizza para los que están haciendo el trabajo. O, si le piden que ayude con un evento para recaudar fondos para la comunidad, ¿quiere decir que estará de pie sirviendo café y bocadillos o sentada en una mesa recaudando donaciones?

Si usted se siente abrumado y la petición no es realista en este momento, decir que no es una herramienta importante para cualquier persona proactiva en el manejo personal. Sin embargo, si decide usted decir que no, es importante reconocer la importancia de la petición. De esta forma, la persona verá que está rechazando la petición y no a la persona que la hace. Su rechazo no debe de ser un insulto. En vez de eso, incluya una nota positiva en su rechazo, como por ejemplo, "ese proyecto que estás haciendo merece la pena, pero esta semana no tengo tiempo para nada extra". Reiteramos, la clave es ser específico. Sea claro acerca de las condiciones de su rechazo: ¿rechazará usted siempre su petición, o está diciendo simplemente que no puede ayudar hoy o esta semana o justo ahora? Puede que usted quiera hacer una contraoferta, como por ejemplo, "hoy no puedo ayudarte, pero lo puedo hacer la semana que viene". Recuerde que siempre tiene el derecho legítimo de rechazar cualquier petición, incluso si razonable.

El arte de escuchar

Saber escuchar es sin lugar a dudas la habilidad más importante en la comunicación. La mayoría de nosotros somos mejores hablando que cuando escuchamos. Cuando nos hablan, a menudo estamos preparando una respuesta en vez de escuchando. Hay varios pasos para ser un buen oyente:

1. **Escuche las palabras, el tono de voz y observe las expresiones corporales de las personas** (Véase la página 195). Puede haber momentos en los que las palabras no cuenten toda la historia. ¿Le tiembla la voz de la persona que está hablando? ¿Nota tensión en el cuerpo? ¿Parece distraído? ¿Está hablando con sarcasmo? ¿Cuál es la expresión de la cara? Si reconoce alguna de estas señales, es probable que la persona que está hablando esté pensando algo más de lo que está expresando.

2. **Comunique a la persona que está hablando que usted escuchó lo que dijo.** Puede hacerse con un simple sonido como "ajá". A veces cuando estamos preocupados ayuda simplemente el saber que nos están escuchando. Muchas veces la única cosa que quiere la persona que habla es reconocimiento o simplemente alguien que la escuche.

3. **Comunique a la otra persona que usted prestó atención tanto al contenido de lo que dijo como a la emoción subyacente.** Puede usted hacer esto repitiendo el contenido. Por ejemplo: "parece que estás planeando un bonito viaje". O puede usted responder reconociendo las emociones: "eso debe de ser difícil" o "debes de sentirte tan triste". Responder tanto al contenido como a la emoción puede ayudar con la comunicación y disuade a la otra persona de repetir lo que ya ha dicho. Cuando usted responde a un nivel emocional, los resultados a menudo son sorprendentes. Estas respuestas tienden a abrir las puertas para expresar más sentimientos y pensamientos. No intente usted cambiar los sentimientos de los demás porque para ellos son reales. Simplemente escuche y reflexione.

4. **Responda pidiendo más información** (véase la tabla 10.1 en la página 189). Esto es especialmente importante si no está usted seguro de lo que dijo o lo que quiere la otra persona.

Conseguir más información

Conseguir más información de otras personas es una especie de arte que puede requerir técnicas tanto sencillas como más complicadas.

La forma más sencilla de conseguir más información es pidiéndola. "Cuéntame más" probablemente hará que le cuenten más acerca del tema, así como "no entiendo; por favor explícamelo otra vez", "Me gustaría saber más acerca de…" "¿Puedes contármelo de otra manera?" "¿Qué quieres decir?" "No estoy seguro de haber comprendido eso", y "¿podrías desarrollar ese punto?"

Otra forma de conseguir más información es parafrasear, o repetir lo que usted oyó en sus propias palabras. Esta es una buena herramienta si quiere usted asegurarse de que ha entendido lo que la otra persona de verdad quería decir. Parafrasear puede o bien ayudar o dificultar la eficiencia de la comunicación. Depende de la forma en que se formule. Es importante hacerlo en la forma de una pregunta, no como una declaración. Por ejemplo si alguien dice:

"No sé. Hoy no me siento muy bien. La fiesta va a estar llena de gente y va a ser ruidosa, y realmente no conozco a los anfitriones muy bien".

Una repetición provocadora:

"Obviamente, me estás diciendo que no quieres ir a la fiesta".

Esta respuesta puede provocar una respuesta negativa como, "¡No, yo no he dicho eso! Si eso es lo que piensas me quedo en casa seguro". O la respuesta puede ser el silencio, no contestar nada; un bloqueo completo debido al enojo o la desesperación ("no me entiende"). A la gente no le gusta que le cuenten lo que quisieron decir.

Aquí tiene una repetición mejor, expresada en forma de pregunta:

"¿Estás diciendo que prefieres quedarte en casa que ir a la fiesta?"

La respuesta a esta repetición puede ser:

"Eso no es lo que quería decir. Estoy un poco preocupado de que me venga el dolor. Agradecería que te quedases cerca de mi durante la fiesta y si necesito volver pronto a casa, lo podemos hacer. Me sentiría mejor al respecto, y quizás pueda relajarme y divertirme si sé que no tiene por qué ser una noche larga. "

Como puede usted ver, la segunda forma de repetición ayuda a la comunicación. Se ha revelado la verdadera razón por la que expresó dudas acerca de ir a la fiesta. Como ilustra este ejemplo, se consigue más información cuando se hacen las repeticiones en forma de preguntas.

Sea específico. Si quiere información específica debe usted de hacer preguntas específicas. A menudo hablamos usando generalizaciones. Por ejemplo:

Médico: *"¿Cómo se ha estado sintiendo?"*

Paciente: *"No muy bien".*

El médico no ha conseguido saber mucha información. "No muy bien" no es una información muy útil. Esta es la manera en la que el médico puede conseguir más información.

Médico: *"¿Sigue usted teniendo esos dolores agudos en el hombro derecho?"*

Paciente: *"Sí. Mucho".*

Médico: *"¿Cómo de a menudo?"*

Paciente: *"Un par de veces al día".*

Médico: *"¿Cuánto dura?"*

Paciente: *"Mucho tiempo".*

Médico: *"¿Cuántos minutos diría usted que duran?"*

Paciente: *" 30 minutos"*

… y así sucesivamente.

Los proveedores de salud están cualificados para conseguir información específica de los pacientes, aunque a veces también hacen preguntas generales. La mayoría de la gente no está cualificada para eso, pero podemos aprender a preguntar cosas específicas. Preguntar cosas específicas es una buena manera de comenzar: "¿Puede usted ser más específico…?" "¿Está usted pensando en algo en especial?"

Evite simplemente preguntar "¿Por qué?" Esta es una pregunta demasiado general. "¿Por qué?" también fuerza a la persona a justificar algo y le puede poner a la defensiva. La persona puede responder a un nivel completamente distinto del que tenía usted en mente. En vez de usar *por qué*, comience sus preguntas con *quién, cuál, cuándo* o *dónde*. Estas palabras promueven respuestas específicas.

A veces puede que no consiga la información que está buscando porque no sabe qué preguntas debe hacer. Por ejemplo, puede que usted esté buscando servicios legales en un centro de ancianos. Llama para ver si hay un abogado entre el personal pero cuando le dicen que no, cuelga. Si hubiera usted preguntado dónde podría encontrar aviso legal a bajo coste, quizás le hubieran dado algunas referencias.

El lenguaje corporal y los diferentes estilos de conversar

Una parte de escuchar lo que los demás están diciendo es observar *cómo* lo dicen. Incluso cuando la gente no dice nada, nuestros cuerpos están hablando. A veces incluso están chillando. Las investigaciones demuestran que más de la mitad de lo que comunicamos lo hacemos con nuestro lenguaje corporal.

Si usted quiere comunicarse realmente bien, sea consciente del lenguaje corporal, las expresiones faciales y el tono de voz. Estos elementos deben de corresponder con lo que decimos con palabras. Si no hace usted esto, estará mandando mensajes mixtos y creando malentendidos. Por ejemplo, si quiere usted hacer una declaración firme, mire a la otra persona. Póngase derecho y seguro de si mismo, relaje las piernas y brazos y respire. Incluso puede usted inclinarse un poco hacia delante para mostrar su interés. Mantenga una expresión amistosa. Intente no hacer muecas o morder su labio; esto puede indicar incomodidad o duda. No se aleje o se encorve, ya que esto comunica desinterés o incertidumbre.

Cuando usted nota que el lenguaje corporal de alguien no coincide con sus palabras, menciónelo discretamente y pida una explicación. Por ejemplo, usted puede decir: "Querida, me estás diciendo que quieres ir conmigo al picnic, pero cuando te miro pareces cansada y estás bostezando mientras me hablas. ¿Prefieres quedarte en casa y descansar mientras que voy solo?"

Además de leer el lenguaje corporal de la gente, también es útil reconocer y apreciar que todos nos expresamos de manera distinta. Muchas cosas influyen en la manera en que nos comunicamos: nuestra cultura, nuestro país de origen, nuestra educación, nuestra ocupación y, en especial, nuestro género.

Por ejemplo, las mujeres tienden a hacer más preguntas personales que los hombres, y esto muestra interés y ayuda a formar relaciones. Los hombres suelen ofrecer sus opiniones o sugerencias y exponer los hechos. Tienden a discutir los problemas para intentar buscar soluciones, mientras que las mujeres quieren compartir sus sentimientos y experiencias. No hay un estilo que sea mejor o peor, simplemente son diferentes. Al reconocer y aceptar estas diferencias, podemos reducir parte de los malentendidos, frustraciones y resentimiento que a veces sentimos cuando nos comunicamos con los demás.

Sugerencias de lecturas complementarias

Para aprender más sobre los temas de los que hablamos en este capítulo, sugerimos que explore los siguientes recursos:

Beck, Aaron T. *Con el amor no basta.* Paidós Ibérica Ediciones S. A., 1998.

Caudill, Margaret. *Controle el dolor antes de que le controle a usted.* Paidós Ibérica Ediciones S. A., 2000.

Gottman, John M, y Nan Silver. *Los siete principios para hacer que el matrimonio funcione,* 3ra edición. Vintage Español, 2010.

Gottman, John M, y Nan Silver. *Siete reglas de oro para vivir en pareja: Un estudio exhaustivo sobre las relaciones y la convivencia.* Editorial Debolsillo, 2010.

Hendrix, Harville, y Helen LaKelly Hunt. *Haz más fácil tu matrimonio.* Editorial Aguilar, 2014.

Hidalgo, Ana. *Cómo mejorar la comunicación con nuestra pareja: Una guía para lograr el entendimiento de pareja.* CreateSpace Independent Publishing Platform, 2016.

McKay, Matthew, y Peter Rogers. *Guía práctica para controlar tu ira: Técnicas sencillas para mejorar tus relaciones con los demás.* Paidós Ibérica Ediciones, 2010.

Pegues, Deborah S. *Confrontar sin ofender.* Editorial Portavoz, 2011.

CAPÍTULO 11

Comunicarse con los proveedores de salud

*L*A BUENA COMUNICACIÓN ES UNA NECESIDAD cuando se tiene una condición a largo plazo. Es el alma de todas las relaciones, y las relaciones son el salvavidas para superar saludablemente su manejo personal de la condición crónica. En particular, su equipo de cuidados de salud debe de comprenderle a usted. Y cuando usted no comprende los consejos o recomendaciones de su médicos y otros profesionales de la salud, puede resultar en problemas serios.

Una de las claves para tener buenos cuidados de salud es comunicarse muy bien con sus proveedores de salud. Esta herramienta tan importante del manejo personal puede ser un reto. Puede que usted tenga miedo de hablar con libertad o sienta que no tiene el suficiente tiempo durante su cita. Los profesionales de la salud pueden usar palabras que usted no entiende, o quizás no quiera usted compartir información personal y posiblemente embarazosa. Estos miedos y sentimientos pueden dificultar la comunicación con sus proveedores y dañar su salud.

197

Los proveedores comparten la responsabilidad por la mala comunicación. A veces se sienten demasiado ocupados o demasiado importantes para tomar el tiempo para hablar con sus pacientes. Pueden ignorar o no hacer caso a las preguntas que les hacen. Sus acciones o inacciones pueden ofenderle a usted.

Aunque no tiene usted que hacerse amigo íntimo de sus proveedores, debería usted de esperar que sean atentos y comprensivos. También querrá usted que sepan explicar las cosas claramente. Pero las explicaciones no siempre son fáciles con las condiciones de dolor crónico. Los proveedores a menudo están perplejos con estos problemas de salud tan complejos. Puede que usted piense que solo puede conseguir el mejor cuidado si va a un especialista. Esto puede ser verdad en algunos casos, pero también puede complicar en gran manera el cuidado que recibe. Puede que tenga que ir a ver a varios especialistas. Puede que no lleguen a conocerle a usted bien y que no estén al tanto de lo que los otros proveedores de cuidados de salud estén haciendo, pensando o recetándole. Estas son buenas razones para tener un proveedor de cuidados primarios (médico de cabecera), o una "casa" médica. Las relaciones con los proveedores de cuidados de salud son un poco como las asociaciones de negocios o incluso como los matrimonios. Establecer y mantener estas relaciones a largo plazo puede tomar esfuerzo, pero también puede marcar una gran diferencia para su salud.

Mucha gente querría que sus proveedores de cuidados de salud fueran como computadoras amables: cerebros gigantes, llenos de conocimientos sobre la mente y el cuerpo humano (especialmente los nuestros). Queremos que nuestros proveedores analicen una situación, lean nuestra mente, hagan un diagnóstico perfecto, elaboren un plan y nos digan qué podemos esperar. Al mismo tiempo, queremos que sean amables y cariñosos y que nos hagan sentir como si nosotros fuéramos su paciente más importante.

La mayoría de los proveedores desean ser exactamente ese tipo de persona. Desafortunadamente, no hay un solo proveedor que pueda ser todas las cosas para todos los pacientes. Los proveedores son seres humanos. Tienen días malos, les dan dolores de cabeza, se cansan y les duelen los pies. Tienen familias que requieren su tiempo y atención, y pueden frustrarse con el papeleo, los registros electrónicos y la gran cantidad de burocracia.

Los médicos y otros profesionales de la salud entraron a formar parte del sistema de salud porque querían ayudar a la gente, y pasaron por una formación extensa para poder hacerlo. Pueden frustrarse cuando no tienen todas las respuestas acerca del dolor crónico. Muchas veces su única satisfacción son las mejoras en vez de las curas, o incluso el poder frenar el deterioro que producen algunas condiciones. Sin lugar a dudas, usted ha estado frustrado, enojado o deprimido en algún momento debido a su condición, pero su médico y otros proveedores probablemente también hayan sentido emociones similares por su incapacidad de curar su condición. En esto, son ustedes verdaderamente compañeros.

Para mantener las líneas de comunicación abiertas, sea usted claro sobre lo que quiere de su proveedor. Debe usted de sentirse lo suficientemente cómodo como para poder expresar sus miedos, poder hacer preguntas que piensa que son "tontas", y poder negociar un plan de tratamiento que les satisfaga a ambos.

Los médicos y otros proveedores normalmente tienen horarios muy ajustados. Esto se hace dolorosamente evidente cuando usted tiene que esperar en la oficina del médico debido a una emergencia o a un paciente que ha llegado tarde a su cita y a su vez está causando un retraso con los otros pacientes. Todo esto hace que, muchas veces, tanto los pacientes como los médicos se sientan apurados con el tiempo. El tiempo es una amenaza para la buena relación entre el paciente y el proveedor. Tanto usted como su proveedor seguro que apreciarían más tiempo cara a cara. Cuando hay poco tiempo, la ansiedad resultante puede traer comunicaciones apresuradas. Los mensajes en segunda persona y los malentendidos son comunes en estas situaciones. (Véase el capítulo 10, páginas 187 – 189.)

> **Preparar**
> **Preguntar**
> **Repetir**
> **Tomar acción**

Una forma de conseguir el máximo de sus visitas es seguir esta lista: preparar, preguntar, repetir y tomar acción. En la siguiente sección del libro hablaremos de estos cuatro elementos.

Preparar

La gente que tiene dolor crónico a menudo tiene que ir a ver a varios proveedores de cuidados de salud porque no hay un solo proveedor que tenga todas las respuestas. Esto quiere decir usted va a tener citas con gente que no conoce su historial de dolor. No se puede enfatizar lo suficiente la importancia de comunicarse clara y directamente con todos estos proveedores.

El dolor es una experiencia personal; el dolor que usted tiene sólo lo siente usted. Su dolor no se puede comparar al dolor de otros, y sólo usted puede saber cuánto dolor siente, cuándo lo siente y cómo le afecta física, emocional y socialmente. Aunque esto puede sonar básico, piense en la frustración que siente cuando intenta describir el dolor a su médico. No es fácil, ¿verdad? Al mismo tiempo, sus médicos y otros proveedores de salud pueden estar frustrados porque están desesperadamente intentando entender mejor su problema de dolor. Muy a menudo no hay pruebas de sangre, de rayos-X u otras pruebas que puedan ayudar a resolver el problema. Los médicos pueden usar estas herramientas para descartar otras enfermedades pero no pueden usarlas para acceder su dolor. Ellos dependen de lo que usted les comunique para ayudarle. Independientemente del tipo de dolor que usted tenga, es importante describirlo con precisión, así como cualquier síntoma relacionado. Esto reduce el nivel de frustración de todo el mundo. Las siguientes pautas generales pueden ayudarle a recolectar información detallada sobre su dolor y ayudará a que las visitas con su proveedor de salud sean más productivas:

■ **Perfil del dolor:** Cuando vaya al médico o a la oficina de otro proveedor, tenga un "perfil del dolor" por escrito con usted, y esté listo para responder preguntas acerca de su dolor. Haya tenido dolor durante seis meses o seis años, puede ser difícil recordar los detalles si no está preparado. Antes de ir a una nueva cita, responda las preguntas en la figura 11.1 en la página 201. Al ser tan específico como sea posible, usted puede ayudar a su médico a entender mejor la naturaleza de su dolor. Esto es parte de ser una persona proactiva en el manejo del dolor buena, porque está usted ayudando a desarrollar el mejor plan de cuidados para usted. Una vez que su proveedor de cuidados de salud conozca su historial de dolor, normalmente no tendrá que volver a revisar su perfil de dolor completamente, excepto para informar de cambios.

- **Lenguaje del dolor:** Aunque la palabra *dolor* significa muchas cosas para mucha gente, normalmente se usan tipos de palabras específicas para tipos de condiciones de dolor específicos. Por ejemplo, las palabras *punzante, palpitante y ensordecedor* las usa frecuentemente la gente con dolores de cabeza. *Abrasador, hormigueo y desbordante* pueden describir un dolor asociado con algún tipo de implicación de los nervios. La gente con artritis a veces usa palabras como *doloroso, dolorido o agotador*. Las palabras que usted usa para describir su dolor a veces puede apuntar a un tipo de problema de dolor, así que un vocabulario rico puede ser de mucha ayuda. La figura 11.2 tiene una lista de las palabras típicas que se usan para describir las sensaciones de dolor y las emociones que el dolor causa. Ponga una marca al lado de cada palabra que describa su dolor. Si hay otras palabras que usted usa para describir su dolor, añádalas a la lista. Lleve la lista con usted cuando vaya a ver a su médico u otros proveedores.

- **Intensidad del dolor:** Así como las palabras describen la calidad del dolor, los números pueden describir la intensidad y fuerza de su dolor. Hay varias maneras de medir o vigilar la intensidad del dolor con números. Una es una escala del 0 al 5 (figura 11.2). Otra es usar una escala del 0 al 10, donde 0 indica que no hay dolor ninguno y 10 es el peor dolor que usted haya tenido nunca (figura 11.3). Cuando el médico pregunta, "¿Cómo de malo es su dolor ahora?" usted puede contestar, "Pues bien, en una escala del 0 al 10, yo diría que es un 5 o 6 ahora mismo". Eso es mucho más preciso que decir, "bueno, es malo, pero no tan malo como puede llegar a ser". Una escala numérica proporciona un punto de referencia. También es una buena manera para que usted pueda vigilar su dolor cuando está intentando moderar el ritmo de sus actividades (véase el capítulo 6, página 115). Es importante comprender que su clasificación numérica solo se aplica a su dolor, no al de ninguna otra persona. Un 6 en su clasificación puede ser muy diferente para usted que un 6 de otra persona.

- **Efectos del dolor:** Además del perfil del dolor, piense acerca de cómo el dolor afecta su funcionamiento diario físico, mental y social. ¿Afecta a su habilidad para caminar, sentarse, hacer sus cuidados personales o meterse y salir de la cama o de una silla? ¿Puede completar sus responsabilidades laborales, preparar y disfrutar de las comidas, participar en actividades familiares de ocio y disfrutar de intimidad sexual? Toda esta información será importante para su proveedor de salud. Venga a sus citas preparado para hablar de los detalles específicos de cómo afecta el dolor sus actividades y su vida.

Figura 11.1 **Preparar su perfil del dolor**

1. ¿Cuándo empezó su dolor? _____
   _____

   ¿Hubo una causa específica (ej. una caída) o parece que se desarrolló con el tiempo?
   _____
   _____

2. ¿Ha empeorado con el tiempo o sigue igual?

3. ¿Es intermitente o constante? _____
   ¿Viene en oleadas y luego disminuye?
   Sí ☐ No ☐

4. ¿Cómo es el dolor? (Consulte la figura 11.2 en la siguiente página.)
   _____
   _____

5. ¿Hay una hora del día cuando el dolor es peor?
   _____
   _____

   ¿Le despierta cuando está dormido?
   Sí ☐ No ☐
   ¿Le causa insomnio? Sí ☐ No ☐

6. ¿Ha tenido este tipo de dolor antes?
   Sí ☐ No ☐
   ¿Cuándo? _____
   _____
   ¿Por qué? _____
   _____

7. ¿Qué hace que aumente el dolor? ¿Estar sentado? _____ ¿Estar tumbado? _____
   ¿Masajes suaves? _____
   ¿Otras cosas? _____
   _____

8. ¿El dolor irradia a otros lugares del cuerpo como su espalda, hombros o piernas?
   _____
   _____

9. ¿Cómo de severo es el dolor? En una escala del 0 al 10, donde 10 es el más severo, ¿cómo clasificaría su dolor?
   _____

10. ¿Puede usted distraerse de su dolor bien sea parcialmente o por completo? O, ¿es el dolor tan intenso que la distracción es algo imposible?
    _____
    _____

11. ¿Cómo afecta el dolor la calidad de su vida? ¿Ha parado usted de visitar a sus amigos? ¿Está usted irritable, enojado, deprimido?
    _____
    _____

12. ¿Viene el dolor acompañado de síntomas como nauseas, sudores, falta de aliento?
    _____
    _____

13. ¿Qué medicamento, si es que hay alguno, está usted tomando?
    _____
    _____

    ¿Alivian el dolor?   Sí ☐ No ☐
    ¿Completamente?   Sí ☐ No ☐
    ¿Parcialmente?   Sí ☐ No ☐
    ¿Para nada? Sí   ☐ No ☐

14. ¿Es usted sensible o alérgico a cualquier medicamento para el dolor?

15. Comentarios diversos
    _____
    _____
    _____

Figura 11.2 **Describir su dolor**

Escala de la intensidad del dolor

0 Ningún dolor
1 Leve
2 Incomodidad
3 Angustiante
4 Horrible
5 Insoportable

__Vacilante	__Pellizco	__Leve	__Irritante
__Tembloroso	__Apretado	__Doloroso	__Latoso
__Pulsante	__Constante	__Lastimando	__Fastidioso
__Vibrante	__Insistente	__Adolorido	__Horrible
__Palpitante	__Calambre	__Pesado	__Intenso
__Aporreante	__Aplastante	__Delicado	__Insoportable
__Ensordecedor	__Tirante	__Tenso	__Propagado
__Intermitente	__Retortijón	__Áspero	__Difundido
__Punzante	__Caliente	__Agotador	__Penetrante
__Pinchazos	__Ardiente	__Fatigante	__Lacerante
__Taladrante	__Hirviente	__Extenuante	__Tenso
__Perforante	__Abrasador	__Nauseabundo	__Entumecido
__Latigazo	__Hormigueo	__Sofocante	__Estrujante
__Agudo	__Comezón	__Terrible	__Desgarrador
__Cortante	__Escozor	__Aterrador	__Ligero
__Hiriente	__Picor	__Espantoso	__Frío
		__Severo	__Helado
		__Penoso	__Molesto
		__Cruel	__Repugnante
		__Brutal	__Agonizante
		__Mortal	__Asqueroso
		__Miserable	__Atormentador
		__Cegador	

Adaptado de la versión en español del Cuestionario del Dolor de McGill, Melzack y Torgerson, 1971.

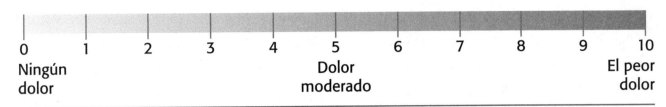

0   1   2   3   4   5   6   7   8   9   10

Ningún
dolor
Dolor
moderado
El peor
dolor

Figura 11.3

Haga una agenda de citas

Si usted tiene una condición de dolor crónico, lo más probable es que tenga citas regularmente con su médico de familia u otros miembros de su equipo de cuidados del dolor. Antes de cada una de estas citas, prepare una agenda. ¿Cuáles son las razones de la visita? ¿Qué es lo que espera de su proveedor de cuidados de salud?

Antes de cada cita, escriba una lista de sus preocupaciones y preguntas. ¿Alguna vez ha pensado justo después de salir de la oficina de su proveedor : "¿por qué no pregunté…?" o "se me olvido mencionar…"? Hacer una lista antes de ir le ayudará a asegurarse de que se aborden sus principales preocupaciones. Sea realista. Si usted tiene 13 problemas diferentes, su proveedor probablemente no podrá ocuparse de todos en una sola visita. Marque con un asterisco o resalte las dos o tres cosas más importantes.

Dele la lista a su proveedor de cuidados de salud al principio de la visita y explique que ha marcado sus preocupaciones más importantes. Al llamar la atención sobre las cosas que están marcadas, usted le deja al proveedor saber cuales son las cosas más importantes para usted. Pero al darle una lista completa, le deja al proveedor ver todo, por si acaso hay algo que sea médicamente relevante que no esté marcado. Si usted espera hasta el final de su cita para hablar de sus preocupaciones, no tendrá tiempo para hablar de ellas.

Aquí tiene un ejemplo. Su médico le pregunta, "¿Con qué puedo ayudarle hoy?" Usted puede decir algo como, "tengo muchas cosas de las que quiero hablar en esta visita" (mirando su reloj y pensando en la cantidad de citas que tiene todavía, el médico empieza a sentir ansiedad), "pero sé que tenemos una cantidad de tiempo limitado. Las cosas que más me preocupan son mi dolor de hombro, mis mareos y los efectos secundarios de uno de los medicamentos que estoy tomando" (el médico se siente aliviado porque las preocupaciones están enfocadas y son potencialmente manejables en el tiempo disponible para la cita).

Haga una lista de sus medicamentos y prepare su historial

Hay dos cosas más que usted puede hacer para prepararse antes de la cita. Haga una lista de sus medicamentos y las dosis de cada uno, y tráigala a todas las citas que tenga. Si esto es demasiado difícil, ponga todos sus medicamentos en una bolsa y tráigalos con usted. No se olvide de las vitaminas y los medicamentos y suplementos que toma pero que no necesitan receta médica.

La última cosa es preparar su historial. El tiempo de la visita es corto. Cuando su proveedor pregunta cómo está alguna gente empieza a explicar éste síntoma o éste otro durante varios minutos. Es mejor ser específico y breve. Por ejemplo diga, "creo que en general mi dolor es igual que antes, pero ahora tengo más dificultad para dormir y me siento un poco deprimido". Esté listo para describir sus síntomas en detalle, incluyendo:

- Cuándo comenzaron
- Cuánto tiempo duran
- Dónde están localizados
- Qué hace que mejoren o empeoren
- Si ha tenido problemas parecidos antes
- Si ha cambiado su dieta, ejercicios o medicamentos de una manera que pueda contribuir a sus síntomas
- Lo que le preocupa más acerca de los síntomas
- Lo que piensa que puede estar causando los síntomas

Si le dieron nuevos medicamentos o tratamiento durante una visita previa, esté listo para informar de cómo le ha ido. Si está visitando a varios proveedores, traiga los resultados de todas las pruebas que le han hecho en los últimos seis meses.

Cuando esté contando su historia, hable de tendencias: ¿está mejorando, empeorando o está igual que antes? También hable de la frecuencia y el grado: ¿sus síntomas son más o menos frecuentes e intensos? Por ejemplo, "en general, estoy mejorando lentamente. Noto el dolor sobre todo a la mañana y después de ir a hacer la compra. Sin embargo la semana pasada mi dolor no mejoró durante el día, y esa es la razón por la que estoy aquí".

Sea tan abierto como pueda cuando esté compartiendo sus pensamientos, sentimientos y miedos. Recuerde, su proveedor no lee mentes. Si está usted preocupado, explique por qué: "estoy preocupado de no poder trabajar", o " me preocupa que pueda tener cáncer porque nadie puede encontrar la causa de mi dolor", o "mi padre tenía síntomas parecidos antes de morir". Cuanto más abierto sea usted, más probable será que su proveedor le pueda ayudar. Si tiene usted un problema, no espere a que el proveedor lo "descubra". Mencione su preocupación de inmediato. Por ejemplo, "estoy preocupado por este lunar en mi pecho".

Cuanto más específico pueda usted ser (sin exagerar con los detalles irrelevantes), su proveedor tendrá una idea más clara de su problema y ambos perderán menos tiempo.

Comparta sus corazonadas o suposiciones acerca de lo que pueda estar causando sus síntomas, ya que a menudo pueden dar pistas importantes para un diagnóstico exacto. Incluso si resulta que sus suposiciones no son correctas, le dará a su proveedor la oportunidad de tranquilizarle o abordar sus preocupaciones ocultas.

Preguntar

En la relación médico-paciente, su herramienta más poderosa es la pregunta. Sus preguntas pueden ayudarle a rellenar las piezas de información importante que faltan y cerrar espacios críticos en la comunicación. Hacer preguntas es parte de su participación activa en el proceso de cuidados, un ingrediente crítico para devolverle la salud. Tener respuestas que usted comprenda es un concepto básico del manejo personal.

Esté preparado para hacer preguntas acerca del diagnóstico, pruebas, tratamientos y seguimiento no sólo acerca de su dolor sino también acerca de sus síntomas u otras preocupaciones sobre su salud. Use las siguientes pautas generales para hacer las preguntas adecuadas:

■ **Diagnóstico.** Pregunte que es lo que va mal, si hay una causa, si es contagioso (por ejemplo, si tiene una infección), qué depara el futuro (pronóstico), y lo que se puede hacer para prevenir y manejar su condición.

■ **Pruebas.** Si el médico quiere hacer pruebas, pregunte cómo afectarán los resultados al plan de tratamiento, y que pasará si no le hacen la prueba. Si decide que le hagan la prueba, entérese cómo debe de prepararse para la misma y cómo será. También debe preguntar cómo y cuándo le darán los resultados.

■ **Tratamientos.** Pregunte si hay una elección en cuanto al tratamiento, y las ventajas y desventajas de cada uno. Pregunte qué pasará si no se trata (véase los capítulos 15 y 16).

■ **Seguimiento.** Entérese de si debe de llamar o volver para una visita de seguimiento, y cuándo. ¿A qué síntomas debe de estar atento? y ¿qué debe usted hacer si es que ocurren estos síntomas?

Repetir

Para asegurarse de que entiende todo de verdad, repita al médico de forma abreviada los puntos claves. Por ejemplo, "así que usted quiere que haga este grupo de ejercicios dos veces al día, a la mañana y a la tarde, ¿es correcto?" O "usted quiere que tome este medicamento tres veces al día". Esto le da al proveedor la oportunidad de corregir rápidamente cualquier malentendido y mala comunicación.

A veces es difícil recordar todo. Puede que quiera tomar notas o traer a otra persona durante las visitas importantes. Incluso puede grabar la visita si el profesional médico le da permiso. Si no entiende o no recuerda algo de lo que dijo el proveedor, simplemente diga que necesita revisarlo otra vez. Por ejemplo, "estoy seguro de que me dijo esto antes, pero todavía estoy confundido al respecto". No tenga miedo de preguntar lo que considere que es una pregunta tonta. Estas preguntas son importantes y pueden prevenir los malentendidos.

Tomar acción

Al final de la visita, necesita entender con claridad qué es lo que debe hacer. Esto incluye hacer citas para tratamientos, pruebas y visitas de seguimiento. También debe de saber cuáles son las señales de peligro y lo que debe de hacer si ocurren. Si es necesario, puede pedir a su proveedor que le escriba las instrucciones, le recomiende material para leer o le indique otros lugares donde puede conseguir ayuda.

Si por alguna razón no puede o no quiere seguir los consejos del proveedor, dígaselo. Por ejemplo, "no quiero tomar esa aspirina. Me da problemas de estómago". o "mi seguro no cubre tanta terapia. No puedo permitírmelo", o "he intentado hacer ejercicio, pero no puedo aguantar el ritmo". Si su proveedor sabe por qué no puede o no quiere seguir sus consejos, podrá hacer otras sugerencias. Si usted no comparte los obstáculos que tiene para tomar acción, es difícil que su proveedor le pueda ayudar.

Pedir una segunda opinión

A veces puede que usted quiera ir a ver a otro proveedor o a que le den una segunda opinión. Pedir una segunda opinión puede ser difícil, especialmente si usted ha tenido una larga relación con su proveedor. Puede preocuparse de que pedir otra opinión pueda enfadar a su proveedor o que le sentará mal.

Los proveedores no se suelen sentir dolidos si se pide una segunda opinión. Si su condición es complicada o difícil, su médico puede haber consultado ya con un colega o un especialista (o incluso más de uno). Esto a menudo se hace de manera informal. Pedir una segunda opinión es perfectamente aceptable, y a los proveedores se les enseña que deben de esperar estas solicitudes. Sin embargo, si usted se encuentra pidiendo una tercera, cuarta y quinta opinión, puede llegar a ser improductivo.

Pida una segunda opinión usando un mensaje en primera persona no amenazador:

"Sigo sintiéndome confundido e incómodo acerca del tratamiento para mi dolor. Siento que otra opinión me tranquilizará. ¿Puede usted sugerir otra persona a la que pueda ir a ver?"

De esta manera, ha expresado usted sus propios sentimientos sin sugerir que sea culpa del proveedor. También ha confirmado su confianza en el proveedor al pedirle una recomendación. (Sin embargo, no está obligado a seguir esta sugerencia; usted puede elegir ir a ver a quien quiera.)

Compartir sus reacciones positivas o negativas con los proveedores de salud

Debe de contarles a sus proveedores cómo de satisfecho está con su cuidado. Todo el mundo aprecia los cumplidos y los comentarios positivos, especialmente los miembros de su equipo de cuidados de salud. Sus elogios pueden ayudar a nutrir y consolar a estos profesionales tan ocupados y trabajadores. Dejarles saber que usted aprecia sus esfuerzos es una de las mejores maneras de mejorar su relación con ellos, ¡y además les hace sentirse bien!

Asimismo, si a usted no le gusta la manera en que le ha tratado cualquier miembro de su equipo, dígaselo. Recuerde que no leen mentes. No pueden mejorar su relación con usted si no saben cuál es el problema.

Su papel en las decisiones médicas

Muchas de las decisiones en cuanto al cuidado médico no son un caso claro, y a menudo hay más de una opción. Excepto cuando hay emergencias que constituyen una amenaza para la vida, la mejor decisión depende de sus valores y preferencias, y no debe de dejar que decida tan sólo su médico u otro proveedor de la salud. Por ejemplo usted puede decir, "Soy muy conservador en cuanto a tomar medicamentos fuertes. ¿Cuál es un período de tiempo razonable para intentar tratar con ejercicio, mejorando mi dieta y relajamiento, antes de comenzar a tomar estos nuevos medicamentos?"

Para hacer una elección informada a propósito del tratamiento, necesitará usted conocer sus costes y riesgos. Esto incluye las posibles complicaciones como reacción a las drogas, hemorragias, infecciones, lesiones o incluso la muerte. También incluye los costes personales como las ausencias del trabajo, así como las consideraciones financieras, como por ejemplo cuánto del tratamiento cubre su seguro médico.

También necesita comprender las posibilidades de que el tratamiento propuesto sea beneficioso para usted. Pregunte cómo puede aliviar o no su dolor y otros síntomas o mejorar su capacidad de funcionar. A veces la mejor elección puede ser retrasar la decisión sobre el tratamiento a favor de una "espera vigilante".

Nadie puede decirle qué elección es la correcta para usted. Pero para tomar una decisión informada, usted necesita saber cuales son sus opciones. Una elección informada, no simplemente consentimiento informado, es esencial para conseguir cuidados médicos de calidad. Los mejores cuidados médicos combinan la experiencia de los proveedores médicos con su propio conocimiento, habilidades y valores.

Hacer decisiones acerca de tratamientos puede ser difícil. Si quiere sugerencias de cómo tomar decisiones, vaya a la página 17, y vea el capítulo 17 para conseguir ayuda en cómo evaluar nuevos tratamientos.

Trabajar con el sistema de cuidados de salud

Muchos de los proveedores de cuidados de salud estos días trabajan en sistemas grandes como clínicas y hospitales. Los protocolos en cuanto a citas, facturación y teléfono y correo electrónico a menudo los deciden otras personas que no son el proveedor.

Si no está contento con el sistema de cuidados de salud, no sufra en silencio; haga algo al respecto. Descubra quién es el que opera la organización y quién toma las decisiones. Escríbales una carta, llame por teléfono o escriba un correo electrónico donde comparta sus sentimientos con ellos de una manera constructiva. La mayoría de las organizaciones de cuidados de salud se preocupa sobre sus pacientes y a menudo responden.

La gente que toma las mayores decisiones sobre cuidados de salud suele estar desconectada de la gente que busca tratamiento. Es más fácil expresar nuestros sentimientos a la recepcionista, la enfermera o el médico de lo que es encontrar a un administrador. Desafortunadamente, la gente a la que se suele ver con más frecuencia durante las citas tiene poco poder, o ninguno, en las grandes decisiones acerca de cómo funciona el sistema. Sin embargo, esta gente sí le puede decir con quien contactar. Si usted puede formar una buena alianza con sus proveedores, juntos podrán hacer que el sistema sea más receptivo.

Si usted decide escribir o mandar un correo electrónico, hágalo de manera breve y concreta. Mencione qué acciones serían útiles para resolver los problemas. Por ejemplo:

Querido Sr. López:

Ayer tuve una cita a las 10:00 A.M. con el Dr. Pérez. Él no me pudo recibir hasta las 12:15, y el tiempo total que pasé con el médico fueron ocho minutos. Cuando me estaba yendo, me dijeron que debía hacer otra cita para obtener respuesta a mis preguntas.

Entiendo que a veces hay situaciones de emergencias. Sin embargo, agradecería mucho si me pudieran avisar de antemano cuando mi médico va a llegar tarde, o si me pudieran cambiar la cita. Además, me gustaría tener al menos 15 minutos con el médico.

Muchas gracias por su atención. Quedo a la espera de su respuesta.

Atentamente,

Las siguientes son algunas quejas típicas sobre el sistema de cuidados de salud, así como unos consejos para manejarlas. Estos problemas y sugerencias no ocurren necesariamente en todos los sistemas o países, pero sí que se encuentran en muchos de ellos.

- **"Odio el sistema telefónico"**. A menudo cuando usted llama para hacer una cita o conseguir información, contacta con un sistema automatizado. Esto puede ser muy frustrante, pero no se puede cambiar. Sin embargo, tenga en cuenta que los sistemas telefónicos automatizados no cambian muy a menudo. Una vez que memorice los números o teclas que tiene que marcar será usted capaz de navegar el sistema mucho más rápido. A veces marcar la tecla de la almohadilla (#) o el número 0 hará que pueda hablar con una operadora. Una vez que ya esté hablando con ella, pregunte a ver si hay una manera más rápida de hacer esto la próxima vez.

- **"Hay que esperar mucho tiempo para conseguir una cita"**. Pregunte a ver cuál es la primera cita disponible y tómela. Entonces pregunte cómo puede usted averiguar si hay otras cancelaciones. Algunas oficinas llaman cuando tienen cancelaciones para ver si las quiere. En otras, puede que sea usted el que tiene que llamar una o dos veces durante la semana para ver si ha habido cancelaciones. Pregunte a la persona que programa el horario qué debe de hacer usted para conseguir una cita más pronto. Pida el número de teléfono directo para hablar con la persona que hace las citas. Ahora, algunas oficinas están reservando un tiempo cada día para citas que se hacen "en el mismo día". Si está disponible, pregunte cuándo debe de llamar para hacer estas citas; suele ser pronto a la mañana. Si su dolor u otros síntomas han cambiado y usted piensa que debe de ir a ver a un médico inmediatamente, dígaselo a la persona que está haciendo el horario de citas. Si no hay nada disponible, pregunte qué es lo que debe de hacer para poder ver a alguien tan pronto como sea posible. Por muy frustrado que usted se encuentre, siga siendo cortés. Usted quiere que la persona que programa las citas esté de su lado, y se sentirá usted mejor si habla amablemente y no pierde la paciencia.

■ **"Tengo tantos proveedores que no sé a quien debo de pedirle qué".** Cuando visite a cualquier miembro de su equipo de cuidados de salud pregúntele quién es el que está encargado de coordinar su cuidado. Lo más seguro es que sea su médico de cabecera o enfermera de atención primaria. Llame al proveedor para confirmar que él o ella está coordinando su cuidado. Pregunte cómo puede usted ayudar a que dicha coordinación sea tan eficiente como sea posible. Cuando otro proveedor pida una prueba o

le recete un nuevo medicamento, dígaselo a este coordinador. Mantener a su proveedor de atención primaria informado es especialmente importante cuando los diferentes proveedores no están en el mismo sistema y no comparten los historiales médicos electrónicos (EMR por sus siglas en inglés).

■ **"¿Qué es un historial médico electrónico?"** En la mayoría de Estados Unidos y en parte de Canadá, la mayoría de la información médica se mantiene en un sistema de computadora seguro, para que todos los médicos del mismo sistema puedan ver su historial. Usted debe de saber qué información está en este sistema. A veces el historial médico electrónico sólo tiene los resultados de las pruebas, pero otras veces además de los resultados de las pruebas también contiene información médica. A veces tiene toda la información que la organización ha recolectado sobre usted.

Un historial médico electrónico es igual que un historial en papel: no sirve de nada si sus proveedores no lo leen. Por ejemplo, cuando usted tenga una prueba, el médico que pida la prueba sabrá cuando estarán listos los resultados de la misma. Sin embargo, sus otros médicos pueden no saber nada acerca de esta prueba a menos que usted les diga que lean los resultados. Aprenda lo que debe de saber sobre el sistema de historiales médicos para que pueda usted ayudar a todos sus proveedores a usarlo de una manera más eficaz.

En Estados Unidos, Canadá y muchos otros países, tiene usted derecho a recibir una copia de casi toda la información que se encuentre en su historial médico. Pida copias de todas sus consultas, resultados de pruebas de laboratorio y otras pruebas para que pueda llevarlas con usted cuando vaya a ver a sus proveedores. De esta manera, sabrá usted que la información no se perderá.

- **"Nunca puedo hablar con mi médico".** Puede ser difícil hablar con un proveedor por teléfono, pero muchos sistemas ahora tienen formas por las que los médicos, enfermeras y pacientes se pueden comunicar por medio de mensajes de texto o correos electrónicos. La próxima vez que vaya a visitar a su médico, pregunte a ver si su sistema de salud tiene esta opción. En Estados Unidos, muchos de los sistemas de salud tienen una forma rápida de procesar los asuntos rutinarios como la renovación de las recetas. Puede que signifique que usted tenga que llamar a un número de teléfono especial o que tenga que hablar con la enfermera. Aprenda a hacer esto.

Una emergencia médica es una cosa importante. No pierda tiempo intentando ponerse en contacto con su médico. En vez de eso, vaya a la sala de emergencia del hospital o llame al 911.

- **"Tengo que esperar demasiado tiempo en la sala de espera o en el cuarto de reconocimiento".** A veces ocurren emergencias y esto puede causar una larga espera. Si su horario es ajustado y el retraso le va a causar problemas, llame antes de ir a su cita y pregunte a ver si el médico va retrasado y cuánto tiempo tendrá que esperar. Si su

médico va retrasado, usted puede decidir si quiere traer un libro y leer mientras espera o si quiere rehacer la cita para otro momento. Si usted llega a su cita y hay una espera, no se enfade. En vez de eso, dígale a la recepcionista que va a salir a hacer un recado o a por una taza de café, y que volverá dentro de un tiempo específico.

- **"No me dan el suficiente tiempo con mi proveedor durante mi visita".** Esto puede ser un problema del sistema. A menudo alguien que no es su proveedor es el decide cuántos pacientes se programan y por cuánto tiempo. A veces la decisión está basada en lo que usted le dice a la persona que le ayuda a hacer la cita. Si usted dice que necesita que le miren la presión arterial, le asignarán una visita corta. Si usted dice que está muy deprimido y no puede funcionar, puede que le den una cita más larga. Cuando haga la cita, pida la cantidad de tiempo que usted quiere, especialmente si es más de 10 a 15 minutos. Prepárese para explicar porqué quiere más tiempo. También puede pedir la última cita del día. Puede que tenga que esperar un rato, pero por lo menos el proveedor no tendrá ninguna presión de tener que ver a más pacientes.

Si ya está con su proveedor y es entonces cuando usted pide más tiempo, hará esperar a los demás pacientes. Cinco minutos más puede no parecer mucho, sin embargo un médico a menudo ve 30 pacientes al día, y si cada uno se toma cinco minutos extra, i esto quiere decir que el médico tiene que trabajar 2½ horas más al día! Esas pequeñas cantidades de tiempo van sumando.

Si usted piensa que las cosas no deben de ser así y que no es justo poner esta carga sobre el paciente, sepa que estamos sinceramente de acuerdo con usted. Los sistemas de cuidados de salud deberían de cambiar para ser más atentos y amables con los pacientes. Algunos sistemas en Estados Unidos ya están haciendo esto. Tanto en Estados Unidos como en Canadá hay grupos de pacientes que están abogando por servicios más accesibles que sean especialmente apropiados para la gente con dolor crónico. Mientras tanto, ofrecemos estas sugerencias para ayudarle a manejar esta difícil situación:

■ Si hay algo en el sistema de cuidados de salud que no funciona, pregunte cómo puede usted hacer que funcione mejor. Si aprende a navegar el sistema, a menudo puede solucionar, o por lo menos resolver parcialmente, sus problemas.

■ Sea razonable. Si el sistema o su proveedor le consideran una persona difícil, conseguir lo que quiere se volverá una tarea difícil para usted.

Otros recursos para explorar

Biblioteca Nacional de Medicina (*National Library of Medicine – MedlinePlus*): Información sobre cómo hablar con su médico:
https://www.nlm.nih.gov/medlineplus/spanish/talkingwithyourdoctor.html

Asociación Americana del Dolor Crónico (*American Chronic Pain Association*):
http://www.theacpa.org/Communication-Tools

Sugerencias de lecturas complementarias

Para aprender más sobre los temas de los que hemos hablado en este capítulo, sugerimos que explore los siguientes recursos:

Caudill, Margaret. *Controle el dolor antes de que le controle a usted.* Paidós Ibérica Ediciones S. A., 2000.

CAPÍTULO 12

Sexualidad e intimidad de la pareja

DISFRUTAR DE LAS RELACIONES AMOROSAS junto con la intimidad física y el placer sexual son necesidades básicas de todos los seres humanos. Sin embargo, para los individuos y las parejas con problemas de dolor crónico puede parecer difícil disfrutar de esta parte tan importante de sus vidas. El miedo de causar más dolor o lesiones, la preocupación de no ser capaz de realizar el acto sexual, o el miedo al rechazo por parte de la pareja o simplemente puro desinterés puede interferir con una sexualidad saludable. Después de todo, las relaciones sexuales deben de ser alegres y placenteras, y no una causa de preocupación, incomodidad o dolor.

Si usted tiene estas preocupaciones o sentimientos, no está solo. Cerca de la mitad a dos tercios de la gente con dolor crónico informa de una reducción considerable del funcionamiento sexual debido al dolor o al tratamiento para el dolor. Por supuesto, la sexualidad es más que simplemente el acto sexual o alcanzar el orgasmo; también es compartir nuestro ser físico y emocional con otra persona. Cuando hacemos el amor disfrutamos de una intimidad especial. Lo crea o no, el tener un problema de dolor crónico puede ofrecer una oportunidad para mejorar su vida sexual al animarle a experimentar con nuevos tipos de estimulación física y emocional. Este proceso de explorar la sensualidad con su pareja puede abrir la comunicación y fortalecer su relación. Es más, cuando somos sexualmente activos, el cuerpo suelta en nuestro flujo sanguíneo hormonas naturales que nos hacen sentir bien, incluyendo las endorfinas. Estas nos ayudan a conseguir esa sensación profunda de relajación y bienestar general. Incluso pueden aportar alivio al dolor, por lo menos temporalmente, cerrando la compuerta del dolor.

El sexo y el dolor crónico

Para mucha gente con dolor crónico las relaciones sexuales son difíciles debido a las exigencias físicas. Aumentan el ritmo cardiaco y la respiración y pueden afectar a alguien que ya tiene menos energía debido a la fatiga, el mal sueño y el estrés. Las relaciones sexuales también pueden ser físicamente incómodas porque ponen presión en los músculos, tejidos y articulaciones que pueden estar doloridos de antes o sensibles al tacto. Por estas razones, puede ser más satisfactorio pasar más tiempo enfocado en la sensualidad y los juegos preliminares y menos en el acto sexual en sí mismo. Al concentrarse en maneras de dar placer a nuestra pareja en una atmósfera relajada y cómoda, su tiempo íntimo juntos puede durar más tiempo y ser muy satisfactorio. Mucha gente disfruta del orgasmo sin necesidad del acto sexual; otros pueden querer tener el orgasmo junto al acto sexual. Para algunos, el orgasmo puede no ser tan importante como compartir placer y tiempo juntos. Hay muchas formas de mejorar la sensualidad. Debido a que nuestros cuerpos y mentes están conectados, podemos aumentar el placer sexual a través de la estimulación tanto física como mental.

Las preocupaciones emocionales también pueden ser un factor serio para la gente con condiciones de dolor crónico. Para alguien con angina de pecho puede estar preocupado de que la actividad sexual puede provocarle otro ataque. La gente que tiene migrañas puede preocuparse de que el orgasmo puede desencadenar un episodio. La gente con dolor de cuello, espalda o articulaciones puede estar nervioso de que el sexo hará que el dolor aumente si se mueven de una forma incorrecta. Sus parejas pueden tener miedo de que la actividad sexual cause estos problemas y de que ellos sean responsables. Algunas condiciones como la diabetes o simplemente volverse mayor pueden hacer que las erecciones sean más difíciles y causar sequedad vaginal. Estas preocupaciones definitivamente dañan la relación.

La pérdida de la autoestima y un cambio en nuestra propia imagen puede crear una barrera sutil y devastadora. Si el dolor le ha cambiado físicamente, le ha dejado sin trabajo o sin ser capaz de contribuir a su vida familiar de la forma en la que estaba acostumbrado, puede usted pensar que ya no es atractivo o deseable

Conceptos erróneos sobre la sexualidad

Muchas de las actitudes y creencias sobre la sexualidad se aprenden, es decir, no son automáticas o instintivas. Empezamos a aprenderlas cuando somos jóvenes. Vienen de amigos, niños más mayores, padres y otros adultos. También las aprendemos a través de chistes, revistas, películas y la televisión. Mucho de lo que aprendemos sobre el sexo está distorsionado por la inhibiciones e ideas equivocadas, así como una buena dosis de "lo que debe", "lo que es obligatorio", "lo que no se debe" y "lo que no se puede".

Para aprovechar al máximo su placer sexual es necesario desenmascarar esos conceptos erróneos para que sea libre de descubrir y explorar su propia sexualidad. Por ejemplo, muchas personas creen una serie de cosas que simplemente no son verdad como:

- Las personas mayores ya no pueden disfrutar de las relaciones sexuales.

- El sexo es para la gente con cuerpos perfectos y hermosos.

- Un "hombre de verdad" siempre está listo para tener relaciones sexuales.

- Hacer el amor siempre tiene que culminar en tener relaciones sexuales.

- El acto sexual debe de llevar al orgasmo.

- Una "mujer de verdad" debe de estar disponible para tener relaciones sexuales siempre que su pareja esté interesado.

- Los orgasmos de ambas personas de la pareja tienen que ocurrir simultáneamente.

- Besarse y tocarse sólo debe de hacerse para culminar en relaciones sexuales.

para su pareja. Pensar de esta manera puede dañar su concepto de sí mismo, lo que a su vez puede causar que evite las situaciones sexuales e íntimas; intentará "no pensar en ello". Ignorar la parte sexual de su relación o distanciarse física y emocionalmente de su pareja puede llevar al aislamiento y la depresión, lo que a su vez lleva a una falta de interés en el sexo y más depresión: un círculo vicioso. (Para más información sobre la depresión y sobre cómo ayudarse a sí mismo a vencerla, vaya al capítulo 4. Si las técnicas de manejo personal no son suficientes, hable con su médico o terapeuta.)

Incluso el buen sexo puede mejorar. Afortunadamente, hay formas en las que usted y su pareja pueden explorar la sensualidad y la intimidad, así como maneras para superar el miedo durante el sexo.

Cómo vencer el miedo durante las relaciones sexuales

Cuando se tiene una condición como el dolor crónico, probablemente se preocupe usted de que el dolor va a empeorar y salirse de control. El miedo y la ansiedad pueden ser obstáculos para poder hacer las actividades que usted quiere hacer. Cuando el sexo es una de esas actividades, se encuentra usted frente a un problema difícil. No sólo se está usted negando una parte de la vida que es importante y placentera, sino que además probablemente se sienta culpable por decepcionar a su pareja. Por otra parte, su pareja puede sentir más miedo y culpa que usted. Su pareja puede tener miedo de hacerle daño durante las relaciones sexuales, o sentirse culpable por estar resentido sobre la falta de sexo. Esta dinámica puede causar problemas serios en las relaciones. El estrés y la depresión resultantes pueden producir incluso más síntomas. ¡No tiene usted por qué permitir que esto ocurra!

Para tener una relación sexual buena lo más importante es la comunicación. La forma más eficaz de abordar el miedo de ambos en la pareja es hablar sobre sus preocupaciones de forma abierta y encontrar formas de solucionarlas mediante una buena comunicación y buenas técnicas de resolución de problemas. Una comunicación eficaz no sólo les ayudará a usted y a su pareja a explorar sus miedos y deseos sobre la sexualidad, sino que les llevará a encontrar nuevas maneras de expresar la intimidad. Esto es particularmente importante para la gente que se preocupa sobre cómo su dolor

y otros problemas de salud pueden afectar su apariencia en los ojos de los demás. A menudo descubren que su pareja está mucho menos preocupada por su apariencia de lo que lo están ellos mismos.

Cuando usted y su pareja estén cómodos hablando sobre sexo, pueden empezar a buscar soluciones para sus preocupaciones. Empiece por compartir qué tipo de estimulación física prefiere y qué posiciones son las más cómodas para usted. Luego pueden compartir las fantasías que le excitan más. Es difícil preocuparse por los miedos cuando su mente está ocupada con las fantasías.

Empiece por revisar las habilidades de comunicación del capítulo 10 y las técnicas para solucionar problemas del capítulo 2. Hace falta una comunicación muy buena y muy buenas habilidades para solucionar problemas para poder hablar de la sexualidad de una manera abierta y poder ordenar las diferentes necesidades. Recuerde, si estas técnicas son nuevas, tomará tiempo y práctica. Como con cualquier nueva habilidad, hay que tener paciencia para aprender todo bien.

Sexo sensual

En nuestra sociedad, la atracción sexual se ha convertido en algo que depende casi únicamente de la experiencia visual. Esto lleva a darle un énfasis o enfoque a nuestra imagen física. Sin embargo, la vista es tan sólo uno de los cinco sentidos que poseemos. Por lo tanto, cuando pensamos en ser sensuales, también debemos considerar las cualidades seductoras de nuestra

pareja en su voz, su olor o perfume, su sabor y su tacto. En el sexo sensual se trata de conectarse con su pareja a través de todos los sentidos, haciendo el amor no sólo con los ojos, sino también con los oídos, nariz, boca y manos.

El tacto sensual es particularmente importante porque la piel es el órgano sensual más grande de nuestros cuerpos. El toque correcto

Sensualidad y fantasía

Lo que pasa en su mente puede ser extremadamente excitante. Si no lo fuera, no habría ninguna novela romántica, pornografía o clubes nocturnos. La mayoría de la gente tiene fantasías sexuales en un momento u otro. Probablemente haya tantas fantasías sexuales como hay gente en el mundo. No es malo tener fantasías sexuales. Si descubre una fantasía que usted y su pareja quieren compartir, pueden probarla en sus momentos íntimos, incluso si es algo tan simple como decir una frase en particular mientras tienen relaciones sexuales.

Usar la mente mientras se tienen relaciones sexuales puede ser tan excitante como la estimulación física. También es útil cuando el dolor o los síntomas interfieren con su disfrute cuando están teniendo relaciones sexuales. Pero también debe tener cuidado: a veces las fantasías llevan a tener expectativas poco realistas. Su pareja real puede no compararse favorablemente con la amante de su sueño. Su satisfacción sexual puede sufrir si pone en marcha a menudo su imaginación con fotos explícitas o videos de cuerpos jóvenes y duros.

en casi cualquier lugar de nuestra piel puede ser increíblemente erótico. Afortunadamente, la estimulación sexual a través del tacto se puede hacer en casi cualquier posición y se puede aumentar con el uso de aceites, lociones con sabores, perfumes, plumas, guantes de piel lo que sea que desee su imaginación. Casi todas las partes del cuerpo son zonas erógenas. Las más populares son la boca, los lóbulos de las orejas, el cuello, los pechos y los pezones (para ambos géneros), la zona del ombligo, las manos (las puntas de los dedos si es que está dando placer, las palmas si está recibiendo placer), las muñecas, la espalda, los glúteos, los dedos de los pies, la parte interna de los muslos y los brazos. Experimente con diferentes tipos de toques; algunas personas encuentran que el toque ligero es excitante mientras que otros prefieren un toque más firme. Mucha gente también se excita mucho cuando les tocan con la nariz, los labios y la lengua. Incluso se pueden usar juguetes sexuales.

Algunas condiciones de dolor crónico pueden causar hipersensibilidad incluso al toque más ligero. Es especialmente importante que usted decida qué tipo de toque le da a usted placer y el que no se lo da. Luego, hable con su pareja acerca del tema. Al trabajar juntos podrán ustedes encontrar maneras de aumentar el placer sensual y disminuir su miedo y ansiedad a que le toquen en los lugares equivocados o de las formas incorrectas.

Si usted decide que quiere abstenerse de la actividad sexual porque no es una parte importante de su vida, está bien, pero es importante que hable de esta decisión con su pareja. Tener buenas habilidades en comunicación es esencial en esta situación, e incluso puede usted aprovechar y hablarlo cuando un terapeuta profesional presente. Alguien que esté cualificado para tratar con situaciones interpersonales importantes puede ayudar a facilitar la conversación.

Vencer los síntomas durante las relaciones sexuales

A veces la gente no es capaz de encontrar una postura sexual que sea completamente cómoda. Otras veces el dolor, la fatiga, el estrés o incluso los pensamientos negativos, interfieren demasiado con la sensación de placer o con su habilidad de alcanzar un orgasmo. Esto puede crear problemas especiales. Si no puede alcanzar un orgasmo, puede que se sienta culpable al respecto. Si evita el sexo porque está frustrado, su pareja puede estar resentida y usted se puede sentir culpable. Su autoestima puede sufrir, así como la relación con su pareja. Es un sufrimiento generalizado.

Una cosa que usted puede hacer para ayudar a resolver la situación es revisar sus medicamentos. Puede que sea importante tomar un medicamento para el dolor y que sienta su efectividad cuando esté listo para tener relaciones sexuales. Por supuesto esto supone planear las cosas de antemano. El tipo de medicamento que tome también puede ser importante, ya que hay algunos como los narcóticos para el dolor o los antidepresivos que pueden reducir el interés sexual o inhibir las funciones sexuales. Su médico puede reducir las dosis de estos medicamentos o recetar otros que sean eficaces para tratar el dolor y los otros síntomas pero que tengan menos efecto en la sexualidad. Algunos medicamentos como los relajantes musculares también pueden confundir sus pensamientos, haciendo que sea más difícil concentrarse. El alcohol y la marihuana (cannabis), que algunas personas usan para reducir el dolor, también pueden tener un impacto en la función sexual. Algunos medicamentos hacen que sea muy difícil para los hombres el tener una erección; otros pueden ayudar

a tener una erección. De la misma manera, hay lubricantes a base de agua que ayudan con la sequedad vaginal. Pregunte a su médico, enfermera o farmacéutico acerca del momento en que debe tomar los medicamentos, o si hay medicamentos alternativos, así como medicamentos que le ayuden con otras preocupaciones como la erección o la sequedad.

Otra forma de tratar con los síntomas incómodos es hacerse un experto en cuestiones de fantasía. Para ser muy bueno en algo, hay que entrenarse o formarse, y esta cuestión no es una excepción. La idea es desarrollar una o más fantasías sexuales en las que pueda dejarse flotar cuando sea necesario, haciendo que sean vívidas en su mente. Entonces, durante las relaciones sexuales, puede usted recordar su fantasía y concentrarse en ella. Al concentrarse en la fantasía o imaginarse a usted y su pareja haciendo el amor mientras que de hecho lo están haciendo, está usted manteniendo su mente consumida con pensamientos eróticos en vez de estar centrado en sus síntomas o pensamientos negativos.

Si no ha tenido usted experiencia con la visualización o las técnicas de imágenes, necesitará usted practicar varias veces a la semana para aprender a hacerlas bien. Sin embargo, toda esta práctica no es necesario hacerla con su fantasía sexual. Puede comenzar con una cinta de imágenes guiadas o un guión como los que se usan en el capítulo 5, e intentar hacerlo lo más vívidamente posible cada vez que lo practique.

Empiece simplemente por imaginarse las imágenes. Cuando haya aprendido a hacer eso, añada y concéntrese en los colores. Entonces escuche los sonidos a su alrededor. Luego concéntrese en los olores y los sabores de la imagen, y sienta como la brisa o el rocío tocan su piel. Por último, sienta como toca las cosas en su imagen. Trabaje en uno de los sentidos cada vez. Vuélvase un experto con una escena antes de empezar con la siguiente. Una vez que sea un experto en la técnica de imagen o visualización, usted podrá inventar su propia fantasía sexual e imaginársela, olerla y sentirla. Puede incluso comenzar su fantasía imaginándose a sí mismo poniendo sus síntomas de lado. Las posibilidades están limitadas tan sólo por su imaginación.

Aprender a llegar a este nivel de concentración también puede ayudarle a enfocarse en el momento. Enfocarse de verdad en sus sensaciones físicas y emocionales durante sus relaciones sexuales puede ser un erotismo potente. Si su mente se distrae (lo que es normal), suavemente vuelva a traerla aquí y ahora.

Importante: No intente vencer el dolor de pecho o la debilidad repentina en un lado de su cuerpo usando imágenes. Estos síntomas no se deben de ignorar. Si usted los tiene, consulte con un médico de inmediato.

Posiciones sexuales

Una postura sexual cómoda puede disminuir su dolor y miedo de lesiones durante las relaciones sexuales, tanto para usted como para su pareja. La experimentación puede ser la mejor forma de encontrar la posición adecuada para usted y su pareja. Todo el mundo es diferente: no hay una posición que sea la ideal para todo el mundo. Experimente con diferentes posiciones que disminuyan el esfuerzo, como los dos tumbados lado a lado o sentado en una silla. Experimente poniendo almohadas debajo de diferentes partes de su cuerpo para estar más cómodo. Quizás quiera probar estas nuevas posiciones antes de que usted y su pareja estén demasiado excitados. La experimentación en sí misma puede ser erótica.

Independientemente de qué posición pruebe, a menudo es útil hacer unos ejercicios de calentamiento antes de tener relaciones sexuales. Mire alguno de los ejercicios del Programa de Movimientos Fáciles en el capítulo 8. El ejercicio

puede ayudar con su vida sexual de otras maneras además de aumentar su condición física en general. Estar más en forma es una manera excelente de aumentar su comodidad y resistencia durante las relaciones sexuales. Caminar, nadar, andar en bicicleta y otras actividades pueden traer beneficios para usted en la cama al reducir su falta de aliento, su fatiga y su dolor. También le ayudan a aprender cuales son sus límites y cómo controlar el ritmo durante la actividad sexual, como con cualquier otra actividad física.

Durante la actividad sexual, puede ser aconsejable cambiar de postura de vez en cuando. Esto es especialmente cierto si sus síntomas aparecen o aumentan cuando usted se queda en una posición durante demasiado tiempo. Esto se puede hacer de una manera juguetona, para que sea divertido para ambos. Como con cualquier ejercicio, se puede marcar un ritmo y parar para descansar.

El sexo y otras condiciones de salud

Por supuesto que otras condiciones de la salud, no sólo el dolor crónico, pueden causar preocupaciones sobe las relaciones sexuales y la intimidad. Por ejemplo, la gente que se está recuperando de un ataque al corazón o de un derrame cerebral a menudo tiene miedo de reanudar las relaciones sexuales. Temen que no van a poder, o que tener relaciones les va a provocar otro ataque o incluso la muerte. Este temor es aún más común con las parejas de estas personas. Afortunadamente, esto no tiene fundamento y las relaciones sexuales se pueden reanudar tan pronto como se sienta listo para hacerlo. Las investigaciones han demostrado que el riesgo de que las relaciones sexuales contribuyan a un ataque al corazón es de menos de 1 por ciento. Este riesgo es incluso más bajo para los individuos que hacen ejercicio físico regularmente. Después de un derrame cerebral, cualquier parálisis o debilidad residual puede requerir que preste usted especial atención a encontrar las mejores posturas para un buen soporte y comodidad, y que encuentre las zonas más sensibles del cuerpo para poder acariciarlas. También puede haber preocupaciones acerca del control de los intestinos y de la vejiga. La Asociación Americana del Corazón (www.heart.org) tiene unas pautas generales excelentes acerca del sexo después de un ataque al corazón o derrame cerebral.

La gente con diabetes a veces informa de problemas con la función sexual. Los hombres pueden tener dificultades consiguiendo o manteniendo una erección. Los efectos secundarios de algunos medicamentos u otras condiciones médicas asociadas a la diabetes pueden ser la causa de estas dificultades. Las mujeres y los hombres también pueden tener una disminución de las sensaciones en la zona genital. La queja más común para las mujeres con diabetes es que no tienen la suficiente lubricación.

Si usted tiene diabetes, las formas más eficaces de prevenir o disminuir estos problemas son mantener un cuidadoso manejo del azúcar en su sangre, ejercicio, mantener una actitud positiva y cuidarse uno mismo en general. Los lubricantes pueden ayudar con la sensibilidad tanto en los hombres como en las mujeres. Si usted usa condones, asegúrese de usar un lubricante a base de agua ya que los lubricantes a base de petróleo destruyen el látex. Un vibrador puede ser de mucha ayuda para los individuos con neuropatías, y concentrarse en las partes más sensuales del cuerpo para la estimulación puede ayudar a hacer que el sexo sea placentero. Hay nuevas terapias para los hombres con problemas de erección. La Asociación Americana para la Diabetes (www.diabetes.org) tiene información más detallada acerca de la diabetes y el sexo.

La gente a la que le falta un pecho, un testículo o cualquier otra parte del cuerpo como resultado del tratamiento para el cáncer o cualquier otra condición médica, también puede tener preocupaciones acerca del sexo y la intimidad. Lo mismo sucede con las personas que tienen cicatrices quirúrgicas o articulaciones hinchadas o deformadas por la artritis. En estos casos, la gente se puede preocupar de lo que pensará su pareja. ¿Pensará su pareja presente o futura que es usted indeseable? Aunque esto puede pasar a veces, de hecho ocurre mucho menos de lo que usted podría imaginar. Normalmente cuando nos enamoramos de alguien, nos enamoramos de quién es esa persona, no de sus pechos, testículos u otras partes de su cuerpo. Aquí también puede ayudar la buena comunicación y compartir las preocupaciones y miedos con su pareja. Si esto es difícil, puede que ayude hablar con un terapeuta para parejas. A menudo, lo que usted piensa que va a ser un problema al final no lo es.

La fatiga es otro síntoma que puede matar el deseo sexual. En el capítulo 4 hablábamos de cómo lidiar con la fatiga. Aquí añadiremos una cosa más: planee sus actividades sexuales alrededor de la fatiga. Es decir, intente tener relaciones sexuales en los momentos en los que está menos cansado. Esto puede querer decir que las mañanas son mejores que las tardes.

Muchas condiciones mentales de la salud y los medicamentos que se usan para tratar los síntomas también pueden interferir con la función sexual y el deseo. Es importante hablar con su médico o enfermera acerca de estos efectos secundarios para que juntos encuentren alternativas. A veces su proveedor podrá encontrar otro medicamento, cambiar la dosis y las horas en las que toma el medicamento, o referirle a un terapeuta que les puede ayudar a usted y a su pareja a aprender diferentes estrategias para disminuir o eliminar sus síntomas. La terapia individual o para parejas también puede ayudar a

Otros recursos para explorar

Afibrio (Organización de fibromialgia y dolor crónico):
   http://afibro.org/2013/01/dolor-y-sexualidad/

Asociación Americana del Corazón (*American Heart Association*):
   http://www.americanheart.org

Asociación Americana de la Diabetes (*American Diabetes Association*):
   http://www.diabetes.org/espanol

Biblioteca Nacional de Medicina (*National Library of Medicine*):
   http://www.nlm.nih.gov/medlineplus/spanish

Fundación Nacional de Artritis (*National Arthritis Foundation*): http://espanol.arthritis.org
   /espanol/salud-y-vida/relaciones/guia-de-intimidad-para-personas-con-artritis/

Instituto Nacional Sobre el Envejecimiento (*National Institute on Aging*):
   https://www.nia.nih.gov/espanol/publicaciones/sexualidad-edad-avanzada

Tu Guía Sexual: http://www.tuguiasexual.com/dolor-crónico-y-sexo.php

resolver las relaciones personales, intimidad y problemas sexuales que no estén relacionados con los medicamentos.

Su médico o enfermera deben de ser las primeras personas a las que contacte cuando tenga problemas sexuales relacionados con su condición. Es improbable que su problema sea único. Su médico probablemente ya ha tenido que lidiar con el mismo muchas veces y puede que tenga soluciones. Recuerde, este es simplemente otro problema asociado con su condición crónica, al igual que el dolor, la fatiga y las limitaciones físicas, y es un problema que se puede abordar. Los problemas de salud crónicos no deben de terminar con las relaciones sexuales. Con una buena comunicación y planeamiento puede lograr tener relaciones sexuales satisfactorias. De hecho, siendo creativo y estando dispuesto a experimentar, tanto el sexo como las relaciones pueden ser incluso mejores.

Sugerencias de lecturas complementarias

Para aprender más acerca de los temas de los que hablamos en este capítulo, le sugerimos que explore los siguientes recursos:

Delgado, Abel (ed.). *Amor, romance e intimidad: 300 consejos de las expertas para mejorar su relación de pareja.* Rodale Book, Inc., 2000.

Heumann, Suzie, y Susan Campbell. *El gran libro del sexo: Consejos y técnicas para mejorar su vida sexual.* Panamericana Editorial, 2014.

Klein, Marty. *Sexo inteligente,* 3ra edición. Ediciones Urano, 2013.

Sapetti, Adrian. *Sexo: Preguntas & respuestas.* CreateSpace Independent Publishing Platform, 2013

CAPÍTULO 13

Una alimentación saludable

L A MEJOR INVERSIÓN QUE PUEDE USTED HACER en su persona es seguir una alimentación saludable. Los alimentos que consume son una pieza clave en la influencia a su salud.

Una alimentación saludable simplemente quiere decir que la mayoría del tiempo usted toma decisiones sabias y sanas sobre los alimentos que come. No quiere decir ser rígido o perfecto. No importa lo que digan los medios de comunicación ni sus amigos; la realidad es que no hay una sola buena manera de comer que le sirva a todo el mundo. No hay alimentos perfectos. Una alimentación saludable puede querer decir encontrar nuevas o diferentes maneras de preparar sus comidas para hacerlas sabrosas y atractivas. Si usted tiene ciertas condiciones de salud, puede querer decir que tiene que ser más exigente. Una buena alimentación no suele querer decir que nunca podrá comer lo que le gusta.

Gracias a internet, los libros, otros medios, los amigos y los familiares, podemos tener una sobrecarga de información acerca de lo que debemos y no debemos de comer.

Un agradecimiento especial a Bonnie Bruce, DrPH, RD, e Yvonne Mullan, MSc, RD por su ayuda con este capítulo.

223

Todo el tema de la alimentación se vuelve muy complicado. En este capítulo le brindamos información básica y científica sobre la nutrición y los principios de una dieta saludable. No le decimos lo que tiene que comer o cómo lo tiene que comer. Esa es su decisión. Lo que le contamos es lo que se sabe acerca de la nutrición para los adultos, un poco de información nueva sobre la nutrición y el dolor crónico, y algunas maneras de ayudarle a incorporar esta información con sus gustos y necesidades específicas.

Esperamos que este capítulo le ponga en el buen camino hacia una alimentación saludable.

Tenga en cuenta que la mayoría de la información sobre nutrición que presentamos en este capítulo proviene del Departamento de Agricultura de Estados Unidos (USDA por sus siglas en inglés) en especial sus Guías Alimenticias para los Americanos publicadas en el 2010 y su programa de MiPlato que se introdujo en el 2011. Las cantidades de alimentos en este capítulo se indican tanto en sistema imperial como en sistema métrico.

¿Por qué es tan importante la alimentación saludable?

El cuerpo humano es una máquina compleja y maravillosa, muy parecida a un automóvil. Los autos necesitan la mezcla correcta de gasolina para funcionar correctamente. Sin ella, pueden no funcionar bien o incluso para de funcionar por completo. El cuerpo humano es parecido. Necesita la mezcla correcta de alimentos buenos (gasolina) para mantenerlo funcionando bien. No funciona bien con el tipo equivocado de gasolina o sin gasolina.

Alimentarse saludablemente influye en todas las partes de su vida. Está relacionado con el bienestar de su cuerpo y de su mente, incluyendo la manera en que su cuerpo responde a algunas enfermedades y condiciones.

Cuando usted le da a su cuerpo la gasolina y nutrición adecuadas, esto es lo que sucede:

- Tiene más energía y menos cansancio.
- Aumenta sus probabilidades de prevenir o disminuir las condiciones de salud como las enfermedades cardiovasculares, la diabetes, el cáncer y algunas condiciones de dolor crónico.
- Alimenta su sistema nervioso central y su cerebro, ayudándole a manejar los desafíos del día a día y los altibajos emocionales.

¿En qué consiste la alimentación saludable?

En el centro de una alimentación saludable están las elecciones que tomamos a largo plazo. Seguir una alimentación saludable es ser flexible y permitirse disfrutar ocasionalmente de pequeñas cantidades de alimentos que puede que no

sean tan sanos. No hay tal cosa como un estilo de alimentación perfecto. Ser demasiado estricto o rígido y no permitirse ni un pequeño premio de vez en cuando seguramente que causará que nuestros esfuerzos fallen.

Si usted tiene dolor crónico o cualquier otra condición, una alimentación saludable quiere decir que tendrá que ser un poco selectivo con los alimentos que come. Por ejemplo, alguna gente que tiene migrañas debe de evitar ciertos alimentos que pueden causar un dolor de cabeza. La gente con diabetes debe de limitar la ingesta de carbohidratos para manejar su nivel de azúcar en la sangre. Tendrán que decidir qué tipo de carbohidratos (frutas, panes, cereales, arroz, etc.) comerán cada día. La gente que tiene enfermedades cardiovasculares o tiene riesgo de tenerlas debe de controlar los niveles de colesterol en su sangre vigilando la cantidad y tipo de grasas que comen. Consumir la cantidad y el tipo adecuado de grasa también puede reducir la inflamación en ciertos tipos de condiciones de dolor. Aquellos que tienen alta presión sanguínea puede ayudar a bajarla comiendo muchas frutas, vegetales y alimentos lácteos con baja grasa. Para algunas personas tomar menos sal también baja la presión sanguínea. Y para mantener, perder o ganar peso, todo el mundo debe de prestar atención a cuántas calorías come.

Hace tiempo se pensaba que un plato de carne con arroz, frijoles y papas era el pilar de una buena alimentación. Hoy en día el centro de una dieta saludable son los vegetales, las frutas, los granos integrales, la leche baja en grasa y los productos lácteos, las carnes magras, el pollo y el pescado. Sigue haciendo un lugar para la carne con patatas, simplemente no es un lugar de importancia.

El problema real para todos nosotros no es con los alimentos saludables que consumimos sino con los alimentos menos saludables. Un tercio de la mayoría de las dietas norteamericanas está formado por alimentos que tienen un alto contenido de azúcar añadido, grasas sólidas (mantequilla, grasa de res, grasa de cerdo, grasa de pollo, margarina y manteca), y sal. También comemos muchos alimentos hechos de harina blanca y otros granos refinados. Estos azúcares, grasas y sal añadidos contribuyen a tener una alta presión sanguínea, diabetes y obesidad. Hay algo de evidencia de que las dietas poco sanas pueden estar asociadas con el dolor crónico también.

Hacer concesiones es una gran parte de una alimentación saludable. Esto significa aprender cómo le afectan a usted los alimentos y decidir cuándo se puede usted dar una alegría y cuándo debe de pasar. Por ejemplo, puede ser importante para usted poder hacer una comida especial el día de su cumpleaños. Si es así, entonces podrá usted hacer elecciones más saludables cuando sale comidas informales los días que no son especiales. Hacer concesiones como esta, puede ayudarle a seguir una alimentación saludable.

Un buen lugar para comenzar es empezar a comer más productos vegetales: frutas, verduras, granos integrales, legumbres, frutos secos y semillas. Esto no quiere decir que tenga que dejar de comer carnes y alimentos que tengan un alto contenido de azúcar, grasa o sal, sino que hay que comerlos en pequeñas cantidades o menos a menudo. El objetivo es mantener un equilibrio sano en el tipo de alimentos y la cantidad que usted come. (Hablaremos más de este tema más adelante en este capítulo.)

Todo esto suena sencillo, pero todos los días nos enfrentamos a cientos de elecciones en cuanto a los alimentos que podemos comer. A menudo es más fácil y más rápido agarrar algo menos saludable que pensar en qué vamos a comer. Así que ¿cómo podemos hacer una comida que sea sabrosa y agradable además de saludable? En este capítulo intentaremos hacerlo de la forma más sencilla posible.

Principios básicos de una alimentación saludable

- **Escoja alimentos en su forma natural.** Esto quiere decir que mientras menos procesados están, mejor será. Cuando decimos *procesados* queremos decir que han sido transformados de su estado natural ya sea añadiendo ingredientes (a menudo azúcar, sal o grasa) o quitándoselos (a menudo fibra o nutrientes) para hacerlos más sabrosos. Algunos ejemplos incluyen los granos integrales que se procesan para hacer harina blanca refinada para los productos de panadería o las carnes que se procesan para hacer fiambres. Escoger la opción menos procesada no es difícil. Escoja una pechuga de pollo a la parrilla en vez de las presas de pollo empanadas (nuggets de pollo), o una papa asada (con su piel) en vez de papas fritas, y pan integral y arroz integral en vez de pan blanco y arroz blanco.

- **Obtenga los nutrientes directamente de los alimentos, no de los suplementos alimenticios.** Para la mayoría de la gente las vitaminas, los minerales y otros suplementos dietéticos no pueden sustituir a los alimentos. Los alimentos que no están procesados contienen nutrientes y otros componentes sanos (como la fibra) en las combinaciones y cantidades correctas. Cuando los fabricantes quitan los nutrientes de los alimentos en su estado natural, los alimentos pueden no dar combustible a su cuerpo de la manera que debe.

Por ejemplo, el beta-caroteno, una importante fuente de vitamina A, se encuentra en alimentos vegetales como las zanahorias y la calabaza. Ayuda a nuestra visión y mejora nuestro sistema inmune. Sin embargo, se ha demostrado que los suplementos de beta-caroteno en algunas personas aumenta el riesgo de cáncer. Cuando se toma el beta-caroteno en la forma que se encuentra en la naturaleza, no existe este mismo riesgo. Otra razón para tomar los nutrientes de los alimentos tan naturales como sea posible es que pueden contener sustancias saludables que todavía son desconocidas. Cuando se toma un suplemento en cápsulas o pastillas podemos estar privándonos de otros componentes que contienen los alimentos en su forma natural.

En muchos países, incluyendo Estados Unidos, no hay controles de calidad impuestos por el gobierno para los suplementos dietéticos y nutricionales. Al contrario que con las medicinas con receta, con los suplementos no hay garantías de que contengan las sustancias por las que usted ha pagado o que contengan sustancias dañinas. En Canadá, muchos de los suplementos de vitaminas y minerales tienen licencia del Departamento de Salud de Canadá. Este departamento evalúa los productos para asegurarse de que son seguros, efectivos y de buena calidad. Usted puede comprobar si un producto está licenciado en Canadá yendo a la base de datos "Licensed Natural Health Products Database of Health Canada", (www.hc-sc.gc.ca/dhp-mps/prodnatur/applications/licen-prod/Inhpd-bdpsnh-eng.php [en inglés]).

¿Puede los suplementos dietéticos jugar un papel en la alimentación saludable? Sí; a veces no podemos tomar la cantidad suficiente de nutrientes que necesitamos. Un buen ejemplo es la vitamina D. La gente que vive en lugares donde el clima es frío y no hay muchas horas de sol puede tener bajos niveles de vitamina D. Otro ejemplo es el calcio. Los hombres y mujeres de edad avanzada necesitan mayores cantidades de calcio para ayudar a prevenir o ralentizar la osteoporosis. Aunque se debe de intentar tomar el calcio de la leche y otros productos lácteos como el yogurt y el queso, puede ser difícil conseguir las cantidades necesarias. Si está usted pensando en tomar suplementos, es importante hablar con su proveedor de salud o un dietista registrado.

- **Coma alimentos de una gran variedad de colores y mínimamente procesados.** Su objetivo es tomar en su plato más variedad de alimentos, de más colores y menos procesados. Estas tres reglas sencillas le darán a su cuerpo todas las cosas buenas que necesita. Escoja carnes, pescado o pollo mínimamente procesados, y muchas frutas y vegetales de colores. Piense en azul y morado para las uvas y arándanos; amarillo y naranja para la piña, naranjas y zanahorias; rojo para los tomates, fresas y sandía, y verde para las espinacas, col rizada y ejotes/judías verdes. No se olvide el blanco y marrón clarito en las setas y champiñones, cebollas, coliflor y granos integrales como el arroz integral.

- **Coma alimentos altos en fitoquímicos.** Las sustancias fitoquímicas son compuestos que se encuentran solo en los alimentos vegetales: frutas, verduras, granos integrales, frutos secos y semillas (*fito* significa "planta"). Hay cientos de fitoquímicos que ayudan a promover la salud y luchar contra las enfermedades. Estos incluyen los compuestos que le dan el color brillantes a las frutas y los vegetales. Siempre que se refinan o procesan los alimentos, como cuando el trigo integral se convierte el harina blanca, se pierden los fitoquímicos. Cuanto más a menudo escoja alimentos que no estén refinados, y que se encuentren tan cerca de su forma natural como sea posible, mejor será para su salud.

- **Coma regularmente.** Un vehículo de gasolina no funciona sin que le echemos gasolina y un fuego se extingue si no se le echa leña. De la misma manera, su cuerpo necesita nutrición con frecuencia y regularmente para que funcione de la mejor forma posible. Comer algo, aunque sea un poquito, a intervalos regulares ayudará a que su "fuego" no se extinga.

Coma a horas regulares durante el día, preferiblemente a intervalos espaciados de forma regular. Esto ayudará a mantener y equilibrar el nivel de azúcar de su sangre. El azúcar en la sangre es una parte importante en el suministro de energía al cuerpo, especialmente al cerebro. Si usted no come de forma frecuente y regularmente, su nivel de

La importancia del desayuno

El desayuno es la comida que viene "después del ayuno". Reabastece el cuerpo de energía después de haber estado sin comer durante muchas horas y le ayuda a resistir la tentación de comer más tentempiés y picoteo o comer demasiado durante el resto del día.

Es posible que usted no quiera desayunar, ya sea porque no tiene tiempo o no tiene hambre, o quizás porque no le gustan los alimentos típicos del desayuno. Pero recuerde, no hay reglas establecidas sobre lo que debe de comer en el desayuno. El desayuno puede ser cualquier cosa: fruta, frijoles, arroz, pan, brécol e incluso las sobras de la noche anterior. Lo importante es empezar cada día dándole a su cuerpo la energía que necesita con un desayuno sano.

azúcar en la sangre baja. Si baja demasiado, puede causar debilidad, sudores, temblores, cambios de humor (irritabilidad, ansiedad o enojo, por ejemplo), nauseas, dolores de cabeza o mala coordinación. Esto puede ser peligroso para muchas personas.

Comer regularmente ayuda a conseguir los nutrientes que necesita y ayuda a su cuerpo a procesar dichos nutrientes. Además no saltarse comidas o no dejar pasar demasiadas horas entre las comidas también ayuda a que no le dé demasiada hambre. Tener un hambre voraz lleva a comer demasiado, lo que a su vez puede llevar a problemas como la indigestión, la acidez estomacal y el aumento de peso. Usted descubrirá que a veces funciona bien hacer varias comidas pequeñas durante el día, mientras que otras veces será mejor hacer menos comidas durante el día, pero más grandes. Así que, comer regularmente no quiere decir que usted debe de comer igual todos los días, ni que tenga usted que seguir el patrón normal de tres comidas al día. Es posible ser flexible.

- **Coma lo que necesita su cuerpo** (ni más ni menos). Es fácil decirlo pero más difícil ponerlo en acción. La cantidad que debe de comer dependerá en cosas como las siguientes:

  - Su edad (a medida que envejecemos necesitamos menos calorías)

  - Si es un hombre o una mujer (por lo general, los hombres necesitan más calorías que las mujeres)

  - El tamaño y la forma de su cuerpo (en general, si es usted más alto o tiene más músculos, puede comer más calorías)

  - Las necesidades de su salud (algunas condiciones médicas afectan la manera en que su cuerpo usa las calorías)

  - Su nivel de actividad (cuanto más se mueva o haga ejercicio, más calorías puede comer)

Sugerencias para ayudar a manejar cuánto comemos

■ **Pare de comer en cuanto se sienta lleno.** Esto le ayudará a controlar comer en exceso. Preste atención a las señales de su cuerpo para aprender a distinguir cómo se siente estar lleno. Como con todas las habilidades nuevas, le tomará un poco de práctica. Si es difícil parar de comer cuando comienza a sentirse lleno, retire su plato o levántese de la mesa si puede.

■ **Coma lentamente.** Comer lentamente le da más satisfacción y le ayuda a prevenir comer demasiado. Haga que sus comidas duren por los menos 15 a 20 minutos. Eso es lo que tarda el cerebro en mandarle al estómago el mensaje de que está lleno. Deje los cubiertos en la mesa entre bocados. Si termina rápidamente, espere por lo menos 15 minutos antes de servirse de nuevo. Si esto es difícil de hacer, vea los consejos adicionales en las páginas 245–249.

■ **Sea consciente de lo que come.** Si usted no está prestando atención a lo que está haciendo, será fácil comer una bolsa de papas fritas entera, o de galletas, o comer demasiado de cualquier alimento de picoteo, sin darse cuenta. Esto puede pasar con facilidad cuando estamos con amigos charlando, o usando la computadora, o viendo la televisión. En estas situaciones, intente hacer porciones de la cantidad que quiere comer antes de empezar, o mantenga la comida fuera de su alcance o fuera de su vista. No coma directamente del paquete; ponga la comida en un contenedor del tamaño apropiado para una porción. Tómese su tiempo disfrutando de la cantidad que está comiendo.

■ **Conozca el tamaño de sus porciones.** Para hacer esto necesitará usted saber cómo es una porción. Una porción de 1/2 taza (125 mL) es del tamaño de una pelota de tenis o un puño cerrado. Una porción de 3 onzas (84 g) de carne, pescado o pollo es del tamaño de una baraja de cartas o la palma de su mano. El extremo final de su dedo pulgar es alrededor de una cucharadita (5 mL) y tres veces esa cantidad es una cucharada (15 mL). (*Consejo:* Use una taza de medir para ver exactamente cuánto es una porción.)

■ **Evite las súper-porciones y la inflación de las porciones.** En los últimos años el tamaño de las porciones han ido aumentando tanto en los restaurantes como en los alimentos pre-envasados. Hace años, una hamburguesa típica contenía 330 calorías mientras que hoy en día contiene nada más y nada menos que 590 calorías. Hace veinte años, una galleta dulce medía 1½ pulgadas (3,8 cm) de diámetro y tenía 55 calorías; hoy en día las galletas miden 3½ pulgadas (8,9 cm) y tienen 275 calorías: ¡cinco veces más calorías! Los refrescos o sodas venían en tamaños de 6½ onzas (195 mL) y 85 calorías. Hoy día vienen en botellas de 20 onzas (600mL) y 250 calorías.

Si consumimos 3.500 calorías más de las que necesitamos, ganamos una libra de grasa corporal. En un solo año, consumir 100 calorías extra al día causará que aumentemos 10 libras (4 kg). ¡Eso equivale a comer diariamente un tercio de una rosca (o bagel) cada día! Existen muchas guías de recomendación de porciones para los diferentes alimentos. En la guía de alimentos de las páginas 250–257 hemos incluido listas de una variedad de alimentos y sus porciones.

■ **Cuando sea posible, escoja porciones individuales.** Los alimentos que vienen envasados en porciones individuales le pueden ayudar a ver cómo es una porción individual.

■ **Haga que su comida sea visualmente atractiva.** ¡Es verdad que comemos con los ojos! Compare la atracción de un plato de arroz blanco, coliflor blanca y pescado blanco con otro que tenga camote o batata horneada, espinacas de color verde fuerte, y un pescado blanco a la plancha con salsa. ¿Cuál de estos dos platos parece más apetecible?

Un modelo fácil para una alimentación saludable

La figura 13.1 muestra lo que debe ser una comida saludable en un modelo creado por el Departamento de Agricultura de Estados Unidos y llamado "MiPlato: un modelo para una alimentación saludable". Prepare su plato de tal manera que un cuarto del mismo esté cubierto de fruta colorida, otro cuarto sean verduras, otro cuarto sea algún tipo de proteína (carnes magras, pescados o pollo, o incluso mejor todavía, comida vegetal como tofú, legumbres, o lentejas), y el último cuarto con granos (preferiblemente por lo menos la mitad con granos integrales) u otros almidones como patatas, arroz, batata o calabaza. Termine el plato con alimentos ricos en calcio. Estos pueden ser leche o productos lácteos (preferiblemente sin grasa o bajo en grasa), como queso, yogurt, helado de yogurt, pudin, o alimentos de soja fortificados con calcio como la leche de soja. Por supuesto que los alimentos que usted elija y las cantidades dependerá de lo que le gusta y lo que necesita. Si usted quiere más información sobre esta forma de comer, visite la página web del Departamento de Agricultura de Estados Unidos www.choosemyplate.gov/en-espanol.html

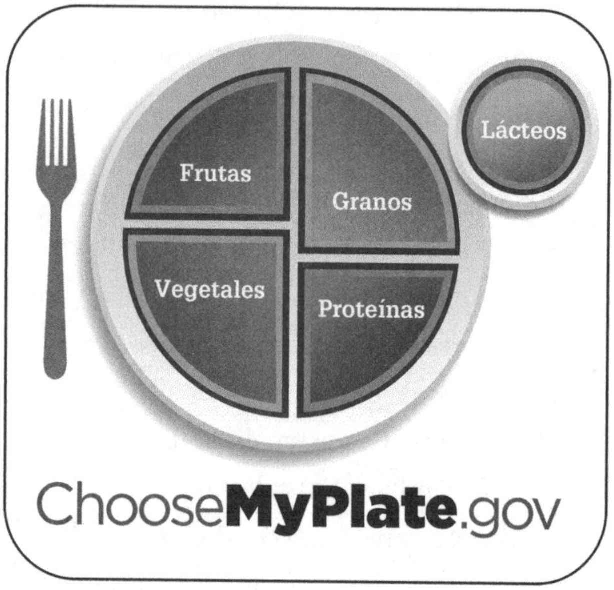

Incluso con este modelo como guía, la cantidad de calorías y los tamaños de las porciones son importantes. Los tamaños de los platos son más grandes ahora, lo que hace que sea más fácil tomar más calorías de las que necesitamos. La tabla 13.1

Figura 13.1 **MiPlato: Modelo de un plato para una alimentación saludable**

en la página 236 puede ayudarle a planificar ya que le da ejemplos de las porciones diarias recomendadas para los diferentes grupos de alimentos. Tenga en cuenta que estas cantidades son recomendaciones generales y pueden ser diferentes si es que usted tiene necesidades nutricionales especiales. Si tiene usted preguntas, hable con su médico o dietista o nutricionista certificado.

También tenga cuidado con las personas que se anuncian en internet como expertos en nutrición ya que puede que no lo sean. Si quiere un experto de verdad, busque una persona certificada en dicho campo. Estos profesionales están especialmente cualificados y son la mejor fuente de consejos e información dietética y nutricional.

Nutrientes: lo que el cuerpo necesita

Anteriormente hablamos de los beneficios de conseguir nutrientes directamente de los alimentos y no de los suplementos. En la siguiente sección hablaremos de los carbohidratos, grasas, proteínas, algunas vitaminas y minerales y del agua. Aunque técnicamente no es un nutriente, también hablaremos de la fibra.

Primero miremos la tabla 13.1 en la página 236, porciones diarias recomendables, con ejemplos para planificar comidas saludables. En esta tabla vemos el número de porciones recomendado para mujeres y para hombres, así como ejemplos del tamaño de la porción. Estas recomendaciones son para la gente que hace menos de 30 minutos al día de ejercicio moderado y come entre 1.000 y 3.000 calorías al día. Si usted tiene un problema de salud o una condición especial, como diabetes, es posible que necesite cambiar cuánto come de ciertos alimentos. Aun así, puede usted seguir el modelo del plato saludable. La tabla 13.2 en la página 250 proporciona más información detallada sobre el valor nutricional de cada porción de muchos alimentos comunes. Use ambas tablas, la 13.1 y 13.2, para ayudarle a planear comidas saludables.

Carbohidratos: la fuente principal de energía para el cuerpo

Menos en contadas excepciones, los carbohidratos son la fuente de energía principal de su cerebro, sistema nervioso central y glóbulos rojos. Los carbohidratos determinan en gran medida sus niveles de azúcar en la sangre, más que la proteína o la grasa. Pero los carbohidratos hacen mucho más. También nos proveen de la materia básica para formar los componentes vitales en nuestro cuerpo. La construcción de casi cualquier parte de nuestro cuerpo, de las uñas de los dedos de los pies a la cabeza, supone el uso de carbohidratos. Estos incluyen hormonas, grasas, colesterol e incluso algunas vitaminas y proteínas.

Los carbohidratos se encuentran sobre todo en los alimentos vegetales como granos, verduras con almidón y frutas. La leche y el yogurt son prácticamente los únicos alimentos animales que tienen una cantidad de carbohidratos significativa. Los carbohidratos azucarados se encuentran en las frutas y jugos, la leche, el yogurt, azúcar de mesa, miel, jalea, almíbares y bebidas endulzadas con azúcar. Los

Sugerencias para escoger carbohidratos más sanos y aumentar la fibra

- Llene por lo menos la mitad de su plato con una variedad de verduras y frutas

- Por lo menos la mitad de los granos que usted coma deben de ser integrales (arroz integral, pan y tortillas integrales, pasta integral).

- Elija alimentos en que el trigo integral o los granos integrales (como la avena) aparezcan primero en la lista de ingredientes de la etiqueta nutricional.

- Escoja legumbres y guisantes, lentejas o pasta integral en vez de carne o como acompañamiento por lo menos unas cuantas veces a la semana.

- Escoja piezas enteras de fruta en vez de jugos de fruta. Las piezas enteras de fruta contienen fibra, toma más tiempo comérselas, llenan más que el jugo y le pueden ayudar a no comer demasiado.

- Escoja cereales de desayuno que tengan un alto contenido en fibra como por ejemplo hojaldre de trigo, "Grape Nuts" o salvado con pasas.

- Coma galletas con alto contenido de fibra, como las de centeno no procesado, multisemillas u otros granos no procesados.

- Coma tentempiés que incluyan galletas o pan de grano no procesado, frutas naturales y yogurt en vez de dulces, pasteles o helados.

- Cuando usted añade fibra a su dieta, hágalo gradualmente durante varias semanas. Beba mucho agua para ayudar a procesar la fibra.

carbohidratos con almidón se encuentran en las verduras como el maíz, guisantes verdes, patatas, calabaza, legumbres (frijoles secos, guisantes o chícharos, lentejas), y granos como el arroz. La pasta, las tortillas y el pan son alimentos altos en carbohidratos con almidón. La cantidad de carbohidratos en los granos integrales y no procesados, como el arroz integral y pan integral, es parecida a la que se encuentra en los granos refinados como el pan blanco y el arroz blanco. La diferencia más importante entre los dos tipos de granos es que los refinados han perdido nutrientes, fitquímicos y fibra durante el proceso de refinamiento.

La fibra se encuentra de forma natural en los alimentos vegetales no procesados o mínimamente procesados que todavía tienen cáscara, semillas y fibras. Por ejemplo, los granos integrales, las legumbres (frijoles, lentejas), guisantes, frutas, verduras, frutos secos y semillas tienen fibra. Algunos alimentos tienen fibra añadida (como cuando se le añade pulpa a los jugos). Los alimentos animales y los alimentos refinados y procesados (harina blanca, pan, muchos alimentos horneados y tentempiés) tienen poca o ninguna cantidad de fibra a menos que se la añada la compañía que los produce.

La fibra puede ayudarle de maneras importantes. La fibra en el salvado, algunas frutas y las verduras, y en los granos integrales ayuda a mantener en movimiento el sistema digestivo y también a prevenir el estreñimiento. La fibra en el salvado de avena, la cebada, los frutos secos, las semillas, las legumbres, las manzanas, las frutas cítricas y las zanahorias pueden ayudar a manejar el azúcar en su sangre porque ralentiza la cantidad de tiempo que le toma al azúcar en entrar en la sangre. También puede ayudar a bajar el colesterol en la sangre. Se piensa que las dietas ricas en fibra también ayudan a reducir el riesgo de cáncer rectal y de colon.

Aceites y grasas sólidas: las buenas, las malas y las mortales

No toda la grasa es mala. Necesitamos un poco de grasa para sobrevivir y para que nuestro cuerpo pueda funcionar adecuadamente. Su cuerpo necesita alrededor de una cucharada (15 mL) de grasa al día para funcionar adecuadamente.

Aunque todas las grasas tienen la misma cantidad de calorías por porción, algunas grasas son más sanas que otras, y algunas pueden ser dañinas cuando las consumimos en exceso.

Las grasas buenas (también llamadas grasas no saturadas) son los aceites que normalmente son líquidos a temperatura ambiente. Ayudan a mantener nuestras células sanas, y algunas pueden ayudar a reducir el colesterol en la sangre. Las grasas buenas incluyen aceites de soja, alazor, maíz, maní o cacahuete, girasol, colza y oliva. Otras grasas ricas en grasas buenas son los frutos secos, semillas y aceitunas (y sus aceites), así como los aguacates.

Las grasas omega-3 son otro grupo de grasas buenas que pueden reducir los riesgos de las enfermedades cardiovasculares y pueden ayudar con algunos de los tipos de síntomas del dolor crónico. (Por ejemplo, pueden reducir la inflamación.) Estas grasas se encuentran en los pescados grasos como el salmón, la caballa (macarela), las sardinas, el salvelino, la trucha y el atún. Otras fuentes de omega-3 incluyen el germen de trigo, la linaza y las nueces, aunque el cuerpo puede que no use igual de bien las omega-3 de las plantas como las de los pescados.

Las grasas malas (también llamadas grasas saturadas) normalmente son sólidas a temperatura ambiente (piense en cosas como la manteca, la mantequilla y la grasa de tocino). Pueden aumentar el colesterol en la sangre y el riesgo de enfermedades cardiovasculares. La mayoría de las grasas saturadas, se encuentran en los productos animales como la mantequilla, la grasa de carne (sebo), la grasa de pollo y la grasa de cerdo (manteca). Otros alimentos con un alto contenido en grasas malas incluyen las margarinas (envasadas en cubos), carnes rojas, carne molida normal, carnes procesadas (salchichas, tocino, fiambres), el pellejo del pollo, la leche entera y con poca grasa, quesos normales y los que tienen poca grasa, (incluido el queso en crema) y la crema agria. El aceite de palma, el aceite de coco y la mantequilla de cacao también se consideran como grasas malas porque tienen un alto contenido en grasas saturadas. Sin embargo, se están haciendo investigaciones que señalan que puede haber algunos beneficios para el aceite de coco.

Las grasas consideras "mortales" son las grasas trans porque pueden aumentar el colesterol en la sangre y el riesgo de enfermedades cardiovasculares mucho más que las grasas malas. Las grasas trans se encuentran en muchos de los alimentos procesados, incluyendo los dulces horneados, pasteles o bizcochos, galletas dulces, galletas saladas, merengue, margarina y la mayoría de las palomitas para hacer en el horno

Sugerencias para escoger grasas más saludables

Las siguientes sugerencias le ayudarán a comer menos grasas malas y más grasas buenas. Si usted decide escoger más grasas buenas, asegúrese de que está comiendo menos grasas malas. Lo que no quiere es aumentar la cantidad total de grasa que coma.

Cómo escoger los alimentos

- Coma porciones de carne, pescado y pollo cocinados de 2 a 3 onzas (56 a 84 g). Esto es el tamaño de una baraja de cartas o la palma de su mano.

- Coma más pescado rico en omega-3 (salmón, atún, caballa, sardinas).

- Escoja los cortes de carne más bajas en grasa (lomo, solomillo y falda).

- Escoja leche y productos lácteos que sean bajos en grasa o sin grasa (queso, crema agria, requesón, yogurt y helado).

Cómo preparar los alimentos

- Use ollas o sartenes que no se peguen o una cantidad pequeña de aceite en aerosol.

- Cuando cocine use aceite (como de oliva o de canola) o margarina blanda en vez de manteca, mantequilla o margarina en barras.

- Cocine las carnes al vapor, al horno o a la parrilla.

- Evite freír, especialmente en abundante aceite o manteca.

- Quite la grasa de la carne que sea visible antes de cocinarla.

- Quite la grasa que sube a la superficie de los guisos, sopas o cocidos. (Si los guarda en el refrigerador durante la noche, será más fácil quitar la grasa después de que se enfríe.)

- No coma la piel del pollo.

- Use menos mantequilla, margarina, jugos de carne, salsas con base de carne o de crema, y aderezos cremosos.

microondas. La mejor estrategia es comer la menor cantidad posible de grasas trans. En las etiquetas de nutrición de los alimentos aparecen como aceites "parcialmente hidrogenados" o "hidrogenados". Pero ¡ojo! Las compañías productoras de estos productos pueden decir legalmente que un producto no contiene grasas trans si la cantidad no pasa de 0.5 gramos por porción. No hay recomendaciones diarias sobre la cantidad de grasa que se puede comer. La mayoría de la gente toma más que suficiente en su dieta. La

mejor recomendación es comer la mínima cantidad posible de grasa mala y mortal.

Hay una cosa más que debe usted saber acerca de la grasa. Todas las grasas contienen el doble de calorías por cucharadita que las proteínas y los carbohidratos. Las calorías que vienen de la grasa se acumulan rápidamente. Por ejemplo, una cucharadita (5 mL) de azúcar tiene aproximadamente 20 calorías, pero la misma cantidad de aceite o grasa sólida tiene cerca de 35 calorías. Cuando tomamos más calorías de las que necesitamos, sin importar de donde vienen, las calorías extra se almacenan en el cuerpo como grasa corporal, resultando en sobrepeso.

Proteína: fabricante de músculo y mucho más

Las proteínas son vitales para cientos de procesos biológicos que nos mantienen vivos y saludables. Las proteínas son parte de nuestros músculos, glóbulos rojos y las encimas y hormonas que nos ayudan a regular el cuerpo. Las proteínas ayudan a nuestro sistema inmune a luchar contra las infecciones y construyen y reparar el tejido dañado. También pueden darnos energía, pero como la grasa, las proteínas no son tan buena fuente de energía para el cuerpo como los carbohidratos.

Hay dos tipos de proteínas: las completas y las incompletas. Las proteínas completas tienen todos los componentes necesarios en las cantidades correctas. El cuerpo las usa tal y como son. Las proteínas completas se encuentran en los alimentos animales, (como la carne, el pescado, el pollo, los huevos, la leche y otros productos lácteos), así como los alimentos de soja como los frijoles de soja, tofu y tempeh. Las proteínas incompletas carecen de uno o más componentes. Se encuentran en los alimentos vegetales como granos, legumbres y guisantes, lentejas, frutos secos y semillas. La mayoría de las frutas y verduras contienen muy poca o nada de proteína. Para que el cuerpo pueda usar las proteínas incompletas de la mejor manera posible, cómalas junto con otra proteína incompleta o junto con una proteína completa. Dos de las proteínas incompletas que se toman juntas más a menudo son los frijoles con el arroz y la mantequilla de maní o cacahuete con el pan.

Casi todas las proteínas que provienen de las plantas son incompletas, pero son centrales para una alimentación saludable. Al comer pequeñas cantidades de proteína animal, como pollo, junto con un alimento vegetal como las lentejas o los frijoles negros, se obtienen todos los beneficios de una proteína completa. Además, algunos alimentos vegetales, como los frutos secos y las semillas, son fuentes de grasa buena, y muchos de los alimentos vegetales son buenas fuentes de fibra. Los alimentos vegetales no contienen colesterol y contienen muy poco o nada de grasa trans.

Las buenas noticias son que la mayoría de la gente toma suficientes proteínas. A menos que usted tenga una condición médica especial, no hay necesidad de preocuparse por tomar suficiente proteína con una dieta normal. Desafortunadamente, mucha gente obtiene la mayoría de la proteína necesaria comiendo carne, que tiende a tener un alto contenido de grasa mala. La mejor manera de conseguir proteína es de los alimentos vegetales, junto con pequeñas cantidades de carne magra, pollo o pescado.

Vitaminas y minerales

Las vitaminas ayudan a regular el funcionamiento interior del cuerpo. Los minerales son parte de muchas células y causan reacciones importantes que ocurren en el cuerpo. Todas las vitaminas y minerales son esenciales para sobrevivir y para tener buena salud. La mayoría de la gente consigue las vitaminas y minerales que necesita al hacer una alimentación saludable. Pero los minerales como el sodio, el potasio y el calcio son de especial importancia porque la mayoría de la gente toma demasiados o demasiados pocos de estos nutrientes.

Tabla 13.1

Cantidades diarias recomendadas, con ejemplos para planificar comidas saludables

Estas recomendaciones son para el adulto corriente (de 19 años y mayores) que hace menos de 30 minutos de ejercicio al día y come entre 1.000 y 3.000 calorías. Estas guías están basadas en las "Guías alimenticias de los Estados Unidos". (Para las guías generales de su país haga una búsqueda en internet con las palabras "Guías alimenticias para "su país". Asegúrese de mirar en la página de internet de la organización de salud gubernamental de su país.)

Si tiene usted una condición especial, es posible que usted necesite modificar las porciones de ciertos alimentos. Aun así, debe de intentar mantener un equilibrio general.

Equivalencias en las medidas domésticas

Medidas inglesas	Medidas métricas
1 cucharadita (c)	5 mililitros (mL)
1 cucharada (C)	15 mL
1/4 taza	60 mL
1/3 taza	75 mL
1/2 taza	125 mL
2/3 taza	150 mL

Medidas inglesas	Medidas métricas
3/4 taza	175 mL
1 taza	250 mL
1 onza (oz)	28 gramos (g)
1 onza líquida (oz)	30 mL
1 pulgada	2,54 centímetros (cm)

Cantidad diaria recomendada			
Alimentos ricos en proteínas	Mujeres	Hombres	Ejemplos
Animal (carne, pescado, pollo) y fuentes vegetales (frijoles, frutos secos, semillas)	5–5½ onzas (140–154 g)	5½–6½ onzas (154–182 g)	**Una porción de 1 onza (28 g) equivale a:** *Que contenga poco o ningún carbohidrato* 1 onza (28 g) de carne molida magra, pollo o pescado 1 huevo 1 cucharada (15 mL) de mantequilla de frutos secos (cacahuete/maní, almendra, soja, etc.) Alrededor de 2 cucharadas (1 onza, 30 mL o 30 g) de frutos secos (12 almendras, 7 mitades de nueces) *Que contengan carbohidratos* 1/2 taza (125 mL) de legumbres cocinadas, guisantes o lentejas 1/2 taza (125 mL) de frijoles refritos u horneados 1 onza (28 g) de tempeh cocinado 2 cucharadas (30 mL) de hummus 1/2 taza (125 mL) de soja tostada 4 onzas (112 g) de hamburguesa de falafel

Cantidad diaria recomendada

Alimentos ricos en proteínas	Mujeres	Hombres	Ejemplos
Leche, queso (excepto queso en crema), yogurt, postres hechos con leche (elija productos sin grasa o con poca grasa)	3 tazas (750 mL)	3 tazas (750 mL)	**Una porción de una taza (250 mL) equivale a:** *Que contenga poco o ningún carbohidrato* 1½ onzas (42 g) de queso 1/3 taza (75 mL) de queso rallado 2 tazas (500 mL) de requesón *Que contenga carbohidratos* 1 taza (250 mL) de leche, yogurt o kéfir 1 taza (250 mL) de pudin o yogurt helado 1½ onzas (42 g) de helado 2 onzas (56 g) de queso o requesón procesados

Alimentos ricos en carbohidratos	Mujeres	Hombres	Ejemplos
Granos (por lo menos la mitad deben de ser integrales)	5–6 onzas (140–168 g)	6–8 onzas (168–224 g)	**Una porción de una onza (28 g) equivale a:** 1 onza (28 g) rebanada de pan 1/2 magdalena o panecillo inglés 1 taza (250 mL) de hojaldra de cereal listo para comer 1/2 taza (125 mL) de arroz cocinado, pasta cocinada o cereal cocinado tortilla de harina o maíz de 6 pulgadas (15 cms)
Verduras	2–2½ tazas (500–625 mL)	2½–3 tazas (625–750 mL)	**Una porción de 1 taza (250 mL) equivale a:** *Bajas en almidón* 1 taza (250 mL) de verduras cocinadas (verduras de hoja verde, la familia del brócoli, judías verdes) o jugo vegetal 2 tazas (500 mL) de verduras de hoja verde sin cocinar 12 zanahorias pequeñas *Altas en almidón* 1 taza (250 mL) de batata, patata blanca o calabaza, cocidas 1 taza (250 mL) de legumbres, guisantes o lentejas, cocinadas 1 taza (8 onzas, 250 mL, 224 g) de tofú 1 taza (250 mL) de maíz o guisantes
Fruta	1½–2 tazas (375–500 mL)	2 tazas (500 mL)	**Una porción de 1 taza (250 mL) equivale a:** 1 taza (250 mL) de fruta 1 taza (250 mL) de jugo 100% de fruta 1/2 taza (125 mL) de fruta seca 1 banana (8–9 pulgadas) (20–23 cms) 8 fresas grandes
Aceites y grasas sólidos	5–6 cucharaditas (25–30 mL)	6–7 cucharaditas (30–35 mL)	**Una porción de 1 cucharadita (5 mL) equivale a:** Cerca de 1 cucharadita (5 mL) de aceite para ensaladas o para cocinar, margarina, mayonesa o aderezo 1 cucharadita (5 mL) de mantequilla o margarina.

237

Sodio

Para algunas personas, tomar demasiado sodio (sal) puede aumentar la presión sanguínea. Esto puede llevar a enfermedades cardiovasculares, derrame cerebral y fallo renal. Disminuir el consumo de sodio puede ayudar a reducir la presión sanguínea y ayudar a prevenir que suba.

Es relativamente fácil conseguir el suficiente sodio como para satisfacer las necesidades del cuerpo. De hecho la mayoría de la gente toma demasiado. Sólo necesitamos cerca de 50 mg al día (lo que equivale a menos de un quinto de una cucharadita, o 1 mL, de sal de mesa). Aun así, la mayoría de la gente come de 8 a 12 veces esa cantidad. Los adultos deben de limitar la cantidad de sodio que consumen a 2.300 mg al día, que es cerca de 1 cucharadita (5 mL) de sal de mesa. La gente que tiene alta presión sanguínea, enfermedades renales o diabetes, son afroamericanos, o de mediana edad o más mayores, no deben de consumir más de 1.500 mg de sodio al día.

Hay sodio en la mayoría de los alimentos que comemos: de pequeñas cantidades en algunos alimentos vegetales a cantidades mayores en algunos alimentos animales. Pero los verdaderos culpables son los alimentos procesados, que normalmente contienen mucho sodio añadido.

Cuesta un poco acostumbrarse a comer menos sodio, pero a la larga aprenderá usted a disfrutar los sabores naturales de los alimentos. Los siguientes son algunos consejos para ayudarle a mantener controlado el consumo de sodio:

- Siempre pruebe la comida antes de salarla. Muchas veces notará que no es necesario ponerle sal.

- No añada sal mientras esté cocinando. Condimente con especies, hierbas, pimienta, ajo, cebolla o limón.

- Use pollo, pescado y carnes magras frescas o congeladas en vez de los de lata, empanados o alimentos preparados y empaquetados.

- Escoja alimentos que digan "bajo en sodio" o aquellos con 140 mg o menos por porción (mire la etiqueta de la "Información Nutricional" para conseguir esta información).

- Reserve el comer alimentos altos en sodio para ocasiones especiales. Sirva el tocino, los fiambres, las comidas congeladas, las mezclas envasadas, los frutos secos salados, los aderezos para ensalada y las sopas con alto contenido en sodio, en ocasiones especiales y no todos los días.

- En los restaurantes, pida que no salen su comida durante la preparación.

El potasio

El potasio es un mineral que ayuda al corazón a latir con un ritmo regular, ayuda a mantener una presión sanguínea normal y ayuda a que los músculos y los nervios funcionen juntos. También puede reducir el riesgo de piedras en el riñón y la pérdida de huesos a medida que envejecemos. Pero si se sigue el modelo de plato saludable MiPlato (ver figura 13.1), es fácil conseguir la suficiente cantidad de este mineral. Muchos alimentos sanos son buenas fuentes de potasio. Estos incluyen los tomates, las papas, las batatas o camotes y la calabaza; frutas, incluyendo las naranjas, el melón, las bananas, el kiwi, las ciruelas pasas y los albaricoques; y los frutos secos. También contienen potasio los productos lácteos como la leche, el suero de leche y el yogurt.

Calcio

Probablemente que usted ya sepa que el calcio ayuda al desarrollo de los huesos, pero ¿sabía usted que también se necesita para la coagulación de la sangre y ayuda con la presión sanguínea? Puede que también ayude a proteger contra el cáncer de colon, las piedras en el riñón y el cáncer de pecho.

Desafortunadamente, la mayoría de la gente, especialmente las mujeres y los niños, no toman el suficiente calcio. La mayoría de las mujeres de menos de 60 años deberían de tomar la cantidad de calcio que se encuentra en 3 tazas (750 mL) de leche cada día. Otras buenas fuentes de calcio son el yogurt y el kéfir (una bebida parecida al yogurt); la leche de soja fortificada con calcio, arroz y almendras y el jugo de naranja fortificado con calcio; y las algas. También se encuentra en cantidades más pequeñas en las verduras de hoja verde como la col rizada, las coles de Bruselas, el brécol, grelo, berza, repollo chino y otros. La mayoría de las frutas no tienen mucho calcio, excepto los higos secos (tenga en cuenta que las galletas de higo no contienen muchos higos) y la chirimoya (fruta tropical).

Agua

El agua es el nutriente más importante. No se puede vivir sin ella, al igual que no se puede vivir sin aire para respirar. Más de la mitad de su cuerpo está formado de agua, y cada una de sus células está bañada en ella. El agua ayuda a mantener los riñones en funcionamiento, ayuda a prevenir el estreñimiento y ayuda a comer menos porque nos hace sentirnos llenos. También ayuda a prevenir algunos efectos secundarios de algunos medicamentos.

Aunque la gente puede sobrevivir sin comida durante semanas, típicamente no se puede vivir más de una semana sin agua. La mayoría de los adultos pierde cerca de 10 tazas (2.500 mL) de agua al día. Afortunadamente, la gente no suele tener problema bebiendo los seis a ocho vasos de agua al día que los expertos recomiendan. Esto es especialmente cierto porque también conseguimos agua de los alimentos que comemos además de la que bebemos. La mayoría de los alimentos, incluso la galleta salda más seca, contiene algo de agua.

Para ver si es que está usted bebiendo lo suficiente, compruebe su orina. Si es de un color claro, todo va bien. Cuando se tiene sed, es que necesitamos más agua. La leche, el jugo y muchas frutas y vegetales son una buena fuente de agua. Pero tenga cuidado: el café, el té y otras bebidas con cafeína o alcohol, pueden causar que pierda agua. No dependa usted en estas bebidas para conseguir su agua.

Si usted toma ciertos tipos de medicamentos o tiene otras condiciones médicas o de salud como enfermedad de riñón o insuficiencia cardiaca, sus necesidades de agua pueden ser diferentes. Hable con un dietista certificado o su proveedor de cuidados de salud.

La alimentación saludable y el dolor crónico

La relación entre la nutrición y el dolor está en una fase de investigación relativamente temprana. Sin embargo, todo el mundo está de acuerdo que el mejor plan alimenticio es una dieta equilibrada y variada. Debe de incluir mucha fruta y verduras; legumbres y frutos secos; fuentes de proteína como pescado, pollo o fuentes vegetales alternativas; y granos integrales. También es importante tomar cantidades adecuadas de líquidos para mantenerse hidratado. Una dieta así parece que puede reducir la inflamación, disminuir el estrés y mejorar el estado de ánimo y la depresión. Si usted vive con dolor crónico, siga las dietas saludables de MiPlato del Departamento de Agricultura de los Estados Unidos, "Comer Bien" de la Guía Alimenticia de Canadá o las recomendaciones de otros países que son similares. Recuerde comer regularmente y no saltarse ninguna comida.

El manejo personal de sus elecciones de alimentos no termina con escoger una dieta sana. Algunas de las sustancias en los alimentos pueden ser de ayuda o dañinas para el dolor crónico. Aquí tiene algunas de ellas:

- Las grasas omega-3 son "grasas buenas" que tienen que estar en equilibrio con otras grasas en nuestra dieta. Aumentar la cantidad de alimentos ricos en omega-3 que comemos puede mejorar el dolor que viene de los dolores de cabeza, las migrañas, la artritis reumatoide y otro tipo de dolor inflamatorio como la fibromialgia. Los alimentos que tienen un alto contenido de omega-3 incluyen pescados grasos (como el salmón, la caballa, las sardinas, la salvelino o trucha ártica, las anchoas y la trucha), semilla de lino y aceite de linaza, aceite de colza, aceite de soja, productos de soja como el tofú, y las nueces. Para aumentar la cantidad de omega-3 en su dieta, intente lo siguiente: coma pescado dos veces a la semana; use aceite de canola o de soja para cocinar y en todas las recetas; use aceite de linaza para hacer aderezos de

ensaladas o salsas; use 1/4 de taza (60 mL) de nueces o tofú en las ensaladas y sustituya huevos normales por huevos ricos en omega-3. (Las páginas de internet que listamos bajo Otros recursos al final del capítulo contienen más información sobre los alimentos que son las fuentes de omega-3). No hay necesidad de comprar suplementos. De hecho, es mucho mejor si toma su omega-3 de fuentes que sean alimentos.

- Se piensa que la vitamina D es un factor en la regulación del dolor. Se estima que tantos como el 50 por ciento de la gente con dolor crónico tiene bajos niveles de vitamina D. Los científicos no saben seguro si la vitamina D ayuda a la gente con dolor crónico, pero piensan que puede ser. Hay otras razones para aumentar la vitamina D. Puede ayudarle a absorber el calcio para su huesos y dientes, y puede ayudar a prevenir la diabetes, la esclerosis múltiple y algunos cánceres. La vitamina D se puede obtener de la luz del sol; por lo tanto es importante salir fuera de casa todos los días si es posible. También se puede obtener a través de algunos alimentos, incluyendo la leche, el yogurt fortificado, jugo de naranja y bebidas de soja, margarina, pescado (muchas de las mismas variedades que contienen omega-3), y aceite de hígado de bacalao. También se puede tomar en un suplemento. Los bajos niveles de vitamina D son un problema común para la gente que vive en países más nórdicos. Los niveles seguros que se pueden tolerar son 4.000 UI al día. Hable con su médico acerca de si usted debería tomar suplementos de vitamina D y en qué dosis.

■ El magnesio reduce el dolor de las migrañas, la fibromialgia y algún dolor neuropático. Los alimentos ricos en magnesio incluyen la linaza o semilla de lino, las semillas de sésamo, las semillas de calabaza, la nuez de Brasil, los piñones, el pescado graso (salmón, fletán, caballa) frijoles (negros, de lima, blancos), frijol de ojo negro o caupí, verduras (espinaca y acelgas cocinadas), y germen de trigo. Consulte con su médico antes de tomar suplementos de magnesio ya que tomar demasiado puede causar diarrea.

■ La cafeína se debe de limitar a alrededor de 400 mg, que es el equivalente a dos o tres tazas de café de 8 onzas al día. La cafeína no sólo se encuentra en el café, también se encuentra en el té, las colas, el cacao y algunas bebidas energéticas. Los remedios para el resfriado y algunos analgésicos suaves pueden contener cafeína. Siempre lea la etiqueta. Tomar un exceso de cantidad de cafeína puede aumentar los sentimientos de ansiedad, agitación o inquietud, irritabilidad, palpitaciones en el pecho y quejas de estómago, y además puede interferir con el sueño. Estos síntomas pueden aumentar su dolor.

Si usted consume mucha cafeína es importante reducir la cantidad de forma gradual y durante dos a tres semanas. Puede que tenga síntomas de abstinencia si reduce la cantidad demasiado de prisa. Estos síntomas incluyen dolores de cabeza, fatiga, irritabilidad y cambios de humor. Si se reduce la cantidad gradualmente, no se suelen tener efectos secundarios. Intente disminuir la cantidad que toma sustituyéndola por café y té descafeinados, y bebidas sin cafeína. Por ejemplo, el café descafeinado tiene 2 mg de cafeína por cada 6 onzas, mientras que el café normal contiene 103 mg.

Otras elecciones en la alimentación que pueden afectar al dolor crónico

Además de comer alimentos sanos, puede usted hacer otras elecciones que le pueden ayudar con el manejo personal de su dolor crónico como las siguientes:

■ Manténgase hidratado. Puede haber una relación entre la deshidratación crónica y el dolor muscular. (Véase la página 239 para más detalles en las cantidades recomendadas de líquido que se debe consumir.)

■ La gente con migrañas crónicas a menudo informa de que ciertos alimentos pueden desencadenar sus dolores de cabeza. Algunos de estos desencadenantes comunes incluyen el alcohol, los sulfitos (que se encuentran en las frutas deshidratadas y algunos alcoholes), tanino (vino, té fuerte), varios quesos (especialmente los curados o fermentados), conservantes para los alimentos como los nitratos y nitritos que se encuentran en las carnes procesadas, glutamato de sodio (GMS–MSG por sus siglas en inglés, un potenciador del sabor que se usa en los alimentos asiáticos y procesados), aspartamo y otros edulcorantes artificiales, y los alimentos grasos. Otros desencadenantes incluyen el ayuno o saltarse una comida, y el estar deshidratado. Todavía no se conoce la causa exacta de las migrañas, así que puede ser útil experimentar y evitar los alimentos que usted sospecha que puedan ser los desencadenantes en su caso. Mientras que no se eliminen grupos

La etiqueta de información nutricional:
"¿Qué hay en este paquete de alimentos?"

Las etiquetas de los alimentos le informan sobre lo que hay en los alimentos empaquetados que usted consume. El recuadro de información nutricional y la lista de ingredientes son dos fuentes de información importantes. A través de ambos nos enteramos de lo que contiene el alimento, lo que puede ayudarle a hacer mejores decisiones. Leer y comprender la información en las etiquetas de los alimentos no es tan difícil como parece. Las siguientes pautas se enfocan en el tamaño de las porciones, las calorías, la cantidad total de grasa, las grasas trans, el colesterol, el sodio y el total de carbohidratos.

Tamaño de la porción

Lo primero, mire la información del tamaño de la porción. Todo el resto de la información

Información Nutricional

Tamaño de la porción	1 paquete (28 g)
Porciones por envase	1

Cantidad por porción

Calorías 280	Calorías provenientes de grasa 45

	% Valor diario*
Total de grasa 5 g	7%
Grasa saturada 2 g	10%
Grasa *trans* 0 g	
Grasa poliinsaturada 1 g	
Grasa monoinsaturada 2 g	
Colesterol 20 mg	7%
Sodio 540 mg	22%
Total de carbohidratos 12 g	16%
Fibra 3 g	12%
Azúcares 7 g	
Proteínas 10 g	

Vitamina A 4%	Vitamina C 4%
Calcio 15%	Hierro 4%

*Los porcientos del valor diario están estimados a partir de una dieta de 2.000 calorías. El valor para usted puede ser más alto o más bajo, dependiendo del número total de calorías que necesite.

	Calorías:	2000	2500
Total de grasa	Menos de	65g	80g
Grasa saturada	Menos de	20 g	25 g
Colesterol	Menos de	300 mg	300 mg
Sodio	Menos de	2400 mg	2400 mg
Potasio	Menos de	3500 mg	3500 mg
Total de carbohidratos		300 g	375 g
Fibra		25 g	30g

Nutrition Facts

Serving Size	1 package (28 g)
Servings Per Container	1

Amount Per Serving

Calories 280	Calories from Fat 45

	% Daily Value*
Total Fat 5 g	7%
Saturated Fat 2 g	10%
Trans Fat 0 g	
Polyunsaturated Fat 1 g	
Monounsaturated Fat 2 g	
Cholesterol 20 mg	7%
Sodium 540 mg	22%
Total Carbohydrate 12 g	16%
Dietary Fiber 3 g	12%
Sugars 7 g	
Protein 10 g	

Vitamin A 4%	Vitamin C 4%
Calcium 15%	Iron 4%

*Percent Daily Values are based on a 2,000 calorie diet. Your daily values may be higher or lower depending on your calorie needs.

	Calories:	2000	2500
Total fat	Less than	65 g	80 g
Sat fat	Less than	20 g	25 g
Cholesterol	Less than	300 mg	300 mg
Sodium	Less than	2,400 mg	2,400 mg
Potassium	Less than	3,500 mg	3,500 mg
Total Carbohydrate		300 g	375 g
Fiber		25 g	30 g

Figura 13.2 **Información Nutricional**

de la etiqueta está basada en el tamaño de la porción. Si sólo va a tomar una porción, entonces será fácil interpretar el resto de la información de la etiqueta. Pero el tamaño de la porción del paquete puede no ser la cantidad que usted toma normalmente. Si normalmente usted toma más o menos cantidad del tamaño de la porción, entonces necesitará ajustar todos los valores que se dan en la información nutricional. Por ejemplo, si el tamaño de una porción es media taza de arroz cocinado y usted come una taza, que son dos porciones, entonces necesita multiplicar todos los valores por dos. La mayoría de las porciones se miden en tazas, onzas o piezas de alimentos. Tenga cuidado: muchos paquetes que parece que tienen una sola porción pueden contener más de una.

Calorías

El total de calorías en la etiqueta es para una porción, así que si come más o menos, de nuevo tendrá que hacer un poco de matemáticas. También hay una línea para el número de calorías que vienen de la grasa, aunque no dice qué tipo de grasa. Usted puede calcular el porcentaje de calorías que vienen de la grasa en el alimento en cuestión. Esto es importante si está usted interesado en saber cuanta grasa está comiendo. Divida las calorías provenientes de la grasa entre las calorías que tienen una porción y luego multiplíquelo por 100. En nuestro ejemplo de etiqueta en la figura 13.2, se dividen las 45 calorías provenientes de la grasa por 280 que hay en una porción y nos da 0,16. Luego multiplique por 100 y el resultado es 16 por ciento.

Grasa total, colesterol y sodio

El número de grasa total incluye grasa buena (poliinsaturada y monoinsaturada), grasa mala (saturada) y grasa trans. Se miden en gramos. Si se siente más cómodo pensando en calorías, puede cambiar los gramos por calorías multiplicando por 9. En la etiqueta de la figura 13.2 multiplique los 5 g (grasa total) por 9 y conseguirá 45 calorías. Este es el mismo número de calorías que se muestra en la línea de calorías provenientes de la grasa. Si sumamos la cantidad de calorías que hay en toda las grasas diferentes el total debe de ser la calorías de la grasa total.

¡Recuerde nuestra advertencia acerca de grasas trans mortales! Debido a la forma a las regulaciones actuales las compañías no tienen que informar del contenido de grasa trans si este es igual o menor a 1/2 g (0,5) por porción. Si la lista de ingredientes incluye las palabras *parcialmente hidrogenado (partially hydrogenated) o hidrogenado (hydrogenated)* el producto contiene grasa trans (incluso si en la etiqueta la cantidad por porción es de 0 g).

Así que cuando usted coma algo que contenga en la lista de ingredientes *parcialmente hidrogenado o hidrogenado* está usted consumiendo grasas trans en pequeñas cantidades, y sumándolas pueden ser muchas, dependiendo en la cantidad del producto que consuma.

El contenido de colesterol también viene indicado por porción. Debido a que el colesterol sólo se encuentra en los productos animales, puede que no todas las etiquetas tengan esta línea, o puede que diga 0 g. Si está usted teniendo cuidado con la cantidad de colesterol que toma, tendrá que prestar especial atención porque incluso si un alimento no contiene colesterol, puede contener grasas trans, especialmente si es un alimento procesado. Las grasas trans causan que el cuerpo produzca colesterol y pueden aumentar su nivel de colesterol más que el colesterol que viene de los alimentos.

Para ver si la grasa, el colesterol o el sodio son altos o bajos, mire la columna del "% valor diario" o "% VD". Cualquier valor del 20 por ciento o más es alto. Si quiere usted comer menos grasa, colesterol o sal, o está pensando en comer más de una porción, busque los valores de 5 por ciento o menos. En este ejemplo puede usted ver que los niveles de grasa total, grasa saturada y colesterol son bajos pero el de sodio es alto. También note que los porcentajes de valores diarios no están disponibles para las grasas trans y la proteína, ya que no hay cantidades diarias recomendadas para los mismos. Si quiere usted aprender más sobre los valores diarios recomendados, vaya a la página de internet de MiPlato (www.choosemyplate.gov /en-espanol.html).

Total de carbohidratos, fibra y azúcares

Estos valores son importantes para aquellos que tienen que controlar el consumo de carbohidratos o para aquellos que necesitan tomar más fibra. (La mayoría de la gente debería de tomar más fibra.) Note que no se indica el porcentaje del valor diario para el azúcar. Sin embargo, para mucha gente con diabetes, lo que importa es la cantidad total de carbohidratos, no el tipo específico. Una regla general es mantener la cantidad entre 45 y 60 g por comida, asumiendo que tomamos 3 comidas al día.

Lista de ingredientes

Siempre lea la lista de ingredientes de un alimento empaquetado ya que así sabrá lo que contiene el producto. Los ingredientes en la lista van en orden de *peso*. Si usted ve que el azúcar es el primer ingrediente en la lista, entonces el alimento contiene más azúcar que cualquier otra cosa. Recuerde: cuando vea las palabras *parcialmente hidrogenadas o hidrogenadas*, el producto contiene grasas trans (incluso si la cantidad de grasa trans es 0 g).

alimenticios completos, el evitar ciertos alimentos no le dañará.

Sensibilidad a ciertos alimentos

Ciertos alimentos pueden desencadenar otros tipos de dolor crónico, y no sólo las migrañas. Para determinar si se tiene sensibilidad a ciertos alimentos, escriba un diario de alimentos. (Vea un ejemplo en el "Diario del estilo de vida" en el siguiente capítulo.) Anote todos los alimentos y bebidas que consuma durante dos semanas. Así mismo, anote si se ha saltado una comida. Entonces anote si sus síntomas (su dolor, su estado de ánimo y sus emociones), han empeorado, mejorado o no se han visto afectadas. Busque patrones para ver si ciertos alimentos mejoran o empeoran sus síntomas. Puede que usted no se haya dado cuenta de que algunos alimentos comunes le están causando problemas. Si usted sospecha que algunos alimentos son un problema, elimínelos de uno en uno para probar su idea. Tenga en cuenta que es importante no eliminar un grupo entero de alimentos. Siem-

pre coma una dieta equilibrada de frutas, verduras, granos, proteínas y una elección sana de producto lácteo. ¡Y no se olvide de hidratarse!

Comer y su estado de ánimo

¿Come usted cuando se siente aburrido, triste o cuando se siente solo? Mucha gente encuentra consuelo en la comida. Comen cuando necesitan distraerse o no tienen nada mejor que hacer. Si algo nos agobia y queremos quitarnos un problema de la mente, comemos. Si estamos molestos, ansiosos o deprimidos, comemos. En estos momentos es fácil perder el hilo de lo que comemos, cuánto y cuántas veces. También es fácil hacer malas elecciones: cuando uno se siente así ¡no sirve comer apio, manzanas o palomitas de maíz! Veamos algunas ideas para contrarrestar esos impulsos:

■ Mantenga un diario de alimentación y estado de ánimo. Diariamente, apunte qué come, la cantidad y en qué momento del dia lo come. También anote los sentimientos que experimenta cuando tiene el impulso de comer. En poco tiempo se dará cuenta de ciertos patrones, y esta información le

servirá para anticipar momentos de impulso de comer cuando realmente no tiene hambre.

■ En los momentos en que se dé cuenta de que está aburrido y tentado de comer, pregúntese "¿Tengo hambre realmente?" Si la respuesta es que no, distráigase haciendo algo por unos minutos. Dé una caminata de 3 a 5 minutos por su casa, o alrededor del vecindario, póngase a armar un rompecabezas o puzle, cepíllese los dientes o entreténgase con un juego electrónico.

■ Mantenga las manos y la mente ocupadas. Ensuciarse las manos suele ayudar (como cuando uno hace jardinería).

■ Escriba un plan de acción (véase el capítulo 2) para cuando se presenten situaciones difíciles. A veces es más fácil referirse a un plan ya escrito que intentar recordar lo que usted dijo que iba a hacer.

Obstáculos y retos comunes al tomar decisiones sobre una alimentación saludable

"¡La comida saludable no sabe tan bien como la comida a la que estoy acostumbrado! ¡Cuando como, quiero algo que me satisfaga como carne con patatas o un trozo de tarta de manzana! ¡Las cosas sanas no me llenan!"

Seleccionar alimentos saludables no significa que nunca pueda comer lo que le gusta o que no pueda complacer sus antojos de vez en cuando. Significa cambiar algunos alimentos por otros. Usted podrá seguir tomando algunos alimentos favoritos en ocasiones especiales, pero seleccionará alimentos saludables la mayoría de las veces. Se pueden encontrar algunas sugerencias al final de este capitulo y en el capitulo 14. También hay muchos libros de cocina y páginas de internet con buenas ideas y recetas saludables. Los siguientes consejos le ayudarán a superar las excusas comunes que la gente usa para justificar las elecciones de comida poco sana:

"¡Pero, es que me encanta cocinar!"

Si le gusta cocinar, tiene usted mucha suerte. Tome una clase de cocina o mire un programa de cocina en la televisión que se enfoque en alimentos saludables. Compre un nuevo libro de recetas de comida saludable o busque recetas en internet. Si tiene sobras o varios ingredientes y no sabe que hacer con ellos, haga una búsqueda en internet para ver que recetas puede encontrar para usarlos. Experimente con nuevas formas de modificar sus recetas favoritas, utilizando menos sal, grasa y azúcar.

"Ahora vivo solo y no estoy acostumbrado a cocinar para una sola persona. A veces tengo que comer más de lo que quiero para no desperdiciar la comida".

Este puede ser un verdadero problema particularmente si es una situación nueva. Pero puede que no tenga nada que ver con desperdiciar comida. Tal vez esté comiendo más de lo necesario para pasar el tiempo o coma cada vez que tenga la comida frente a usted. Cualquiera que sea la razón, las siguientes sugerencias pueden ayudarle:

- No ponga toda la comida en la mesa. Sírvase un plato de acuerdo a lo que usted piense que la va a satisfacer y lleve sólo su plato a la mesa. Otra estrategia es usar un plato más pequeño.

- Tan pronto termine de comer, o inclusive después de servirse su plato, guarde la comida en el refrigerador o congelador. Puede disfrutar de las sobras al día siguiente o cuando no tenga ganas de cocinar.

- Invite a sus amigos a comer de vez en cuando para que no se prive de compartir una comida y fomentar amistades. Organice una comida "a la canasta" o "de traje" (donde todo el mundo trae alguna comida para compartir) con sus vecinos, parientes, miembros de la iglesia u otro grupo comunitario.

"La comida no sabe tan bien como antes".

Muchas cosas pueden afectar el sabor de los alimentos. Los alimentos pueden saber mal, o de forma rara, si ha tenido una cirugía, está tomando ciertas medicinas o simplemente si tiene catarro. Cuando esto pasa, la tendencia es comer menos. Mucha gente añade sal automáticamente para hacer que sus alimentos sepan mejor. Desafortunadamente, grandes cantidades de sal pueden causar retención de líquidos o hinchazón, lo que a su vez puede resultar en un aumento de la presión arterial.

Para evitar esto, puede tratar de mejorar el sabor de la comida haciendo lo siguiente:

- Experimente con especias o hierbas frescas (albahaca, orégano, perejil, cilantro, comino, jengibre, canela, ajo, cebolla, etcétera) cuando cocine o póngalas por encima cuando esté listo para servir.

- Use jugo de limón fresco.

■ Use pequeñas cantidades de vinagre en comida caliente o fría. Hay muchos tipos de vinagre, del balsámico a los que tienen sabor de diferentes frutas. Experimente con nuevos sabores.

■ Añada ingredientes saludables a los alimentos que suele comer (zanahorias o cebada a las sopas, o frutas secas y nueces a las ensaladas) para darles diferentes texturas y sabores a las comidas.

■ Mastique bien y lentamente. Al mantener el alimento por mas tiempo en la boca se estimula más el sentido del gusto.

Si la falta de gusto está causando que coma menos y no es suficiente, tal vez necesite aumentar la cantidad de calorías en sus comidas y tentempiés o meriendas. Daremos algunos consejos en cómo hacer esto en el capítulo 14.

"Me toma tanto tiempo preparar las comidas que cuando termino estoy demasiado cansado para comer".

Este es un problema común, especialmente para la gente con poca energía en general. A continuación ofrecemos algunas sugerencias para ayudarle:

■ Cuando tenga energía, cocine suficiente para dos, tres o más comidas, particularmente si es algo que a usted le gusta mucho. Congele las sobras en porciones individuales.

■ Póngase de acuerdo con amigos, vecinos o parientes para hacer un intercambio de comidas, y congele algo de lo que recibe en envases pequeños (del tamaño de porciones individuales). Cuando esté cansado escoja una de estas comidas precocinadas, descongélela, caliéntela y disfrute.

■ Prepare sus comidas en varias etapas, dándose tiempo para descansar entre cada etapa.

■ Pida ayuda, especialmente cuando tiene que preparar alimentos para un grupo grande u ocasiones festivas.

"A veces, el comer me causa molestias".

"Simplemente, no tengo apetito".

La gente que tiene incomodidad física cuando come, tiende a comer menos. Para algunos, comer en grandes cantidades puede causar indigestión, incomodidades o nauseas. Los síntomas del dolor crónico también pueden disminuir el apetito.

Si usted tiene alguno de estos problemas, siga estas sugerencias:

■ Coma de cuatro a seis veces al día y en pequeñas cantidades en vez de tres comidas normales, grandes. Así usará menos energía con cada comida.

■ Evite comer alimentos que producen gases o que le hinchan el estómago. Entre los alimentos que causan incomodidad están la col o repollo, el brócoli, las coles de Bruselas, las cebollas, los frijoles, ciertas frutas incluyendo las bananas, manzanas, melones y aguacates.

■ Coma despacio, dé mordiscos pequeños y mastique bien los alimentos. Es bueno hacer pausas ocasionales durante la comida. Comer despacio y respirar uniformemente reduce la cantidad de aire que traga mientras come.

■ Practique un ejercicio de relajación media hora antes de comer, o tome tiempo durante las comida para respirar profundamente varias veces.

- Escoja alimentos fáciles de comer, como yogurt o pudin, o de beber, como batidos o licuados de fruta.

"¡A mi me encanta comer en restaurantes y no puedo resistir todos los alimentos sabrosos del menú!"

Ya sea que usted no tiene tiempo para cocinar, la fastidia hacerlo, o simplemente no tiene energía para ir de compras y preparar las comidas, comer en restaurantes puede ser lo más conveniente. Esto no es necesariamente malo si sabe elegir las mejores opciones. Aquí tenemos algunas sugerencias que pueden ayudarle:

- Seleccione restaurantes que ofrezcan una gran variedad de alimentos en el menú que estén preparados de manera más saludable (por ejemplo, platos horneados, a la parrilla o al vapor en vez de fritos).

- Pregunte qué contienen los platos que le gusten y cómo los preparan, especialmente en restaurantes que no conoce.

- Antes de salir a comer, decida qué tipo de comida va a comer y cuánto cantidad. Muchos restaurantes tienen el menú accesible en sus paginas de internet o en la entrada del restaurante.

- Pida platos más pequeños y aperitivos en vez de platos principales.

- Si va a comer con un grupo de gente, pida su plato primero para no tentarse con lo que pidan los demás.

- Considere la posibilidad de compartir un plato principal con alguno de sus compañeros, o pida media porción. Igualmente puede decidir de antemano pedir un plato principal pero solo comer la mitad y llevarse

a casa la otra mitad para tener otra comida lista. Pida que le traigan el envase para guardar la comida que se llevará antes de empezar a comer.

- Escoja platos bajos en grasas, sal o azúcar, o pida que se los preparen de esa forma.

- Cuando sea posible, pida platos asados al horno, a la parrilla o al vapor en vez de rebozados, fritos, salteados, con salsas espesas o crema, o cubiertos en queso.

- Pida verduras al vapor o crudas sin salsas, quesos ni mantequilla.

- Coma pan sin mantequilla o simplemente pida que no le traigan mantequilla o aceite con el pan si no puede resistir la tentación.

- Pida ensalada con el aderezo aparte y en vez de echarle el aderezo a la ensalada, moje su tenedor en el aderezo antes de tomar el bocado.

- Para el postre puede seleccionar frutas, yogurt sin grasa, helado descremado o sorbete.

- Comparte el postre con al menos otra persona.

"Me gusta comer tentempiés o bocadillos cuando estoy ocupado en otras cosas, como mirando la televisión, trabajando en la computadora o leyendo".

Si reconoce que esto es un problema para usted, planifique y tenga tentempiés y bocadillos saludables a mano. Por ejemplo:

- En vez de papitas fritas en bolsas, galletas, pan o dulces, puede comer fruta fresca, verduras crudas o palomitas de maíz sin grasa.

■ Envase porciones individuales de sus tentempiés o meriendas y así reduce la tentación de comer más.

■ Designe ciertas zonas en su casa o su trabajo como "zonas para comer" y no coma en ningún otro lugar.

Comer saludablemente trata de los alimentos que escogemos la mayoría de las veces. No se trata de dejar de comer ciertos alimentos para siempre. No existen los alimentos perfectos. Comer saludablemente significa disfrutar de una cantidad moderada de una gran variedad de alimentos procesados mínimamente, y a la vez comer la cantidad apropiada para usted y en ocasiones darse un gusto especial. Comer de esta manera puede ayudarle a mantener una buena salud, prevenir futuros problemas y manejar los síntomas de su condición crónica de la mejor manera posible.

Comer saludablemente también significa que tendrá que hacer ciertos cambios a su rutina. Esos cambios incluyen escoger alimentos que contengan más grasas buenas y fibra, y reducir o eliminar alimentos que contengan grasas malas y grasas trans, azúcar y sodio. Piense que está haciendo algo positivo y maravilloso para usted mismo, y no lo vea como un castigo. Como persona proactiva en el manejo de su salud, usted y sólo usted puede buscar y encontrar lo que más le convenga. Cuando encuentre obstáculos o sienta que da un paso atrás, identifique los problemas y proceda a resolverlos. ¡Usted puede lograr lo que se proponga!

Otros recursos para explorar

Asociación Americana de la Diabetes (*American Diabetes Association*): http://www.diabetes.org/espanol/nutricion-y-recetas

Asociación Americana del Corazón (*American Heart Association*): http://www.heart.org/nutrition (Seleccione el idioma español)

Centro para Información sobre los Alimentos y la Nutrición (*Food and Nutrition Information Center*): http://fnic.nal.usda.gov/professional-and-career-resources/non-english-language-materials/spanish

Departamento de Agricultura de los Estados Unidos (*United States Department of Agriculture*): http://www.choosemyplate.gov/en-espanol.html

Escuela de Salud Pública de la Universidad de Harvard (*Harvard School of Public Health*): http://www.hsph.harvard.edu/nutritionsource/healthy-eating-plate/translations/spanish

Fundación del Consejo Internacional de Información Alimentaria (*International Food Information Council Foundation*): http://www.foodinsight.org/spanish/

Sociedad American del Cáncer (*American Cancer Society*): http://www.cancer.org/Espanol/index

Tabla 13.2 **Guía de alimentos para planificar comidas saludables**

Valores nutricionales tomados del banco de datos del Departamento de Agricultura de Estados Unidos y de la Asociación Americana de la Diabetes.

Abreviaturas:

g = gramos, mg = miligramos; oz = onza, t = taza, cda = cucharada; cdta = cucharadita; mL = milímetros; cm = centímetros

---

PROTEÍNAS

Fuentes de proteína animal con poco o nada de carbohidratos

Res, cerdo, cordero, ternera, aves y pescado

Tamaño de porción: 3–4 oz (84–112 g), cocinadas, SIN empanar, sin freír y sin grasa extra a menos que así se especifique. Esta porción equivale a la palma de su mano y de un grueso de 1/2 a 1 pulgada (1–2,5 centímetros). Cada porción contiene aproximadamente 21–28 g de proteínas; las grasas y calorías varían

Magra o bajo contenido de grasa: *(hasta 9 g de grasa, 135–180 calorías por porción)*	Carne de res, (sin grasa) pulpa o redondo, lomo, falda, solomillo, carne molida de pulpa o redondo
	Carne de cerdo: fresco, curada, jamón hervido, jamón canadiense, lomo o solomillo de cerdo, chuleta del centro
	Cordero y ternera: chuleta, pierna
	Pollo y pavo: carne blanca u oscura, sin piel
	Pato y ganso: sin grasa, sin piel
	De caza: búfalo, avestruz, conejo, venado
	Pescado (fresco o congelado): bagre, bacalao, platija, eglefino o merluza, halibut o fletán, huachinango, salmón, mojarra o tilapia
	Pescado (enlatado): atún, en agua o aceite, escurrido; arenque, sin crema o ahumado, 6–8 sardinas
	Mariscos: almejas, cangrejo, langosta, vieiras, camarones, productos de imitación con sabor a mariscos
	Ostras (frescas o congeladas): 18 tamaño mediano
	Carnes procesadas, (fiambres) , pavo y jamón en fetas, salchicha kielbasa, pastrami, res en trozos
Contenido medio de grasa *(12–21 g de grasa, 150–300 calorías por porción)*	Carne de res molida, pastel de carne cocido, carne en conserva, costillas, lengua
	Cerdo: hombro, media paleta, costilla o milanesa
	Cordero: costillas y chuletas, molido
	Ternera: costillas o milanesa
	Pollo y pavo con piel, frito, molido
	Faisán, paloma, pato salvaje, ganso salvaje
	Pescado frito

PROTEÍNAS (*CONTINUACIÓN*)

Fuentes de proteína animal con poco o nada de carbohidratos

Alto contenido de grasa *(24 g o más de grasa, 300–400 calorías por porción))*	Cerdo: costillas con grasa, molido Salchichas: alemana, chorizo, italiana, polaca, ahumada Carnes procesadas, fiambres, deli, mortadela, salame Tocino, 6 rebanadas o lonchas
Carne de órganos internos *Tamaño de la porción: 2–3 oz (56–84 g) Por porción: 14–21 proteínas; grasa y calorías varían; alto contenido de colesterol*	Riñones (1–3 g de grasa, 70–105 calorías) Hígado, corazón (6–9 g de grasa, 55–100 calorías)
Huevos *Por porción: 7 g de proteína*	Huevo entero, 1 grande, cocinado (5 g de grasa, 75 calorías) Claras de huevo, 2 grandes, cocinadas (0–1 g de grasa, 35 calorías) Sustituto de huevo, regular, 1/4 t (60 mL) (1 g de grasa, cerca de 50 calorías)
Queso *Por porción: 7 g de proteína*	
Sin grasa o con poca grasa *(0–1 g de grasa, 35 calorías)*	Queso fresco (mexicano) y queso sin grasa, 1 oz (28 g) Requesón, sin grasa, 1/4 t (2 oz) (60 mL o 56 g)
Moderados en grasa *(4–7 g de grasa, 75 calorías)*	Queso feta, mozarela, queso palmito, queso suave procesado de grasa reducida, 1–2 oz (28–56 g) Ricota, 1/4 t (2 oz) (60 mL o 56g) Parmesano rallado, 2 cdas (1 oz o 30 mL)
Alto en grasa *(8 g de grasa por onza, 100+ calorías)*	Todos los quesos normales: americano, azul, brie, suizo, chedar, Monterey jack, provolone, mozarela normal, de cabra 1–2 oz (28-56 g)
Frutos secos y semillas* *Por porción: pocos o ningún carbohidrato; grasas y calorías varían* **(Estos alimentos contienen grasas buenas – ver página 233)*	Almendras, castañas de cajú o anacardos, mezcla de frutos secos, 6 unidades Maní o cacahuates, 10 unidades Pacanas, nueces, 4 mitades Tahini (pasta de semillas sésamo), 1 cda (15 mL) Semillas de calabaza, de girasol, 1 cda (15 mL) Mantequilla de frutos secos (maní/cacahuates, almendras etc.) 2 cdas (30 mL) (8 g de grasa)

PROTEÍNAS (*CONTINUACIÓN*)

Fuentes de proteína animal con carbohidratos

Leche *Tamaño de porción:* *1 t (250 mL)* *Por porción: 8 g de proteínas,* *12 g de carbohidratos; la* *grasa y las calorías varían*	Leche sin grasa, fresca o evaporada de 1%, suero de leche sin grasa o baja en grasa (0–3 g de grasa, 100 calorías) Leche acidophilus baja en grasa (2%) (5 g de grasa, 120 calorías) Leche regular (entera) (fresca o evaporada), leche de cabra, suero de leche (8 g de grasa, 160 calorías)
Yogurt *Por porción: 8 g de proteínas,* *12 g de carbohidratos; las* *grasas y las calorías varían*	Yogurt sin grasa, con o sin sabor añadido – endulzado con edulcorante artificial, 2/3 t (5 oz) (150 mL) (0–3 g de grasa, 90–100 calorías) Yogurt bajo en grasa, endulzado con azúcar, con fruta, 2/3 t (5 oz) (5 g de grasa, 120 calorías) Yogurt normal, kéfir, 3/4 t (5 oz) (175 mL) (8 g de grasa,150 calorías) Yogurt sin grasa con sabor a frutas, endulzado con azúcar, 1 t (8 oz) (250 mL) (30+ g de carbohidratos, 0–3 g de grasa, 100–150 calorías) Yogurt sin grasa o bajo en grasa con sabor a frutas, endulzado con edulcorante, 1 t (8 oz) (250 mL) (0–3 g de grasa, 90–130 calorías)
Fuentes de proteína vegetales *Por porción: según se señala a continuación*	Leche de soja regular, 1 t (250 mL) (2–3 g de carbohidratos, 8 g de proteína, 4 g de grasa, 100 calorías) Legumbres, frijoles y guisantes secos, lentejas, cocinados, 1/2 t (125 mL) (15 g de carbohidratos, 7 g de proteína, 0–1 g de grasa, 80 calorías) Edamame (vaina de soja), 1/2 t (125 mL) (8 g de carbohidratos, 7 g de proteína, 0–1 g de grasa, aproximadamente 60 calorías) Hummus (pasta de garbanzos), 1/3 t (75 mL) (15 g de carbohidratos, 7 g de proteína, aproximadamente 8 g de grasa, 100 calorías) Frijoles refritos, enlatados, 1/2 t (125 mL) (15 g de carbohidratos, 7 g de proteínas, 0–3 g de grasa, aproximadamente 100 calorías) Tofú, regular, 1/2 t (4 oz) (125 mL) (3 g de carbohidratos, 8 g de proteínas, 5 g de grasa, 75 calorías)

CARBOHIDRATOS

Por porción: 15 g de carbohidratos, 3 g de proteína, 0–1 g de grasa, 80 calorías.
Nota: Escoja granos integrales (no procesados) siempre que pueda.

Panes y granos	
Panes, rollos, bolillos, magdalenas o panecillos, tortillas *buena fuente de fibra	Rosquilla, grande, 1/4 Pan, blanco, integral*, centeno, pan negro, 1 rebanada Bollo de pan, para perrito caliente o hamburguesa, 1/2 Panecillo inglés, regular, 1/2 Panqueque de 4 pulgadas de diámetro, (10 cm) 1 Pita de 6 pulgadas de diámetro (15 cm), 1/2 Bolillo o bollo, regular, 1/2 Tortilla de maíz o harina de 6 pulgadas de diámetro (15 cm), 1 Gofre, cuadro de 4½ pulgadas (11 cm), bajo en grasa, 1
Cereales *buena fuente de fibra	Cereal de hojuelas de salvado, de trigo molido*, 1/2 taza (125 mL) Granola* regular o baja en grasa, Grape-Nuts* 1/4 t (60 mL) Avena* cocida, 1/2 t (125 mL) Cereal inflado no azucarado, 1½ t (375 mL)
Granos *buena fuente de fibra	Trigo de bulgur*, sémola cocida, tabule preparado, 1/2 t (125 mL) Pasta, cebada, cuscús, quínoa, cocinados, 1/3 t (75 mL) Arroz blanco o integral*, cocinado, 1/3 t (75 mL) Germen de trigo*, seco, 3 cdas (45 mL) Zizania*, cocinada, 1/2 t (125 mL)
Galletas y meriendas o tentempiés	Galletas graham, cuadrados de 2½ pulgadas (6 cm), 3 Matzo–pan ácimo, 3/4 oz (21 g) Biscotes o galletas tostadas, 2 x 4 pulgadas (5 cm x 10 cm), 4 Pretzels, 3/4 oz (21 g) Galletas de arroz, 4 pulgadas de diámetro (5 cm), 2 Galletas saladas, 6 Galletas de trigo integral, sin grasa añadida, 3–4 oz (84–112 g), 2–5 galletas

CARBOHIDRATOS (*CONTINUACIÓN*)

Vegetales bajos en almidón o fécula

Por porción: aproximadamente 5 g de carbohidratos, 2 g de proteínas, nada de grasa, 25 calorías.
Tamaño de porción: 1/2 t (125 mL) de vegetales cocidos o 1/2 t (125 mL) de jugo de vegetales,
1 t (250 mL) de vegetales crudos frescos, congelados enlatados (los congelados y enlatados pueden
tener mucho sodio)

Ajo
Alcachofa
Amaranto
Apio
Berenjena
Berro
Berza
Brécol o brócoli
Brotes de bambú
Brotes de soja
Cebolla
Cebolleta, cebolla de verdeo
Calabaza (de verano)
Calabacín
Champiñones
Chayote (pera vegetal)

Chícharos
Chile, picante
Col o repollo
Col china o repollo chino
Coles de Bruselas
Coliflor
Colirábano
Endivia/achicoria
Ensalada de hojas verdes
Espárragos
Espinacas
Guisantes
Hojas de mostaza
Jícama
Judías verdes/ejotes/habichuelas

Jugo de vegetales (normalmente alto en sodio)
Lechuga
Nabo
Nopales (cactus)
Okra
Pepino
Pimiento (dulces)
Quimbombó
Rábanos
Remolacha
Tomates/jitomates (crudo, enlatado y en salsa)
Vaina/chaucha
Verduras de hoja verde(berza, col o repollo rizado, nabo, lechuga)
Zanahorias

Vegetales con almidón o fécula

Por porción: 15 g de carbohidratos, 0–3 g de proteínas, 0–1 g de grasa, 80 calorías

Calabazas de invierno 1 t (250 mL)
Camote, (ñame o batata) 1/2 t (125 mL)
Chirivías 1/2 t (125 mL)
Guiso de frijoles y maíz, 1/2 t (125 mL)
Maíz (elote) 1/2 t (125 mL) o 1/2 mazorca grande (5 oz)

Malanga/taro 1/2 t (125mL)
Plátano maduro 1/3 t (75 mL)
Patata/ papa, al horno o hervida, grande con cáscara, 1 (3 oz)
Vegetales mixtos (con maíz, chícharo/guisantes/ arvejas y pasta) 1 t (250 mL)
Yautía, yuca, 1/2 t (125 mL)

CARBOHIDRATOS (*CONTINUACIÓN*)

Frutas

Por porción: 15 g de carbohidratos, nada de proteína, 0–1 g de grasa, aproximadamente 80 calorías

Fresca

Albaricoques, 4	Limón, lima, grande, 1
Banana, pequeña, 1 (4 oz) (112 g)	Mandarina, pequeña, 2
Caqui, mediano, 1	Mango, en cubitos, 1/2 t (125 mL)
Cerezas, 1/2 t (125 mL) (aproximadamente 12)	Manzana, pequeña, 2 pulgadas (5 cm), 1
Ciruela, pequeña, 2	Melocotón/durazno, nectarina, 1
Coco, fresco (rallado), 1/2 t (125 mL)	Melón 1/4 (60 mL)
Cóctel de fruta, 1/2 t (125 mL)	Naranja pequeña, 1
Dátiles, 3	Papaya, pequeña, en trozos, 1 t (250 mL)
Fresas, frambuesas, arándanos 3/4–1 t (175–250 mL)	Pera, 1/2
	Piña, en trozos, ¾ t (175 mL)
Guayaba, mediana, 2	Sandía, en trozos, 1/2 t (125 mL)
Higos, grandes, 2	Toronja (pomelo), pequeña, 1/2
Kiwi, grande, 1	Uvas, pequeñas, 1/2 t (125 mL)

En lata

Sin edulcorantes, 1/4–1/2 t (60–125 mL)	En sirope de azúcar, 1/4 t (60 mL)

Seca

Albaricoque, 8 mitades	Ciruela pasa, 3	Higos, 2
Pasas, 1 cda(15 mL)	Tamarindo , 1/2 t (125 mL)	

Bebidas de fruta

(si la etiqueta no dice 100% jugo, entonces suele tener azúcar añadida)

Sin azúcar:	**Azucaradas:**
Manzana, pomelo, naranja, piña, 1/2 t (125 mL)	Bebidas con gas, 1/2 t (125 mL)
Néctar de albaricoque, 1/2 t (125 mL)	Cóctel de arándanos, 1/3 t (75 mL)
Uva, ciruela, mezclas de jugos, 1/3 t (75 mL)	

ACEITES Y GRASAS SÓLIDAS

Por porción: pocos o ningún carbohidrato, 5 g de grasa, 45 calorías
Consejo: escoja grasas buenas siempre que pueda.

Grasas buenas

Grasas no saturadas, véase página 233

Aceites para ensaladas y para cocinar (de maíz, oliva, girasol, soja, etc.), 1 cdta (5 mL)

Aceitunas (olivas), todas las variedades, 5

Aderezo, 1 cda (15 mL)

Aguacate (palta), mediano, 1/4

Margarina (suave), grasa reducida, 1 cdta (5 mL)

Mayonesa, baja en grasa, 1 cda (15 mL)

Mayonesa, regular, 1 cdta (5 mL)

Grasas malas

Grasas saturadas, véase páginas 233–235

Crema agria, regular, 1 cda (15 mL)

Crema, crema líquida (no láctea), 1 cda (15 mL)

Crema, leche semidescremada, batida, 2 cdas (30 mL)

Grasa de cerdo, 1 cdta (5 mL)

Manteca, 1 cdta (5 mL)

Mantequilla, baja en grasa, 1 cda (15 mL)

Mantequilla regular, 1 cdta (5 mL

Margarina de barra, regular, hecha con grasa hidrogenada, 1 cdta (5 mL)

Queso crema, 1 cda (15 mL)

ALIMENTOS Y BEBIDAS ADICIONALES

Extras

Consejo: estos alimentos tienen un alto contenido de grasa o azúcar, o ambos; mejor reservarlos para ocasiones especiales.

Almíbar bajo en azúcar, 2 cdas

Almíbar regular, 1 cda

Bollo de hojaldre, pequeño, 1

Crema batida, 2 cdas (30 mL)

Dona, no glaseada, pequeña, 1

Dona glaseada, 1

Empanada, pequeña, 1

Factura o ensaimada, pequeña, 1

Flan, con leche, 1/2 t (125 mL)

Galletas dulces, pequeñas, 2

Helado, regular, 1/2 t (125 mL)

Jalea o mermelada, baja en azúcar, 2 cdas (30 mL)

Jalea o mermelada, regular, 1 cda (15 mL)

Miel de abeja, 1 cda (15 mL)

Paleta de jugo de fruta (100% de jugo), 1

Pastel/bizcocho decorado, 1 rebanada pequeña o un cuadrado de 2 pulgadas (5 cm)

Pudín, 1/2 t (125 mL)

Sorbete, 1/2 t (125 mL)

Tarta/pastel de frutas, 1 rebanada

ALIMENTOS Y BEBIDAS ADICIONALES (*CONTINUACIÓN*)

Bebidas alcohólicas

Por porción: sin proteína ni grasa; la cantidad de carbohidratos y calorías varía

Bebidas mezcladas (margarita, mojito, Cuba Libre, ginebra y agua tónica, etc.), 1 vaso (aproximadamente 12 g carbohidratos, 150–250 calorías)

Cerveza, dietética o sin alcohol, 12 oz (360 mL) (aproximadamente 5 g carbohidratos, 60–120 calorías)

Cerveza, regular, 12 oz (360 mL) (aproximadamente 13 g carbohidratos, 160 calorías)

Licores destilados, 80 grados, 1½ oz (45 mL) (0 carbohidratos, 80–110 calorías)

Licores dulces, 1½ oz (45 mL) (aproximadamente 20 g carbohidratos, 125 calorías)

Vino, rojo, blanco, seco, con burbujas (champaña), 4 oz (120 mL) (1–2 g carbohidratos, 80 calorías)

Vino dulce, de postre, 4 oz (120 mL) (aproximadamente 14 g carbohidratos, 120 calorías)

Alimentos libres

Por porción: hasta 5 g de carbohidratos, hasta 20 calorías; sírvase moderadamente cada vez que guste

Agua mineral con o sin gas

Agua tónica, sin azúcar

Atole, bajo en azúcar, 1 t (250 mL)

Bebidas gaseosas (sin azúcar)

Caldo o consomé (de pollo o carne)

Café o té sin leche o azúcar, o con edulcorante

Dulces duros sin azúcar, 1 dulce

Gelatina, sin azúcar o sin sabor

Goma de mascar (chicle) sin azúcar

Hierbas y especias

Horchata, baja en azúcar

Mostaza, 1 cda

Salsa de soja*

Salsa de tomate (catsup, ketchup) 1 cda

Salsas picantes (de chiles)

Salsa de Worchestershire*

*Seleccione las versiones bajas en sodio para reducir el consumo de sal/sodio

Sustitutos del azúcar

Aprobados por la Administración de Medicamentos y Alimentos de Estados Unidos, según su página de internet

Equal (aspartame)

Splenda (sucralosa)

Sprinkle Sweet (sacarina)

Sweet One (acesulfamo K)

Sweet-10(sacarina)

Sugar Twin (sacarina)

Sweet 'n Low (sacarina)

Sugerencias de lecturas complementarias

Para aprender más acerca de los temas de los que hablamos en este capítulo, le sugerimos que explore los siguientes recursos:

Birlouez, Inéz. *Cocinar sano, cocinar bien.* Hispano Europea Editorial, 2007.

Bradford, Montse. *La alimentación natural y energética: Piensa global y cocina local.* Océano Editorial, 2013.

Campillo-Alvárez, José Enrique. *Comer sano para vivir más y mejor.* Editorial Destino, 2010.

Caruci, José, y Nelly Caruci. *Nutrición y salud: Principios prácticas para una vida saludable.* Grupo Nelson, 2005.

Catani, Marine. *Nutrirse y vivir: La nueva salud.* Ediciones Urano, 1995.

Davenport, Julie. *Aprenda a combinar alimentos: Guía para una nutrición saludable.* Ediciones Robinbook, 2011.

de la Garza, Velda. *Cocina mexicana saludable: Auténticas recetas bajas en grasa.* Appletree Press, Inc., 2005.

Epoca. *Platillos y postres para diabéticos.* Epoca Editorial, 2007.

Fricker, Jacques. *Comer bien para triunfar.* Ediciones Urano, 2004.

Fusté, Olga. *Cocinando para latinos con diabetes.* American Diabetes Association, 2012.

Hernández-Ramos, Felipe. *Comer si da la felicidad: Alimentación para combatir el estrés, la depresión y otros trastornos.* RBA Integral, 2009.

Kohan, Laura. *Alimentos saludables para el siglo XXI.* Ned Ediciones, 2009.

CAPÍTULO 14

Manejar un peso saludable

NUESTRO PESO AFECTA A NUESTRA SALUD, la forma en que lucimos, nuestra capacidad para movernos, y cómo nos sentimos con nosotros mismos. Tener sobrepeso o pesar menos de lo apropiado puede tener graves efectos en su dolor y en su vida. El exceso de peso está asociado con condiciones tan dolorosas como la artritis, el dolor de espalda, la fibromialgia, los dolores de cabeza, el dolor neuropático, y angina de pecho debida a la enfermedad de las arterias coronarias. Aumenta su riesgo de otras enfermedades crónicas como la diabetes, que viene de los altos niveles de azúcar en la sangre (llamada diabetes de tipo 2) y de la alta presión sanguínea. Pesar menos de lo apropiado puede debilitar su sistema inmune y disminuir su capacidad para luchar contra las infecciones. Puede aumentar las probabilidades de desarrollar osteoporosis, lo que a su vez aumenta el riesgo de fracturas dolorosas. En las mujeres más

Un agradecimiento especial a Bonnie Bruce, DrPH, RD, por su ayuda con este capítulo.

259

jóvenes, pesar menos de lo apropiado puede afectar la fertilidad y resultar en problemas menstruales.

Un peso sano contribuye a una salud mejor y una mejor calidad de vida. Manejar su peso puede ayudar a manejar los síntomas de su condición de dolor, incluyendo el movimiento restringido por fatiga y el dolor en sí mismo. Puede ayudar a prevenir y frenar problemas de salud como la diabetes y la alta presión sanguínea. Además, mantener un peso saludable puede ayudarle a estar más activo, dormir mejor y hacer las cosas que quiere hacer y las que tiene que hacer. En este capítulo hablamos sobre lo que define un peso saludable, cómo hacer cambios, cómo decidir si debe usted de perder o ganar peso, y cómo mantener los cambios que usted haya hecho.

¿Qué se considera un peso saludable?

El peso de casi todas las personas tiende a fluctuar a través del tiempo, incluso en el curso de varios días. Por lo tanto un peso saludable no es sólo un número específico en la balanza donde nos pesamos o una especie de número "ideal". NO existe el peso "ideal". Su peso saludable es un rango de libras (un mínimo y un máximo) que es único y personal para usted. Es un rango que le ayudará a disminuir su riesgo de desarrollar o empeorar sus problemas de salud. Estar en un rango de peso saludable le ayudará a sentirse bien en su mente y en su cuerpo.

Precisar el rango de peso saludable y decidir si tiene que cambiar su peso depende de varias cosas que incluyen: su edad, su nivel de actividad, su salud, cuánta grasa corporal tiene y dónde está localizada, su historial familiar y los problemas de salud relacionados con el peso, como la alta presión sanguínea o la diabetes.

Para tener una sensación de cuál es su rango de peso, vea la figura 14.1, un gráfico que contiene la altura (en pulgadas o centímetros), el peso (en libras o kilogramos), y el índice de masa corporal (IMC) (BMI por sus siglas en inglés). Aunque no es una herramienta perfecta,

el IMC es una guía general útil y fácil para usar en los adultos. Encuentre su altura en la tabla y siga la línea hacia arriba hasta el punto donde se cruzan su altura y su peso. Lea el número en la línea de puntos más cercana a ese lugar. Ese es su IMC. También puede localizar su IMC en la tabla 14.1 en las páginas 262–263. Luego vaya a la tabla 14.2 en la página 263 para ver la clasificación actual de su IMC.

Otra forma de juzgar su peso es usar la siguiente regla general. Las mujeres deben de pesar más o menos 105 (47 kg) por los primeros 5 pies de altura (152 cm) y luego otras 5 libras (2 kg) por cada pulgada (2,5 cm) más. Los hombres deben de pesar 106 libras (48 kg) por los primeros 5 pies (152 cm) y 6 libras más (2,5 kg) por cada pulgada (2,5 cm) adicional. Por ejemplo, para una mujer de 5 pies 5 pulgadas (165 cm) de altura su peso saludable es de 130 libras (58 kg), y su rango de peso saludable sería de 117 a 143 libras (53 a 64 kg). Con este rango la mujer estará en la categoría de "peso normal" de IMC.

Otra forma de juzgar su peso es medir su cintura. Si usted tiene sobrepeso y la mayoría de

Figura 14.1 **Guía del índice de masa corporal (IMC)**

Para calcular el IMC, localice el punto en el gráfico donde se crucen su altura y su peso. Lea el número que corresponda con la línea de puntos que se encuentre más cerca de este punto. Por ejemplo, si usted pesa 154 libras (69 kg) y mide 5 pies 8 pulgadas (68 pulgadas o 173 cm) de alto, su IMC será aproximadamente 23, que se corresponde con un peso "normal".

También puede usted calcular su IMC usando la siguiente fórmula: IMC = peso (kg)/ altura (m)^2

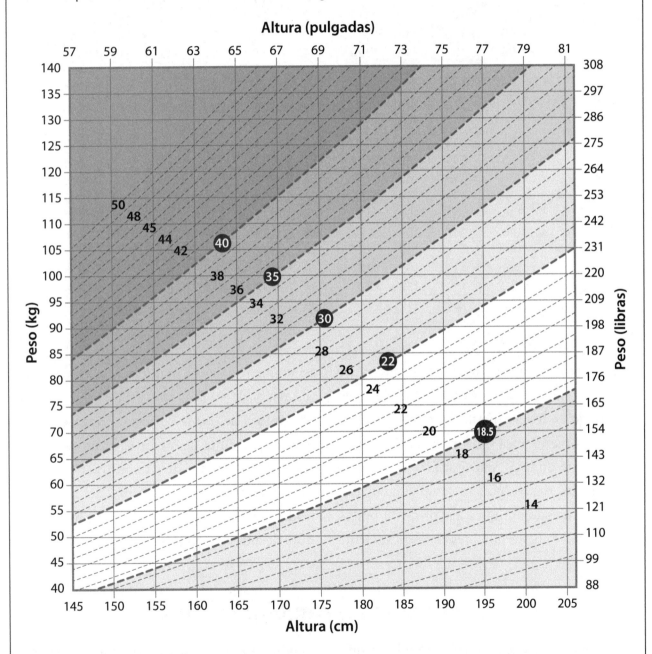

Nota: Para las personas de 65 años y mayores el rango "normal" empieza ligeramente por encima de un IMC de 18,5 y se extiende hasta el rango de "sobrepeso".

Fuente: "La Guía General para la Clasificación de Peso Corporal en Adultos Canadiense" proporcionada por el Departamento de Salud de Canadá. Ottawa: Ministerio de Trabajo Público y Servicios Gubernamentales de Canadá, 2003. (Nota: esta guía es parecida a la que provee los Institutos Nacionales de Salud de Estados Unidos.)

Tabla 14.1 **Índice de Masa Corporal (IMC)**

IMC	Normal						Sobrepeso				
	19	20	21	22	23	24	25	26	27	28	29
Alturas (pies-pulgadas)	Weight (libras)										
4'10"	91	96	100	105	110	115	119	124	129	134	138
4'11"	94	99	104	109	114	119	124	128	133	138	143
5'0"	97	102	107	112	118	123	128	133	138	143	148
5'1"	100	106	111	116	122	127	132	137	143	148	153
5'2"	104	109	115	120	126	131	136	142	147	153	158
5'3"	107	112	118	124	130	135	141	146	152	158	163
5'4"	110	116	122	128	134	140	145	151	157	163	169
5'5"	114	120	126	132	138	144	150	156	162	168	174
5'6"	118	124	130	136	142	148	155	161	167	173	179
5'7"	121	127	134	140	146	153	159	166	172	178	185
5'8"	125	131	138	144	151	158	164	171	177	184	190
5'9"	128	135	142	149	155	162	169	176	182	189	196
5'10"	132	139	146	153	160	167	174	181	188	195	202
5'11"	136	143	150	157	165	172	179	186	193	200	208
6'0"	140	147	154	162	169	177	184	191	199	206	213
6'1"	144	151	159	167	174	182	189	196	204	212	219
6'2"	148	155	163	171	179	186	194	202	210	218	225
6'3"	152	160	168	176	184	192	200	208	216	224	232
6'4"	156	164	172	180	189	197	205	213	221	230	238

su grasa se encuentra alrededor de su cintura (en vez de en sus muslos y caderas), tiene usted más riesgo de tener enfermedades del corazón, alta presión sanguínea y diabetes tipo 2. Para las mujeres que no están embarazadas esto quiere decir que los riesgos para su salud aumentan si el tamaño de su cintura es mayor de 35 pulgadas (88 cm). Para los hombres el riesgo aumenta si el tamaño de la circunferencia de su cintura es mayor de 40 pulgadas (100 cm). Para medir su cintura de forma correcta, póngase de pie y ponga una cinta de medir (que no esté vieja y estirada) alrededor de su cintura, debajo de la ropa e inmediatamente encima del hueso de la cadera. No aguante la respiración: mida la cintura después de exhalar.

La decisión de cambiar su peso

Para alcanzar y mantener un peso saludable, quizás necesite usted hacer algunos cambios en su forma de alimentarse y en su estilo de vida. Esto es verdad independientemente de si quiere usted ganar o perder peso. Si usted decide que quiere cambiar su peso, tenga en cuenta estos consejos tan importantes: usted debe de decidir hacer esto por sí mismo y no para complacer a otros, por ejemplo a sus familiares y amigos. Haga cambios que usted piense que puede mantener por largo

Tabla 14.1 **Índice de Masa Corporal (IMC)** (*continuación*)

IMC	30	31	32	33	34	35	36	37	38	39	40	41	42
				Obesidad							Obesidad Extrema		
Alturas (pies-pulgadas)	Weight (libras)												
4'10"	143	148	153	158	162	167	172	177	181	186	191	196	201
4'11"	148	153	158	163	168	173	178	183	188	193	198	203	208
5'0"	153	158	163	168	174	179	184	189	194	199	204	209	215
5'1"	158	164	169	174	180	185	190	195	201	206	211	217	222
5'2"	164	169	175	180	186	191	196	202	207	213	218	224	229
5'3"	169	174	180	186	191	197	203	208	214	220	225	231	237
5'4"	175	180	186	191	197	204	209	215	221	227	232	238	244
5'5"	180	186	192	198	204	210	216	222	228	234	240	246	252
5'6"	186	192	198	204	210	216	223	229	235	241	247	253	260
5'7"	191	198	204	211	217	223	230	236	242	249	255	261	268
5'8"	197	204	210	216	223	230	236	243	249	256	262	269	276
5'9"	203	210	216	223	230	236	243	250	257	263	270	277	284
5'10"	209	216	222	229	236	243	250	257	264	271	278	285	292
5'11"	215	222	229	236	243	250	257	265	272	279	286	293	301
6'0"	221	228	235	242	250	258	265	272	279	287	294	302	309
6'1"	227	235	242	250	257	265	275	280	288	295	302	310	318
6'2"	233	241	249	256	264	272	280	287	295	303	311	319	326
6'3"	240	248	256	264	272	279	287	295	303	311	319	327	335
6'4"	246	254	263	271	279	287	295	304	312	320	328	336	344

tiempo. Si decide hacer cambios para complacer a los demás o lo planea sólo a corto plazo, probablemente no tenga éxito.

Para comenzar, revise la información sobre hacerse propósitos y los planes de acción de los que hablamos en el capítulo 2. Considere pedirle a su médico que lo refiera a un dietista certificado para que le ayude. Esto no es algo que debe usted hacer solo.

Cuando tome la decisión de cambiar su peso, debe de preguntarse a sí mismo dos preguntas esenciales:

■ **¿Por qué quiero cambiar mi peso?** Las razones para perder o ganar peso son personales. Son diferentes para cada persona. La razón más importante para algunos puede

ser su salud física. Para otros pueden ser razones personales o emocionales. Piense en las razones por las que usted quiere ganar o perder peso. Aquí tiene algunos ejemplos:

◆ Para mejorar mis síntomas (dolor, fatiga, falta de aliento, restricción de movimientos, y así sucesivamente)

◆ Para manejar el nivel de azúcar en mi sangre

◆ Para tener más energía para hacer las cosas que quiero hacer

◆ Para sentirme mejor conmigo mismo

◆ Para cambiar la forma en que los demás piensan en mí

◆ Para sentirme más en control de mi salud y de mi vida

Tabla 14.2 **Clasificación del peso basada en el índice de Masa Corporal (IMC)**

Índice de Masa Corporal	Clasificación del Peso	Significado
Menos de 18,5	Bajo peso	A menos que tenga otros problemas de salud, el estar en esta categoría probablemente no sea problemático si usted tiene un cuerpo pequeño.
18,5 a 24,9	Peso normal	Este es el rango saludable y deseable.
25 a 29,9	Sobrepeso	Este rango sugiere que usted tiene unas libras de más. No es necesariamente algo preocupante si no tiene ningún otro problema de salud o muy pocos, si no tiene factores de riesgo significativos, si se mantiene físicamente activo y tiene suficiente músculo.
30 a 39,9	Obesidad	Este rango sugiere la posibilidad de que usted tenga una cantidad considerable de grasa en su cuerpo. Esto lo pone en riesgo elevado de tener problemas de salud relacionados con el peso excesivo.
40 o más	Obesidad extrema (morbosa)	Este rango sugiere que una porción significativa de su cuerpo es grasa. Esto lo pone en un alto riesgo de desarrollar o empeorar serias complicaciones de salud.

Escriba aquí sus razones:

_____

_____

_____

_____

■ **¿Estoy listo para hacer cambios permanentes?** El siguiente paso es determinar si este es un buen momento para comenzar a hacer cambios en su forma de comer y en la cantidad de ejercicio que hace. Si usted todavía no está listo, puede que vaya camino del fracaso. Pero la verdad es que quizás nunca sea el momento "perfecto". Considere las siguientes cosas:

♦ ¿Cuenta usted con un sistema de soporte, (algo o alguien), que pueda hacer que sea más fácil comenzar o continuar con sus cambios?

♦ ¿Hay obstáculos que le impedirán ser más activo o cambiar su forma de comer?

♦ ¿Tiene preocupaciones acerca de su familia, amigos, trabajo u otros problemas que puedan afectar su capacidad de llevar a cabo sus planes?

La tabla 14.3 en la página 265 puede ayudarle a identificar algunos de estos factores. Para superar los obstáculos use las herramientas de resolución de problemas que se encuentran en el capítulo 2.

Tabla 14.3 **Factores que afectan las decisiones de ganar o perder peso *ahora***

Cosas que me facilitan hacer los cambios deseados	Cosas que me impiden hacer los cambios deseados
Ejemplo: Cuento con el apoyo de mi familia y amigos.	*Ejemplo:* Las fiestas se acercan y con ellas las reuniones.

Después de haber pensado en todos estos asuntos que le impiden o facilitan hacer cambios, puede que se dé usted cuenta de que ahora no es el momento para iniciar los cambios. Si se encuentra usted en esta situación, elija usted una fecha para volver a evaluar la situación. Mientras tanto, acepte que es la decisión correcta de momento, y enfoque su atención hacia otras metas importantes para usted.

Si decide que ahora es el momento adecuado, empiece por cambiar las cosas que son más sencillas, fáciles y más cómodas para usted. Esto quiere decir que debe de trabajar sólo en una o dos cosas a la vez. No intente hacer demasiado muy rápidamente. Recuerde, "más vale lento pero seguro".

Cómo hacer cambios

Hay dos ingredientes importantes para cambiar su peso con éxito. Uno es comenzar con pequeñas metas e ir poco a poco, y el otro es hacer cambios que usted piense que van a funcionar. No nos engañemos; bien quiera ganar o perder peso, necesitará usted cambiar la cantidad y quizás la forma en la que come. Hacer cambios a algo tan fundamental como la manera en la que come puede ser desafiante. Esto puede dar miedo, pero se puede conseguir si se empieza con cosas que sean posibles.

Empiece por cambiar tan sólo una o dos cosas a la vez. Sí, ya hemos mencionado esto antes, pero es realmente importante. Por ejemplo, en vez de comer ½ taza de arroz, coma unas cuantas cucharadas más o menos. Para perder peso y comer menos, intente comer más despacio. Para aumentar las calorías, coma varias comidas pequeñas esparcidas durante el día. Dese tiempo para acostumbrarse a estos cambios y luego, lentamente, cambie otras cosas que esté haciendo.

No intente cambios drásticos. Si se dice a usted mismo que va a caminar 5 millas (5 km) al día todos los días de la semana y ya no va a comer papas ni pan más, no podrá mantenerlo durante mucho tiempo. Probablemente no adelgazará, y se sentirá frustrado y desanimado. Pero cuando hace un plan de tomar sólo una rebanada de pan para desayunar en vez de dos, y camina dos veces al día durante 10 minutos cuatro veces a la semana, será más fácil mantener esta rutina, y estará usted haciendo cambios a largo plazo que se traducirán en éxito.

Cuando cambia su peso lentamente durante un período de tiempo, tiene una oportunidad mejor de mantener el cambio. Esto es parcialmente debido a que su cerebro empieza a reconocer los cambios que está usted haciendo lentamente como parte de una rutina normal o un hábito, en vez de simplemente una moda pasajera. Las habilidades de ponerse objetivos o metas y hacer un plan de acción de las que hablamos en el capítulo 2 le ayudarán con esto. Recuerde, el mejor plan de manejo del peso es el que combina una alimentación saludable con el ejercicio, y además es lento, constante y adecuado para usted.

Por donde comenzar: un diario de lo que come y de la actividad que hace

Un buen lugar para comenzar es llevar un diario de lo que come y cuánto ejercicio hace. Haga esto durante una semana. Le ayudará a saber dónde necesita hacer los cambios. Escriba:

- Qué come y dónde come
- Por qué come (por hambre, está aburrido, por hábito)
- Cómo se siente cuando come (su estado de ánimo o sus emociones)
- El ejercicio (lo que está haciendo o no está haciendo ahora)

Su diario puede incluir una sección para ideas acerca de lo que le gustaría que fuera diferente. No se preocupe; si todas sus ideas no funcionan de inmediato, siempre puede volver a intentarlo. Nuestro ejemplo de un diario de estilo de vida puede ser una herramienta de manejo personal útil (véase la tabla 14.4 en la página 267).

Tabla 14.4 **Diario de su estilo de vida**

Día o fecha	Hora	Qué comí	Dónde comí	Por qué comí	Mi estado de ánimo o emociones	Mi ejercicio

El plan 200

Un plan sencillo y práctico para comenzar es el plan 200. Supone hacer cambios pequeños diarios en lo que usted come y la cantidad de actividad física que usted hace. El plan 200 es claro: para perder peso, coma 100 calorías menos al día de las que come ahora, y queme 100 calorías extra haciendo más ejercicio. Comer 100 calorías menos y quemar 100 calorías más cada día puede sumar a un cambio de 20 libras en todo un año. Si quiere aumentar de peso, añada 100 calorías al día a su dieta y mantenga su nivel de ejercicio recomendado de 20 a 40 minutos la mayoría de los días de la semana. El plan 200 es una buena manera de equilibrar la alimentación y el ejercicio y puede ayudarle a hacer cambios a largo plazo en su peso. Mantener este plan diariamente es esencial para el éxito.

Cómo comer 100 calorías más o menos al día

Comience por revisar la guía alimenticia, la tabla 13.2 en las páginas 248–255, en donde encontrará tamaños de las porciones y calorías. Por ejemplo, una rebanada de pan de 1 onza (28 g) tiene cerca de 100 calorías. Si deja de comer una de las rebanadas de pan de su bocadillo diario, habrá comido 100 calorías menos de lo habitual. Si lo que quiere es aumentar 100 calorías más, añada 2 cucharadas (30 mL) de frutos secos a su comida durante el curso del día.

Cómo quemar 100 calorías más al día

Añada de 20 a 30 minutos a su rutina diaria de ejercicios aeróbicos. Puede caminar, andar en bicicleta, bailar o hacer jardinería (véanse los capítulos 7 al 9 y la siguiente sección en este capítulo para conseguir más información sobre el ejercicio). Use las escaleras en vez del ascensor y estacione su auto más lejos para caminar más. Si no tiene mucho tiempo, haga el ejercicio en tres intervalos diarios de 5 a 10 minutos hasta completar los 30 minutos extra.

El ejercicio y la pérdida de peso

El ejercicio puede ayudar a perder peso y mantenerse sin él. Sin embargo, es muy difícil hacer el suficiente ejercicio para perder peso sin cambiar también lo que come. Es verdad que cuantas más calorías se queman haciendo ejercicio, más peso se puede perder. Sin embargo, esta sólo es una parte de la historia. El mayor éxito viene de hacer cambios positivos en cuanto al ejercicio y a la forma de comer, y mantener estos cambios hasta que formen parte de sus hábitos diarios a largo plazo. Muchos estudios han demostrado que es importante comer menos calorías y ser activo físicamente. Ser activo no sólo le ayudará a quemar calorías, también le ayudará a hacer músculo (que quema más calorías que la grasa) y le dará más fuerza y energía. Será usted capaz de moverse y respirar mejor, y su nivel de energía aumentará. Para conseguir más información sobre el ejercicio y consejos acerca de cómo escoger las actividades que se adaptan a sus necesidades y a su estilo de vida, vea los capítulos 7 al 9.

Los ejercicios aeróbicos (véase el capítulo 9) que hacen que su corazón bombee, son los mejores para perder peso. Caminar, correr o trotar, andar en bicicleta, nadar y bailar son buenas opciones. Este tipo de ejercicios le ayudan a perder peso porque usan los músculos grandes del cuerpo que son los que queman más calorías. Las recomendaciones generales de ejercicio para estar en buena forma física que se encuentran en el capítulo 9, también son buenos ejercicios para manejar su peso: 150 minutos de ejercicios aeróbicos moderados o enérgicos a la semana. Hacer el ejercicio repartido en tandas de 10 minutos funciona igual de bien que hacerlo en períodos de tiempo más largos. Si puede usted añadir minutos, aún mejor.

Cuando añada más ejercicio a su rutina, sea honesto consigo mismo acerca de lo que puede hacer y lo que es seguro y divertido para usted. Si usted intenta hacer ejercicios demasiado difíciles o durante demasiado tiempo para su condición física actual, corre el riesgo de parar debido a una lesión, fatiga, frustración o pérdida del interés. Aumentar su actividad física sólo es útil si lo hace de forma regular y a un ritmo que sea el correcto para usted. El capítulo 6 tiene información útil acerca de moderar el ritmo de la actividad y del descanso.

Algunas personas se desaniman cuando comienzan con el manejo de su peso. Puede que las libras no desaparezcan de inmediato, o simplemente se pare de perder peso en un momento dado. Esto puede ser verdad incluso si usted sigue haciendo ejercicio y está teniendo cuidado con lo que come. Hay muchas razones por las que la pérdida de peso se puede estancar. El ejercicio puede estar construyendo músculo además de reducir la grasa, y los músculos pesan más que la grasa. Puede que usted esté perdiendo grasa, pero el peso no lo demuestra. Si es que usted ve mejoras en las medidas de su cuerpo o nota que su ropa le queda mejor o más suelta, esto puede ser una señal de que el ejercicio está funcionando incluso si su peso no lo demuestra. Recuerde, cuando hace ejercicio habitualmente, incluso si no pierde peso, está usted haciendo cosas buenas para su cuerpo. Hacer ejercicios aeróbicos regularmente puede ayudar a darle más energía y mejorar la calidad de su sueño. Puede reducir los niveles de colesterol malo y aumentar los de colesterol bueno, reducir el riesgo de enfermedades cardiovasculares y ayudar con la depresión y la ansiedad. También puede ayudar con el dolor crónico a largo plazo al manejar los síntomas como la depresión y las emociones difíciles.

Consejos útiles para perder peso

■ **Establezca metas para perder peso que sean pequeñas y graduales.** Divida el peso total que quiere perder en varias metas pequeñas y realistas. Por ejemplo piense en 1–2 libras (0,5–1 kg) a la semana o 5–7 libras (2–3 kg) al mes, en vez de mirar al número total que quiere perder, especialmente si quiere que perder mucho peso. Para la mayoría de la gente, el enfocarse en perder simplemente unas cuantas libras a la semana es más realista y factible. Cuando se pone metas pequeñas en vez de grandes, sus metas son más posibles y prácticas.

- **Identifique los pasos específicos que va a tomar para perder peso.** Por ejemplo, puede ser seguir el plan 200 (vea la página 268) o andar 20 minutos al día durante cinco días a la semana, sin picar o tomar tentempiés entre las comidas, y comiendo más despacio.

- **Haga un buen seguimiento de lo que va pasando con su plan.** Haga un seguimiento de su peso. Pésese habitualmente de acuerdo con un horario que funcione para usted.

- **Piense a largo plazo.** En vez de decirse a usted mismo "Necesito perder 10 libras de inmediato", dígase "perder este peso de forma gradual me ayudará a mantenerme sin él para siempre".

- **Manténgase en "el presente" cuando coma.** Enfóquese en lo que está comiendo y no en lo que está haciendo (como ver la televisión), disfrutará más de la comida, se llenará antes y comerá menos.

- **Coma más despacio.** Si usted tarda menos de 15 a 20 minutos en comer, probablemente está comiendo demasiado rápido y no tomando el tiempo para disfrutar de su comida. Usted podrá disfrutar más de su comida y comer menos si come más despacio. Si es difícil para usted comer despacio, intente poner su tenedor en el plato cada vez que tome un bocado. Recójalo de nuevo cuando haya terminado de masticar y tragar los alimentos.

- **Sea extremadamente consciente de su estómago.** Tome consciencia de lo que siente cuando su estómago está empezando a sentirse lleno. Tan pronto como reciba esta señal, pare de comer. Aprender a reconocer esta sensación le tomará práctica y deberá estar atento. Cuando note que se está llenando, quite su plato de la mesa de inmediato y levántese de la mesa si puede.

- **Separe los alimentos en porciones.** Mida las porciones especialmente cuando está comenzando a hacer los cambios. Es increíble cómo de fácil una 1/2 taza de arroz puede "crecer" a una porción de 1 taza. Cuando pueda, coma alimentos que ya están divididos en porciones.

- **Escoja porciones más pequeñas.** Cuando coma fuera de casa, escoja aperitivos o platos pequeños en vez de platos principales, o pida un menú infantil. Esto le ayudará a comer menos calorías. Sólo toma comer 100 calorías de más al día durante un año para aumentar 10 libras ese año. Eso equivale a comer simplemente una tortilla o rebanada de pan más al día. La guía de alimentos de la tabla 13.2, en las páginas 250–257, contiene una lista de las porciones normales para una variedad de alimentos.

- **Mida su tiempo.** Que se convierta en un hábito el esperar 15 minutos después de comer antes de servirse otra porción o comenzar a comer el postre o un tentempié o merienda. A menudo verá que es suficiente tiempo para que el impulso de comer más, desaparezca.

Retos comunes de perder peso

"Necesito perder 10 libras en las siguientes dos semanas. Quiero lucir bien para un evento especial".

¿Le suena familiar? Casi todo el mundo que ha intentado perder peso quiere perderlo rápido. Hay cientos de dietas que prometen formas rápidas y fáciles para perder peso. Estas promesas son falsas. No hay ninguna "varita mágica". Si suena demasiado bueno para ser verdad, es muy posible que así sea.

Durante los primeros días de casi cualquier plan para perder peso, su cuerpo pierde sobre todo agua, junto con un poco de músculo. Esto puede sumar hasta 5 o incluso 10 libras (2 a 5 kg). Debido a esto, las dietas de moda pueden decir que tienen éxito, pero las libras vuelven en cuanto usted vuelva a sus viejos hábitos. Así mismo, las dietas de moda a menudo no están bien equilibradas en cuanto al tipo de alimentos y las cantidades permitidas de los mismos. Debido a esto, puede usted experimentar mareos, dolores de cabeza, estreñimiento, fatiga y problemas de sueño.

En vez de perder el tiempo con dietas de moda, hágalo bien. Póngase metas pequeñas y realistas. Haga planes de acción (propósitos), y practique pensamientos positivos (véanse los capítulos 2 y 5). Usted no aumentó de la noche a la mañana, así que tampoco desaparecerá así.

"No puedo perder las últimas libras".

Casi todo el mundo llega al punto donde la pérdida de peso para a pesar de seguir trabajando arduamente para lograrlo. Estas "mesetas" o estancamientos son frustrantes y pueden hacer que usted quiera darse por vencido. Pero los estancamientos a menudo son temporales. Pueden querer decir que su cuerpo se ha acostumbrado a tomar menos calorías y hacer más actividad. Resista la tentación de disminuir más el número de calorías. Esto puede hacer que su cuerpo queme menos calorías, lo que hará que la pérdida de peso sea incluso más difícil.

Pregúntese a sí mismo si esas 1,2, o incluso 5 libras, realmente van a marcar la diferencia. Si usted se siente bien, y está manejando bien su dolor, el nivel de energía, el azúcar en su sangre y sus otros problemas de salud, es posible que no necesite perder más peso. Si está relativamente sano, sigue activo y come una dieta saludable, normalmente no es malo tener unas cuantas libras de más. Sin embargo, si usted decide que esas libras deben desaparecer, intente las siguientes tácticas:

■ En vez de enfocarse en la pérdida de peso, enfóquese en mantenerse en el mismo peso durante unas cuantas semanas. Entonces vuelva a su plan para perder peso.

■ Aumente la cantidad de actividad física que hace. Puede que su cuerpo se haya acostumbrado a su nuevo peso y por tanto necesite menos calorías, por lo que usted necesitará hacer más ejercicio para quemar más calorías. Añadir más ejercicio puede ayudarle a hacer que su cuerpo comience a quemar más calorías. (En los capítulos 7, 8 y 9 puede usted encontrar consejos para aumentar de forma segura la cantidad de ejercicio que hace.)

- Siga pensando positivamente. Recuerde todo lo que ha logrado. Escriba sus logros en un papel y póngalo donde lo pueda ver.

"Cuando intento perder peso siempre me siento privado de todos los alimentos que me gustan".

Usted es una persona especial. Los cambios que decida hacer tienen que corresponder con sus gustos, lo que no le gusta y sus necesidades. Desafortunadamente, nos sugestionamos con pensamientos rígidos sobre qué debemos de hacer o no hacer en vez de darnos el apoyo y el ánimo que necesitamos para perder peso. Reemplace estos pensamientos rígidos por pensamientos positivos que funcionen para usted (en el capítulo 5 puede encontrar más información sobre el pensamiento positivo.) Aquí tiene un par de ejemplos:

- Reemplace los pensamientos que incluyan las palabras *nunca, siempre* y *evitar*. En su lugar, dígase a sí mismo que puede disfrutar de ciertas cosas de vez en cuando "pero la mayoría del tiempo las elecciones más sana serán mejor para mí".

- Dígase a sí mismo que está reentrenando su paladar y que hacer elecciones más sanas le puede ayudar a manejar su peso y sentirse mejor.

"Como demasiado rápido o termino de comer antes que todos los demás y me sirvo otra vez".

Si usted termina de comer en tan sólo unos minutos o antes que todos los demás en la mesa, lo más seguro es que esté comiendo demasiado rápido. Puede que esté haciendo esto por unas cuantas razones. Puede que llegue a la hora de comer demasiado hambriento porque ha pasado demasiado tiempo entre comidas o desde que comió un tentempié. Cuando por fin puede comer, devorará la comida. Puede que tenga usted prisa, o esté ansioso o estresado cuando se sienta a comer. Disminuir la velocidad a la que come puede ayudarle a comer menos y a disfrutar de la comida más. Aquí tiene algunos consejos para disminuir la velocidad a la que come:

- No se salte ninguna comida. Coma regularmente para evitar estar demasiado hambriento.

- Haga como un juego en el que intenta no ser el primero en la mesa en terminar de comer.

- Si se encuentra usted pensando, "eso estaba bueno; voy a comer más para asegurarme", lo que normalmente quiere decir es que no está usted prestando atención cuando estaba comiendo. Para cambiar esto, piense en la comida mientras que se la está comiendo y en cuánto la está disfrutando. Mientras que come, evite las distracciones de los amigos, los videojuegos o la televisión.

- Tome bocados pequeños, mastique lentamente y trague cada bocado antes de tomar otro. Masticar bien la comida le ayudará a disfrutarla más y se sentirá mejor después de terminar. También reduce la acidez estomacal y otras molestias estomacales.

- Pruebe un método de relajación media hora antes de comer. Hablamos de varios de estos métodos en el capítulo 5.

"No puedo hacerlo yo solo".

Perder peso es un gran reto y muchas veces simplemente necesitamos el apoyo y consejos de otras personas. Por ejemplo, póngase en contacto con cualquiera de los siguientes recursos.

■ Un dietista certificado a través de su plan de salud, su hospital local o la página de internet de la Academia de Nutrición y Dietética (www.eatright.org página web en inglés con un poco de información en español)

■ Un grupo de apoyo como "*Weight Watchers*" o "*Take Off Pounds Sensibly (TOPS)*", donde se reúna con otras personas que están intentando perder peso o mantener un peso saludable. En las páginas de internet de estos dos grupos hay una sección para encontrar información, reuniones en su zona y recetas en español.

■ Un programa o clase para perder peso, que lo ofrezca su departamento de salud local, el hospital local, su plan de seguro, una escuela comunitaria o su empleador.

Retos comunes para mantener un peso saludable

"¡He probado muchas dietas y he perdido mucho peso, pero siempre lo vuelvo a recuperar, incluso más de lo que perdí. Es muy frustrante, y simplemente no entiendo por qué pasa eso!"

Esto es lo que le ocurre a la mayoría de la gente. Es la desventaja de las dietas rápidas y fáciles, porque a menudo requieren cambios drásticos. No se enfocan en los hábitos alimenticios a largo plazo, en el ejercicio ni en el estilo de vida. Normalmente, después de que se ha cansado usted de la dieta o ha llegado a su meta, vuelve a sus hábitos antiguos y el peso regresa. A veces incluso aumenta más de lo que perdió.

La clave para mantener un peso saludable es desarrollar unos hábitos saludables de comida y ejercicio, de los que usted disfrute y que se ajusten a su estilo de vida de manera que sean fáciles de seguir. Ya hemos hablado de algunos consejos anteriormente en este capítulo. Aquí tiene algunos más:

■ Pésese a menudo y ponga una "alarma" personal en cuanto al aumento de peso. Puede ser aumentar un número de libras en específico (por ejemplo 3 libras). Si llega a este número, vuelva a su programa de manejo de su peso. Cuanto antes comience, antes adelgazará esas libras que ha aumentado.

■ Vigile su nivel de actividad. Hacer ejercicio de tres a cinco veces a la semana mejora sus posibilidades de no aumentar de peso. Las investigaciones sugieren que la gente que consigue mantener la pérdida de peso con éxito son los que hacen casi una hora al día de ejercicio. Esto puede parecer mucho, pero incluye las actividades normales durante el día así como los ejercicios planeados. También, recuerde que aumentar la actividad no significa simplemente hacer ejercicio durante más tiempo. Puede significar ir más de prisa o hacer algo que sea más duro, como andar cuesta arriba o nadar con remos.

"Como alimentos sanos y porciones razonables durante un tiempo, pero luego pasa algo que está fuera de mi control, y entonces ya no me importa

lo que como. Antes de darme cuenta, he vuelto a mis viejos hábitos de alimentación".

Todo el mundo va a descuidarse de vez en cuando, nadie es perfecto. Sólo ha sido un pequeño resbalón, no se preocupe. Simplemente vuelva a su plan. Si el resbalón es mayor, intente averiguar lo que pasó. ¿Hay algo que está acaparando su atención? Si es así, el manejo de su peso puede tener que pasar a segunda línea. Está bien. Cuanto antes se dé usted cuenta de esto, mejor será. Póngase una fecha para volver a empezar su programa de manejo de peso. Si el momento es el adecuado pero sigue siendo

un reto manejar lo que come, puede que usted quiera apuntarse a un grupo de apoyo para perder peso. Comprométase durante al menos 4 a 6 meses y busque un grupo que haga lo siguiente:

- Ponga énfasis en la alimentación saludable
- Ponga énfasis en cambios de por vida en los hábitos alimenticios y en el estilo de vida
- Dé apoyo en la forma de reuniones regulares y/o seguimiento a largo plazo
- No haga promesas milagrosas ni le da garantías
- No dependa de comidas especiales o suplementos

Retos comunes para ganar peso

A veces los problemas de salud a largo plazo hacen que sea difícil ganar peso o mantenerlo. Su condición o su tratamiento pueden hacer que sea difícil para usted comer porque no tiene hambre. A veces está triste o deprimido, y su cuerpo es incapaz de usar los alimentos que consigue, o quema las calorías antes de que pueda usted reemplazarlas.

Cuando no tiene hambre o tiene dificultad para comer, hay pocos alimentos que suenan apetecibles. Cuando le ocurra esto, es importante seguir comiendo. Usted necesita comer para mantener su energía y fortaleza. Esto es una prioridad más importante que asegurarse de que lo que come sea sano. Durante estos momentos, coma lo que pueda. Probablemente sea una cosa temporal, y luego puede volver a comer sano.

Para aumentar de peso, al igual que para perderlo, es mejor ir despacio y ser constante. Intente hacer el plan 200 (véase la página 268)

y coma 100 calorías más al día todos los días. Aumentando sólo esta cantidad puede ganar 10 libras en un año. Elija alimentos de los que disfrute, enfóquese en sus favoritos. Tenga a mano comidas fáciles de preparar o preparadas de antemano para no tener que pasar mucho tiempo cocinando.

Si usted nota que no puede mantener el peso que desea, que pierde peso continuamente o que pierde mucho peso de golpe, sepa que no está solo. Veamos los problemas más frecuentes relacionados con la pérdida de peso y algunas sugerencias para manejarlos.

"No sé cómo añadir calorías en mi dieta".

Aquí tiene algunas maneras de aumentar la cantidad de calorías y nutrientes que usted come sin aumentar la cantidad de comida:

- Escoja alimentos que tengan un alto contenido en grasa, porque la grasa nos da muchas más calorías que los carbohidratos o las proteínas. Recuerde escoger alimentos con grasas buenas (véase la página 233). Por ejemplo, picotee o coma meriendas que contengan alimentos ricos en calorías como aguacates, frutos secos o mantequillas de frutos secos.

■ Coma frutas deshidratadas o secas, o néctares en vez de frutas frescas y jugos normales.

■ Escoja batatas (o camotes) en vez de las patatas blancas.

■ Use leche entera en vez de productos lácteos bajos en grasa. Úsela también en vez del caldo o el agua cuando haga sopas o salsas.

■ Tome un suplemento nutricional líquido con sus comidas o entre ellas.

■ Tome bebidas altas en calorías, como batidos, malteadas, licuados de frutas y ponche de huevo o rompope.

■ Añada queso rallado, frutos secos, frutas secas o deshidratadas y semillas a sus ensaladas, sopas y guisados.

"Simplemente no tengo apetito".

Consulte con su médico o un dietista registrado para determinar si los siguientes consejos son apropiados para usted:

■ Coma pequeñas comidas varias veces al día.

■ Mantenga algunos frutos secos o frutas deshidratadas o secas a mano, y coma un puñado varias veces al día.

■ Coma primero los alimentos con más calorías, y por último los que tienen menos (por ejemplo, coma pan con mantequilla antes que las espinacas cocidas).

■ Añada leche entera o leche en polvo a las salsas, cereales, sopas y guisos.

■ Añada queso rallado a los vegetales y otros platos.

■ Añada mantequilla, margarina o crema agria encima de algunos alimentos.

■ Considere tener siempre un tentempié cerca de la cama para comer algo cuando se despierte en la mitad de la noche.

La gente viene en muchas formas y tamaños, pero si llevan demasiado peso, o demasiado poco peso, puede afectar a los síntomas de su dolor y a su salud en general. El peso perfecto o "ideal" no existe, sino más bien un rango de libras que es recomendable y bueno para usted. Estar en un peso sano ayuda a conseguir un bienestar general, tanto para su cuerpo como para su mente.

La mejor forma, y la más inteligente, de conseguir un peso saludable es comer de forma saludable y mantenerse activo. Una vez que logre llegar a su peso saludable, es importante mantenerse en ese rango. Escoja las estrategias a largo plazo realistas, que pueda mantener en vez de intentar arreglos rápidos que a menudo no funcionan. Centre su atención en el éxito añadiendo pequeños cambios a través del tiempo.

Otros recursos para explorar

Biblioteca Nacional de Medicina (*National Library of Medicine*). Información sobre el control de peso: http://www.nlm.nih.gov/medlineplus/spanish/weightcontrol.html

Biblioteca Nacional de Medicina (*National Library of Medicine*). Información sobre la obesidad: http://www.nlm.nih.gov/medlineplus/spanish/obesity.html

Centros para el Control y la Prevención de Enfermedades (*Centers for Disease Control and Prevention*): http://www.cdc.gov/healthyweight/espanol/losingweight/index.html

Departamento de Salud y Servicios Humanos de los Estados Unidos, Oficina de la Prevención de Enfermedades y la Promoción de Salud (*U.S. Department of Health and Human Services, Office of Disease Prevention and Health Promotion*): http://healthfinder.gov/espanol

Red de Información sobre el Control de Peso (*Weight-control Information Network*). Para publicaciones en español: http://win.niddk.nih.gov/publications/index.htm#spanish

Sugerencias de lecturas complementarias

Para aprender más acerca de los temas de los que hablamos en este capítulo, le sugerimos que explore los siguientes recursos:

Fortunato, Mario. *Dieta mediterránea: Mejores recetas de la cocina mediterránea para bajar de peso saludablemente.* CreateSpace Independent Publishing Platform, 2013.

Fortunato, Mario. *50 mejores recetas de ensaladas para bajar de peso y desintoxicar el cuerpo.* CreateSpace Independent Publishing Platform, 2013.

Fortunato, Mario. *Recetas para activar el metabolismo y bajar de peso sin hacer dieta.* CreateSpace Independent Publishing Platform, 2014.

Henrud, Donald (ed.). *El plan de la Clínica Mayo: 10 pasos esenciales para tener un cuerpo mejor y una vida más saludable, 3ra edición.* Trillas, 2006.

CAPÍTULO 15

Controlar sus medicamentos

TENER UNA ENFERMEDAD CRÓNICA NORMALMENTE significa tomar uno o más medicamentos. También puede que esté tomando medicamentos para otras condiciones médicas. Entender sus medicamentos y usarlos apropiadamente es una tarea muy importante, y este capítulo le dará pautas generales para ayudarle a hacer precisamente eso. Asegúrese de leer este capítulo antes de leer el capítulo 16, ya que el 16 tiene la información de los medicamentos que se usan para el dolor crónico en específico.

Información general acerca de los medicamentos

Hay poco productos que tengan tanta publicidad o propaganda como los medicamentos. Si leemos una revista, escuchamos la radio o miramos la televisión veremos un flujo constante de anuncios, todos destinados a convencerle de que si tomamos esta píldora, se curarán nuestros síntomas. Dicen, "recomendado por el 90% de los médicos a quienes se preguntó". Pero tenga en cuenta que le pueden haber preguntado a los médicos que trabajan para la compañía farmacéutica, o tan sólo a unos pocos médicos. ¿Y se ha dado cuenta de cómo en los anuncios de la televisión los beneficios del medicamento se presentan con una voz lenta y risueña mientras que los efectos secundarios se recitan muy rápido? Puede ser muy confuso.

A menudo su cuerpo es su propio curandero o sanador, y con el tiempo, muchos de los síntomas y trastornos comunes mejoran. Las recetas que le da la "farmacia interna" de su propio cuerpo son a menudo los tratamientos más seguros y más eficaces. Tener paciencia, observarse cuidadosamente y vigilar junto con su médico y a menudo son muy buenas elecciones.

Los medicamentos pueden ser una parte importante en el manejo de la condición crónica, pero no la curan. Los medicamentos generalmente tienen una de las siguientes funciones:

- Aliviar los síntomas. Una pastilla de nitroglicerina expande los vasos sanguíneos, permitiendo que más sangre llegue al corazón, lo que alivia los síntomas de la angina de pecho. El acetaminofeno (Tylenol®) puede aliviar el dolor. Un medicamento antidepresivo puede aliviar la depresión y mejorar el estado de ánimo.

- Prevenir problemas mayores. Por ejemplo, los medicamentos anticoagulantes que diluyen la sangre, ayudan a prevenir la formación de los coágulos que pueden causar derrame cerebral y problemas de pulmón.

- Mejorar o disminuir el progreso de una enfermedad. Los medicamentos antiinflamatorios sin esteroides (NSAIDS por sus siglas en inglés), pueden ayudar aliviar el proceso inflamatorio de la artritis. Del mismo modo, los medicamentos para la hipertensión ayudan a disminuir la presión sanguínea.

- Reemplazar las sustancias que nuestro cuerpo ya no está produciendo adecuadamente. La insulina se usa para el manejo de la diabetes y los medicamentos para el tiroides se usan para controlar el hipotiroidismo.

Cuando se toman los medicamentos para aliviar los síntomas como el dolor, la depresión o la ansiedad, esperamos conseguir alivio inmediato para nuestros síntomas. Pero a veces, la cantidad de medicamento tiene que aumentar en su cuerpo antes de que empecemos a notar cualquier alivio. Es importante hablar con su médico o enfermera acerca de la cantidad de tiempo que tendrá que tomar el medicamento antes de decidir si es una buena solución para usted.

Cuando el propósito del medicamento es disminuir las consecuencias de la enfermedad o ralentizar su curso, puede que usted no se dé cuenta de que el medicamento de hecho esté funcionando. Esto puede hacerle pensar que el medicamento no funciona. Es importante seguir tomando el medicamento, aunque no vea ni sienta la forma en que le está ayudando. Si le preocupa algo, hable con su proveedor de cuidados de salud.

La sociedad moderna paga un precio por tener unas herramientas farmacéuticas tan poderosas a nuestro servicio. Todos los medicamentos además de ser de ayuda también tienen efectos secundarios no deseados. Algunos de estos efectos secundarios son predecibles y pequeños, y algunos son inesperados y mortales.

Aproximadamente del 5 al 10 por ciento de todas las admisiones al hospital son debidas a reacciones a los medicamentos. Al mismo tiempo, no tomar los medicamentos de la manera que se los han recetado también puede ser una causa seria de hospitalización.

Los medicamentos y el poder de la mente: espere lo mejor

Los medicamentos afectan a su cuerpo de dos maneras. La primera es debido a la naturaleza química del medicamento en cuestión. La segunda la desencadena sus creencias y expectativas. Sus creencias y la confianza que usted tenga puede cambiar los elementos químicos de su cuerpo y sus síntomas. Esta reacción, llamada el efecto placebo, es un ejemplo de cómo de cerca están conectados nuestro cuerpo y nuestra mente.

Muchos estudios han demostrado el poder del placebo: el poder de la mente sobre el cuerpo. Cuando se le da un placebo a la gente (una píldora que no contiene medicamento), algunos mejoran aún así. Los placebos pueden aliviar el dolor de espalda, la fatiga, la artritis, los dolores de cabeza, las alergias, la hipertensión, el insomnio, el asma, el síndrome de colon irritable y los trastornos digestivos crónicos, la depresión, la ansiedad y el dolor después de una operación quirúrgica. El efecto no durará indefinidamente pero puede durar un tiempo. El efecto placebo demuestra claramente que nuestras creencias y expectativas positivas pueden activar nuestro mecanismo de auto-curación. Usted puede aprender a aprovechar esta poderosa farmacia interna.

Siempre que se toma sus medicamentos, está usted tragando sus expectativas y creencias además de la píldora. ¡Así que es importante esperar lo mejor! Veamos algunas maneras de hacer eso.

- Examine sus creencias acerca del tratamiento. Si usted se dice a sí mismo: "no me gusta tomar medicamentos" o "los medicamentos siempre me producen efectos secundarios malos", ¿cómo cree que responderá su cuerpo? Si usted duda que el tratamiento que le han recetado pueda ayudarle con sus síntomas o su trastorno, esta actitud negativa debilitará la capacidad de la píldora de ayudarle. Usted puede cambiar estas imágenes negativas por unas más positivas. Revise lo que hablamos en el capítulo 5 acerca de pensamientos positivos para tener una guía de cómo hacerlo.

- Piense en su medicamento de la misma manera en que piensa en las vitaminas. Mucha gente relaciona imágenes saludables con las vitaminas. Tomar una vitamina le hace pensar que está haciendo algo positivo para prevenir las enfermedades y promover su salud. Si usted piensa en sus medicamentos como ayudantes para restaurar y promover su salud, igual que hace con las vitaminas, puede que obtenga mayores beneficios de los medicamentos.

- Imagine cómo le está ayudando el medicamento. Desarrolle una imagen mental de cómo le está ayudando a su cuerpo el medicamento. Por ejemplo, si está tomando un medicamento para el dolor, dígase a sí mismo que este medicamento ha encontrado un camino para llegar al sistema nervioso central y está cerrando la compuerta del dolor. Para algunas personas, funciona muy bien formar imágenes mentales vívidas. Por ejemplo, un antibiótico se puede imaginar como una escoba que barre los gérmenes echándolos fuera de su cuerpo. No se preocupe de si su imagen es correcta en términos médicos. Lo que cuenta es sus creencias en una imagen clara y positiva.

■ Tenga en cuenta por qué está usted tomando el medicamento. No está usted tomando el medicamento sólo porque su médico le ha dicho que lo haga. Usted está tomando el medicamento para ayudarle a vivir su vida. Por lo tanto, es importante que entienda cómo le está ayudando el medicamento. Use esta información para ayudar al medicamento a hacer su trabajo. Suponga que un hombre con dolor en la zona lumbar toma un medicamento antidepresivo para mejorar su dolor y su estado de ánimo. Le han dicho que le hará sentirse somnoliento y mareado y le causará tener sequedad en la boca. Así que, eso es lo que piensa que va a pasar y eso es lo que acaba sintiendo. Pero imagine que le han dicho que lo más seguro es que los síntomas sean temporales, y que lo que quiere decir es que el medicamento está funcionando. En unas semanas empezará a sentir una mejoría de su dolor y de su estado de ánimo. Entonces podrá tomar acciones para contrarrestar los efectos secundarios y a menudo le es más fácil tolerarlos. (Véase el capítulo 16, páginas 306–307, para los consejos de cómo manejar los medicamentos para el dolor.)

Tomar varios medicamentos a la vez

La gente que tiene dolor crónico a menudo tiene también otros problemas de salud. Cuando este es el caso, a menudo toman muchos medicamentos: analgésicos para el dolor, medicamentos para bajar la presión sanguínea y el colesterol, medicamentos para mejorar el estado de ánimo o manejar la depresión, antiácidos para la acidez de estómago, además de una serie de remedios que no necesitan receta médica o remedios de hierbas medicinales. Cuantos más medicamentos (incluyendo las vitaminas y los medicamentos sin necesidad de receta médica) se tomen, mayor es el riesgo de tener reacciones desagradables. Así mismo, no todos los medicamentos funcionan bien cuando se combinan, o cuando se toman juntos, sino que a veces causan problemas. Afortunadamente, a menudo es posible tomar menos medicamentos y disminuir el riesgo. Sin embargo, no se debe de hacer esto sin la ayuda de un médico o enfermera. La mayoría de la gente no cambiaría los ingredientes de una receta de cocina complicada o desecharía unas cuantas partes del carro cuando lo esté arreglando. No es que estas cosas no se puedan hacer, sino que si quiere los mejores resultados y los más seguros, entonces puede que necesite un experto.

Comunicarse acerca de sus medicamentos

Para ser una persona proactiva en el manejo de su condición, usted necesita conocer la información sobre sus medicamentos para poder manejarlos con éxito. La forma en que usted responda a cualquiera de los medicamentos que está tomando dependerá de su edad, su metabolismo, su actividad diaria, los altibajos de sus síntomas, sus condiciones crónicas, su genética y su estado de ánimo. Para asegurarse de que aprovecha sus medicamentos al máximo, su médico depende de usted. Informe de los efectos que le produce cada medicamento a sus síntomas, así como los efectos secundarios. Basándose en esta información tan importante, su médico puede decidir continuar, aumentar, parar o cambiar sus medicamentos. En una buena relación del paciente con su médico hay un intercambio continuo de información útil.

Desafortunadamente, esta comunicación esencial a menudo se descuida. Los estudios han demostrado que menos del cinco por ciento de los pacientes que reciben nuevas recetas hace preguntas acerca de las mismas. Los médicos suelen interpretar el silencio de sus pacientes como que están entendiendo y que están satisfechos. Los problemas comienzan cuando los pacientes no reciben la suficiente información acerca de los medicamentos, o no entienden cómo deben de tomarlos. Además, demasiado a menudo la gente no sigue las instrucciones. El uso seguro y efectivo de los medicamentos depende de la experiencia de su médico, pero igual de importante es su entendimiento de cuándo y cómo debe de tomar su medicamento. Usted debe de hacer preguntas y debe de tomar las precauciones necesarias. (La información sobre comunicación en el capítulo 11 puede ayudar.)

Algunas personas tienen miedo de hacer preguntas. Tienen miedo de parecer ingenuos o tontos, o de que el médico piense que están desafiando su autoridad. Pero hacer preguntas es una parte necesaria de la relación con su proveedor de cuidados de salud.

El objetivo del tratamiento es aprovechar al máximo los beneficios y minimizar los riesgos. Esto quiere decir tomar cuantos menos medicamentos sea posible, en las dosis más pequeñas que sean efectivas, durante el período de tiempo más corto posible. Que los medicamentos que tome sean de ayuda o le hagan daño, a menudo dependerá de cuánto sabe usted sobre el medicamento y cómo de bien se comunica con su médico y otros proveedores de salud.

Qué decirle a su médico

Hay información vital sobre los medicamentos que debe de mencionar durante su consulta, aunque su médico o enfermera no le pregunte al respecto.

Dígale a su proveedor de salud si está tomando cualquier otro medicamento

Haga una lista de todos los medicamentos con receta y sin receta que esté tomando, incluyendo las píldoras anticonceptivas, las vitaminas, la aspirina, los antiácidos, los laxativos, el alcohol y los remedios naturales. Una forma fácil es mantener una lista, que esté al día, de todos los medicamentos junto con las cantidades que toma (dosis) de cada uno, y tráigala con usted a todas las citas médicas que tenga. O traiga todos sus medicamentos con usted. Decir que está tomando "las pastillas verdes pequeñas" no es muy útil.

Comunicarse bien sobre todos los medicamentos que está usted tomando es especialmente importante si es que está usted consultando con más de un médico. Cada médico no tiene por qué saber lo que le ha recetado el otro. Saber todos los medicamentos y suplementos que está tomando es esencial para poder hacer un diagnóstico correcto y poner un tratamiento adecuado. Por ejemplo, si usted tiene síntomas como nausea, diarrea, insomnio o somnolencia, mareos, pérdida de memoria, impotencia o fatiga, puede que sean los efectos secundarios de algún medicamento en vez de su dolor crónico u otro trastorno. Si su médico no sabe cuáles son todos los medicamentos que está tomando, no podrá interpretar sus síntomas de manera adecuada ni podrá protegerle de la posible interacción entre medicamentos.

Dígale a su proveedor de salud si ha tenido reacciones alérgicas o inusuales a ciertos medicamentos

Describa los síntomas o reacciones inusuales que le ha causado el medicamento. Sea específico: informe sobre el nombre del medicamento (si es que lo sabe) y exactamente qué tipo de reacción fue. Tener un sarpullido o ronchas en la piel, fiebre o respiración sibilante después de tomar el medicamento, es a menudo una señal de que ha tenido usted una verdadera reacción alérgica. Si usted tiene cualquiera de estos síntomas, llame a su médico inmediatamente. Las nauseas, diarrea, pitido en los oídos, mareos o vértigo, somnolencia y necesidad frecuente de orinar, probablemente sean efectos secundarios

en vez de verdaderas alergias al medicamento, pero todavía debe de mencionárselo al médico cuando estén hablando de los medicamentos.

Dígale a su proveedor de salud qué otros trastornos médicos tiene usted, además del dolor crónico

Muchas enfermedades pueden interferir con la acción de un medicamento o aumentar el riesgo de usar ciertos medicamentos. Es especialmente importante mencionar las enfermedades que involucran los riñones o el hígado porque pueden disminuir el ritmo del metabolismo de muchos de los medicamentos y aumentar sus efectos tóxicos. Su médico también puede evitar recetar ciertos medicamentos si usted tiene o ha tenido enfermedades como alta presión sanguínea, enfermedad ulcerosa péptica, asma, enfermedades cardiovasculares, diabetes o problemas de próstata. Asegúrese de decirle si puede usted estar embarazada o está dando de mamar. Muchos de los medicamentos no se pueden usar de manera segura en estas situaciones.

Dígale a su proveedor de salud qué medicamentos han probado en el pasado para tratar su trastorno o condición

Es una buena idea tener una lista de las recetas anteriores así como sus medicamentos actuales. Saber lo que ya ha probado y cómo reaccionó usted ayudará a que su médico haga una buena recomendación para cualquier nuevo medicamento que necesite. Sin embargo, el hecho de que el medicamento no funcionó en el pasado no quiere decir necesariamente que no pueda funcionar ahora o que no se deba probar de nuevo. El dolor crónico y otras enfermedades cambian, y el mismo medicamento puede funcionar la segunda vez.

Lo que debe de preguntar a su médico, enfermera o farmacéutico

Hay información importante que usted necesita saber acerca de sus medicamentos. Cuando habla de los medicamentos con su médico, enfermera o farmacéutico (aprenda más sobre los farmacéuticos en el recuadro titulado "Unas palabras acerca de los farmacéuticos"), haga las siguientes preguntas:

¿Realmente necesito este medicamento?

Algunos proveedores recetan medicamentos no porque sean realmente necesarios, sino porque piensan que los pacientes quieren y esperan recibir medicamentos. No presione al médico para que le dé medicamentos. Muchos medicamentos nuevos cuentan con demasiada publicidad y están demasiado promocionados por las compañías farmacéuticas incluso antes de saber si son peligrosos o de conocer todos los efectos secundarios. Así que tenga cuidado al pedir los medicamentos más nuevos a su médico. Conozca sus opciones. Cuando le recomienden un tratamiento, pregunte que es lo más probable que pueda pasar si no lo sigue o decide posponerlo. Aunque a veces es necesario un medicamento poderoso, otras veces la mejor medicina es no tomar ningún medicamento. Si su médico no le receta ningún medicamento, considérelo buenas noticias. Pregunte sobre las alternativas no farmacológicas. Para el dolor crónico los cambios en el estilo de vida como el ejercicio, la dieta y el manejo del estrés pueden tener mejor resultados que los medicamentos.

¿Cuál es el nombre de este medicamento, y qué dosis debo de tomar?

Mantenga un diario con todos los medicamentos que tome y póngalo al día habitualmente.

Anote el nombre de la marca, el nombre genérico (del componente químico), y la dosis que le han recetado (por ejemplo: Tylenol ®, acetaminofeno, 200 mg tres veces al día). Compruebe toda la información cuando le den el medicamento recetado en la farmacia. Si el medicamento no coincide con la información que usted tiene en su diario, pregunte al farmacéutico y que le explique la diferencia. Esta es la mejor protección que usted tendrá para no pasar por una confusión de medicamentos.

¿Qué es lo que se supone que debe de hacer el medicamento y cómo de rápido funcionará?

Su proveedor de cuidados de salud debe de decirle porqué le receta el medicamento en cuestión y cómo le va a ayudar. ¿Servirá el medicamento para prolongar su vida, aliviar los síntomas o mejorar su capacidad de funcionar? Por ejemplo, si le recetan un medicamento para controlar la alta presión sanguínea, lo estará tomando principalmente para prevenir las complicaciones futuras (como un derrame cerebrovascular o enfermedades cardiovasculares) más que para parar los dolores de cabeza. Por otro lado, si le dan un medicamento para aliviar el dolor como el ibuprofeno (Motrin®), el propósito es ayudar a aliviar el dolor de cabeza. También debe de saber cómo de pronto puede esperar ver resultados. Los medicamentos que tratan las infecciones o inflamaciones pueden tardar de varios días a una semana en mostrar las mejoras. Los medicamentos antidepresivos y algunos medicamentos para el dolor crónico y la artritis normalmente tardan varias semanas en comenzar a aliviarle.

¿Cómo y cuándo debo tomar este medicamento, y durante cuánto tiempo?

Para que los medicamentos sean efectivos, usted debe de tomarlos *cuando* se lo digan, *en las cantidades* que se lo receten, y *durante la cantidad de tiempo* que le digan que los debe de tomar. Esto es crucial para que sea un uso seguro y efectivo. ¿Qué quiere decir cada 6 horas: cada 6 horas cuando esté despierto, o cada 6 horas las 24 horas del día? ¿Debe de tomarse el medicamento antes de las comidas, con las comidas o entre las comidas? ¿Qué debe de hacer usted si accidentalmente se salta una dosis? ¿Debe de saltársela esta vez, tomar una dosis doble la próxima vez o tomarlo tan pronto como se acuerde que se la ha saltado? ¿Debe de continuar tomando el medicamento hasta que tenga menos síntomas o hasta que termine el medicamento que le dieron? Algunos medicamentos se recetan para tomar según sea necesario. Para esos medicamentos, usted necesita saber cuándo debe de comenzar el tratamiento y cuándo debe de terminarlo, y cuánto medicamento debe de tomar. Elabore un plan con su médico que satisfaga sus necesidades individuales.

Es de vital importancia tomar todos los medicamentos de manera correcta. Aún así casi el 40 por ciento de la gente informa de que su médico no le dijo cómo tomar el medicamento o cuánto tomar. Si usted no está seguro acerca de su receta, contacte con su médico, enfermera o farmacéutico.

¿Qué alimentos, bebidas, otros medicamentos o actividades debo de evitar mientras que esté tomando este medicamento?

Los alimentos pueden proteger el estómago del posible daño de los medicamentos, pero hay ciertos alimentos que también pueden hacer que los medicamentos no sean efectivos. Por ejemplo, los productos lácteos o los antiácidos bloquean la absorción del antibiótico tetraciclina. Es mejor tomar este medicamento con el estómago vacío. Algunos medicamentos hacen que nos volvamos más sensibles al sol, poniéndonos en un mayor riesgo de quemarnos la piel. Pregunte si el medicamento interfiere con poder manejar o usar maquinaria pesada de manera segura, o si se debe de evitar tomar alcohol mientras se está tomando este medicamento. Otros medicamentos, incluso algunos que no necesitan receta médica o drogas de uso recreativo, pueden o bien aumentar o disminuir los efectos de los medicamentos recetados. Tomar aspirina a la vez que un medicamento anticoagulante, por ejemplo, puede resultar en una posible hemorragia. Cuantos más medicamentos esté usted tomando, más posibilidades hay de tener una interacción no deseada. Pregunte acerca de las posibles interacciones entre dos medicamentos y entre un medicamento con ciertos alimentos.

¿Cuáles son los efectos secundarios más comunes y qué debo de hacer si ocurren?

Todos los medicamentos tienen efectos secundarios. Tiene usted que saber qué síntomas buscar y qué hacer si los empieza a sentir. ¿Debe usted de buscar atención médica de inmediato, parar de tomar el medicamento o llamar a su médico? Aunque no se puede esperar que el médico y la enfermera puedan describir todos los posibles efectos secundarios, le deben de hablar de los más comunes e importantes. Desafortunadamente, una encuesta reciente muestra que el 70 por ciento de la gente que empieza un nuevo medicamento, no se acordaba si su médico o farmacéutico le había hablado de las precauciones y posibles efectos secundarios. Por lo tanto, depende de usted el preguntar.

¿Hay alguna prueba necesaria para vigilar el uso de este medicamento?

La forma de vigilar el efecto de la mayoría de los medicamentos es ver si los síntomas mejoran o empeoran. Sin embargo, algunos medicamentos pueden alterar la química del cuerpo antes de que se desarrolle algún síntoma. A veces estas reacciones adversas se pueden detectar por las pruebas de laboratorio como el análisis de sangre o prueba de la función hepática. Además, los niveles de algunos medicamentos en la sangre necesitan medirse periódicamente para asegurarse que está obteniendo las cantidades adecuadas. Pregunte a su proveedor si el medicamento que le está recetando tiene cualquiera de estos chequeos especiales.

Si decido que no quiero tomar este medicamento durante una temporada o nunca, ¿puedo parar de repente?

Si el medicamento no está mejorando su dolor u otros síntomas, si no está permitiéndole hacer más cosas o si le está causando efectos secundarios inaceptables para usted, puede que le dé la tentación de parar de tomarlo. Algunos medicamentos, especialmente los que se usan para el dolor crónico y otras condiciones, no se pueden parar de tomar de repente. Usted necesitará parar de forma gradual, reduciendo la dosis poco a poco. La reducción gradual se hace bajo la supervisión de su proveedor de cuidados de salud. Es importante que no intente hacer esto usted solo. Hable con su proveedor acerca de qué medicamentos necesita dejar y cómo lo puede hacer de manera segura.

¿Hay una alternativa menos cara o un medicamento genérico?

Casi todos los medicamentos tienen al menos dos nombres: un nombre genérico y un nombre comercial. El nombre genérico es el nombre químico del medicamento y se usa para referirse al medicamento en las publicaciones científicas. Los nombres genéricos también se usan para hacer márquetin de ciertos medicamentos que no tienen nombre comercial. El nombre comercial es un nombre exclusivo con el que la compañía farmacéutica que ha desarrollado el medicamento lo vende. En Estados Unidos cuando una compañía farmacéutica desarrolla un nuevo medicamento, tiene el derecho exclusivo de producirlo durante 17 años. Si el medicamento se desarrolla en Canadá los derechos exclusivos son por 20 años. Después de este periodo de tiempo, otras compañías podrán vender equivalentes químicos de dicho medicamento. Estos medicamentos genéricos se consideran igual de seguros y eficaces que el original pero cuestan mucho menos. En algunos casos, su proveedor puede tener una buena razón para preferir una marca en particular. Aún así, si está usted preocupado por el coste del medicamento, pregunte a su médico si hay otros medicamentos disponibles menos caros pero igual de efectivos.

Usted también podrá ahorrar dinero aprendiendo a usar su seguro médico de manera ventajosa. Por ejemplo, su copago puede ser menos si es que obtiene sus medicamentos de

Cómo leer la etiqueta de una receta médica

Una gran fuente de información es la etiqueta que viene en la receta médica. El siguiente dibujo le ayudará a leer las etiquetas de las recetas cuando dicha información no esté disponible en español.

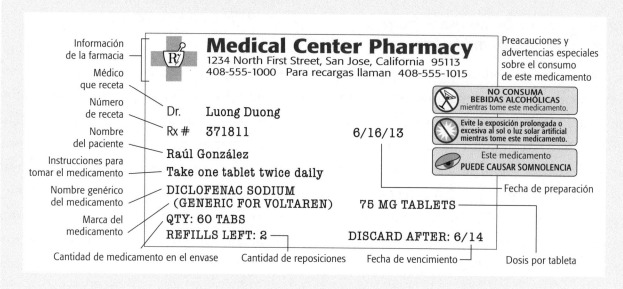

la compañía asignada por su aseguradora. Así mismo, muchas farmacias ofrecen programas de descuento para los adultos de edad avanzada y para la gente con bajos ingresos. Vale la pena preguntar una y otra vez, y es aconsejable pedir los precios en varios lugares. Incluso en la misma ciudad, las diferentes tiendas pueden vender el mismo medicamento a diferentes precios.

¿Hay información escrita sobre este medicamento?

Puede que su médico o enfermera no tenga tiempo para contestar todas sus preguntas. Puede que no se acuerde de todo lo que ha oído. Afortunadamente, hay muchas otras fuentes de información buenas, incluyendo los farmacéuticos, las enfermeras, las instrucciones que vienen en el paquete, los panfletos, libros y páginas de internet.

Tomar sus medicamentos

No importa qué medicamento le hayan recetado, no le hará ningún bien si no lo toma. Casi la mitad de todos los medicamentos no se toman de la manera que fueron recetados. Hay muchas razones por las que la gente no toma los medicamentos que le han recetado: olvido, falta de instrucciones claras, horarios de dosifi-

cación complicados, efectos secundarios molestos, coste, etc. Cualquiera que sea la razón, si es que está teniendo problemas para tomar sus medicamentos de la forma en que se los han recetado, hable de ellos con su proveedor de salud. A menudo, algunos ajustes sencillos pueden hacerlo más fácil. Por ejemplo, si está usted

Unas palabras importantes acerca de los farmacéuticos

Los farmacéuticos son un recurso que se usa poco. Estos profesionales han estudiado en la universidad durante muchos años para aprender sobre medicamentos. Saben cómo actúan los medicamentos dentro del cuerpo y cómo interactúan entre ellos los diferentes medicamentos. Su farmacéutico es un experto y está disponible para fácilmente contestar a sus preguntas cara a cara, por teléfono o incluso por correo electrónico. Además, muchos hospitales, facultades de medicina y facultades de farmacia tienen servicios de información de medicamentos a los que puede llamar para hacer preguntas. Como persona proactiva en el manejo de su dolor crónico, no olvide al farmacéutico. Son unos consultores importantes y útiles.

tomando muchos medicamentos diferentes, a veces se puede eliminar uno o dos. Si es que está tomando un medicamento tres veces al día y otro cuatro veces al día, su proveedor puede que sea capaz de simplificar el régimen, quizás recetando medicamentos que sólo se necesiten tomar una o dos veces al día. Entender más acerca de sus medicamentos, incluyendo cómo le están ayudando, puede motivarle a tomarlos de forma regular.

Si está teniendo problemas tomando sus medicamentos, pregúntese lo siguiente y hable de sus respuestas con su proveedor o farmacéutico:

- ¿Es usted olvidadizo?

- ¿Es difícil entender las instrucciones de cómo y cuándo debe de usar el medicamento?

- ¿Es demasiado complicado el horario para tomar los medicamentos?

- ¿Tienen sus medicamentos efectos secundarios molestos?

- ¿Es su medicamento demasiado caro?

- ¿Piensa que su enfermedad no es tan grave o que no le causa tantos problemas como para que tenga que tomar medicamentos con

regularidad? (Con algunas enfermedades como la alta presión sanguínea, el colesterol alto o el comienzo de diabetes, puede que usted no tenga síntomas.)

- ¿Piensa que el medicamento no va a ayudarle?

- ¿Está negando que tiene usted una enfermedad o problema que necesita tratamiento?

- ¿Ha tenido una mala experiencia con el medicamento que le han recetado o cualquier otro medicamento?

- ¿Conoce a alguien que haya tenido una mala experiencia con este medicamento, y tiene usted miedo de que le ocurra a usted algo parecido?

- ¿Tiene usted miedo de volverse adicto a este medicamento?

- ¿Le da vergüenza tomar este medicamento, lo ve como una señal de debilidad, o tiene miedo de que otras personas le juzguen de manera negativa si saben que debe usted tomar medicamentos?

- ¿Cuáles son algunos de los beneficios que podría usted obtener si toma el medicamento de la forma en que se lo han recetado?

Cómo recordar que tiene que tomar sus medicamentos

Las siguientes son algunas sugerencias para ayudarle a recordar que tiene que tomar sus medicamentos:

- *Coloque el medicamento en un lugar obvio.* Puede poner el medicamento o una nota recordatoria cerca de su cepillo de dientes, en la mesa del desayuno, en su lonchera o en cualquier otro lugar donde lo pueda ver. (Pero tenga cuidado de dónde pone los medicamentos si hay niños alrededor.) O puede poner una nota recordatoria pegada en el espejo del baño, en la puerta del refrigerador, en la cafetera, en la televisión o en cualquier otro lugar fácilmente visible. Si usted relaciona tomar el medicamento con cualquier otro hábito bien establecido, como las horas de las comidas o ver las noticias en la televisión, es más probable que se acuerde.

- *Use una lista u organizador de medicamentos.* Haga una lista de todos los medicamentos que usted toma, las cantidades que toma y cuándo los toma. Otra opción es marcar cada medicamento en el calendario a medida que lo tome. También puede comprar un "organizador de pastillas" en la farmacia. Este contenedor separa las píldoras de acuerdo con la hora y el día en que se deben tomar. Puede rellenar el organizador una vez a la semana de tal forma que todas sus pastillas estén listas para tomarlas en el momento apropiado. Un vistazo rápido al organizador le permitirá saber si se ha olvidado de tomar alguna dosis, y también podrá prevenir tomar una doble dosis. También hay páginas de internet que tienen gráficos que se pueden imprimir: uno es PictureRx

(https://mypicturex.com), pero hay que subscribirse. Otra es la Asociación Americana de Dolor Crónico (ACPA por sus siglas en inglés) (theacpa.org/communication-tools). Busque la tarjeta médica de ACPA (ACPA MedCard) y la de CARE (CARE card) ya que son dos instrumentos muy útiles que usted puede imprimir, rellenar y usar desde su hogar y para las visitas médicas.

- *Use un recordatorio electrónico.* Consiga un reloj con alarma o un teléfono móvil donde pueda poner la alarma, y póngala a la hora que debe de tomar la pastilla. También hay organizadores de pastillas de alta tecnología que hacen un pitido a una hora específica para recordarle que tome su medicamento.

- *Pídales a otras personas que se lo recuerden.* Su familia o miembros de su hogar pueden ayudarle a recordar que debe tomar su medicamento.

- *No deje que su medicamento se le acabe.* Cuando le den una nueva receta, calcule cuándo se terminarán sus píldoras y marque la fecha una semana antes en el calendario. Esto le servirá de recordatorio para obtener la siguiente receta. No espere a tomar la última pastilla. Algunas farmacias de venta por correo ofrecen recambios automáticos, para que los medicamentos lleguen cuando los necesite.

- *Planee antes de viajar.* Si planea viajar, ponga una nota en su equipaje recordándole empacar las pastillas. También lleve consigo una cantidad de medicamento extra en su equipaje de mano en caso de que pierda las pastillas en el equipaje que despache o facture.

Auto-medicarse

También puede usted tomar medicamentos sin necesidad de receta médica (conocidos en inglés como *over the counter*, OTC por sus siglas en inglés) o remedios de hierbas. En un período de dos semanas, casi el 70 por ciento de la gente tomará algún medicamento sin necesidad de receta. Muchos de estos medicamentos son muy eficaces e incluso los médicos los recomiendan. Pero si usted se auto-medica, debe usted saber lo que está tomando, por qué lo está tomando, cómo funciona y cómo usarlo de manera segura.

En América hay más de 200.000 medicamentos sin necesidad de receta médica a la venta, que contienen cerca de 500 ingredientes activos. En Canadá el número de medicamentos disponibles a la venta sin receta médica es de más de 15.000, y los productos naturales para la salud disponibles son 40.000. En otros países hay incluso más cantidad de medicamentos y remedios naturales o de hierbas a la venta y sin necesidad de receta médica.

Casi el 75 por ciento del público recibe información acerca de productos que no necesitan receta tan sólo de los anuncios de la televisión, radio, periódico y revistas. El mensaje principal de los anuncios sobre los medicamentos es que para cada síntoma, cada dolor y cada problema, hay una solución farmacológica. Mientras que es verdad que muchos de los medicamentos sin necesidad de receta médica son efectivos, muchos son simplemente un desperdicio de dinero. También pueden hacer que usted no use mejores maneras de manejar su condición.

Si usted está tomando medicamentos recetados o usando medicamentos sin receta, aquí tiene algunas sugerencias útiles:

- Si está embarazada, dando de mamar, tiene una condición o enfermedad crónica o ya está tomando varios medicamentos, consulte con su médico o enfermera antes de auto-medicarse. Su proveedor sabrá si los medicamentos sin receta interferirán o interactuarán de mala manera con su condición o con los medicamentos con receta que ya está tomando.

- Siempre lea las etiquetas del medicamento y siga las instrucciones cuidadosamente. Leer la etiqueta, incluyendo hacer una revisión de los ingredientes activos, puede evitar que tome medicamentos que le hayan causado problemas en el pasado. También puede prevenir que tome dosis dobles en medicamentos que ya está usted tomando. Por ejemplo, la aspirina y el acetaminofeno (Tylenol®) son medicamentos populares para el dolor, pero también son ingredientes en los remedios para el resfriado que no necesitan receta médica. Si no entiende la información de la etiqueta, pregunte al farmacéutico antes de comprarlo.

- No exceda la dosis recomendada ni la duración del tratamiento. Sólo hágalo si ha hablado del cambio con su médico o su enfermera.

- Sea precavido si está tomando otros medicamentos. Los medicamentos con receta médica

Una nota especial acerca del abuso de alcohol y drogas recreativas

El uso de alcohol y drogas recreativas (tanto las drogas ilegales como los medicamentos con receta utilizados para fines no médicos) ha aumentado en los últimos años, especialmente entre las personas mayores de 60 años. Estos medicamentos, ya sean legales o ilegales, pueden causar problemas. Pueden interactuar con los medicamentos recetados, reduciendo su eficacia o causando daños. También pueden reducir la capacidad de juicio y causar problemas de equilibrio. Esto a su vez puede causar accidentes y lesiones, no sólo a usted sino a los demás. En algunos casos, el alcohol o las drogas recreativas pueden empeorar las condiciones crónicas existentes. El uso del alcohol está asociado con un aumento del riesgo de hipertensión, diabetes, hemorragia gastrointestinal, trastornos del sueño, depresión, disfunción eréctil, cáncer de pecho y otros, y lesiones.

Idealmente, debe de limitar el uso del alcohol a no más de dos bebidas por día. El consumo de alcohol "de alto riesgo" en las mujeres es beber más de siete bebidas a la semana o más de tres bebidas al día; para los hombres es de 14 bebidas a la semana o más de cuatro bebidas al día. Esto quiere decir que las mujeres de cualquier edad y cualquiera de más de 65 años debe tomar un promedio de no más de una bebida al día y los hombres de menos de 65 años deben de beber de promedio no más de dos bebidas al día.

Considere los dos consejos siguientes:

- Si usted está en un nivel de "alto riesgo" en cuanto al alcohol o usa drogas recreativas de forma regular, considere seriamente disminuir o parar el uso de las mismas. Para conseguir más información sobre la marihuana médica y el dolor crónico, vea el capítulo 16, páginas 305–306.

- Hable con su médico o enfermera acerca del uso de estas drogas. Los proveedores de salud a menudo vacilan en hablar del tema porque no quieren avergonzar a sus pacientes. Depende de usted sacar el tema. Los proveedores estarán dispuestos a hablar sobre el mismo. Ya lo han escuchado todo, y no pensarán menos de usted. Una conversación honesta puede salvarle la vida.

y los que no la necesitan pueden interactuar, bien cancelando o exagerando los efectos de los medicamentos. Si usted tiene preguntas acerca de las interacciones de los medicamentos, pregunte a su proveedor o farmacéutico antes de mezclar medicamentos.

- Intente escoger medicamentos con un sólo ingrediente activo en vez de una combinación (todo en uno). Cuando use un producto con múltiples ingredientes es posible que esté tratando síntomas que ni siquiera tiene. ¿Por qué arriesgarse a tener efectos secundarios de medicamentos que no necesita? Los productos de un solo ingrediente también permiten ajustar la dosis de cada medicamento por separado para un alivio óptimo de los síntomas con un mínimo de efectos secundarios.

- Cuando escoja medicamentos, aprenda el nombre de los ingredientes e intente comprar el producto genérico. Los productos genéricos contienen el mismo ingrediente activo que el producto comercial, y normalmente a un coste más bajo.

■ Nunca tome un medicamento de un frasco sin etiqueta o que tenga una etiqueta que no pueda leer. Mantenga los medicamentos en su frasco original etiquetado, o transfiéralos a un organizador de medicamentos o a un pastillero y asegúrese de etiquetarlo. No mezcle diferentes medicamentos en el mismo contenedor.

■ No tome medicamentos que fueron recetados para otra persona. Incluso si sus síntomas son similares, no es una práctica segura.

■ Beba por lo menos medio vaso de líquido con las píldoras. Después de tragar, quédese de pie o sentado y derecho durante unos minutos. Esto puede prevenir que las píldoras se queden atascadas en la garganta.

■ Guarde los medicamentos donde los niños o jóvenes no los puedan encontrar. El envenenamiento con medicamentos es un problema común entre los niños. Los adolescentes y jóvenes a veces roban los medicamentos con receta de sus familiares y amigos para uso recreativo. A pesar del nombre, el botiquín del baño no es un lugar apropiado para guardar los medicamentos. Un cajón de la cocina o una caja con llave es una opción más segura.

Los medicamentos pueden ayudar o dañar. Lo que marca la diferencia más a menudo es el cuidado que se tiene y la colaboración que desarrolle con su médico.

Otros recursos para explorar

Administración de Medicamentos y Alimentos de Estados Unidos (*United States Food and Drug Administration*): http://www.fda.gov/AboutFDA/EnEspanol/default.htm

Asociación Americana del Dolor Crónico (*American Chronic Pain Association*): https://theacpa.org/

Biblioteca Nacional de Medicina (*National Library of Medicine – MedlinePlus*): https://www.nlm.nih.gov/medlineplus/spanish/druginformation.html o https://www.nlm.nih.gov/medlineplus/spanish/medicines.html

Centro Nacional de Medicina Complementaria y Alternativa (*National Center of Complementary and Alternative Medicine*): http://nccam.nih.gov/health/espanol

Centro Nacional para la Salud Complementaria e Integral (*National Center for Complementary and Integrative Health*): https://nccih.nih.gov/health/espanol?lang=es

Doctissimo: http://medicamentos.doctissimo.es/guia-de-medicamentos/

Institutos Nacionales de Salud, Instituto Sobre el Abuso de Alcohol y Alcoholismo (*National Institutes of Health, National Institute on Alcohol Abuse and Alcoholism*): http://pubs.niaaa.nih.gov/publications/MedSpanish/medicine.htm

Salud y Medicinas.com.mx: http://www.saludymedicinas.com.mx/centros-de-salud/embarazo/articulos/guia-de-medicamentos-para-evitar-confusiones.html

Sugerencias de lecturas complementarias

Para aprender más acerca de los temas de los que hablamos en este capítulo, le sugerimos que explore los siguientes recursos:

Castleman, Michael. *Hierbas milagrosas.* Rodale Books, 1998.

Castleman, Michael. *Las hierbas que curan: La guía más moderna de las medicinas naturales y su poder curativo.* Rodale Press, 1995.

Graedon, Joe, y Teresa Graedon. *La farmacia popular.* Rodale Books, 2008.

Harvey, Richard A., Richard Finkel, Michelle A. Clark, José A. Rey, y Karen Whalen. *Farmacología, 5ta edición.* Barcelona, España: Lippencott, Williams & Wilkins, 2012.

López Castellano, Alicia C., Lucrecia Moreno Royo, y Victoria Villagrasa Sebastián. *Manual de farmacología: Guía para el uso racional del medicamento, 2nd edición.* España S. L.: Elsevier, 2011.

Pérez Agusti, Adolfo. *Las 200 plantas medicinales más eficaces.* CreateSpace Independent Publishing Platform, 2013.

Whalen, Karen. *Farmacología, 6ta edición.* Barcelona, España: Lippencott, Williams & Wilkins, 2015.

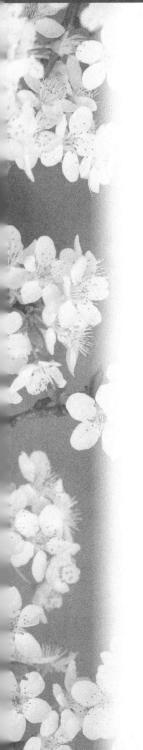

CAPÍTULO 16

Medicamentos y tratamientos para el dolor crónico

Hay dos pasos para manejar sus medicamentos para el dolor crónico. El primero es que usted necesita estar bien informado acerca de los medicamentos en general y cómo manejar cualquier medicamento que esté tomando. El segundo paso es tener en cuenta los medicamentos específicos que está usted tomando para su condición de dolor crónico y los objetivos previstos de su tratamiento.

Por favor revise el capítulo 15 antes de leer este capítulo. El capítulo 15 contiene información esencial acerca de los medicamentos en general, tomar varios medicamentos, comunicarse con su médico, enfermera o farmacéutico, y automedicarse. Una vez que haya leído el capítulo 15, será usted capaz de entender mejor el material de este capítulo acerca de los medicamentos especiales y otros tratamientos para el dolor crónico.

Un agradecimiento especial al Dr. Norman Buckley, MD, FRCPC, profesor y presidente, Departamento de Anestesia, Escuela de Medicina Michael G. DeGroote, Universidad McMaster, por su ayuda con este capítulo.

Tomar medicamentos para el dolor crónico

Los medicamentos para el dolor (que también se llaman analgésicos) y otros medicamentos pueden ser de ayuda para mucha gente que tiene dolor crónico, pero no ayudan a todo el mundo. Así mismo, es raro que tan sólo los medicamentos eliminen el dolor crónico por completo. Y, claro está, cada persona responde de manera diferente a los medicamentos. De hecho, para algunas personas, los medicamentos para el dolor pueden empeorar el dolor u otros síntomas con el tiempo y causar efectos secundarios desagradables y serios. Por eso es importante equilibrar los riesgos y beneficios del medicamento para el dolor. También es la razón por la que los medicamentos son tan sólo una parte del manejo del dolor crónico junto con todos los demás enfoques de los que hablamos en este libro.

Así mismo, recuerde cómo en el capítulo 15 hablábamos de que anticipar el mejor resultado de los medicamentos que tome es importante. Si usted tiene una firme convicción de que los medicamentos para el dolor no son para usted, hable con su médico. Es improbable que los medicamentos funcionen de la mejor forma posible si usted tiene convicciones negativas sobre los mismos. En vez de esto, encuentre otras formas de manejar su dolor y síntomas.

En este capítulo, hablamos de los medicamentos que se usan más a menudo para tratar el dolor crónico y otros síntomas. No hablaremos sobre los medicamentos que tratan las enfermedades y condiciones subyacentes. (Si usted tiene angina de pecho vea el capítulo 19.)

¿Tratar la enfermedad o tratar el dolor?

A veces el dolor crónico es el resultado de una enfermedad conocida, como por ejemplo la artritis reumatoide. La causa subyacente del dolor se entiende bien, y ya hay un tratamiento establecido para esa causa. Los medicamentos que se toman para tratar la enfermedad pueden también reducir el dolor de la enfermedad.

Pero muchas de las condiciones de dolor crónico no vienen como resultado de una enfermedad que se comprenda bien (véase el capítulo 1). El dolor en sí mismo es la "enfermedad" o la condición. Con este tipo de problemas de dolor, los medicamentos se dan no para tratar la enfermedad específica sino para reducir el dolor, aumentar la comodidad, manejar otros síntomas y mejorar el funcionamiento diario.

¿Dolor por daños a los tejidos o por daños a los nervios?

Cuando los médicos o proveedores de salud recetan medicamentos para el dolor, lo primero que tienen que hacer es decidir cuál es el origen más probable de esa lesión o potencial lesión que está causando el dolor. Las dos clasificaciones más importantes que usan los médicos se llaman dolor nociceptivo y dolor neuropático.

El dolor nociceptivo es el resultado de daño (o posible daño) al tejido del cuerpo, como la piel, los músculos, las articulaciones y los huesos. El dolor nociceptivo también es conocido como dolor relacionado con el tejido. Normalmente es el resultado de una lesión o una enfermedad que causa inflamación. La inflamación es una respuesta biológica normal: se manda más sangre a la zona de la lesión, se liberan más químicos que estimulan las terminaciones nerviosas, haciendo que la zona sea más sensible y dolorosa, y se acumula líquido causando hinchazón. La respuesta inflamatoria del cuerpo a las lesiones es esencial para que sane, pero cuando la inflamación no desaparece con el tiempo, el resultado puede ser dolor crónico. Algunos ejemplos comunes de dolores nociceptivos o dolores relacionados con el tejido son el dolor de espalda, latigazo cervical y artritis.

El dolor neuropático normalmente es el resultado del daño (o posible daño) a los nervios o al mismo sistema nervioso central. Esto puede causar que se pongan en marcha de forma inusual los nervios de cualquier parte del cuerpo desde la punta de los dedos de las manos a los dedos de los pies o incluso la punta de la cabeza. El dolor neuropático también se conoce como dolor relacionado con los nervios. Algunos ejemplos son el daño a los nervios después de una operación quirúrgica o un accidente traumático, dolor después de una apoplejía o derrame cerebral, herpes zoster, neuropatía diabética y dolor de los miembros fantasmas.

Algunas personas tienen una combinación de dolor nociceptivo y dolor neuropático después de algunas operaciones quirúrgicas u otras lesiones. También se puede desarrollar cuando el dolor por las lesiones persiste durante mucho tiempo lo que lleva a cambios en el sistema nervioso central y el cerebro, lo que a su vez causa que el cuerpo interprete incluso las sensaciones normales como dolorosas.

Entender el tipo de dolor que usted tiene (si es debido a una lesión actual o potencial del tejido, al daño a los nervios o ambas cosas), le ayudará a comprender mejor el por qué el proveedor de salud sugiere que tome ciertos medicamentos y no otros.

Trastornos del estado de ánimo, condiciones de la salud mental y medicamentos para el dolor

Como ya mencionamos en los capítulos 4 y 5, los trastornos del estado de ánimo, como la depresión y la ansiedad, pueden afectar la manera en que una persona responde al dolor. También pueden afectarla la esquizofrenia, el trastorno obsesivo compulsivo, el estrés postraumático y la adicción al alcohol y las drogas. Estas condiciones también pueden afectar a la manera en que responde cada persona a los medicamentos para el dolor. Cuando se trata una condición de dolor crónico es importante reconocer y tratar estas otras condiciones con los medicamentos apropiados así como con la terapia adecuada. Incluso si la depresión o la ansiedad no aparecen hasta que comienza la condición de dolor, estas condiciones de la salud mental pueden ser lo suficientemente severas como para tratarlas específicamente y no simplemente dejar "que mejoren" cuando el dolor mejore. Es por esto que es fundamental hablar con su proveedor de salud acerca de lo que está usted sintiendo emocionalmente, además de sobre cómo le está afectando el dolor físicamente.

Medicamentos sin necesidad de receta y productos naturales

Los medicamentos sin necesidad de receta médica son aquellos que se pueden comprar sin necesidad de tener una receta. Es importante leer las etiquetas *siempre* y saber lo que significa cada ingrediente. Muchos medicamentos sin necesidad de receta contienen ingredientes que son iguales o parecidos a aquellos que contienen los medicamentos con receta, simplemente en diferentes dosis (normalmente más bajas). Por ejemplo, muchos de los remedios para el resfriado también contienen acetaminofeno (paracetamol) o aspirina. Algunos suplementos naturales para el dolor contienen cosas como extracto de corteza de sauce, que es la fuente original del ácido acetilsalicílico (ASA o aspirina). Para prevenir o minimizar la interacción entre medicamentos o el potencial de una sobredosis de algunas sustancias, su médico y farmacéutico deben de estar al corriente de todos los medicamentos, productos naturales y suplementos que usted toma. Revise los capítulos 11 y 15 para encontrar más sugerencias en cómo comunicarse con su proveedor de salud acerca de los medicamentos.

Medicamentos para el dolor nociceptivo

Recuerde que el dolor nociceptivo normalmente es el resultado de un daño actual o potencial al tejido debido a lesiones o enfermedades. Los ejemplos de dolor nociceptivo incluyen dolor lumbar, traumatismo o latigazo cervical y artritis. Se recetan varios tipos de medicamentos para el dolor nociceptivo.

Medicamentos tópicos para el alivio del dolor, acetaminofeno (paracetamol) y los medicamentos antiinflamatorios

El tratamiento médico para el dolor nociceptivo (relacionado con el tejido) leve a menudo comienza con medicamentos tópicos que alivian el dolor sin necesidad de receta médica. También se suelen llamar analgésicos tópicos. Vienen de muchas formas: cremas, linimentos, geles, espray y parches. Se ponen en la piel sobre el músculo o articulación adolorida. Funcionan al estimular las terminaciones nerviosas a tener sensaciones de calor, frío e incluso picazón y así cerrar las compuertas del dolor. Hay muchos productos de estos en el mercado. Hable con su médico, enfermera o farmacéutico para que le recomienden el mejor analgésico tópico para usted.

Siempre lea las etiquetas, al igual que con todos los demás medicamentos. Algunos agentes tópicos contienen medicamentos antiinflamatorios no esteroides (AINE, NSAID por sus siglas en inglés), como por ejemplo el diclofenaco que se encuentra en el medicamento sin necesidad de receta médica Voltaren®. Otros medicamentos tópicos contienen sustancias parecidas a la aspirina llamadas salicilatos que pueden causar los mismos efectos adversos que la aspirina si se toman en grandes cantidades. Si usted ya está tomando aspirina o pastillas de AINE (bien sean recetadas o sin necesidad de receta), no use aliviadores del dolor tópicos sin consultar con su médico. Puede que usted esté excediendo la dosis diaria recomendada de estos medicamentos si toma píldoras y se pone una crema o loción. *No* aplique un analgésico tópico en una herida, en un lugar donde la piel esté lacerada o en la cara. Después de aplicar el medicamento tópico asegúrese de lavarse bien las manos para evitar que estos productos entren en contacto con sus ojos.

Otro grupo de medicamentos para aliviar el dolor son los analgésicos sin necesidad de receta médica como el acetaminofeno (paracetamol: Tylenol®, Panadol®) o los AINE como la aspirina, el ibuprofeno (Motrin®, Advil®), y el naxopreno (Aleve®). Como ya comentamos anteriormente, AINE es la abreviatura de los medicamentos antiinflamatorios no esteroides. Los AINE son los medicamentos preferidos si su dolor es el resultado de una inflamación. Aunque estos medicamentos se pueden comprar con facilidad, potencialmente tienen serios efectos secundarios, incluyendo molestia en el estómago y hemorragias, y pueden afectar a la capacidad de coagulación de la sangre. Si usted tiene un historial de úlceras estomacales, problemas de riñón, factores de riesgo para enfermedades cardiovasculares o está tomando diluyentes de la sangre, tendrá que tener cuidado al tomar aspirina o cualquier AINE. Hable con su médico o farmacéutico acerca de las dosis seguras.

Si usted toma acetaminofeno, la cantidad que tome es muy importante. Para algunas personas tomar demasiado puede causar problemas de hígado. Este es un problema potencialmente serio para la gente que toma alcohol diariamente. Tomar demasiado acetaminofeno también puede aumentar el riesgo de tener alta presión sanguínea, un ataque al corazón, problemas con los riñones y úlceras sangrientas. Hable con su proveedor de cuidados de salud sobre la cantidad que debe de tomar.

En algunos países, como por ejemplo Canadá, se pueden comprar en la farmacia el acetaminofeno y la aspirina junto con una pequeña dosis de codeína (como 222 o Tylenol® #1) sin necesidad de receta médica. La codeína es un opiáceo (véase "Medicamentos opiáceos" más adelante en este capítulo), y puede causar estreñimiento y somnolencia.

Medicamentos antiinflamatorios con receta médica

Algunas versiones de los AINE sin necesidad de receta no se pueden obtener sin receta médica. Normalmente se recetan para el dolor nociceptivo leve a moderado que ha sido causado por lesiones o inflamaciones. Algunos ejemplos incluyen el diclofenaco (Voltaren®) y la indometacina (Indocid®, Indocin®). Para estos medicamentos se deben de seguir las mismas precauciones que para los AINE sin necesidad de receta. Si usted es mayor y tiene úlceras de estómago, problemas de riñón, alta presión sanguínea o riesgo de enfermedades cardiovasculares, úselos con cuidado. Siempre tome los AINE con algo de comer, y siempre informe a su médico de inmediato si tiene molestias estomacales al tomarlos. A veces el médico puede recetarle un medicamento para proteger su estómago a la vez que le receta estos medicamentos. Algunos AINE también vienen en forma tópica con receta para poder frotarlos en las articulaciones o músculos adoloridos. Por ejemplo, Pennsaid® contiene una concentración más alta de diclofenaco que el Voltaren® que se puede comprar sin receta médica.

Los medicamentos inhibidores de la COX-2 son un nuevo grupo de AINE. El celecoxib (Celebrex®) parece tener menos riesgo de causar úlceras de estómago que otros AINE, pero se ha demostrado que aumenta el riesgo de problemas cardiovasculares como los ataques al corazón. Su médico evaluará sus riesgos de tener problemas cardiovasculares antes de recetarle este medicamento.

Relajantes musculares

Los espasmos musculares pueden ser un problema con las condiciones de dolor como el dolor de cuello o lumbar, y la fibromialgia. Los espasmos también pueden añadir a la incomodidad en la gente con esclerosis múltiple o lesiones de la médula espinal. Algunos medicamentos como el baclofeno (Lioresal®), la ciclobenzaprina (Flexeril®), tizadina (Zanaflex®), el metocarbamol (Robaxin®, OTC Robaxacet®) y otros pueden aliviar un poco los espasmos musculares, y algunos también tienen propiedades para reducir el dolor. Para la gente con dolor musculo-esquelético, como el dolor de cuello o espalda, estos medicamentos pueden ayudar mucho cuando tienen brotes agudos. A menudo no se recomiendan para el dolor crónico.

Los efectos secundarios más comunes de todos los relajantes musculares son la somnolencia y los mareos. Estos medicamentos no funcionan de forma directa en los músculos, sino que más bien se piensa que funcionan a nivel del cerebro y causan sedación. Evite manejar, operar maquinaria u otras actividades en las que necesite estar alerta, hasta que sepa cuales son los efectos que los medicamentos tienen sobre usted. Estos medicamentos se deben de tomar con mucha precaución si también está usted tomando opiáceos. (Hablaremos de los opiáceos con más detalle más adelante en esta sección.)

Tramadol y tapentadol

El tramadol (Tramacet®, Ralivia®, Zytram®, Tridural®) es parecido a los medicamentos opiáceos que alivian el dolor (véase la siguiente sección). Está disponible con o sin acetaminofeno.

El tramadol lleva casi 30 años disponible a nivel internacional y se usa para muchos tipos de dolor de moderado a severo, incluyendo el dolor lumbar, la osteoartritis, la fibromialgia y algunos de los dolores neuropáticos (véase la página 303). Los efectos secundarios principales del tramadol son somnolencia, náuseas y dolores de cabeza, pero no tienen los mismos riesgos en cuanto a los efectos secundarios para el estómago, el hígado, el corazón o los riñones que los AINE o el acetaminofeno. El tramadol puede interactuar con algunos tipos de antidepresivos para aumentar algunos efectos secundarios. Estos pueden ser leves, como los escalofríos o la diarrea, o más serios como rigidez de los músculos o convulsiones. Hable con su médico o llame al 911 de inmediato si ocurren estos efectos secundarios tan serios. El riesgo de adicción al tramadol es muy bajo.

El tapentadol (Nucynta®, Nucynta® ER) es un medicamento que tiene dos acciones, una en los receptores opiáceos (véase la siguiente sección) y la otra en los receptores comunes a algunos medicamentos antidepresivos. Se usa para tratar el dolor crónico de moderado a severo.

Medicamentos opiáceos

Los opiáceos son algunos de los aliviadores del dolor más potentes que se encuentran en la naturaleza. Hay evidencia de que estos medicamentos pueden ser beneficiosos para algunas personas (pero no para todas) que tienen dolor crónico severo. Los medicamentos opiáceos se fabrican sintéticamente además de venir de la savia pegajosa de las semillas de las amapolas. Nuestro cuerpo contiene varios tipos de

Medicamentos de acción rápida y medicamentos de acción prolongada

El tramadol, el tapentadol y algunos de los medicamentos opiáceos vienen de dos formas: en acción rápida y la acción prolongada. Los medicamentos de acción rápida alivian el dolor en 15 a 30 minutos y hacen su mejor efecto en las primera hora o dos. Para mantener el alivio del dolor hay que tomar estos medicamentos cada tres a cuatro horas. Los médicos normalmente recetan medicamentos para el dolor de acción rápida para el dolor agudo y para el dolor crónico moderado a severo para probar si el medicamento funciona antes de recetar el medicamento en su forma de acción prolongada.

Los medicamentos para el dolor de acción prolongada (también llamados de liberación lenta) liberan el componente activo lentamente en el cuerpo. La mayoría de estos medicamentos proveen un alivio del dolor constante durante 8 a 12 horas, y algunos proveen alivio durante 24 horas o incluso días. Los médicos a menudo recetan medicamentos de acción prolongada a ciertas horas determinadas, como por ejemplo cada 12 horas o una vez al día. Los medicamentos para el dolor de acción prolongada funcionan mejor para la gente que tiene dolor crónico moderado a severo continuamente. Los medicamentos de acción prolongada que vienen en forma de pastillas deben de tragarse enteros sin romperlos, masticarlos, disolverlos o machacarlos. Alterar la pastilla puede llevar a una liberación rápida del medicamento en el cuerpo y potencialmente una dosis mortal.

receptores para estos medicamentos (llamados receptores opiáceos), y los diferentes medicamentos tienen efectos ligeramente diferentes dependiendo de qué receptor se vea afectado con más fuerza. Algunos ejemplos de opiáceos que se recetan son la codeína, oxicodona, morfina, hidromorfona, fentanilo, metadona y buprenorfina. Menos la metadona, todos estos medicamentos son de acción rápida. Algunos están disponibles en formas de liberación lenta como parches que liberan el medicamento a lo largo de varios días o incluso una semana.

El abuso de opiáceos es un problema que está aumentando. Para "colocarse" (drogarse) algunas personas machacan o mastican pastillas para un efecto más rápido y mayor. Esto ha llevado a la creación de las llamadas fórmulas "a prueba de manipulación" como OxyNEO (oxicodona),

así como restricciones en la disponibilidad de estos medicamentos para reducir el creciente número de muertes por sobredosis.

Los médicos administran opiáceos comenzando por dosis bajas y aumentando las dosis gradualmente. Lo hacen siguiendo ciertos límites hasta que consiguen aliviar el dolor crónico o se encuentran con efectos secundarios inaceptables o el medicamento no está funcionando. Algunos ejemplos de los efectos secundarios de los opiáceos son las náuseas, los mareos, la somnolencia, la confusión y el estreñimiento. La mayoría de estos efectos secundarios se pueden disminuir o hacer que sean más tolerables mediante el manejo cuidadoso de la dosis. Comenzar con una dosis baja es importante si se toma una dosis alta desde el principio, los opiáceos pueden causar severos problemas

Tabla 16.1 **Opiáceos: reducir los riesgos**

Los opiáceos pueden ser parte de un plan general para el manejo del dolor,
pero cuando se usan, debe de hacerse con cuidado y prestar atención

Evitar el riesgo para uno mismo	■ Evalúe su riesgo para la adicción. (¿Tiene usted un historial personal o familiar de abuso de alcohol u otras drogas; historial de abuso físico, emocional o sexual en el pasado; o es usted propenso a las depresiones?) Hable con su médico.
	■ Debe de hablar con su médico sobre los objetivos de su tratamiento.
	■ Tan sólo debe de haber un médico que le recete los opiáceos.
	■ Tome sus medicamentos exactamente de la manera en que se los hayan recetado.
	■ Recoja su receta en la misma farmacia siempre.
	■ Se deben de usar análisis de orina y de sangre para identificar problemas potenciales.
	■ Anticipe y aprenda a manejar los efectos secundarios más comunes, como el estreñimiento, tan pronto como comience a tomar el medicamento.
Evitar el riesgo para los demás	■ No comparta los opiáceos con otras personas; es ilegal y además les puede dañar severamente e incluso matarles.
	■ Lleve su receta a una farmacia para que se la den tan pronto como sea posible. No deje una receta en un lugar donde otras personas puedan encontrarla y llevársela.
	■ Guarde los medicamentos en casa bajo llave en una caja o armario para prevenir envenenamientos accidentales o mal uso por parte de los demás.
	■ Devuelva el medicamento que no use a la farmacia donde lo compró.

respiratorios. En casos extremos, la respiración incluso puede parar. La tabla 16.1 tiene una lista de las pautas muy importantes que se deben de seguir cuando el médico receta opiáceos.

Cuando la gente comienza a tomar opiáceos para el dolor o cuando se ajusta su dosis, deben de tener mucho cuidado al manejar o al usar maquinaria hasta que se acostumbren al efecto de la nueva dosis. La mayoría de la gente también tiene que tomar medicamentos para el estreñimiento mientras está tomando opiáceos. Cuando se toman de la manera que se han recetado, los opiáceos no suelen causar ningún

daño al estómago, corazón, hígado o riñones, incluso con muchos años de uso. Sin embargo, hay estudios a largo plazo en Europa que han demostrado un poco de evidencia de que el uso de opiáceos durante los años puede alterar la función hormonal tanto en hombres como en las mujeres. Los cambios hormonales pueden impactar el estado de ánimo, la función sexual y la fertilidad, y aumentar la fatiga y el dolor. El uso a largo plazo de los opiáceos también puede acelerar la osteporosis.

Las pautas actuales en Estados Unidos y Canadá (véase "Otros recursos" al final de

Tabla 16.1 **Opiáceos: reducir los riesgos (*continuación*)**

Evitar los síntomas de abstinencia	■ Entienda qué síntomas ocurrirán si para usted de usar el opiáceo. ■ El síntoma de abstinencia puede ser incómodo y puede incluir náuseas, diarrea, escalofríos y síntomas parecidos a los de la gripe. ■ Cuando llegue el momento de parar el uso del opiáceo, sepa que su cuerpo se ha acostumbrado a la droga; su dosis debe de disminuirse lentamente bajo la dirección de su médico.
Evitar la sobredosis	■ Una sobredosis significa que la habilidad para pensar se ve disminuida y la respiración puede disminuir en velocidad o parar por completo. Esto puede causar daño cerebral, coma o la muerte. ■ Los opiáceos pueden ser seguros a largo plazo pero pueden ser peligrosos cuando se comienzan a tomar o se aumenta la dosis. ■ Evite mezclar analgésicos con alcohol u otras drogas ya que esto aumenta el riesgo de una sobredosis. ■ Si usted o sus familiares notan las siguientes señales: mala articulación, llorar o estar molesto fácilmente, mal equilibrio o quedarse dormido durante una conversación o una actividad, contacte con su médico. ■ Si usted o sus familiares notan que tiene señales de una somnolencia extrema o tienen dificultades para despertarle, llamen al 911 u otro servicio de emergencia.
Viajar	■ Mantenga sus opiáceos en su contenedor original de la farmacia. ■ Si va a volar, mantenga sus opiáceos con usted en el equipaje de mano. ■ Traiga una carta de su médico que documente su necesidad de opiáceos, especialmente si va a viajar fuera del estado, provincia o país.

este capítulo) sugieren que la mayoría de los pacientes obtienen un efecto aliviador del dolor adecuado con una dosis entre 50 a 120 mg al día de morfina o su equivalente en otro medicamento. Las dosis más altas aumentan el riesgo de tener efectos secundarios y complicaciones, incluyendo la muerte por sobredosis. El uso de dosis más altas sólo se debe de considerar consultando con un especialista de dolor cualificado.

El dolor crónico severo se puede tratar con opiáceos de liberación lenta y acción prolongada en la forma de pastillas o parches. Se suelen tomar regularmente como por ejemplo cada 12 horas o una vez al día (véase la página 299).

Dependencia psicológica: la adicción a los opiáceos

Uno de los riesgos de tomar opiáceos es que hay posibilidad de desarrollar una adicción a los mismos. Este riesgo puede ser mayor para la gente con un historial de abuso de alcohol u otras drogas (tanto personal como familiar), o para aquellos que hayan tenido experiencias negativas en su infancia (abuso físico, emocional o sexual), o para los que sufren de depresión. Incluso cuando es apropiado tratar el dolor con opiáceos, recetarlos es complicado si el paciente tiene un historial de adicción u otros trastornos psicológicos.

Cuando hablamos de la adicción, estamos hablando de una dependencia psicológica, o un ansia por la droga que no está relacionada con el deseo de aliviar el dolor. La adicción se conoce como una enfermedad en la que la droga cambia la forma en que el cerebro se siente acerca del placer, y está asociada con muchos factores. La adicción se caracteriza por una o más de los siguientes comportamientos:

- **Disminución del control sobre el uso de las drogas.** Por ejemplo cuando se piden más recetas, se usa más de un médico para conseguir más droga, o se usa droga que se compra en la calle.

- **Uso compulsivo de la droga.** La persona usa la droga todo el tiempo incluso cuando hay otras terapias o técnicas para el manejo del dolor que son más apropiadas.

- **Uso continuado de la droga.** El uso continúa a pesar del daño causado a uno mismo o a otras personas.

- **Tener ansia por la droga.** El ansia se define como un deseo intenso por usar la droga para conseguir la sensación que proporciona dicha droga.

Aunque es difícil calcular el riesgo de adicción a las drogas en la gente con dolor crónico, las consecuencias de la adicción son muy serias y a veces incluso mortales. Es esencial tomar los medicamentos de la manera en que se recetan, vigilarse a uno mismo y su comportamiento e ir al médico de manera regular para que puedan observar la respuesta a los medicamentos.

Dependencia física: abstinencia a los opiáceos

La dependencia física es otro de los efectos destacados de los opiáceos. Si está usted tomando opiáceos de manera regular para su dolor, su cuerpo puede acostumbrarse a los mismos. Si usted disminuye su dosis o para de tomar el medicamento, se sentirá bastante enfermo durante unos días. A esto se le llama el síndrome de abstinencia. Pasar por el síndrome de abstinencia no quiere decir que está usted adicto. El síndrome de abstinencia es desagradable pero normalmente no es peligroso. Sin embargo, el síndrome de abstinencia *puede* ser peligroso para la gente con enfermedades cardiovasculares y durante el embarazo. Si usted está tomando un opiáceo y no está disminuyendo su dolor o mejorando su calidad de vida, o quiere parar de tomarlo o le han recomendado que pare, debe de ir al médico. No pare de tomar estos medicamentos de repente y usted solo. Recuerde del capítulo 15 que algunos medicamentos se paran de tomar disminuyendo la dosis gradualmente. Esto debe de hacerse bajo la supervisión de su médico. Hable con su médico acerca de cuales son los medicamentos que deben de seguir este proceso y cómo se puede hacer de manera segura.

Tolerancia a los opiáceos: efectos disminuido del medicamento

Un tercer efecto de los opiáceos se llama tolerancia. Esto ocurre cuando una persona necesita más medicamento para conseguir el mismo alivio del dolor que proporciona una dosis más baja. Esto suele ocurrir cuando una persona ha estado tomando opiáceos durante mucho tiempo. Algunas personas pueden tomar la misma dosis durante años mientras que otras

Como reducir las recetas

Los estudios han demostrado que los opiáceos sólo reducen el dolor un 30%, a veces incluso menos. La gente puede entrar en la trampa de pensar que simplemente necesitan más opiáceos para reducir el dolor pero los estudios han demostrado que los opiáceos aumentan el riesgo a la salud sin manejar el dolor mejor. Es importante conocer los riesgos de los medicamentos opiáceos. La mayoría de la gente sabe que los opiáceos pueden ser adictivos, pero además hay muchos otros riesgos para la salud como trastorno del sueño, apnea del sueño, estreñimiento, interacción con otros medicamentos, disminución de la fertilidad, cambios hormonales y cambios en el estado de ánimo. Estos riesgos varían con su edad, su sexo y los otros medicamentos que esté tomando. Es importante hablar con su médico de los riesgos que usted pueda tener.

A menudo la gente empezará a tomar un opiáceo con receta y seguirá durante años o décadas sin que sea realmente beneficioso para reducir su dolor. A veces la gente sigue tomando el opiáceo por miedo a que su dolor aumente si paran de tomarlo. Los estudios han demostrado lo contrario: la gente que toma altas dosis de opiáceos puede tener una reducción grande del dolor cuando disminuyen o paran de tomarlos. La clave está en disminuir sabiamente, y existen recursos para ayudarle a hacerlo bien. Si decide tomar opiáceos, cada cierto tiempo evalúe cuanto le están ayudando. Pregunte a su médico si los beneficios sobrepasan los riesgos. Al mismo tiempo enfóquese en otras maneras, además de los medicamentos, de manejar el dolor y sus otros síntomas. (Véanse los capítulos 4 y 5). Si usa estas alternativas para reducir su dolor un poco, probablemente necesitará menos medicamentos.

Mucha gente quiere tomar menos opiáceos o quieren parar de tomarlos por completo. Si este es su caso hable con su médico. Hay muchos recursos que pueden ayudarle. Uno de ellos es un libro excelente escrito por Beth Darnall al que se hace referencia en el final de este capítulo.

van necesitando aumentar la cantidad con el paso del tiempo. Aumentar la dosis puede llevar a tener efectos secundarios inaceptables. Como con la dependencia física, la tolerancia no es adicción. Si usted necesita aumentar la cantidad de medicamento para aliviar el dolor, hable con su médico.

Medicamentos para el dolor neuropático

Como ya mencionamos anteriormente en este capítulo, el dolor neuropático se debe normalmente al daño (o posible daño) a los nervios o al sistema nervioso central. Esto puede causar que se pongan en marcha de forma inusual los nervios de cualquier parte del cuerpo. Algunos ejemplos de dolor neuropático incluyen daño a los nervios después de una operación quirúrgica, dolor después de una apoplejía o derrame cerebral y herpes zoster. Se suelen recetar varios tipos de medicamentos para el dolor neuropático.

El tratamiento inicial del dolor neuropático (relacionado con los nervios) puede ser diferente del tratamiento para el dolor nociceptivo (relacionado con el tejido). El dolor neuropático puede o no responder a la aspirina, el acetaminofeno o los AINE (NSAID por sus siglas en inglés). Algunos tipos de dolor neuropático se pueden tratar con medicamentos tópicos como la capsaicina (Zostrix®). La capsaicina es un elemento químico que se encuentra en los ajís o chiles que pican. La lidocaína, un anestésico local que está disponible en forma de parches o en crema o en gel, a veces también es eficaz para tratar el dolor neuropático. Además de ayudar con el dolor nociceptivo, el tramadol o el tapentadol (véase página 298) también pueden ayudar con algunos tipos de dolor neuropático leve o moderado.

Los médicos normalmente comienzan a tratar el dolor neuropático con medicamentos llamados adyuvantes. Estos medicamentos se inventaron para tratar otros problemas médicos pero resultó que también tienen un efecto de alivio del dolor. Para tratar casos más severos de dolor de los nervios, los adyuvantes a menudo se combinan o se usan junto con opiáceos (véase página 298). Los adyuvantes incluyen medicamentos antidepresivos y antiepilépticos. A continuación hablaremos de estos medicamentos y de otros.

Antidepresivos

Ciertos medicamentos antidepresivos llamados tricíclicos (ATC) (TCA por sus siglas en inglés)

y los inhibidores de la recaptación de serotonina y noradrenalina (IRSN) (SNRI por sus siglas en inglés) tienen un efecto en el dolor que es aparte del efecto que tienen en la depresión. Si le han recetado uno de estos medicamentos para su dolor, no quiere decir que tenga usted depresión clínica o que su médico piense que su dolor "está sólo en su cabeza." Para aliviar el dolor, los ATC y IRSN se suelen recetar en dosis más bajas que cuando se usan para tratar la depresión.

Un tercer tipo común de antidepresivos son los inhibidores selectivos de la recaptación de serotonina (ISRS) (SSRI por sus siglas en inglés). No se ha descubierto que los ISRS sean muy efectivos para tratar el dolor, pero si usted tiene dolor y depresión puede que se lo receten para tratar la depresión junto con otros medicamentos dirigidos al dolor.

Algunos ejemplos de ATC incluyen la amitriptilina (Elavil®), la nortriptilina (Aventyl®), y la desipramina (Norpramin®). Los médicos recetan los ATC para el dolor moderado. Estos medicamentos pueden ser beneficiales para la gente que tiene neuropatías, herpes zóster, fibromialgia y algunos tipos de dolores de cabeza, dolor facial y dolor lumbar. Los ATC también son útiles para la gente que tiene insomnio o problemas del sueño. Es importante tomar nota de que las cantidades moderadas de cafeína (más de dos tazas al día) pueden limitar el efecto aliviador del dolor de los ATC. Si su médico le receta ATC, limite la ingesta de cafeína. (Véase el capítulo 13, página 241, para ver maneras para reducir el consumo de cafeína.)

Algunos ejemplos de ISRS incluyen la venlafaxina (Effexor®), la duloxetina (Cymbalta®) y bupropion (Wellbutrin®). El médico puede

¿Por qué más de un medicamento?

Dependiendo de la fuente y mecanismo del dolor, hay varios tipos de medicamentos que se pueden usar para tratar cualquier problema determinado.

A veces combinar dos medicamentos en dosis bajas puede ser más efectivo para aliviar que aumentar la dosis de uno solo. Esta estrategia puede traer menos efectos secundarios. Es muy difícil predecir con exactitud quién responderá a qué medicamento, o qué combinación de medicamentos, así que puede ser necesario probar una variedad de medicamentos y de combinaciones hasta encontrar la que traiga el mejor efecto. Para el dolor crónico severo a menudo hay que usar dos o tres medicamentos en combinación para conseguir el mejor equilibrio entre el alivio del dolor y los efectos secundarios aceptables. Trabaje con su médico y otros proveedores de salud para conseguir el mejor resultado.

recetarte un ISRS si los ATC no han sido efectivos para tratar el dolor.

Al igual que los opiáceos, la dosis para la mayoría de los antidepresivos comienza por ser pequeña y se va aumentando lentamente hasta que la dosis es efectiva o hasta que los efectos secundarios no se pueden tolerar. Los efectos secundarios de los antidepresivos incluyen somnolencia, mareos, pesadillas, confusión (en los ancianos), sequedad en la boca y estreñimiento.

Medicamentos antiepilépticos

La familia de medicamentos antiepilépticos (también llamados anticonvulsivos) se usó inicialmente para tratar las convulsiones o ataques epilépticos. Los médicos descubrieron que los medicamentos antiepilépticos (FAE) (AED por sus siglas en inglés), también ayudan a algunas personas con una variedad de dolores neuropáticos. Los dos FAE que los médicos recetan más a menudo son gabapentina (Neurontin®) y pregabalina (Lyrica®). La dosis para estos dos FAE se aumenta gradualmente para disminuir los efectos secundarios iniciales, como la somnolencia y el mareo. En algunas personas estos FAE también causan un aumento de peso o hinchazón de las piernas. Los FAE más antiguos que a veces se siguen usando hoy en día son la carbamazepina (Tegretol®) y el ácido valproico (Depakene®). Los FAE más nuevos incluyen el topiramato (Topamax®, que a menudo se receta para la prevención de migrañas), lamotrigina (Lamictal®), oxcarbazepina (Trileptal®), y levetiracetam (Keppra®). La carbamazepina, el ácido valproico y la lamotrigina también se usan como estabilizadores del estado de ánimo para los pacientes que sufren de trastornos bipolares. La gabapetina y la pregabatina pueden ayudar a aliviar los síntomas de la ansiedad además de tener un efecto de aliviar el dolor.

Canabinoides (THC) disponibles mediante receta médica

Los canabinoides vienen de la resina pegajosa de la flor de la planta de la marihuana. Hay estudios que se han hecho en Estados Unidos, Canadá y otros lugares, que están investigando

Medicina personalizada

Hay progreso fascinante que está ocurriendo en el campo de la genética que puede que en el futuro afecte la forma en que usamos la medicina para tratar el dolor. Basándose en la composición genética de la gente, puede que sea posible predecir quién va a responder bien a cierto tipo de medicamento y quién no. Los médicos podrán entonces evitar el recetar ciertos medicamentos que saben que no van a funcionar. En el futuro, estos nuevos progresos pueden hacer que sea mucho más fácil recetar el medicamento adecuado para el dolor de esa persona.

el papel que potencialmente pueden jugar los canabinoides en el manejo del dolor. Algunos estudios sugieren que los canabinoides pueden ser de ayuda para algunas condiciones de dolor neuropático, pero los estudios que se han hecho de los efectos en otros tipos de dolor no han sido concluyentes. Actualmente hay dos pastillas de canabinoides disponibles, dronabinol (Marinol®) y nabilone (Cesamet®). Hay también una forma líquida para pulverizar dentro de la mejilla llamado Sativex®. El mayor efecto secundario de los canabinoides es la somnolencia. Hay otros efectos secundarios físicos y psicológicos potencialmente dañinos como problemas del corazón y de la presión sanguínea, disminución de la función mental, ataques de pánico y depresión. También hay potencial para que la gente se vuelva adicta en las personas que también tienen riesgo de adicción a los opiáceos.

Hay gente que defiende el fumar marihuana para el dolor. Esta es una cuestión controvertida de la medicina, pero hay estudios de investigación específicos que están investigando el papel de la marihuana en el manejo del dolor crónico. Algunos estados de EE. UU. y algunos países de Europa han legalizado la marihuana tanto para uso médico como para uso de recreo, y la ley en Canadá permite usar marihuana por razones médicas con el apoyo de su médico. Pero todavía hay bastante incertidumbre sobre esta práctica. Si la marihuana se compra en las calles, no hay manera de saber seguro cómo de fuerte es y qué otros elementos químicos se espolvorearon en la planta mientras crecía. Se están creando procesos para regular el crecimiento, la distribución y la calidad y contenido de este medicamento.

Consejos para cómo tomar los medicamentos para el dolor

La mayoría de los medicamentos para el dolor crónico deben de tomarse regularmente. Hay otros que se pueden recetar para tomarlos según sea necesario. Si a usted le han recetado los medicamentos para tomarlos según sea necesario, tómelo tan pronto como su dolor comience a aumentar, no lo posponga. Toma menos cantidad de medicamento prevenir el dolor severo que tratar el dolor que se ha salido fuera de control.

Todos los medicamentos tienen efectos secundarios. La mayoría de estos efectos secundarios disminuyen si su médico aumenta la dosis del medicamento lentamente. Cuando comience a tomar un nuevo medicamento, intente soportar los primeros efectos secundarios durante al menos una semana o dos antes de darse por vencido. No maneje o haga actividades que requieran una atención especial, como por ejemplo operar maquinaria pesada, si se siente somnoliento o después de un cambio en la dosis.

Un efecto secundario común de muchos de los medicamentos es sequedad en la boca. Para ayudarle con este problema use buena higiene oral con enjuagues bucales frecuentes; mantenga una botella de agua junto a usted; intente masticar chicle sin azúcar. Otro problema común que causan muchos de los medicamentos, especialmente los opiáceos, es el estreñimiento. Hable con su médico o farmacéutico acerca de cómo manejar este efecto secundario tan pronto como le de una receta para tomar un opiáceo. La *"Opioid Induced Constipation Conversation Guide"* (*Guía para la conversación*

sobre estreñimiento causado por opiáceos) que se encuentra en www.theacpa.org/Communication-Tools también puede servirle de ayuda con esta tarea de manejo personal. (Esta guía está disponible de momento tan sólo en inglés.)

Los opiáceos son medicamentos potentes y hay que respetarlos. Mientras que es verdad que pueden ser una parte segura del plan de manejo del dolor, también los han asociado con un número sin precedentes de muertes debido al mal uso, desvío de los mismos para la venta en la calle y por mezclarlos con otras sustancias. Como hemos comentado anteriormente en este capítulo, siempre mantenga todos sus medicamentos (especialmente los opiáceos) en un lugar seguro (y no simplemente en el cajón de las medicinas), y tenga cuidado cuando vaya a la farmacia para no ser el blanco de ninguna actividad criminal.

Los medicamentos para el dolor crónico funcionan mejor si se combinan con ejercicio, estrategias psicológicas y otras técnicas y tratamientos que ya describimos en otras partes del libro.

Otros tratamientos para el dolor crónico

Además de los medicamentos, su médico de familia, especialista del dolor o cualquier otro proveedor de cuidados de salud, puede sugerir otros tipos de intervenciones para tratar su dolor crónico. Estos tratamientos incluyen una variedad de terapias físicas, psicológicas y médicas, y las herramientas para el manejo personal de las que ya vamos a hablar en detalle a continuación.

Acupuntura

La acupuntura es la práctica en la que se insertan unas agujas muy finas, sólidas en uno o más de los 361 puntos específicos en la piel que se encuentran en los "meridianos": unas líneas del flujo de energía en el cuerpo. La zona donde las agujas se meten se estimula cuando el acupuntor gira las agujas durante breves momentos.

Las agujas son tan finas que no hay casi dolor cuando lo hace un acupuntor cualificado.

La acupuntura se originó en China y se ha usado durante miles de años. Los científicos no están seguros de cómo funciona, pero piensan que la estimulación con la aguja pone en libertad endorfinas y otras sustancias que alivian el dolor y así cierran la compuerta en la espina dorsal. (Véase la página 6.) Recuerde del capítulo 1 que las endorfinas son unos neuroquímicos que sirven como el analgésico natural del cuerpo. Puede que la acupuntura también active el sistema inmune y mejore el flujo de la sangre. Otro factor que contribuye a la efectividad de la acupuntura puede ser la creencia de la persona en creer que le va a ayudar. Esta respuesta placebo es exactamente lo mismo que creer que los medicamentos van a funcionar. De nuevo, otro ejemplo de lo poderosa que puede ser nuestra mente. (Véase el capítulo 15, páginas 279–281.)

Se han hecho muchas investigaciones sobre la acupuntura en los últimos 40 años en Estados Unidos, Canadá y Europa. Ahora tenemos evidencia firme de que el procedimiento puede ayudar a algunas personas con dolor de espalda y de cuello crónico, dolor de hombros, osteoartritis y dolor de cabeza crónico. No se sabe si la acupuntura ayuda con la fibromialgia. La acupuntura se usa de forma rutinaria en las fuerzas armadas de los Estados Unidos para el manejo del dolor. Como con cualquier tratamiento, si usted decide que le hagan acupuntura, asegúrese de encontrar un acupuntor cualificado. En Estados Unidos contacte con la Comisión de Certificación Nacional para Acupuntura y Medicina Oriental ("National Certification Comission for Acupuncture and Oriental Medicine") (www.nccaom.org) o la Academia Americana de Acupuntura Médica (American Academy of Medical Acupuncture (www.medicalacupuncture.org). En Canadá contacte con el Instituto Canadiense para la Fundación de Acupuntura (Acupuncture Foundation of Canada Institute) (www.afcinstitute.com). En otros países existen organizaciones parecidas. Busque en internet usando palabras como academia, instituto u organización de acupuntura médica y el nombre de su país.

Ejercicio

El ejercicio es un componente esencial en el tratamiento del dolor crónico para todo el mundo. En los capítulos 7, 8 y 9 hablamos de varios tipos de movimientos, actividad física y ejercicios. Un ejercicio efectivo incluye el Programa de Movimientos Fáciles, ejercicios para el equilibrio, actividad aeróbica como caminar, andar en bicicleta y ejercicios aeróbicos dentro del agua, así como entrenamiento de resistencia o de pesas, yoga y tai chi. Hay muchas personas que le pueden ayudar a desarrollar un programa de actividad física que sea adecuado para usted. Revise estos capítulos para incorporar el ejercicio en su plan general para el tratamiento del dolor.

Inyecciones, bloqueadores de nervios y cirugías

Las opciones de tratamiento del dolor incluyen inyectar medicamentos en las zonas adoloridas del cuerpo, inyectar medicamentos alrededor de ciertos nervios, insertar quirúrgicamente un dispositivo eléctrico o surtidor de medicamento en el canal de la espina dorsal, o cortar los nervios quirúrgicamente.

Las inyecciones (o infiltraciones) en el punto gatillo son inyecciones de anestesia que se ponen exactamente en los llamados puntos gatillo, que son nudos duros de músculo, ligamentos o tendones. Estos puntos gatillo dolorosos pueden causarse por la presión directa en el músculo, tensión crónica en los músculos, postura anormal o fatiga prolongada de los músculos. Inyectar los puntos gatillo con anestésicos puede dar como resultado un alivio temporal del dolor. Este alivio del dolor puede a su vez permitir que la persona pueda hacer estiramientos y ejercicios para mejorar su funcionamiento. Los puntos gatillo también se pueden manejar con masajes, ejercicio y técnicas de relajación.

Un bloqueador de nervios es una inyección de un medicamento anestésico o esteroide en una zona del cuerpo como una articulación adolorida, o en el espacio alrededor de la espina dorsal. Esta técnica se ha usado durante más de 50 años para el dolor lumbar, dolor de cuello y la artritis. Los resultados son variados: algunas personas tienen alivio del dolor mientras que otras no lo tienen. Si hay un alivio, puede durar de horas a días hasta semanas, pero el efecto es temporal.

Para problemas de dolor más severos, los cirujanos pueden insertar un aparato eléctrico llamado estimulador de la médula espinal alrededor del canal de la espina dorsal. Esto reduce las señales de dolor que van al cerebro. Otra opción es implantar una bomba o dosificador que distribuye el medicamento para el dolor (como anestésicos locales o opiáceos) directamente al líquido de la médula. Estas dos técnicas son muy caras y no ayudan a todos los que pasan por ellas. Cortar los nervios quirúrgicamente es normalmente un tratamiento que sólo se hace como último recurso en los pacientes con cáncer terminal que tienen dolor severo.

Terapias manuales y otras fisioterapias

Una terapia manual o usando las manos puede consistir en movilización, manipulación y masajes. La movilización supone mover suavemente las articulaciones a través de su rango de movimiento existente. La manipulación es un movimiento más contundente de la articulación, a veces más allá de su rango de movimiento. Tanto la movilización como la manipulación pueden mejorar el rango de movimiento de la articulación, permitir un aumento del movimiento y la actividad y reducir el dolor.

El masaje es una forma de terapia manual que funciona en el músculo y el tejido blando. Se han hecho muchos estudios y tiene muy poco riesgo. Hay muchos tipos de terapia de masaje, incluyendo el masaje suizo, el masaje de deporte, drenaje linfático y masajes que se enfocan en los puntos gatillo. Los masajes pueden ayudar a la relajación de los músculos y tejidos, y a mejorar el flujo de sangre a cierta zona. Es útil para la gente con dolor lumbar crónico, dolor de cuello crónico y osteoporosis de la rodilla, y también puede ayudar a reducir la depresión. Puede reducir temporalmente el dolor, la fatiga y otros síntomas de la fibromialgia. Actualmente se están haciendo estudios para evaluar el impacto del masaje en los dolores de cabeza.

Se han hecho estudios sobre la manipulación de la espina dorsal que han demostrado que es de ayuda para el dolor lumbar crónico, y puede ser de ayuda para los dolores de cabeza tipo tensión, dolores de cabeza relacionados con el cuello y la prevención de migrañas. Mientras es seguro para la mayoría de la gente si lo hace un masajista cualificado, siempre hay algún riesgo. Revise la hoja de datos de los Institutos

Nacionales de Salud (National Institutes of Health) llamada *Quiropráctica: una introducción* (*Chiropractic: An Introduction*) (www.nccam.nih.gov/health/chiropractic/introduction.htm).

Su proveedor de cuidados de salud puede sugerir técnicas para el manejo del dolor que podrá hacer en su casa. Una de las más comunes es estimulación eléctrica de los nervios transcutánea, o TENS (por sus siglas en inglés). En TENS una máquina pequeña con pila transmite impulsos eléctricos que contrarrestan el dolor. Se conectan dos electrodos de la máquina a la piel, cerca de donde se siente el dolor. Cuando se pone en marcha la máquina, notará una sensación de hormigueo o vibración que ocultará las señales de dolor. Este tratamiento no ayuda a todo el mundo, pero tiene algunas ventajas. Es fácil de aprender, es seguro, es barato, y está bajo el control del paciente. Puede fijarse a diferentes frecuencias de longitud de onda e intensidades, así que se puede experimentar hasta dar con el ajuste que funcione mejor para usted.

La terapia manual la puede realizar una variedad de proveedores de salud cualificados, incluyendo los fisioterapeutas, quiroprácticos, osteópatas y masajistas registrados. Como con cualquier tratamiento, asegúrese de buscar profesionales cualificados llamando al consejo provincial o estatal de certificaciones.

Terapias psicológicas

El tratamiento para el cuerpo es sólo una de las partes para manejar el dolor crónico. También necesitará estar seguro de que su mente y sus emociones están bien. Como ya mencionamos en el capítulo 5, a veces necesitará usted ayuda para lidiar con sus pensamientos, emociones y sentimientos. Aquí es cuando los psicólogos pueden ser de mucha ayuda. Los psicólogos son terapeutas muy cualificados que se especializan en el comportamiento humano y la salud emocional. Hable con su proveedor de salud acerca de cómo se siente. Él o ella le hará preguntas para determinar si tiene usted una depresión subyacente u otro trastorno que se pueda tratar con medicamentos. Si usted necesita ayuda para lidiar con sus emociones o con el estrés, su proveedor le ayudará a encontrar un psicólogo con buenas cualificaciones en su zona, o contacte con la agencia autorizadora provincial o estatal para encontrar un psicólogo con experiencia en dolor crónico.

Una de las terapias para controlar el dolor que se usa con más frecuencia es la terapia cognitivo conductual, o TCC (CBT por sus siglas en inglés). Este enfoque se basa en la idea de que lo que pensamos y sentimos influye en cómo nos comportamos, y la manera en que nos comportamos influye nuestros pensamientos y sentimientos. La TCC ayuda a la gente a pensar realistamente acerca de su dolor al animarles a examinar sus pensamientos, sentimientos y comportamiento, incluyendo su respuesta al estrés y hacer cambios positivos. Los investigadores han encontrado que la TCC reduce la depresión y la ansiedad, la discapacidad – y los pensamientos negativos o catastróficos y mejora el funcionamiento diario de la gente que sufre de muchos tipos de dolor crónico. Esto incluye a la gente que tiene condiciones de dolor como el dolor lumbar, dolores de cabeza, artritis, dolor de la boca o la cara y fibromialgia.

Junto con otras terapias además de TCC, los psicólogos ayudan a la gente a aprender diferentes maneras de manejar sus respuestas al estrés y a calmar su sistema nervioso. A veces, las técnicas de relajación pueden mejorar con la ayuda de un

Otros recursos para explorar

Administración de Medicamentos y Alimentos de Estados Unidos (*United States Food and Drug Administration*): http://www.fda.gov/AboutFDA/EnEspanol/default.htm

Asociación Americana del Dolor Crónico (*American Chronic Pain Association*): https://theacpa.org/

Biblioteca Nacional de Medicina (*National Library of Medicine – MedlinePlus*): https://www.nlm.nih.gov/medlineplus/spanish/druginformation.html o https://www.nlm.nih.gov/medlineplus/spanish/medicines.html

Centro Nacional de Medicina Complementaria y Alternativa (*National Center of Complementary and Alternative Medicine*): http://nccam.nih.gov/health/espanol

Centro Nacional para la Salud Complementaria e Integral (*National Center for Complementay and Integrative Health*): https://nccih.nih.gov/health/espanol?lang=es

Doctissimo: http://medicamentos.doctissimo.es/guia-de-medicamentos/

Institutos Nacionales de Salud, Instituto Sobre el Abuso de Alcohol y Alcoholismo (*National Institutes of Health, National Institute on Alcohol Abuse and Alcoholism*): http://pubs.niaaa.nih.gov/publications/MedSpanish/medicine.htm

Salud y Medicinas.com.mx: http://www.saludymedicinas.com.mx/centros-de-salud/embarazo/articulos/guia-de-medicamentos-para-evitar-confusiones.html

WebMD, Pain clinic overview (Visión general de la clínica para el dolor): http:/www.webmd.com/pain-management/guide/pain-clinics-overview (información solo en inglés)

terapeuta. Las sesiones pueden ser individuales o de grupo. Una máquina de retroalimentación (biofeedback) es otro de los instrumentos que se usan para el manejo del estrés. En la retroalimentación hay unos sensores que muestran los procesos del cuerpo como el ritmo cardiaco, la temperatura de la piel y la tensión de los músculos. Por medio de

técnicas de relajación como respiraciones profundas y enfocar la atención, la gente puede producir cambios en su cuerpo y en su mente que mejoren el dolor y otros síntomas. La máquina de retroalimentación ayuda a la gente a ver los cambios que ocurren en el cuerpo cuando se usan las técnicas de relajación.

Clínicas para el dolor y programas de rehabilitación

Las clínicas para el dolor ofrecen una variedad de tratamientos y educación. Algunas clínicas emplean tan sólo a médicos especialistas

en dolor que ofrecen sus consejos sobre medicamentos y otros procedimientos médicos como inyecciones en el punto gatillo y bloqueadores de nervios. Los mejores programas tienen un equipo multidisciplinario que puede incluir psicólogos, fisioterapeutas y terapeutas ocupacionales, trabajadores sociales, nutricionistas, farmacéuticos, enfermeras especializadas, especialistas en ejercicio y otros. Los programas de dolor multidisciplinarios usan una combinación de tratamientos y técnicas descritas en este libro. Aunque estos programas suelen ser para la gente con dolor severo, también tienen servicios para evaluar el dolor y programas cortos para la gente que no está tan incapacitada por su dolor.

Pregunte a su médico o proveedor de salud si una clínica del dolor es una buena opción para usted. Él o ella le podrá referir a una que pueda lidiar con su problema específico de dolor. Las clínicas de dolor se encuentran en la mayoría de los estados de EE.UU. y las provincias de Canadá, así como en otros países. Si su médico no es capaz de ayudarle intente contactar con su hospital local, la facultad de medicina más cercana u organizaciones relacionadas con el dolor.

El dolor crónico afecta a todo el mundo de manera diferente. Hay una variedad de medicamentos, tratamientos y recursos para poder ayudarle. Encontrar la combinación adecuada toma paciencia y persistencia. Trabaje de cerca con sus proveedores de salud para poder encontrar maneras para manejar su dolor y poder hacer las cosas que usted quiere hacer cada día.

Sugerencias de lecturas complementarias

Para aprender más acerca de los temas de los que hablamos en este capítulo, le sugerimos que explore los siguientes recursos. También mire las sugerencias de lecturas complementarias y otros recursos del capítulo 15. Estos dos libros solo están disponibles en inglés:

Darnall, Beth. *Less Pain, Fewer Pills: Avoid the Dangers of Prescription Opioids and Gain Control over Chronic Pain.* Boulder, Colo.: Bull Publishing, 2014.

Foreman, Judy. *A Nation in Pain: Healing Our Biggest Health Problem.* New York: Oxford University Press, 2014.

CAPÍTULO 17

Tomar decisiones sobre el tratamiento

SIEMPRE SE OYEN RUMORES ACERCA DE NUEVOS TRATAMIENTOS, nuevos medicamentos, suplementos nutricionales y tratamientos alternativos. Casi no pasa una semana sin que aparezca en las noticias un nuevo descubrimiento médico de algún tipo. Las compañías de medicamentos y suplementos compran anuncios comerciales en la televisión y en los periódicos y revistas. Los buzones del correo electrónico se llena de promesas de curas que mandan las personas que envían correo basura. Nos bombardean con promociones y ofertas para tratamientos alternativos sin necesidad de receta médica que se pueden comprar en los mercados y farmacias. Nuestros proveedores de salud pueden recomendar nuevos procedimientos, medicamentos u otros tratamientos que no conocemos.

¿Qué es lo que podemos creer? ¿Cómo podemos decidir qué tratamientos probar?

Una parte importante de manejar nuestro propio cuidado es ser capaz de evaluar las afirmaciones o recomendaciones para poder tomar decisiones informadas acerca de nuestra salud. Es fácil pensar que una dieta especial o un nuevo tratamiento pueden ser la respuesta al dolor crónico. Todos queremos encontrar la "varita mágica" o el "santo remedio" que haga desaparecer el dolor. Desafortunadamente, esto raramente ocurre con el dolor crónico.

En este capítulo nuestro objetivo es ayudarle a aprender a hacer las preguntas adecuadas para que usted pueda evaluar mejor las declaraciones y sugerencias. Si usted es capaz de recompilar la información adecuada, estará un paso más cerca de poder tomar la decisión adecuada para usted y ser así una persona proactiva en el manejo de su dolor.

Preguntas que se deben de hacer acerca del tratamiento para el dolor crónico

Hay tratamientos ahí fuera que pueden ayudarle a manejar su dolor mejor. Pero antes de comenzar a explorar sus opciones, usted necesita saber cómo evaluar lo que oiga y lo que lea. Hágase estas importantes preguntas antes de tomar una decisión acerca de cualquier tratamiento, sea un tratamiento médico convencional o un enfoque complementario o alternativo.

¿Dónde escuchó acerca de este tratamiento?

¿Lo sugirió su médico o proveedor de cuidados de salud? ¿Lo presentaron en una revista científica? ¿O lo leyó en la prensa sensacionalista del supermercado, en un anuncio o comercial de la televisión, en una página de internet o en un folleto que recogió en algún lugar?

La fuente de donde viene la información es importante. Los resultados de los que se informa en una revista científica respetada son más creíbles que aquellos que se encuentran en un anuncio o en un artículo de una revista sensacionalista del supermercado. Las revistas como *New England Journal of Medicine, Lancet y Science* tienen mucho cuidado con lo que aprueban para sus publicaciones. Otros científicos revisan minuciosamente los estudios de investigación antes de que aparezcan en estas publicaciones. En contraste, muchos de los tratamientos alternativos y suplementos nutricionales no han sido estudiados científicamente. Estas alternativas no están tan bien representadas en la literatura científica como lo están los tratamientos médicos. Si usted oye algo fuera del ambiente de los medios de comunicación establecidos con buena reputación, las revistas científicas o las oficinas de los médicos, tendrá que tener un cuidado especial en analizar lo que lee o escucha.

En los estudios que se citan ¿la gente que mejoró eran parecidos a usted?

En el pasado, los estudios se hacían principalmente en estudiantes universitarios, enfermeras u hombres de raza blanca. Hoy en día esto ha cambiado, pero sigue siendo importante saber si la gente cuyo dolor mejoró eran como usted. ¿Eran miembros del mismo grupo en cuanto edad, sexo y raza? ¿Tenían los mismos problemas de salud que tiene usted? ¿Tienen estilos de vida similares? Si los sujetos del estudio no son como usted, puede que usted no vaya a tener los mismos resultados que ellos tuvieron.

¿Puede cualquier otra cosa haber causado los cambios positivos que se le atribuyen al tratamiento?

Una mujer vuelve de una estancia de dos semanas en un balneario o spa en los trópicos, y cuenta cómo su dolor crónico mejoró dramáticamente gracias a la dieta especial y a los suplementos que tomó allí. Pero ¿puede ser que las temperaturas cálidas, la relajación y los mimos tuvieran más que ver con su mejora que los suplementos y la dieta?

Si usted tiene resultados positivos después de empezar un tratamiento específico, es importante que mire a ver si hay otras cosas que han cambiado en su vida. Es normal empezar un estilo de vida generalmente más sano cuando se comienza un nuevo tratamiento. ¿Puede eso ser una parte importante de haber mejorado? ¿Comenzó usted a tomar otro medicamento o tratamiento a la vez? ¿Ha mejorado el tiempo? ¿Tiene menos estrés que antes de comenzar el tratamiento? ¿Puede pensar en cualquier otra razón que pueda haber afectado su salud?

¿El tratamiento sugiere que pare de tomar otros medicamentos o hacer otros tratamientos?

¿Está usted considerando un tratamiento que requiere que se pare de tomar un medicamento básico por miedo a interacciones peligrosas? Si el medicamento es importante, hable de este nuevo tratamiento en detalle con su proveedor de salud antes de hacer el cambio.

¿Sugiere el tratamiento que usted coma una dieta poco equilibrada?

Algunos de los tratamientos pueden sugerir que usted elimine algunos nutrientes importantes o que ponga énfasis en sólo algunos nutrientes.

Mantener una dieta equilibrada es importante para su salud en general. Si usted cambia sus hábitos alimenticios, asegúrese de que no está sacrificando importantes vitaminas. No ponga demasiado estrés en su cuerpo concentrándose tan sólo en algunos nutrientes y excluyendo otros.

¿Puede usted pensar en cualquier posible peligro o daño que pueda venir del tratamiento?

Todos los tratamientos tienen efectos secundarios y posibles riesgos. Hable de este asunto meticulosamente con su proveedor de salud. Sólo usted puede decidir si los potenciales problemas merecen la pena por los posibles beneficios, pero debe usted tener toda la información para poder tomar una decisión.

Mucha gente piensa que si algo es natural, entonces debe de ser bueno para usted. Esto puede que no sea verdad. "Natural" no es necesariamente mejor simplemente porque viene de una planta o un animal. El poderoso medicamento para el corazón llamado digitalis viene de una planta, pero la dosis debe de ser exacta o puede ser muy peligrosa. Algunos tratamientos pueden ser seguros en pequeñas dosis pero peligrosos en dosis más grandes.

La venta de suplementos no está regulada de la misma manera que la venta y distribución de medicamentos. Sólo unos pocos países (como Canadá y Alemania) tienen agencias regulatorias responsables de decidir si lo que está en la lista en la etiqueta de un suplemento nutricional es de hecho lo que contiene el envase dentro. (Véase el capítulo 13, página 226–227 para más información sobre regulaciones.) Haga un poco de investigación acerca de la compañía que vende el producto antes de probarlo. Pregunte a su médico o farmacéutico antes de añadir cualquier suplemento a su régimen de medicamentos, incluso si es "natural" o de hierbas.

¿Está dispuesto a tomarse la molestia y/o coste del tratamiento?

¿Tiene el suficiente dinero como para darle a este tratamiento el tiempo que necesita para producir los resultados deseados? ¿Es su salud lo suficientemente fuerte como para mante-ner este régimen? ¿Tiene el apoyo necesario? ¿Podrá aguantarlo emocionalmente? ¿Pondrá presión en sus relaciones en casa o en el trabajo?

Si usted decide probar un nuevo tratamiento después de haberse hecho todas estas preguntas, es importante informar a su proveedor de salud. Después de todo, usted y su proveedor son compañeros en cuanto a su salud, y hay que mantener a los compañeros informados del progreso durante el tiempo en que esté haciendo este tratamiento.

Descubrir más acerca de las opciones de tratamiento

Internet es un recurso muy útil para encontrar información al día acerca de estos tratamientos. Pero tenga cuidado. No toda la información en internet es correcta o incluso segura. Busque en las fuentes más fiables fijándose en el nombre del autor o patrocinador del sitio y de la URL (dirección de internet). Como ya mencionamos en el capítulo 3, las direcciones de internet que terminan en .edu, .org, y .gov normalmente son más objetivas y fiables ya que se originan en universidades, organizaciones sin ánimo de lucro y organizaciones gubernamentales, respectivamente. Algunos sitios .com también pueden ser buenos, pero al ser mantenidos por una organización comercial (con ánimo de lucro, para ganar dinero), la información puede ser parcial a favor de sus propios productos.

El Centro Nacional para la Salud Complementaria e Integral (*National Center for Complementary and Integrative Health*), antes conocido como El Centro Nacional para la Medicina Complementaria y Alternativa (*National Center for Complementary and Alternative Medicine – NCCAM*) es una fuente excelente de información fiable y al día sobre dolor crónico y tratamientos complementarios. Esta agencia parte de los Institutos Nacionales de Salud (*National Institutes of Health – NIH*) estudia rigorosamente la utilidad y seguridad de intervenciones complementarias y alternativas. Sus páginas de internet se actualizan frecuentemente porque las investigaciones sobre este tema están aumentando muy rápido. Vaya a ver este sitio cada cierto tiempo para saber la información de última hora sobre lo que puede ayudar con el dolor crónico. Otra fuente de información útil sobre tratamientos dudosos es Quackwatch, una corporación sin ánimo de lucro cuyo propósito es combatir los fraudes relacionados con la salud, mitos, novedades y modas pasajeras, y falacias. (www.quackwatch.org) (la información de este sitio se encuentra tan sólo en inglés).

Así como usted debe de estar alerta e investigar los tratamientos alternativos, también debe de tener cuidado con los tratamientos más comunes. A veces es sabio declinar los tratamientos médicos convencionales. Por ejemplo, después de revisar la evidencia médica, varias organizaciones médicas especializadas han recomendado que casi 50 tratamientos y procedimientos comunes *no* deben de llevarse a cabo (véase www.choosingwisely.org – información sólo en inglés). La organización "Choosing Wisely" junto con la de Informes de Consumidores (*Consumer Reports*), también ayudan a proveer el contenido de salud en español para Univisión Salud con Hola Doctor (http://salud.univision.com/es/consumer-reports)

Tomar las decisión acerca de un nuevo tratamiento puede ser difícil, pero una persona proactiva en el manejo personal de su salud hace las preguntas de las que hemos hablado en este capítulo y sigue los pasos para tomar decisiones de los que hablamos en el capítulo 2 para conseguir los mejores resultados personales. Para conseguir más información acerca de cómo encontrar recursos con información fiable, véase el capítulo 3.

Otros recursos que explorar

Biblioteca Nacional de Medicina (*National Library of Medicine – MedlinePlus*): https://www.nlm.nih.gov/medlineplus/spanish/complementaryandalternativetherapies.html

Centro Nacional de Medicina Complementaria y Alternativa (*National Center of Complementary and Alternative Medicine*): http://nccam.nih.gov/health/espanol

Centro Nacional para la Salud Complementaria e Integral (*National Center for Complementary and Integrative Health*): https://nccih.nih.gov/health/espanol?lang=es

ConsumerLab: http://www.consumerlab.com (información en inglés)

QuackWatch: Tu Guía a Quaquería, Fraude en la Salud, y Decisiones Inteligentes (QuachWatch: Your Guide to Quackery, Health Fraud, and Intelligent Decisions): www.quackwatch.org (información en inglés)

Univision Salud con Hola Doctor: http://salud.univision.com/es/consumer-reports

CAPÍTULO 18

El manejo de ciertas condiciones de dolor crónico específicas

Artritis, dolor de espalda, fibromialgia, dolores de cabeza, dolor pélvico y síndrome de dolor regional complejo crónico

EN ESTE CAPÍTULO HABLAREMOS ACERCA de algunas de las condiciones más comunes y predominantes que resultan en dolor crónico. Cuanto más pueda usted aprender acerca de cómo reconocer sus síntomas y desencadenantes en particular, mejor será usted capaz de hacer un manejo personal positivo de su condición y podrá vivir una vida plena y satisfactoria. Todas las condiciones que causan dolor crónico también pueden causar fatiga, pérdida de fuerza y resistencia, y estrés emocional. Como ya comentamos en el primer capítulo de este libro, la forma sana de vivir con dolor crónico es trabajar en poder manejar las preocupaciones físicas, mentales y emocionales arraigadas en su condición particular. Esperamos que el material en este capítulo le ayude a estar a la altura del desafío de aprender cómo funcionar mejor a pesar del dolor crónico y por último le pueda ayudar a conseguir las cosas que quiere hacer y disfrutar del placer de la vida.

Artritis

La artritis es una enfermedad que causa dolor de la articulación y musculoesquelético. Consiste de más de 100 condiciones diferentes que pueden afectar a todas las edades, razas y géneros. La forma más común de artritis crónica es la osteoartritis. Normalmente afecta a la gente de edad avanzada y causa articulaciones dolorosas o agarrotadas, especialmente en las caderas, rodillas y zona lumbar. También puede afectar al cuello y los hombros, dedos, tobillos y dedo gordo del pie. No se conoce la causa de la osteoartritis, pero implica el desgaste del cartílago, el material que protege la articulación. El cartílago absorbe los golpes y cuando se erosiona causa que el hueso frote contra otro hueso. Esto causa rigidez, dolor y pérdida de movimiento.

Otros tipos de artritis son debidas a la inflamación. Las formas más comunes son las causadas por las enfermedades reumáticas como la artritis reumatoide, las enfermedades metabólicas como la gota, y psoriasis. Con estas enfermedades la superficie que cubre o protege la articulación se inflama, se hincha y secreta líquido extra. El resultado es que la articulación se hincha, se calienta, se vuelve roja, sensible y dolorosa al moverla. Si está presente durante un tiempo puede resultar en la destrucción del cartílago y el hueso, lo que a su vez puede llevar a la deformidad. La causa de la inflamación asociada con muchas de estas condiciones no se conoce con precisión, pero se piensa que la artritis reumatoide y la artritis psoriásica son enfermedades autoinmunes que causan que el sistema inmune del cuerpo luche contra el mismo por error.

La mayoría de las enfermedades artríticas no sólo afectan a las articulaciones, sino también los tejidos que las rodean como los tendones de los músculos cercanos que mueven las articulaciones, y los ligamentos que estabilizan las articulaciones. Cuando se inflama el recubrimiento de las articulaciones o la articulación se hincha o deforma, eso puede afectar a los tendones, ligamentos y músculos. Se pueden inflamar, hinchar, estirar, dislocar, entresacar o incluso romper. En muchos de los lugares donde los tendones y músculos se mueven unos encima de otros o por encima de los huesos, hay unas superficies lubricadas para hacer que los movimientos sean más fáciles. Estas superficies se llaman bolsas (bursas). Cuando se sufre de artritis estas superficies también se pueden inflamar o hinchar, causando una condición conocida como bursitis. Por consiguiente, la artritis de cualquier tipo no sólo afecta a la articulación, sino que puede afectar a todas las estructuras de la zona alrededor de la articulación.

Manejar la artritis

Aunque la artritis puede tener efectos dañinos, se puede hacer mucho para compensar o eliminar estos efectos. Un manejo personal proactivo, el uso adecuado de medicamentos y el desarrollo y mantenimiento de las relaciones sociales que sirvan de soporte son las claves para llevar una vida productiva y satisfactoria.

Algunos objetivos importantes en el manejo personal de la artritis son mantener el máximo posible uso de las articulaciones afectadas y mantener una buena postura. A menos que las articulaciones afectadas se sigan usando, perderán lentamente la movilidad, y los músculos y tendones que la rodean se volverán más débiles. Una buena postura es importante para reducir el esfuerzo que se pone en otras partes del cuerpo. Por ejemplo, si la artritis afecta la articulación de una pierna, se puede usar la otra más a la hora de caminar. Esto puede causar una carga adicional en otras partes del cuerpo que a su vez puede resultar en más dolor.

La clave para conseguir movilidad en las articulaciones y buena postura es hacer ejercicio, una parte esencial de cualquier plan de manejo del dolor crónico. El ejercicio no hará que la artritis empeore. De hecho, no hacer ejercicio puede aumentar los síntomas de la artritis por la pérdida de la movilidad de la articulación, la fuerza del músculo y la condición física en general. Para mantener la movilidad de la articulación y el cartílago sano usted necesitará mover las articulaciones afectadas por todo su rango de movimiento varias veces al día. Consulte con un proveedor de salud, como por ejemplo un fisioterapeuta, para aprender cuál es la mejor manera de mover sus articulaciones de manera segura. Ella o él también podrá examinar su postura y darle ideas de cómo mejorarla haciendo diferentes actividades.

Los ejercicios de flexibilidad suaves como el Programa de Movimientos Fáciles (PMF) y ejercicios de equilibrio son buenas formas de empezar a aumentar su actividad. El PMF también puede ayudarle con la rigidez que puede ocurrir después de periodos de descanso, como después de dormir o de estar sentado durante un tiempo prolongado. En los capítulos 7, 8 y 9 se describen el programa de ejercicios apropiado para la gente con artritis. Revise ese material para poder comenzar un estilo de vida más activo.

Como con todas las condiciones de dolor crónico, hay otros síntomas que forman parte de la vida con artritis (véase página 15). Si usted tiene fatiga, revise las secciones que hablan sobre la fatiga y los problemas de sueño en el capítulo 4. Moderar el ritmo es una habilidad especialmente importante para el manejo personal de la fatiga y el dolor. Revise el capítulo 6 para poder equilibrar mejor su actividad con periodos de descanso. Por supuesto, tener un programa para estar en forma continuo es una estrategia clave para manejar la fatiga y muchos de los otros síntomas relacionados.

La artritis puede causar estrés, ansiedad, emociones difíciles y a veces depresión. Si usted sufre de cualquiera de estos síntomas, es especialmente importante para usted leer los capítulos 4 y 5. Aprenderá muchas formas de manejar estos síntomas y a reconocer cuando es que necesita buscar ayuda y apoyo. Recuerde que no tiene que hacer esto solo. En los capítulos 10 y 11 hablamos de formas efectivas de comunicarse con su familia, amigos y miembros de su equipo de cuidados de salud. El dolor y la incomodidad de la artritis también puede impactar sus relaciones íntimas. Vaya al capítulo 12 para obtener más información acerca de cómo abordar este tema tan sensible con su pareja.

Debido a que el dolor de la artritis a menudo está localizado en una zona del cuerpo, los enfoques del manejo personal, como el uso de calor o frío, pueden ser de ayuda para el dolor o la rigidez de las articulaciones. Lea las páginas 48–53 del capítulo 4 sobre las herramientas para manejar el dolor localizado. Otra zona importante para el manejo de la artritis es la nutrición y mantener un peso saludable. Lea los capítulos 13 y 14 para ayudarle a planear comidas más sanas para conseguir un peso saludable. Si usted tiene sobrepeso, perder incluso unas libras puede reducir la presión en sus articulaciones como las caderas, rodillas y pies.

A veces, cuando el funcionamiento de las articulaciones sigue siendo limitado, pueden ser beneficiosos los dispositivos de apoyo. Hay muchos tipos de dispositivos disponibles, incluyendo rodilleras, coderas, tobilleras, bastones, zapatos especiales, agarraderas y aparatos para alcanzar cosas. Si usted necesita ayuda para decidir qué dispositivo o aparato puede serle de más ayuda, consulte con un terapeuta ocupacional. Ellos tienen conocimiento especializado en estos dispositivos y le pueden ayudar a hacer que su vida diaria sea más fácil.

Debido a que la artritis consiste en muchas condiciones diferentes, su tratamiento médico va a ser específico al tipo de condición artrítica que usted tenga. Su médico le recetará medicamentos para prevenir o controlar la inflamación, el hinchazón y el dolor, y para mejorar su función física. Los medicamentos que se recetan más a menudo para el dolor de la osteoartritis y algunas enfermedades reumáticas son el acetaminofeno (paracetamol) y medicamentos anti-inflamatorios suaves o fuertes (AINE − NSAID por sus siglas en inglés). (Véase el capítulo 16 para más información sobre estos y otros medicamentos que le pueden recetar, incluyendo los antidepresivos.) También se pueden recetar otros medicamentos fuertes, como los

Recursos para la artritis

Para aprender más sobre la artritis, escriba el término "artritis" en un buscador de internet en cualquiera de las siguientes páginas web.

Academia Americana de Médicos de Familia (*American Academy of Family Physicians*):
 http://es.familydoctor.org/familydoctor/es/diseases-conditions/

Biblioteca Nacional de Medicina (*National Library of Medicine*):
 https://www.nlm.nih.gov/medlineplus/spanish/arthritis.html

Centro Nacional de Recursos sobre la Osteoporosis y Enfermedades Relacionadas con el Hueso (Osteoporosis and Related Bone Diseases National Resource Center):
 http://www.niams.nih.gov/Health_Info/Bone/languageListPage.asp

Centro para el Control y Prevención de las Enfermedades (*Center for Disease and Control Prevention − CDC*): http://www.cdc.gov/arthritis/espanol/index.htm

Fundación de la Artritis (*Arthritis Foundation*): www.arthritis.org

Instituto Nacional de Artritis y Enfermedades Musculoesqueléticas y de la Piel (National Institute of Arthritis and Musculoskeletal and Skin Diseases)
 http://www.niams.nih.gov/Portal_en_espanol/default.asp

Para información más detallada sobre cómo vivir con artritis y osteoporosis lea: González, Virginia, Maria Hernández-Marin, Kate Lorig, Halsted Holman, David Sobel, Diana Laurent, and Marian Minor. *Tomando control de su salud*. (Capítulo 18). Boulder, Colo.: Bull Publishing, 2013.

medicamentos "que modifican la enfermedad", corticoesteroides y agentes biológicos nuevos, para el tratamiento de algunas condiciones de artritis inflamatoria. Estos medicamentos más fuertes son poderosos y tienen que manejarse bien. Tome el tiempo necesario para desarrollar una buena relación con su farmacéutico y equipo de cuidados de salud para poder tener toda la información que necesita para manejar sus medicamentos de manera segura. Lea el capítulo 15 para revisar su papel en el manejo de todos los medicamentos que tome.

A veces, a pesar del manejo personal y los tratamientos médicos, las articulaciones están dañadas hasta el punto que ya no funcionan de forma efectiva. Afortunadamente, las técnicas quirúrgicas modernas permiten que haya reemplazos de muchos tipos de articulaciones, y las articulaciones de reemplazo a menudo funcionan casi tan bien como las naturales. Esto es especialmente cierto para las caderas y las rodillas. La cirugía moderna es eficiente y el tiempo de recuperación suele ser rápido.

Dolor crónico de espalda

Si usted sufre de dolor crónico de espalda, no está solo. El dolor de espalda es una de las condiciones médicas más comunes en los países occidentales. Hay 30 huesos o vértebras que forman su columna vertebral (espina dorsal). Estos huesos se dividen en cuatro regiones: la zona del cuello, la zona media o torácica, la zona lumbar o parte baja de la espalda, y el sacro o coxis, que es un grupo de huesos que están fusionados los unos a los otros en la base de la columna. Los músculos que están atados a los huesos de la columna son el soporte de los huesos de la espalda. Los músculos fuertes de nuestro abdomen también soportan la columna. Los huesos de la columna o vértebras están separadas las unas de las otras por unos cojines parecidos a la gelatina (llamados discos intervertebrales) que funcionan como amortiguadores de golpes cuando se mueve el cuerpo. Una estructura fundamental es la médula espinal, que contiene los muchos nervios que van hasta nuestro cerebro. Los huesos de la espalda rodean y protegen la médula espinal. Una espalda sana es recta, fuerte, flexible y sin dolor.

El dolor de espalda se puede desarrollar en cualquier punto a lo largo de la columna. Las dos zonas más comunes para que ocurra el dolor son el cuello y la zona lumbar. El dolor puede estar localizado en una sola zona o se puede extender a una zona más extensa. El dolor de cuello se puede extender a los hombros y la parte superior de la espalda; el dolor lumbar se puede extender a las nalgas y para abajo a una pierna o las dos.

Casi todo el mundo tiene dolor de espalda en algún momento de su vida. Puede haber sido causado por muchas cosas, incluyendo una mala postura, músculos débiles en la espalda o en los abdominales, levantar objetos pesados de manera incorrecta, torcimiento, exceso de peso y actividades repetitivas que requieren levantar cosas o inclinarse. A veces el dolor de cuello o de otra parte de la espalda puede ser el resultado de una estación de trabajo diseñada mal;

por ejemplo una computadora que está demasiado alto o demasiado bajo, o una silla que no tenga soporte adecuado para la espalda. El dolor de espalda también puede resultar de un accidente de coche o cualquier otro accidente. Un ejemplo son los latigazos, una lesión de cuello común que resulta después de los accidentes de automóvil cuando le pegan al auto por detrás.

La mayoría de los dolores de espalda mejoran en un mes. Pero para un número pequeño de gente, el dolor de espalda se vuelve crónico. Cerca del 10 por ciento del dolor de espalda crónico lo causa la artritis u otras enfermedades. Vaya a ver a su proveedor de salud para descartar que su dolor de espalda tenga causas relacionadas con enfermedades. La mayoría de la gente con dolor de espalda crónico tiene dolor de espalda "no específico" que está relacionado con los músculos y ligamentos que rodean y soportan la columna, y no con la columna en sí misma. Como con la mayoría del dolor crónico,

ocurren cambios en el sistema nervioso central y en el cerebro que perpetúan el dolor. Pero usted puede tomar acción para calmar su sistema nervioso para reducir su dolor y mejorar su vida.

Manejar el dolor crónico de espalda

La experiencia de tener dolor crónico de espalda es diferente para cada persona. El lugar e intensidad puede ser diferente. El impacto que tiene en el funcionamiento diario y la familia también varía. Si el dolor de espalda comienza a la edad de 30 o 40, puede afectar a su trabajo y la seguridad financiera. El cambio de trabajo o perderlo puede ser difícil de superar. Revise el capítulo 4 (páginas 78–83) para leer más sobre superar la pérdida del trabajo.

Aunque su espalda puede causar un dolor serio, hay muchas maneras para aprender a manejar el dolor y vivir una vida plena y satisfactoria. El enfoque más efectivo es combinar técnicas de manejo personal, como las que se

Señales de alerta: dolor crónico de espalda

Raras veces, los síntomas del dolor crónico de cuello y de espalda son señales de aviso de problemas más serios. Busque atención médica inmediatamente si cualquiera de los siguientes síntomas acompañan a su dolor de espalda:

- Entumecimiento, insensibilidad u hormigueo en las nalgas, ingle y parte interior de los muslos (las partes del cuerpo que estarían en contacto con una silla de montar si es que estuviera montando a caballo) y/o pérdida repentina del control para orinar o defecar. Esto puede decir que los nervios importantes están comprimidos. Esto es una emergencia.

- Entumecimiento, insensibilidad, hormigueo o debilidad en los brazos y manos (si tiene usted dolor de cuello) o en las piernas y pies (si tiene usted dolor lumbar)

- Empeoramiento severo del dolor, especialmente durante la noche o cuando está tumbado

- Pérdida de peso o fiebre sin explicación

- Dificultad para respirar o tragar junto con el dolor de cuello

encuentran en este libro, y el cuidado de sus proveedores de salud. Las investigaciones han demostrado que mantenerse activo físicamente y desarrollar un programa regular de ejercicio mejora el dolor y el funcionamiento en la gente con dolor crónico de espalda. A veces, hacer ejercicio puede doler un poco; recuerde que mientras esté usted haciendo ejercicio de manera segura, "dolor" no es igual a "daño". Los músculos y ligamentos de su espalda ya se han curado, así que hacer actividad física de manera regular no le hará daño a menos que haga demasiado. Vaya despacio. Siempre consulte con su proveedor de salud acerca del tipo de ejercicio que debe de evitar antes de comenzar con su programa de ejercicios. Los capítulos 7, 8 y 9 pueden ayudarle a comenzar a hacer ejercicio. En estos capítulos hay sugerencias específicas acerca del ejercicio y dolor crónico de cuello y espalda.

La angustia emocional y la depresión pueden hacer que sea más difícil lidiar con el dolor crónico de espalda. Esa es la razón por la que es muy importante aprender a usar sus habilidades para superar y las técnicas de relajación de los capítulos 4 y 5. Comunicarse con su familia y mantener la intimidad con su pareja pueden ser retos cuando se tiene dolor de espalda. Lea los capítulos 10 y 12 mientras aborde estos desafíos. Otra técnica de manejo personal que es clave para el dolor crónico de espalda es moderar su ritmo. Mire el capítulo 6 para comenzar a implementar estas estrategias y conseguir más con menos dolor.

Comer saludablemente y el manejo del peso es otra de las metas clave del manejo personal.

Recursos para el dolor crónico de espalda

Para aprender más sobre el dolor crónico de espalda, escriba el término "dolor de espalda" en un buscador de internet en cualquiera de las siguientes páginas web.

Academia Americana de Médicos de Familia (*American Academy of Family Physicians*):
   http://es.familydoctor.org/familydoctor/es/diseases-conditions/

Asociación Americana del Dolor Crónico (*American Chronic Pain Association*):
   https://theacpa.org/

Biblioteca Nacional de Medicina (*National Library of Medicine*):
   https://www.nlm.nih.gov/medlineplus/spanish/backpain.html

Doctissimo: http://salud.doctissimo.es/dolor/dolor-de-espalda/

Instituto Nacional de Artritis y Enfermedades Musculoesqueléticas y de la Piel (National Institute of Arthritis and Musculoskeletal and Skin Diseases)
   http://www.niams.nih.gov/Portal_En_Espanol/Informacion_de_Salud/Dolor_de_espalda/default.asp

Instituto Nacional de Trastornos Neurológicos y Accidentes Cerebrovasculares (National Institute of Neurological Disorders and Stroke):
   http://www.espanol.ninds.nih.gov/trastornos/dolor_lumbar.htm

Tener peso de más puede impactar seriamente su dolor de espalda causando un aumento de la presión en los músculos de su espalda y abdomen y en sus articulaciones. Vea los capítulos 13 y 14 para más información sobre este tema. Los resultados de las investigaciones son constantes acerca de que fumar es un factor de riesgo para muchos tipos de problemas de dolor crónico musculoesquelético como el dolor de espalda. Esto es especialmente cierto si usted tiene menos de 50 años. Si usted fuma, hable con su proveedor de salud acerca de las diferentes formas para ayudarle a parar.

La aplicación de calor y frío, la acupuntura y los masajes, especialmente cuando se combinan con actividad física y educación en el manejo personal, han demostrado ser de ayuda para la gente con dolor crónico lumbar. Se están llevando a cabo más estudios sobre el tratamiento de manipulación quiropráctica espinal. Algunos estudios han demostrado que hay un impacto positivo de la manipulación espinal, mientras que otros no lo han demostrado. Además de este tipo de tratamientos, su proveedor de salud puede recetar medicamentos como el acetaminofeno (paracetamol), medicamentos antiinflamatorios suaves, antidepresivos en dosis bajas, relajantes musculares y otros medicamentos más fuertes si el dolor es severo. Por favor vea el capítulo 16 para conseguir más información específica acerca de los medicamentos para el dolor.

Fibromialgia

El término fibromialgia está formado por tres raíces: "fibro" significa fibroso o tejido conectivo, "myo" significa músculo y "algia" significa dolor. La fibromialgia literalmente quiere decir dolor en los músculos y tejido conectivo. El tejido conectivo son los tendones y ligamentos que conectan los músculos a los huesos, y los huesos a otros huesos en el cuerpo. El dolor y la sensibilidad en la fibromialgia dura más de tres meses, está extendido, se mueve de una zona a otra y cambia con el tiempo. Hasta el año 2010, los proveedores de salud diagnosticaban la fibromialgia tan sólo si una persona tenía 11 a 18 desencadenantes (puntos gatillo) así como un dolor extendido. (Los desencadenantes son zonas sensibles en los músculos y son dolorosos al toque.) Desde el año 2010, se han desarrollado nuevas pautas para el diagnóstico de la fibromialgia basadas en la última evidencia descubierta por la investigaciones más recientes. Mientras que es verdad que la gente con fibromialgia puede tener desencadenantes, no es necesario tenerlos para que le diagnostiquen a uno con fibromialgia.

La fibromialgia también exhibe otros síntomas comunes, incluyendo la fatiga, disturbios del sueño, problemas para pensar y de memoria (llamada "fibro niebla"), depresión y ansiedad. También puede usted tener dolores de cabeza, intestino y vejiga irritables, ciclos menstruales dolorosos u otros problemas dolorosos. A veces la fibromialgia ocurre junto con otras enfermedades crónicas dolorosas como la osteoartritis o la artritis reumatoide.

Recursos para la fibromialgia

Para aprender más sobre la fibromialgia visite las siguientes páginas de internet (teclee el término "dolor fibromialgia" en un buscador de internet de cualquiera de las siguientes páginas de internet de salud general):

Academia Americana de Médicos de Familia (*American Academy of Family Physicians*): http://es.familydoctor.org/familydoctor/es/diseases-conditions/fibromyalgia.html

Asociación Americana del Dolor Crónico (*American Chronic Pain Association*): https://theacpa.org/

Biblioteca Nacional de Medicina (*National Library of Medicine*): https://www.nlm.nih.gov/medlineplus/spanish/fibromyalgia.html

Centro Médico de la Universidad de Maryland (*University of Maryland Medical Center*): http://umm.edu/health/medical/spanishency/articles/fibromialgia

Centro para el Control y Prevención de las Enfermedades (*Center for Disease and Control Prevention – CDC*): http://www.cdc.gov/arthritis/espanol/fibromialgia.htm

Fundación de la Artritis (*Arthritis Foundation*): http://espanol.arthritis.org/espanol/disease-center/fibromialgia/

Instituto Nacional de Artritis y Enfermedades Musculoesqueléticas y de la Piel (National Institute of Arthritis and Musculoskeletal and Skin Diseases) http://www.niams.nih.gov/Portal_En_Espanol/Informacion_de_Salud/Fibromialgia/default.asp

Women's Health Matters: http://www.womenshealthmatters.ca/search-results?search=fibromyalgia

La fibromialgia es dos veces más común en mujeres que en hombres. Puede desarrollarse a cualquier edad, incluyendo la infancia. La causa de la fibromialgia no se conoce, pero lo más probable es que la causa sean múltiples factores. Nuevas investigaciones han sugerido que ciertos genes pueden hacernos más susceptibles a desarrollar fibromialgia. Así mismo, puede estar asociada con experiencias negativas en la infancia, incluyendo abuso. Lo que saben los científicos seguro es que si se sufre de fibromialgia, existen anormalidades en la forma en que se procesa el dolor en el sistema nervioso central y en otros sistemas del cuerpo como el sistema de respuesta/estrés y los sistemas que regulan el sueño y el estado del ánimo.

Manejar la fibromialgia

Como con otras condiciones de dolor crónico, la fibromialgia se puede manejar. Y, como todas las condiciones de dolor crónico, el objetivo del tratamiento de la fibromialgia es manejar los síntomas, ser tan saludable como sea posible y mantener o mejorar el funcionamiento tanto físico como social. Las últimas pautas declaran que la actividad física regular es el pilar para el tratamiento de la fibromialgia. No hay un solo tipo específico de ejercicio que se recomiende; se puede hacer una combinación de ejercicios aeróbicos, de fortaleza, de flexibilidad y de equilibrio. Las opciones pueden ser muy suaves como caminar, el Programa de Movimientos Fáciles (véase el capítulo 8), yoga suave o tai chi, y también incluir ejercicios más vigorosos una vez que se refuerce su resistencia. El ejercicio puede hacerse en el agua o en tierra firme, en casa o en un grupo. El mejor ejercicio es el que usted vaya a hacer. Revise los capítulos 7, 8 y 9 para tener más ideas sobre el ejercicio.

La fibro niebla es un término que se usa para describir los problemas con el pensamiento y la memoria que pueden acompañar a la fibromialgia. Usted puede manejar su fibro niebla mejor si modera el ritmo de sus actividades (capítulo 6) y hacer algunas de las acciones específicas que se describen en el capítulo 4 en las página 78. Usted puede aprender a manejar otros síntomas relacionados con la fibromialgia que pueda tener revisando los capítulos 4 y 5. Por supuesto, comer bien y mantener un peso saludable son una parte de optimizar su salud en general. Explore los capítulos 13 y 14 para revisar las pautas de una alimentación saludable y del manejo del peso.

Lo más seguro es que su proveedor de salud le recete medicamentos para ayudarle a manejar algunos de sus síntomas. En el capítulo 16 hablamos de la mayoría de los medicamentos que se usan para tratar la fibromialgia. Asegúrese de revisar el capítulo 15 para información más general sobre los medicamentos y cómo manejarlos.

Dolor de cabeza

El dolor de cabeza es una de las condiciones de dolor más comunes. Recientemente la Organización Mundial de la Salud informó de que el 47 por ciento de los adultos del mundo tuvieron algún dolor de cabeza en el último año. Para mucha gente, los dolores de cabeza ocurren infrecuentemente, no son severos y tan sólo duran un poco de tiempo. Pero, hay otro grupo de sufridores de dolores de cabeza que lidian con el dolor de cabeza regularmente: diariamente, semanalmente o mensualmente. Los dolores de cabeza persistentes pueden desgastar a la gente, deprimirla o hacer que sienta ansiedad, e impactan negativamente la calidad de vida y su disfrute.

¿Qué es un dolor de cabeza? El dolor de cabeza es un dolor que ocurre es la zona de la cabeza. Puede ser en uno o ambos lados de su cabeza, en la parte superior o en la parte posterior de la cabeza, o en ambas. También puede estar localizada en un punto en específico. Si el dolor se encuentra en su cara, boca o mandíbula, puede llamarse dolor orofacial. El dolor de cabeza puede ser agudo y punzante, pulsante y aporreante, o sordo y adolorido. Puede ser leve o puede ser tan severo que es inhabilitante. Puede aparecer gradualmente o de repente, y puede desaparecer en una hora o durar muchos días. Dependiendo del tipo de dolor de cabeza, la persona puede tener también otros síntomas como náuseas o sensibilidad extrema a la luz y al sonido. En resumen, los dolores de cabeza a menudo son muy diferentes de persona a persona.

Los médicos clasifican los dolores de cabeza en dos tipos: dolores de cabeza primarios y secundarios. Los dolores de cabeza primarios los causa directamente la actividad en los vasos sanguíneos, músculos y nervios en su cabeza, cuello, así como cualquier actividad química que tiene lugar en la cabeza. Algunos ejemplos comunes de dolor de cabeza primario son los dolores de cabeza tensionales, las migrañas y los dolores de cabeza en racimo. Los dolores de cabeza secundarios son síntomas de otras condiciones de la salud que estimulan los nervios sensibles al dolor en su cabeza. Hay muchas condiciones que pueden causar dolores de cabeza secundarios. La deshidratación, la fiebre y las infecciones como los resfriados o la gripe, pueden resultar en dolores de cabeza secundarios. Hay problemas más serios que también pueden causar dolores de cabeza, incluyendo la alta presión sanguínea, la apoplejía o derrame cerebral, coágulos de sangre, lesiones en la cabeza, artritis en el cuello u otras condiciones de dolor en su cara o mandíbula. Una causa común pero no bien comprendida de los dolores de cabeza secundarios es el sobreuso de medicamentos para el dolor, a veces llamado dolor de cabeza de rebote. Pida a su proveedor de cuidados de salud que tome su historial médico detallado y le haga las pruebas necesarias para descartar cualquier causa para sus dolores de cabeza relacionada con otra enfermedad.

Manejar el dolor de cabeza

Si usted es una persona que tiene dolores de cabeza con frecuencia, puede ser que no pueda verse libre de ellos por completo. Pero las estrategias de manejo personal, como las que aparecen en este libro, pueden ayudar a reducir el número y la severidad de los dolores de cabeza.

Una de las primeras cosas que usted puede hacer es identificar los desencadenantes que pueden estar causando sus dolores de cabeza o que pueden estar empeorándolos. Vuélvase un "detective de los dolores de cabeza" y mantenga un diario durante por lo menos dos semanas o, incluso mejor, durante un mes. Cuando le dé un

Señales de alerta: dolores de cabeza

Ocasionalmente los síntomas de los dolores de cabeza pueden señalar un nuevo problema de salud serio. Busque atención médica de emergencia inmediatamente si usted tiene el peor dolor de cabeza de su vida, un dolor de cabeza muy severo repentino diferente de su dolor de cabeza habitual, o un dolor de cabeza con uno o más de los siguientes síntomas:

- Confusión o dificultad entendiendo la forma de hablar

- Dificultad para hablar

- Cambios en la visión

- Problemas para caminar

- Entumecimiento, debilidad o parálisis en un lado del cuerpo

- Mareos o desmayos

- Una fiebre alta, mayor de 102ºF a 104ºF (39ºC a 40ºC)

- Rigidez del cuello

- Náusea o vómitos no relacionados con la gripe o un exceso de consumo de alcohol

dolor de cabeza, pare y tome unos minutos para escribir los eventos y las acciones que llevaron al comienzo del dolor. Piense en qué puede haberlo desencadenado o empeorado. Muchas cosas pueden afectar los dolores de cabeza. Puede que tenga sensibilidad a ciertos alimentos, al alcohol u otras bebidas, o a los olores fuertes. El capítulo 13 (página 241) tiene una lista de algunos alimentos desencadenantes comunes. Puede que esté bajo mucho estrés o molesto o emocional acerca de algo que está pasando en su vida. ¿Se ha saltado usted alguna comida o ha cambiado su patrón de actividades? ¿Hay algún cambio en su postura (que puede ser resultado del cambio en la silla o mesa que usa, por ejemplo) que pueda estar causando presión en su cuello u hombros? ¿Está usted fatigado o durmiendo mal? ¿Está pasando por cambios hormonales? ¿Es el tiempo un factor? Además de identificar los desencadenantes, es importante notar lo que está haciendo cuando le da el dolor de cabeza. Mantenga un registro de las estrategias de manejo personal que intenta, incluyendo los medicamentos, y si ayudan o no. El diario de estilo de vida que se muestra en el capítulo 14 en la página 267 puede ayudarle a comenzar su trabajo como detective o puede servir como base para comenzar su propio gráfico.

Después de hacer su diario durante unas cuantas semanas, empiece a buscar patrones. Recuerde, a veces el desencadenante puede ser una combinación de varias cosas. Si usted identifica algunos posibles desencadenantes, divídalos en grupos de los que puede evitar (ciertos alimentos y bebidas), lo que no puede evitar pero que puede aprender a manejar (estrés, reacciones emocionales, fatiga, mala postura), y

los que puede minimizar (saltarse comidas, quedarse despierto tarde), y los que están fuera de su control (cambios hormonales o del tiempo). Ser consciente de los desencadenantes que se puede controlar, incluso parcialmente, es el primer paso para manejar sus dolores de cabeza.

Una vez que tenga una idea del patrón y los desencadenantes de sus dolores de cabeza, usted puede comenzar a planear cómo evitarlos, manejarlos o minimizar los desencadenantes. En los capítulos 4 y 5 hablamos de los métodos de manejo personal del estrés, las emociones fuertes, la fatiga, el mal sueño y otros factores que pueden impactar su dolor de cabeza. La información en el capítulo 6 en cómo moderar el ritmo puede ayudarle a planear cómo equilibrar su actividad y su descanso y quedarse por debajo del "umbral" del dolor de cabeza. El umbral de su dolor de cabeza es el punto en el que comienza a sentir que empieza el dolor de cabeza. Se dará cuenta que si usted toma acción tan pronto como note las señales de que va a tener un dolor de cabeza (como dar un paseo corto, hacer ejercicios de relajación o de respiración, tomar medicamentos, etc.), usted podrá prevenir o reducir la intensidad del dolor de cabeza.

Tener un estilo de vida sano en general es también un manejo personal importante para el dolor de cabeza. Hacer ejercicio moderado regularmente puede darle una sensación general de bienestar, reducir su estrés y ansiedad, mejorar su estado de ánimo, y reducir la frecuencia de los ataques de dolor de cabeza. Los capítulos 7, 8 y 9 hablan sobre las maneras de aumentar su actividad física y ejercicio. Si usted sufre de migrañas, puede que necesite tener cuidado

Recursos para el dolor de cabeza

Para aprender más sobre el dolor de cabeza visite las siguientes páginas de internet (teclee el término "dolor de cabeza" en un buscador de internet de cualquiera de las siguientes páginas de internet de salud general):

Academia Americana de Médicos de Familia (*American Academy of Family Physicians*):
http://es.familydoctor.org/familydoctor/es/diseases-conditions/headaches.html

Biblioteca Nacional de Medicina (*National Library of Medicine*):
https://www.nlm.nih.gov/medlineplus/spanish/ency/article/003024.htm

Instituto Nacional de Trastornos Neurológicos y Accidentes Cerebrovasculares (National Institute of Neurological Disorders and Stroke):
http://www.espanol.ninds.nih.gov/trastornos/dolor_de_cabeza.htm

Midolor de cabeza.org: https://www.midolordecabeza.org/

Sociedad Americana de los Dolores de Cabeza (*American Headache Society*):
http://www.headachejournal.org/view/0/spanishtoolboxes.html

cuando hace ejercicio. Haga ejercicio a un ritmo moderado, no demasiado rápido ni demasiado fuerte. Manténgase hidratado y no haga ejercicio si no ha comido. También es importante eliminar los desencadenantes alimenticios y comer una dieta saludable con comidas regulares. Lea los capítulos 13 y 14 para más información sobre nutrición. Así mismo, asegúrese de comunicarse con su familia, amigos y compañeros de trabajo acerca de cómo pueden apoyarle cuando le da un dolor de cabeza. El capítulo 10 le puede ayudar a aprender a comunicarse de una manera positiva.

Los medicamentos pueden ser efectivos para manejar su dolor de cabeza, pero hay que tener cuidado al tomarlos. Revise los capítulos 15 y 16 sobre el manejo de los medicamentos. Se pueden usar medicamentos sin necesidad de receta médica como la aspirina, el acetaminofeno (paracetamol) (Tylenol®, Panadol®), y los medicamentos antiinflamatorios como Advil® y Motrin®. Pero no deben de tomarse por más de 14 días al mes. La razón es que el sobreuso de los medicamentos para el dolor puede ser la causa de dolores de cabeza diarios o frecuentes en algunas personas. No es una adicción, sino un efecto secundario de tomar demasiada cantidad de cualquier medicamento. Si usted está tomando varios medicamentos o altas dosis para los dolores de cabeza y tiene dolores de cabeza diarios o frecuentes, hable con su proveedor de salud acerca de la posibilidad de un sobreuso de medicamentos y de cómo puede usted reducir la cantidad que toma. Si sufre de migrañas severas o dolores de cabeza de racimo, su proveedor de cuidados de salud le puede recetar otros tipos de medicamentos para el dolor de cabeza.

Dolor crónico de pelvis

El dolor de pelvis se refiere al dolor en la parte baja de su abdomen y las estructuras relacionadas con la pelvis. Este dolor afecta a la zona directamente debajo de su ombligo hasta sus caderas. La pelvis incluye órganos relacionados con la reproducción y la sexualidad como el útero, la vagina y la vulva en las mujeres, y el pene, los testículos y la glándula de la próstata en los hombres. La pelvis también incluye la vejiga, los intestinos y muchos músculos, nervios, huesos y tejido blando. El dolor crónico de pelvis puede ocurrir en muchas de estas estructuras así como en la zona lumbar, nalgas o muslos.

La mayoría de las mujeres tienen dolor pélvico muchas veces debido a la menstruación. Pero hay muchas otras razones posibles para el dolor pélvico. Tanto en las mujeres como en los hombres, las razones para el dolor de pelvis incluyen infecciones, crecimiento anormal de tejido y enfermedades del tracto urinario o intestinos. El dolor pélvico también lo puede causar un daño a los nervios, tejidos o huesos, o una lesión que cause que los músculos de la parte baja del abdomen, de la parte baja de la pelvis (llamado los músculos del suelo pélvico) o las nalgas, estén sensibles, tensos o debilitados. En los hombres, la prostatitis, o inflamación de la glándula de la próstata, puede causar el dolor crónico de pelvis. Si su dolor de pelvis lo ha causado una causa conocida, el tratamiento es específico a esa causa. Los tratamientos incluyen varios medicamentos para curar las infecciones o enfermedades o manejar los síntomas problemáticos; la cirugía para manejar los

crecimientos, quistes o tumores; la fisioterapia y el ejercicio para estirar los músculos tensos y los puntos desencadenantes.

A veces la causa del dolor pélvico es complejo y los tratamientos no funcionan. El dolor persiste y se vuelve crónico. Como otros tipos de dolor crónico, el dolor crónico pélvico es una condición en sí misma por los patrones anormales de actividad nerviosa en la zona pélvica, el sistema nervioso central y el cerebro.

El dolor crónico de la pelvis es diferente para cada persona. Puede ser de leve a severo. Puede ser sordo, agudo, quemazón o calambres. Puede ser continuo o puede que sólo lo note en ciertos momentos como cuando está defecando, orinando, teniendo relaciones sexuales o después de sentarse durante largos períodos de tiempo. Puede que no sea muy molesto la mayoría de los días, o puede interferir frecuentemente con su sueño, su trabajo y el disfrute de la vida.

Hay dos retos adicionales que tiene la gente con dolor pélvico crónico. El primero es que a menudo es difícil hablar del dolor pélvico con otras personas, incluso con los profesionales de los cuidados de la salud. La relación del dolor pélvico con las funciones sexuales, urinarias y de defecación pueden reprimir las conversaciones y hacer que quiera usted esconderlo de los demás. Los investigadores se refieren a esto como la "cultura del secreto". Esto puede ser un problema porque así como todo el mundo que tiene cualquier tipo de dolor crónico, la gente con dolor pélvico crónico necesita tener relaciones de apoyo y necesita que les tomen en serio. El secretismo significa que puede que usted no hable abiertamente con sus amigos, familiares o incluso con su médico acerca de su problema de dolor. Esto puede hacerle sentirse aislado y solo. Esto se puede agravar con la segunda consecuencia especial del dolor pélvico crónico, que es que algunos síntomas pueden ser potencialmente embarazosos. Síntomas como incontinencia urinaria e intestinal impredecible o secreciones ginecológicas, pueden llevar al miedo, o vergüenza o daño a la confianza en uno mismo. Estos problemas pueden contribuir a su soledad si usted decide evitar las ocasiones sociales.

Manejar el dolor crónico de pelvis

Mientras que es verdad que el dolor crónico de pelvis es complejo y desafiante, hay muchas cosas que puede usted hacer para mejorar su calidad de vida. Su papel en el manejo del dolor pélvico comienza con una comunicación abierta. Tener una comunicación abierta le ayudará a construir unas relaciones de confianza con los miembros de su equipo de cuidados de salud para poder así sentirse cómodo hablando con ellos. Lo más seguro es que le refieran a un especialista. Prepárese para estas visitas leyendo el capítulo 11, páginas 199–204. Es importante ser consciente de que le van a preguntar acerca de cualquier abuso sexual o físico tanto pasado como actual, porque el abuso está asociado con el dolor pélvico para algunas personas. Si usted es víctima de abuso, puede ser difícil para usted hablar de estas cosas, pero es muy importante que lo haga para poder conseguir la ayuda que necesita.

El dolor crónico de pelvis se ha descrito como una montaña rusa emocional de enfado, depresión, culpabilidad, ansiedad, frustración y miedo. A veces el dolor pélvico da como resultado infertilidad y sentimientos relacionados con pérdida y aflicción. Se puede ayudar al manejo de estas emociones tan complicadas con las herramientas de manejo personal descritas en el capítulo 4 páginas 64–78, y el capítulo 5 que habla de cómo usar la mente para manejar sus síntomas. A veces, el manejo personal no es suficiente y se puede necesitar más ayuda para lidiar con las emociones. La respuesta puede ser un grupo de apoyo o un consejero profesional. Hable con su proveedor de cuidados de salud acerca de sus sentimientos, y busque el apoyo emocional de su familiares y amigos.

Su proveedor de cuidados de salud puede recomendar analgésicos y otros medicamentos para manejar sus síntomas. Revise los capítulos 15 y 16 para poder comprender los medicamentos para el dolor y los demás medicamentos que le recomienden tomar y el papel clave que usted juega en el manejo personal de los medicamentos. Su proveedor también puede sugerir otros productos o formas de tratamiento. Cuando vaya a decidir qué tratamiento probar, lea el capítulo 17 que habla de cómo evaluar los diferentes tratamientos y el capítulo 2 páginas 22–24 en cómo tomar decisiones. Esta información le puede ayudar si no se siente usted seguro de qué camino tomar en cuanto a recibir tratamiento.

Como con todas las condiciones de dolor crónico, cuando usted tiene dolor crónico de la pelvis necesita prestar atención a su salud en general, incluyendo los temas relacionados con la nutrición, el peso y el ejercicio. Comer bien, mantener un peso saludable y hacer la suficiente cantidad de actividad física mejorará su sentimiento de bienestar general, aumentando su energía y mejorando muchos otros síntomas. Lea los capítulos 13 y 14 sobre nutrición y los capítulos 7, 8 y 9 sobre actividad física. Además de un programa de ejercicio de flexibilidad y aeróbico, puede que le refieran a un fisioterapeuta para que evalúe y trate su dolor en los músculos y los tejidos de la parte inferior del abdomen y el suelo pélvico. Pregunte si hay ejercicios específicos que usted no debería de hacer o máquinas de ejercicio que no debería de usar. Por ejemplo, para reducir la irritación de los nervios puede que le aconsejen que no haga abdominales, o que no use la máquina elíptica, y que evite andar en bicicleta o que use una asiento bien acolchado o ropa acolchada si es que va a andar en bicicleta. También le pueden recomendar ejercicios especiales para el suelo pélvico o ejercicios abdominales que le ayudarán a relajar y fortalecer los músculos en esta zona.

Las preocupaciones sexuales son comunes cuando se tiene dolor pélvico. Lea el capítulo 10 sobre comunicación y el capítulo 12 sobre sexo y relaciones íntimas para tener más información sobre las preocupaciones relacionadas con esta parte de su vida.

Recursos para el dolor crónico de pelvis

Para aprender más sobre el dolor crónico de pelvis visite las siguientes páginas de internet (teclee el término "dolor de pelvis" en un buscador de internet de cualquiera de las siguientes páginas de internet de salud general):

Academia Americana de Médicos de Familia (*American Academy of Family Physicians*): http://es.familydoctor.org/familydoctor/es/diseases-conditions.html

Asociación de la Cistitis Intersticial (*Interstitial Cystitis Association*): http://www.ichelp.org/about-ic/la-cistitis-intersticial/

Biblioteca Nacional de Medicina (*National Library of Medicine*): https://www.nlm.nih.gov/medlineplus/spanish/healthtopics.html

Instituto Nacional de la Diabetes y las Enfermedades Digestivas y Renales (*National Institute of Diabetes and Digestive and Kidney Diseases*): http://www.niddk.nih.gov/health-information/informacion-de-la-salud/enfermedades-urologicas/Lo-que-usted-debe-saber-sobre-los-problemas-de-la-próstata/Pages/Lo-que-usted-debe-saber-sobre-los-problemas-de-la-próstata.aspx

Medscape: http://espanol.medscape.com/

Sociedad Internacional para el Dolor Pélvico (*International Pelvic Pain Society*). Para información en español: http://pelvicpain.org/patients/patient-education-booklet.aspx

Síndrome de dolor regional complejo (SDRC)

El síndrome de dolor regional complejo (SDRC) (CRPS por sus siglas en inglés) es una condición de dolor crónico difícil. También se conoce como causalgia o distrofia simpática refleja (DSR – RSD por sus siglas en inglés). El SDRC afecta más a menudo a una extremidad (brazo, mano, dedo, pierna, pie o dedo del pie) pero también puede ocurrir en otras partes del cuerpo. Si usted tiene SDRC puede que sienta un dolor de quemazón continuo o cosquilleo en la extremidad afectada, puede que tenga un aumento de la sensibilidad incluso ante un toque muy suave, y que tenga cambios en la piel alrededor de la zona dolorida. La piel puede cambiar de color y verse pálida, con manchas, azul o muy roja. Puede estar fría o muy caliente en comparación con las extremidades no afectadas. La piel puede parecer hinchada, brillante y delgada. Puede haber cambios en las uñas de los dedos de las manos y de los pies e incluso cambios en el pelo que sale en esa zona. También se puede experimentar sudoración anormal cerca de la zona afectada. Los músculos y articulaciones de la zona afectada pueden volverse rígidos y tener espasmos. Para algunas personas, SDRC sube por la extremidad afectada y se extiende a la otra extremidad.

Se desconoce cuál es la causa exacta de SDRC, pero lo más seguro es que sea debido a múltiples causas. A menudo hay un evento desencadenante que hace que el dolor comience en primer lugar. Las causas iniciales más comunes son lesiones demoledoras, torceduras o esguinces (incluso los leves como la torcedura de un tobillo o muñeca), fracturas de huesos o una operación quirúrgica. También se le atribuye a otras causas como ataques al corazón, apoplejía o derrames cerebrales o infecciones. Una indicación clave que denota la presencia de SDRC es que el dolor es mucho más severo de lo que se anticipa de la lesión o enfermedad original. El SDRC es el resultado del daño a los nervios que van desde las extremidades al sistema nervioso central en la médula espinal y el cerebro. Los nervios en las extremidades son parte del sistema nervioso simpático. Entre otras cosas, el sistema nervioso simpático controla el flujo de la sangre a las extremidades, la temperatura de la piel y nuestra respuesta al estrés. Los cambios que sufre la piel con SDRC puede causarlos el daño a los nervios en el sistema nervioso simpático. Este daño puede también ser la razón por la que tener frío hace que el dolor de SDRC se sienta más.

El SDRC no es fácil de diagnosticar, especialmente en las fases tempranas. Otras condiciones tienen síntomas similares, así que su médico hará un examen minucioso para eliminar otras condiciones que se pueden tratar como los síndromes de la artritis, enfermedades musculares, coágulos de sangre en las venas o la diabetes. El SDRC es más común en las mujeres que tienen 40 años o más. Para la mayoría de la gente, los síntomas del SDRC desaparecen después de un año, especialmente en los niños más jóvenes y los adolescentes o en los adultos si reciben tratamiento temprano. Pero para otros, el SDRC puede permanecer durante muchos años y llevar a la discapacidad.

Manejar el síndrome de dolor regional complejo

Manejar el SDRC es un proceso de aprendizaje tanto para usted como para el equipo de cuidados de salud. Puede que necesite hacerse varias pruebas, procedimientos y tratamientos antes de encontrar los que le alivien el dolor. Revise los capítulos 15 y 16 que hablan de su papel en el manejo de los medicamentos y otros tratamientos para el dolor crónico. Debido a que el SDRC es difícil de manejar, es muy importante que usted trabaje de cerca con todos los miembros de su equipo de cuidados de salud y les mantenga informados sobre lo que está funcionando y lo que no está mejorando su calidad de vida. Junto con los síntomas que acompañan a las condiciones de dolor crónico, como de las que se hablan en el capítulo 4, el SDRC puede plantear problemas y preocupaciones especialmente difíciles. Estos incluyen el impacto de emociones intensificadas, pensamientos negativos y temoral y evitación del movimiento. En el siguiente material hablamos de estas cosas una a una.

Los altos niveles de emociones y estrés pueden hacer que el dolor del SDRC sea mucho peor. El sistema nervioso simpático que controla nuestra respuesta al estrés está directamente conectada con el SDRC. Este no es el caso en la mayoría de las demás condiciones de dolor crónico. Esta es la razón por la que el manejo de las emociones y vigilar los niveles de estrés es tan importante cuando se tiene SDRC. Lea más acerca de la depresión, el enojo y el estrés en el capítulo 4, páginas 64–78. Si está usted lidiando con el estrés del desempleo, lea también las páginas 78–83. Aprender y practicar las técnicas del manejo personal para reducir el estrés y calmar la mente y el sistema nervioso puede realmente

ayudar con el estrés que es parte del SDRC. En el capítulo 5 se encuentran algunos ejemplos de técnicas que emplean la mente. Otra estrategia útil es moderar el ritmo. Las sugerencias del capítulo 6 pueden ayudar a reducir su estrés mientras que a la vez permiten conseguir las cosas que quiere y necesita hacer.

Otro desafío que usted puede tener es un exceso de pensamiento negativo, que a veces se llama pensamiento catastrófico. Esto ocurre cuando no se puede parar de pensar acerca del dolor y cómo de horrible es. Lea las secciones sobre el uso de distracciones, pensamiento realista positivo y relajación del capítulo 5. Si estas técnicas no funcionan para usted, hable con su proveedor de salud y busque ayuda profesional.

El tercer gran desafío para la gente con SDRC es el miedo al movimiento y evitarlo. Debido a que la extremidad afectada a menudo duele mucho, puede que usted quiera protegerla moviéndola cuanto menos mejor. Pero no mover la extremidad afectada causará muchos más problemas, incluyendo pérdida del músculo, debilidad de los músculos y huesos, rigidez de las articulaciones y contracturas (acortamiento y endurecimiento de los músculos que puede llevar a la deformidad y rigidez de las articulaciones). También disminuirá el funcionamiento diario. Tan pronto como le diagnostiquen con el SDRC un fisioterapeuta debe de formar parte de su equipo de cuidados de salud. El fisioterapeuta le dará un programa de ejercicios para mantener el funcionamiento de la extremidad afectada así como ayudarle a desarrollar un programa de ejercicios para su salud en general. Lea los capítulos 7, 8 y 9 para aprender más acerca de comenzar y mantener un programa de ejercicios efectivo.

Recursos para el síndrome de dolor regional complejo

Para aprender más sobre el síndrome del dolor regional complejo, visite las siguientes páginas de internet (teclee el término "síndrome del dolor regional complejo" en un buscador de internet de cualquiera de las siguientes páginas de internet de salud general):

Academia Americana de Médicos de Familia (*American Academy of Family Physicians*):
http://es.familydoctor.org/familydoctor/es/diseases-conditions.html

Biblioteca Nacional de Medicina (*National Library of Medicine*):
https://www.nlm.nih.gov/medlineplus/spanish/healthtopics.html

Instituto Nacional de Trastornos Neurológicos y Accidentes Cerebrovasculares (*National Institute of Neurological Disorders and Stroke*):
http://www.espanol.ninds.nih.gov/trastornos/sindrome_de_dolor_regionalcomplejo.htm

Servicio Nacional de Salud del Reino Unido (*National Health Service, United Kingdom*):
http://www.nhs.uk/pages/home.aspx (seleccione "translate" y "Spanish" para información en español)

Un estudio de investigación reciente en la revista de *Chronic Illness (Enfermedad crónica)* preguntó a los hombres y mujeres con el SDRC qué consejos les darían a las personas que acaban de ser diagnosticadas con esta condición. La gente del estudio dijo que le dirían a los que acaban de ser diagnosticados que deben de jugar un papel activo en el manejo personal de la enfermedad. Los pacientes que han tenido el SDRC durante un tiempo advirtió que un manejo personal efectivo sólo puede pasar si la persona se siente lo suficientemente en control de la condición y de su vida. Identificaron tres cosas importantes que ayudan a las personas con SDRC a sentirse más en control. Sus consejos son los siguientes:

■ **Primero, aceptar la condición.** Una vez que se ha establecido el diagnóstico, hay que parar de buscar una cura y aceptar que se tiene esta condición. Parte de aceptarlo es ponerse metas realistas y ser amable con uno mismo. Otro punto importante: aceptarlo es difícil y toma tiempo. Revise las páginas 101–107 del capítulo 5 para aprender más acerca de conformarse con su condición.

■ **Segundo, consiga el apoyo correcto.** Conseguir apoyo de los miembros de su equipo de cuidados de salud y de sus familiares y amigos es algo crucial. Usted necesita poder hablar con gente que le comprende. A veces esto quiere decir que tendrá que construir una nueva red de soporte. Lea el capítulo 10 que habla de maneras de mejorar la comunicación y el capítulo 3 sobre recursos para aprender tanto como pueda sobre cómo encontrar el soporte que necesita.

■ **Tercero, infórmese acerca de la condición y aprenda lo que funciona mejor para usted.** Estar informado y aprender más sobre el SDRC de fuentes de información respetables como por ejemplo este libro (incluyendo la lista de "recursos para el síndrome de dolor regional complejo" que se muestran más arriba) puede dar confirmación y ayudarle a aceptar y vivir una buena vida con esta condición. Sus síntomas del SDRC también los sufren otras personas. Usted no está solo.

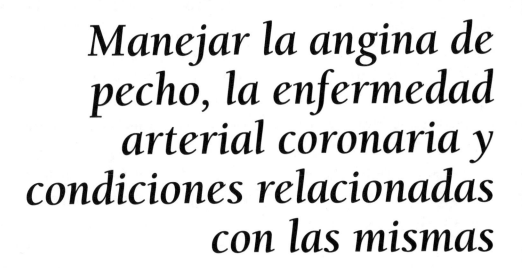

CAPÍTULO **19**

Manejar la angina de pecho, la enfermedad arterial coronaria y condiciones relacionadas con las mismas

LA ANGINA ES UN SÍNTOMA DOLOROSO Y COMÚN, y a menudo crónico, de la enfermedad arterial coronaria. La angina ocurre cuando una zona del corazón no recibe suficiente sangre rica en oxígeno debido a la mala circulación. El dolor de la angina puede ocurrir en el lado izquierdo del pecho justo encima del corazón, pero también puede extenderse hacia la espalda, hombros, brazos, cuello y mandíbula. Para algunos, puede ser simplemente una vaga sensación de incomodidad o debilidad. En este capítulo, además de la angina y la enfermedad arterial coronaria, hablaremos de otros dos problemas del sistema circulatorio comunes entre la gente que tiene angina: la alta presión sanguínea y la enfermedad vascular periférica.

Un agradecimiento especial a las siguientes personas por su ayuda con este capítulo: Dr. Michael McGillion, RN, PhD, Profesor auxiliar y cátedra subvencionada de investigación de enfermería cardiovascular de la Fundación para el Corazón y Apoplejía Michael G. DeGroote; Shelley Gershman, RN, Coordinador de investigación, Universidad de McMaster; Dr. Sheila O'Keefe-McCarthy, RN, PhD, Científico adjunto, Hospital Ross Memorial; y Noorin Jamal, RN (EC), MN-NP, Universidad Health Network, Toronto, Canadá.

Enfermedad arterial coronaria

La enfermedad arterial coronaria, o enfermedad coronaria, es la forma más común de enfermedad cardiovascular. Es la que causa el mayor número de ataques al corazón y fallo cardiaco. Las arterias coronarias son los vasos sanguíneos "tuberías" que rodean el corazón (véase la figura 19.1). Distribuyen el oxígeno y los nutrientes que el corazón necesita para hacer su trabajo. Las arterias sanas son elásticas, flexibles y fuertes. El interior del recubrimiento de una arteria sana es liso, permitiendo que la sangre fluya fácilmente. Las arterias enfermas se estrechan cuando se obstruyen con colesterol y otras sustancias. Este proceso de espesarse y volverse duras se llama aterosclerosis.

La aterosclerosis es un proceso gradual que ocurre durante muchos años. El primer paso es daño a las paredes de las arterias. Este daño lo puede causar tener altos niveles de colesterol, altos niveles de triglicéridos, diabetes, fumar o tener la presión sanguínea alta. Este daño permite que el colesterol LDL (el colesterol "malo") entre en las paredes de las arterias y cause inflamación. Algunas personas tienen este problema tan pronto como en su adolescencia.

Con el tiempo, se deposita más colesterol en las arterias dañadas y las zonas grasas crecen más y más. Estas zonas con grasa son placas. La placa es un material pegajoso, amarillo que está hecho de colesterol, calcio y productos de desecho que vienen de las células del cuerpo. La placa puede bloquear por completo el flujo de sangre en las arterias, causando una disminución de la circulación de la sangre y del suministro de oxígeno al músculo del corazón. Las placas también se pueden romper, causando que se formen coágulos de sangre en la zona lesionada. En ambos casos, el flujo de sangre al corazón se ha bloqueado, y la persona afectada sentirá angina (dolor de pecho temporal) o un ataque al corazón. Si no se trata de inmediato, un ataque al corazón puede causar daño

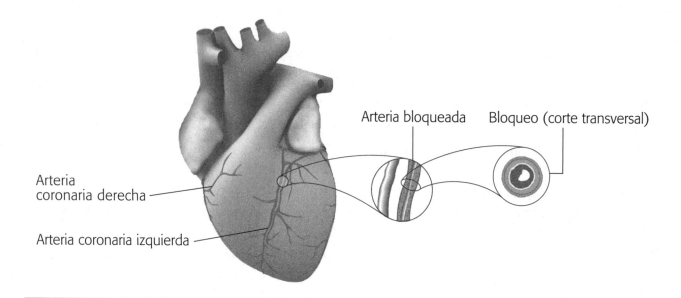

Arteria coronaria derecha

Arteria coronaria izquierda

Arteria bloqueada

Bloqueo (corte transversal)

Figura 19.1 **Las arterias del corazón**

permanente al músculo del corazón. Cuando se ha dañado una parte del músculo del corazón, esa parte ya no puede ayudar al corazón a bombear sangre.

Hay un número de factores de riesgo para la enfermedad coronaria. Usted puede controlar algunos de estos factores, pero no todos. Los factores de riesgo para la enfermedad coronaria que usted no puede controlar incluyen:

- Edad: cuanto mayor sea, más riesgo tiene de contraer la enfermedad coronaria.

- Sexo: los hombres mayores de 55 años y las mujeres que son posmenopáusicas tienen mayor riesgo de contraer la enfermedad coronaria.

- Historial familiar: usted tiene un mayor riesgo si hay algún miembro de su familia cercana, como su padre o madre o un hermano, que la haya tenido antes de los 55 años de edad o antes de tener la menopausia.

- Etnicidad: la gente de las naciones indígenas de Canadá, los nativos americanos, africanos y asiáticos del sur tienen más riesgos de tener enfermedad coronaria y apoplejías que la población general.

Los factores de riesgo para la enfermedad coronaria que se pueden controlar incluyen:

- Alta presión sanguínea: la alta presión sanguínea es consistentemente más alta que 140/90 cuando se mide en la clínica y 135/85 cuando se mide en casa. (Hablaremos de las figuras de la presión sanguínea con más detalle en las páginas 346–347.)

- Diabetes: incluye la diabetes tipo 1, la diabetes tipo 2 y la diabetes gestacional.

- Colesterol alto: el colesterol LDL (malo) y el HDL (bueno) se deben evaluar juntos en relación el uno con el otro.

- Tener sobrepeso: Se considera que una persona con un índice de masa corporal (IMC – BMI por sus siglas en inglés) de más de 25 tiene sobrepeso. (Para más información sobre IMC véase el capítulo 14, páginas 258–264.)

- Fumar: esto incluye estar alrededor del humo de segunda mano.

- Falta de ejercicio: los que son físicamente inactivos tienen el doble de riesgo de desarrollar la enfermedad coronaria que aquellos que son físicamente activos.

- Estrés: la gente que tiene estrés durante períodos de tiempo prolongados son más susceptibles a tener aterosclerosis, alta presión sanguínea y el colesterol alto.

- Consumo excesivo de alcohol: el exceso se define en más de 10 bebidas a la semana para las mujeres y más de 15 bebidas a la semana para los hombres.

Más acerca del colesterol

El colesterol es una grasa cerosa que se encuentra en todas las células del cuerpo y se puede medir la cantidad que hay en la sangre. Necesitamos colesterol para hacer hormonas, vitamina D y sustancias que nos permiten que digerir la comida. El cuerpo produce suficiente colesterol para funcionar apropiadamente, pero no es bueno tener demasiado colesterol en la sangre. Tener los niveles altos de colesterol es el mayor factor de riesgo para la enfermedad cardiovascular. El colesterol alto puede llevar a la acumulación de placa en las paredes de las arterias,

¿Cuándo debo de hacerme pruebas de colesterol?

Algunas de las reglas generales para hacerse pruebas de colesterol son:

- Si es un hombre de más de 40 años de edad.
- Si es una mujer de más de 50 años de edad o posmenopáusica.
- Si tiene una enfermedad cardiovascular, apoplejía o derrame cerebral, diabetes o alta presión sanguínea.
- Si tiene un historial familiar de enfermedades cardiovasculares o apoplejías o derrames cerebrales.
- Si su cintura mide más de 40 pulgadas (102 centímetros) para los hombres o 35 pulgadas (88 centímetros) para las mujeres. Para las personas de ascendencia china o surasiática, si su cintura mide más de 35 pulgadas (90 centímetros) para los hombres o 32 pulgadas (80 centímetros) para las mujeres.

estrechando las arterias y no dejando el suficiente espacio para que la sangre fluya libremente. Este estrechamiento del espacio en las arterias puede llevar a tener angina de pecho porque el corazón no es capaz de recibir la suficiente sangre y oxígeno para funcionar bien.

Hay colesterol "bueno" y colesterol "malo". La lipoproteína de baja densidad (LDL por sus siglas en inglés) se conoce como colesterol malo porque los altos niveles del mismo en la sangre causan la acumulación de placa en las arterias. La lipoproteína de alta densidad (HDL por sus siglas en inglés) es el colesterol bueno porque protege al cuerpo de desarrollar enfermedades cardiovasculares al llevarse el LDL de las arterias.

Los triglicéridos son otra forma de grasa del cuerpo. Cuando se come, el cuerpo almacena cualquier caloría que no vaya a necesitar de inmediato en forma de triglicéridos. Estos triglicéridos se almacenan en las células grasas. Las hormonas liberan los triglicéridos entre comidas para dar al cuerpo energía. Con el paso del tiempo, consumir más calorías de las que se queman puede llevar a tener niveles altos de triglicéridos (hipertrigliceridemia).

Los altos niveles de colesterol en el cuerpo a menudo se conectan con una diabetes sin controlar, tener sobrepeso o un alto consumo de alcohol. Usted puede controlar sus niveles de colesterol perdiendo peso, comiendo una dieta saludable, haciendo ejercicio regularmente, dejando de fumar y bebiendo alcohol en moderación. Si estos cambios en su estilo de vida no son suficientes, se añadirán medicamentos para bajar los niveles de colesterol. Los niveles de colesterol (total, LDL y HDL) y triglicéridos en la sangre recomendados tienden a variar por país, como muestra la tabla 19.1. Estos niveles recomendados tan sólo son pautas y pueden cambiar. Así que, hable con su proveedor de salud acerca de vigilar sus niveles y qué quieren decir sus resultados para su salud.

Tabla 19.1 Guía general de los valores de colesterol

Colesterol total (EE.UU. y algunos otros países)	Colesterol total (Canadá y la mayoría de Europa)	
Menos de 200 mg/dL	Menos de 5.2 mmol/L	Deseable
200–239 mg/dL	5.2–6.2 mmol/L	Al límite de ser alto
240 mg/dL y más	Más de 6.2 mmol/L	Alto
Colesterol LDL (malo) (EE.UU. y algunos otros países)	**Colesterol LDL (Canadá y la mayoría de Europa)**	
Por debajo de 70 mg/dL	Por debajo de 1.8 mmol/L	Ideal para la gente con alto riesgo de enfermedad cardiovascular
Por debajo de 100 mg/dL	Por debajo de 2.6 mmol/L	Ideal para la gente con riesgo de enfermedades cardiovaculares
100–129 mg/dL	2.6–3.3 mmol/L	Casi ideal
130–159 mg/dL	3.4–4.1 mmol/L	Al límite de ser alto
160–189 mg/dL	4.1–4.9 mmol/L	Alto
190 mg/dL y más	Más de 4.9 mmol/L	Muy alto
Colesterol HDL (bueno) (EE.UU. y algunos otros países)	**Colesterol HDL (Canadá y la mayoría de Europa)**	
Por debajo de 40 mg/dL (hombres) Por debajo de 50 mg/dL (mujeres)	Por debajo de 1 mmol/L (hombres) Por debajo de 1.3 mmol/L (mujeres)	Pobre
40–49 mg/dL (hombres) 50–59 mg/dL (mujeres)	1 –1.3 mmol/L (hombres) 1.3–1.5 mmol/L (mujeres)	Mejor
60 mg/dL y por encima	1.6 mmol/L y por encima	Lo mejor
Triglicéridos (EE.UU. y algunos otros países)	**Triglicéridos (Canadá y la mayoría de Europa)**	
Por debajo de 150 mg/dL	Por debajo de 1.7 mmol/L	Deseable
150–199 mg/dL	1.7–2.2 mmol/L	Al límite de ser alto
200–499 mg/dL	2.3–5.6 mmol/L	Muy alto
500 mg/dL and above	Above 5.6 mmol/L and above	Very high

Fuente: www.mayoclinic.org/diseases-conditions/high-blood-cholesterol/in-depth/cholesterol-levels/art-20048245

Angina

Como mencionamos anteriormente, la angina es un síntoma común de la enfermedad arterial coronaria. A menudo lo causan el estrés emocional o el esfuerzo físico, y normalmente se alivia con medicamentos y descanso.

Síntomas de la angina

A veces la angina no se siente como dolor de pecho; también se puede sentir una presión, tensión, apretón o sensación vaga de incomodidad. Algunas personas (especialmente las mujeres) puede que sólo sientan algunos de los siguientes síntomas:

- Indigestión persistente con o sin náuseas
- Falta de aliento
- Sudores fríos
- Calambres o dolor como quemazón
- Entumecimiento en los brazos, hombros o muñecas
- Debilidad
- Cansancio inusual
- Disturbio del sueño

Los episodios de angina *no* son ataques al corazón, y tener dolor de angina *no* quiere decir que el corazón esté dañado para siempre. Sin embargo, la angina es una señal de aviso de un aumento del riesgo de tener un ataque al corazón o fallo cardiaco. Un ataque al corazón ocurre cuando se daña el corazón porque se ha cortado el suministro de sangre a una zona del corazón. El dolor de un ataque al corazón a menudo dura más, es más severo que el dolor de angina, y no lo alivia el descanso ni tomar los medicamentos que le han recetado.

Es importante tomar nota de que los síntomas de la angina normalmente sólo duran unos minutos. Los cambios en la naturaleza de su dolor de angina normal son causa de preocupación. Si los episodios se vuelven más frecuentes, ocurren cuando se está descansando, o duran más de lo que duraban antes, busque atención médica inmediatamente. También es importante tomar nota que para algunas personas, la angina puede ser "atípica". Cuando la angina es atípica, no se tienen los síntomas normales. En cambio, la gente con angina atípica puede sentir una vaga incomodidad de pecho junto con los síntomas mencionados anteriormente. Hay evidencia que sugiere que las mujeres son más propensas a tener angina atípica, particularmente antes de la menopausia. Esto puede ser porque las mujeres tienden a tener los bloqueos no sólo en las arterias principales sino también en las más pequeñas.

Tipos de angina

Los tipos principales de angina incluyen la angina estable, la angina refractaria, la angina inestable, la angina variante o de Prinzmetal y la angina micro-vascular. Describimos cada una a continuación.

- **Angina estable.** Es la forma de angina más común. Normalmente sigue un patrón predecible. Puede variar con respecto a cuánto de a menudo ocurre, cómo de severa es, y los factores que la desencadenan. Normalmente el dolor se presenta en el mismo momento durante el esfuerzo o ejercicio o mientras tenemos estrés emocional. Se

Busque atención médica de inmediato

Si está teniendo síntomas que pueden indicar un ataque al corazón, *debe usted de buscar atención médica de inmediato.* Hay tratamiento nuevos disponibles que pueden disolver coágulos de sangre, restablecer el flujo sanguíneo y prevenir daño al corazón o al cerebro. Sin embargo, estos tratamientos *deben de administrarse a pocas horas del ataque cardiaco:* cuanto antes mejor. En Estados Unidos y Canadá, llame al 911 o a los servicios de emergencia si tiene cualquiera de los siguientes síntomas:

- Dolor de pecho severo, aplastante o estrujante

- Dolor o incomodidad en uno o los dos brazos, la espalda, el cuello, la mandíbula o el estómago

- Dolor de pecho que dura más de cinco minutos cuando no hay causa aparente y no se alivia cuando descansa o toma sus medicamentos para el corazón

- Dolor de pecho que ocurre a la vez que cualquiera de los siguientes: latidos rápidos o irregulares, sudor, náuseas o vómitos, falta de aliento, mareo o desmayo, o debilidad inusual

- Para las mujeres, el dolor de pecho puede no estar presente. En su lugar, las cosas que pueden indicar un ataque al corazón son: síntomas como incomodidad de pecho, latidos de corazón irregulares o rápidos, sudor, indigestión persistente con o sin náuseas y vómitos, falta de aliento, mareos o desmayos, debilidad inusual

Si usted piensa que está teniendo un ataque al corazón:

1. Pare lo que está haciendo.

2. Siéntese.

3. Llame al 911. (No intente manejar usted al hospital.)

4. Si no es alérgico a la aspirina, tome una para adultos (325 mg) o para bebés (81 mg).

---

alivia con descanso, medicamentos o ambos. Otros desencadenantes de la angina estable incluyen frío o calor extremos, comer comidas pesadas, consumir alcohol y fumar cigarrillos.

- **Angina refractaria.** Es una forma severa de angina estable que no se puede controlar por los tratamientos típicos para la enfermedad arterial coronaria como los medicamentos, angioplastia o cirugía de bypass de la arteria coronaria. (Hablamos de los tratamientos comunes para la enfermedad arterial coronaria más adelante en este capítulo en las páginas 354–355.) La angina refractaria requiere tratamiento especializado. Para más información sobre estos tratamientos, hable con su proveedor de cuidados de salud.

- **Angina inestable**. Es más severa que la estable. No sigue un patrón predecible y puede ocurrir con o sin un esfuerzo físico. Puede que no se alivie con descanso o medicamentos. Es una condición peligrosa que requiere atención médica de emergencia.

- **Angina variante.** Llamada también angina de Prinzmetal. Es una forma de angina rara que normalmente ocurre cuando una persona está descansando durante la noche. La causa un espasmo de la arteria coronaria y la caracteriza un dolor severo de pecho. Casi el 70% de la gente que la sufre tiene aterosclerosis severa en por lo menos una de las arterias coronarias (véase la página 340). El dolor se puede aliviar con medicamentos.

- **Angina micro-vascular.** Es una forma severa de dolor de pecho que normalmente dura más que otros tipos de angina. La gente que la sufre no tiene ninguna enfermedad coronaria que se pueda detectar con la tecnología disponible hoy en día. En otras palabras, no hay ningún bloqueo visible de la arteria coronaria. Los medicamentos pueden ser de ayuda para aliviar este tipo de angina, o no. Esta condición a veces se llama síndrome cardiaco X.

Alta presión sanguínea

La alta presión sanguínea (hipertensión) aumenta el riesgo de la enfermedad arterial coronaria. La presión sanguínea es una medida de la cantidad de presión que hay en una arteria, expresado en dos números. El primer número, más alto, es la presión de la arteria cuando se contrae el corazón y empuja una ola de sangre hacia el cuerpo. El segundo número, más bajo, es la presión cuando el corazón se relaja entre contracciones. Ambos números son importantes porque tener un número alto en cualquiera de los dos puede comprometer la capacidad de su corazón de funcionar con normalidad, especialmente con el paso del tiempo.

La alta presión sanguínea a menudo se llama la enfermedad silenciosa porque la mayoría de la gente que la tiene no tiene ningún síntoma. Como se sienten perfectamente bien, no se pueden creer que haya algo que va mal y no buscan tratamiento. Sin embargo, la enfermedad silenciosa puede no quedarse tan silenciosa. Con el paso de los años una alta presión sanguínea sin tratar puede dañar los vasos sanguíneos del

cuerpo. En algunas personas este daño puede causar apoplejías o derrames cerebrales, ataques al corazón, fallo cardiaco o daño a la vista o a los riñones. Para prevenir estas complicaciones tan serias, es extremadamente importante que vigile su presión sanguínea regularmente incluso si se siente perfectamente bien.

¿Cuál es una presión sanguínea normal? Una presión sanguínea saludable es por debajo de 120/80 (dicho "120 sobre 80"). Una lectura por encima de 120/80 pero por debajo de 140/90 indica una condición llamada pre-hipertensión. Hipertensión es 140/90 o más. Para la mayoría de la gente, tener una presión sanguínea más baja significa menos riesgos de complicaciones. Es importante darse cuenta de que si usted tiene diabetes, el rango aceptable de su presión sanguínea es incluso más bajo. Considere tener una conversación con su proveedor de cuidados primarios acerca del objetivo en cuanto al rango de su presión sanguínea.

La hipertensión se diagnostica cuando las medidas de su presión sanguínea son altas dos o más veces separadas. Excepto en casos severos, el diagnóstico nunca se basa en una sola medida porque la presión sanguínea de todo el mundo varía de minuto a minuto. Esa es una de las razones por las que es importante medir nuestra presión sanguínea repetidamente.

La presión sanguínea de algunas personas tiende a subir tan sólo en la oficina del proveedor de cuidados de salud. Estos es una reacción de estrés llamada "hipertensión de bata blanca". Esa es otra razón por la que es útil tener más medidas tanto para diagnosticar la hipertensión como para vigilar el tratamiento de la presión sanguínea.

Hay muchas maneras para tomar su presión sanguínea. Pregunte en la farmacia, la estación de bomberos o en centro para ancianos. Usted podrá incluso comprar una máquina para tener en su casa. Tome su presión tres a cuatro veces y vea cómo varía, dependiendo de lo que esté haciendo. Lleve los resultados con usted cuando vaya a ver a su proveedor de salud.

La gente a menudo puede bajar su presión sanguínea tomando una dieta baja en sodio, haciendo ejercicio, manteniendo un peso saludable, limitando el alcohol que toma y usando los medicamentos que le receten. No sea reacio a tomar estos medicamentos por miedo a los efectos secundarios. Mucha gente con alta presión sanguínea se siente mejor (menos fatigado, menos dolores de cabeza, etc.) cuando toma los medicamentos.

Enfermedad vascular periférica

La enfermedad vascular periférica (EVP – PVD por sus siglas en inglés) ocurre cuando las arterias de las piernas se endurecen, se forman depósitos de placa, y se estrechan (aterosclerosis). La aterosclerosis en las piernas normalmente es el resultado del mismo proceso de enfermedad que ocurre con la aterosclerosis en la enfermedad arterial coronaria (véase la página 340).

El síntoma principal de la enfermedad vascular periférica es dolor de piernas al caminar.

Algunas personas pueden experimentar úlceras en las piernas que no se curan o se curan muy lentamente. Los tratamientos son parecidos a los que se dan para la enfermedad arterial coronaria (que comentaremos en detalle más adelante en este capítulo). Incluyen parar de fumar, hacer ejercicio, medicamentos y a veces cirugía para ayudar a restaurar el flujo de sangre a las piernas.

Diagnosticar la enfermedad arterial coronaria

A veces los síntomas de la enfermedad arterial coronaria son claros y "clásicos", como dolor de angina de pecho durante la actividad física. Pero hay otros que tienen angina atípica y experimentan sólo síntomas vagos. Afortunadamente,

hoy día hay muchas pruebas disponibles para determinar la presencia y severidad de la enfermedad arterial coronaria. Las siguientes son las pruebas más comunes para la enfermedad arterial coronaria:

- **Análisis de sangre.** Los análisis de sangre para medir el colesterol y los triglicéridos estiman sus riesgos de enfermedad arterial coronaria. También se usan para vigilar los efectos de los medicamentos para bajar el colesterol. Si está usted teniendo dolor de pecho, su médico puede pedir que le hagan pruebas para confirmar el diagnóstico de ataque de corazón.

- **Electrocardiograma.** Un electrocardiograma (ECG – EKG por sus siglas en inglés) mide los patrones de corrientes eléctricas producidas por el latido del corazón. Esta prueba requiere estar tumbado y quieto durante unos minutos. Se conectan diez cables finos al pecho, brazos y piernas. Se graban los patrones eléctricos del latido del corazón y lo trazan en un gráfico en papel para que los lea el proveedor de salud. El ECG es una imagen "instantánea" de la actividad del corazón. Puede mostrar la falta de oxígeno del corazón, un ataque al corazón, el agrandamiento del corazón y los latidos irregulares. Hay que repetir la prueba para ver si hay un ataque al corazón. A veces se pone un monitor portátil durante varias horas o días para detectar los ritmos anormales del corazón que vienen y van. Un ECG no puede predecir los riesgos para futuros ataques al corazón.

- **Ecocardiograma.** Esta prueba usa hondas de sonido (ultrasonido) para generar una imagen en movimiento del corazón. Una computadora convierte las ecos en imágenes en un monitor donde se muestra la forma, textura y movimiento de las válvulas del corazón así como el tamaño y funcionamiento de las cavidades del corazón. El electro muestra una imagen del corazón mejor de la que se puede conseguir con rayos-x. Esta prueba no implica el uso de radiación, no necesita ninguna preparación especial y no causa dolor o incomodidad. Para prepararse para la prueba, se esparce un gel en el pecho para ayudar a transmitir las hondas de sonido, y se pasa por el pecho un aparato llamado transductor. Un ecocardiograma es muy útil para ver si hay cualquier tipo de disfunción en las cavidades o las válvulas del corazón. También se puede hacer esta prueba mientras se hace ejercicio (prueba de esfuerzo) para ver cómo responde el corazón ante el esfuerzo.

- **Prueba de esfuerzo.** A veces los problemas aparecen tan sólo cuando el corazón está bajo un aumento del esfuerzo o del estrés. (En este caso el esfuerzo, o estrés, se refiere a algo que hace que el corazón funcione más a fondo o intensamente, no al estrés emocional.) Una prueba de esfuerzo se hace mientras que la persona está haciendo ejercicio en una cinta para correr o una bicicleta estacionaria o después de que el médico haya inyectado un elemento químico para estimular el corazón sin hacer ejercicio. Si la prueba se hace mientras que la persona hace ejercicio, se empieza por caminar en la cinta o pedalear en la bicicleta, y la intensidad del ejercicio aumenta cada 2 a 3 minutos. Durante la prueba y unos cuantos minutos después se vigilan su presión sanguínea, ritmo cardiaco, los trazos en el ECG y cualquier dolor de angina o incomodidad. La prueba se para si se tiene cualquier dolor de angina o le falta el aliento. Mientras que un resultado positivo puede sugerir la presencia de enfermedad arterial coronaria, a veces las pruebas de esfuerzo dan falsos positivos, especialmente en las mujeres. A veces, la gente con enfermedad arterial coronaria da falsos negativos y la gente que no tiene enfermedad arterial coronaria da falsos positivos. Es una prueba segura, y a menudo se realiza junto con otra prueba para confirmar los resultados.

- **Gammagrafía.** Durante esta prueba, se inyecta en la vena una sustancia radioactiva débil. Luego un escáner o cámara especial toma fotos, con o sin esfuerzo o estrés (inducido por ejercicio o medicamentos). Al comparar las fotos, su médico podrá evaluar la distribución de la sangre al músculo del corazón y cómo de bien está bombeando su corazón.

- **Cateterismo cardiaco y angiografía coronaria.** Para este procedimiento, se mete en uno de los vasos sanguíneos mayores (normalmente en la ingle) un tubo de plástico largo llamado catéter y se guía con cuidado hasta el corazón. Se inyecta un tinte en el catéter. Esto permitirá que las arterias coronarias se vean en los rayos-x. Esta prueba ayuda a su médico a decidir el mejor tratamiento si es que las arterias están obstruidas o taponadas. También puede dar información sobre el funcionamiento del músculo del corazón y sus válvulas.

Prevención y tratamiento de la enfermedad arterial coronaria

Hay tres enfoques o estrategias generales para ayudar a prevenir y tratar la enfermedad arterial coronaria y la angina: cambios en el estilo de vida, medicamentos y procedimientos, incluyendo los quirúrgicos. La mayoría de la gente se beneficiaría de seguir uno o más de estos enfoques. En este capítulo primero hablaremos de los cambios en el estilo de vida y tratamientos sin medicamentos (no farmacológicos), y luego hablaremos de los medicamentos y los procedimientos, incluyendo los quirúrgicos.

Cambios en el estilo de vida y tratamientos sin medicamentos

Los ataques de corazón y la alta presión sanguínea a menudo se pueden prevenir y controlar si se adoptan los siguientes cambios en el estilo de vida y/o tratamientos sin medicamentos:

- **No fumar.** Fumar daña el revestimiento interior de los vasos sanguíneos y aumenta la presión sanguínea. Parar de fumar es lo mejor que se puede hacer para la salud. Afortunadamente, hoy día hay una variedad de programas de soporte (desde terapia a través del teléfono a programas de internet o de grupo) y medicamentos (desde chicle de nicotina a parches, a medicamentos calmantes) que le pueden ayudar a dejar de fumar y no volver.

- **Hacer ejercicio.** El ejercicio fortalece su corazón. También puede hacer que disminuya su colesterol y presión sanguínea y ayudarle a controlar su peso. La gente que no es activa tiene el doble de riesgo de tener enfermedad arterial coronaria. Incluso las pequeñas cantidades de actividad física diaria pueden disminuir su riesgo de enfermedad arterial coronaria y ayudarle a sentirse mejor y tener más energía (véase los capítulos 7,8 y 9).

- **Comer bien.** Cuanto más alto es su colesterol, más riesgo tiene de tener enfermedad arterial coronaria. Disminuir la cantidad de colesterol en su dieta puede reducir el riesgo de ataques al corazón y apoplejías o derrames cerebrales (véase el capítulo 13). Desafortunadamente, no todo el colesterol se puede controlar por lo que se come y bebe. El cuerpo también hace colesterol, y a veces pueden ser necesarios los medicamentos. (Véase las páginas 341–343 para más información sobre el colesterol.)

- **Mantener un peso saludable.** Tener sobrepeso hace que su corazón funcione más fuertemente, aumenta su colesterol y su presión sanguínea, y aumenta sus posibilidades de desarrollar diabetes. Llevar exceso de peso en la sección media es un factor de riesgo particularmente para la enfermedad arterial coronaria. Hacer ejercicio regularmente y comer de forma saludable son los pasos más importantes para perder peso y mantener un peso saludable. (Véase el capítulo 14.)

- **Manejar el estrés emocional.** El estrés aumenta su presión sanguínea y su ritmo cardiaco, lo que puede dañar el recubrimiento interior de los vasos sanguíneos. Esto puede llevar a tener enfermedad arterial coronaria. (Véase los capítulos 4 y 5 para formas de manejar el estrés.)

- **Limitar el alcohol.** Beber un poco de alcohol (una bebida al día para las mujeres, dos para los hombres) puede *reducir* el riesgo de la enfermedad arterial coronaria, pero beber más o atracarse de beber (más de cinco bebidas de una vez) puede *aumentar* el riesgo tanto de la enfermedad arterial coronaria como de la alta presión sanguínea. Si es que usted bebe alcohol, limite su consumo.

- **Controlar la diabetes.** Si usted tiene diabetes, su riesgo de tener enfermedad arterial coronaria es más del doble porque tener el nivel de azúcar en la sangre alto daña los vasos sanguíneos. Al controlar el azúcar en su sangre y tomar ciertos medicamentos para protegerse, puede disminuir en gran manera el riesgo de ataque al corazón y apoplejía o derrame cerebral.

Hacer ejercicio cuando se tiene enfermedad arterial coronaria

El ejercicio puede ser tanto seguro como beneficioso para mucha gente con enfermedad arterial coronaria y angina. Para aprovechar su ejercicio al máximo, trabaje de cerca con sus proveedores de salud para encontrar el mejor programa de ejercicio para sus necesidades. Recuerde que el ejercicio regular y bien escogido es una parte importante del tratamiento y la rehabilitación. Puede disminuir su riesgo de tener problemas en el futuro, reducir la necesidad de hospitalización y mejorar su calidad de vida.

Cuando no hacer ejercicio si tiene enfermedad arterial coronaria y angina

La enfermedad arterial coronaria y la angina pueden limitar el tipo y cantidad de ejercicio que haga. Siga los consejos de su proveedor de salud acerca del ejercicio y esfuerzo si es que tiene mala circulación al corazón. Si su condición es severa, su proveedor de salud puede querer cambiar su tratamiento antes de permitirle hacer ejercicio. Por ejemplo, si tiene mala circulación hacia el músculo del corazón, su médico puede recomendarle medicamentos, un bypass cardíaco, o una angioplastia con "balón" para mejorar el flujo de la sangre al corazón antes de darle permiso para hacer ejercicio. (Véase el material a continuación en este capítulo, en la página 355, para más sobre procedimiento y operaciones quirúrgicas.)

Consejos para hacer ejercicio de forma segura con la enfermedad arterial coronaria o angina

Si usted no tiene ninguna condición restrictiva o la advertencia de un proveedor de salud, es seguro que empiece con los ejercicios que hay en este libro (véase los capítulos 7,8 y 9). Las siguientes son consideraciones especiales para la gente que sufre de enfermedad arterial coronaria:

- Las actividades de fortalecimiento como las isométricas, levantar pesas o remar, pueden aumentar su presión sanguínea y estresar o esforzar su corazón sin necesidad. Esto puede ser peligroso si es que usted tiene una alta presión sanguínea o si su corazón tiene mala circulación. Si los ejercicios de fortalecimiento son parte de su programa de ponerse en forma, preste especial atención y asegúrese de que no contiene la respiración mientras está haciendo ejercicio. Recuerde exhalar cuando se esfuerza. Una manera de asegurarse de que respira es contar en voz alta o respirar a través de los labios fruncidos.

- Si no ha hecho ejercicio desde que comenzó a tener enfermedad arterial coronaria, una buena forma de comenzar es bajo la supervisión de los profesionales con experiencia.

La mayoría de las comunidades tienen programas de rehabilitación cardíacos o gimnasios con profesionales en los hospitales locales o centros de su comunidad.

- Cuando esté haciendo ejercicio, mantenga la intensidad bien por debajo del nivel que le causa síntomas como angina o falta de aliento severo. Por ejemplo, si tiene dolor de angina mientras que hace ejercicio en la cinta de correr mientras que su corazón está latiendo a 130 latidos por minuto, no debe de dejar que su corazón pase los 115 latidos por minuto cuando esté haciendo ejercicio. Si usted no puede juzgar la intensidad con facilidad, manténgase por debajo de la "zona de los síntomas", póngase un monitor para su pulso (disponible en las tiendas de suministros médicos o de deportes) y vigile su ritmo cardíaco en cualquier momento. Otras formas de vigilar la intensidad de su ejercicio es la prueba de hablar o una escala de esfuerzo percibido (véase el capítulo 9, página 165), y la escala de Borg de esfuerzo percibido que viene a continuación.

- Si su corazón tiene una mala circulación, evite las actividades que pueden causar esfuerzo o estrés. Intente actividades de acondicionamiento más seguras y que le ayuden más como calistenia, caminar, nadar y la bicicleta estacionaria.

- Siempre recuerde que si desarrolla síntomas de angina, nuevos o diferentes, mientras que está descansando o mientras está haciendo ejercicio, debe de parar lo que está haciendo y contactar con su proveedor de cuidados de salud.

La escala de Borg de esfuerzo percibido

Algunas personas con enfermedad arterial coronaria y angina encuentran que esta escala les ayuda a vigilar su esfuerzo físico. La escala de Borg es un método de vigilar sus niveles de esfuerzo en una escala del 6 al 20, donde 6 quiere decir "no hay ningún esfuerzo" y 20 es "el máximo esfuerzo": el mayor esfuerzo que nunca haya hecho (véase abajo). Hay más información sobre cómo usar la escala en internet en el Centro para el Control y Prevención de las Enfermedades (CDC por sus siglas en inglés) en la página de internet:

www.cdc.gov/physicalactivity/everyone/measuring/exertion.html

En esta dirección de internet la información se encuentra en inglés. Para más información sobre actividad física en español puede visitar: http://www.cdc.gov/healthyweight/spanish/physicalactivity/index.html

Hacer ejercicio con enfermedad vascular periférica

La gente que tiene enfermedad vascular periférica puede tener dolor de piernas mientras hace ejercicio. Las buenas noticias son que los ejercicios de condicionamiento pueden ayudar a mejorar la resistencia y reducir el dolor de piernas en la mayoría de las personas. Empiece con caminatas cortas o paseos en bicicleta cortos

Escala de Borg de esfuerzo percibido

6	Ningún esfuerzo	
7	Extremadamente ligero o suave	
8		
9	Muy ligero o suave	9 corresponde a ejercicio "muy ligero". Para una persona sana, es como caminar despacio a su propio paso durante unos minutos.
10		
11	Ligero o suave	
12		
13	Un poco duro	13 en la escala es para el ejercicio "un poco duro", pero todavía se siente como si puede seguir bien.
14		
15	Duro (pesado)	
16		
17	Muy duro	17 es "muy duro" y muy extenuante. Una persona sana puede seguir, pero tiene que esforzarse. La persona se sentirá muy pesada y muy cansada.
18		
19	Extremadamente duro	19 es un nivel de ejercicio extremadamente extenuante. Para la mayoría de la gente es el ejercicio más extenuante que nunca hayan hecho.
20	Esfuerzo máximo	

Traducción adaptada de: La escala de esfuerzo percibido de Borg®. Las instrucciones para la escala se pueden obtener en "Borg Perception": www.borgperception.se

(véase el capítulo 9), y siga hasta el momento donde comienza a sentir dolor en las piernas. Aminore el paso y descanse hasta que la molestia se pase y luego comience de nuevo. Repita este ciclo durante 5 a 10 minutos. Mucha gente descubre que con este método puede aumentar gradualmente el tiempo que pueden andar o hacer ejercicio cómodamente. Un buen objetivo es ser capaz de seguir durante 30 a 60 minutos, que es lo suficientemente largo como para conseguir beneficios en la forma física. Si el dolor de piernas continua no dejándole ser físicamente activo, hable con su proveedor de salud sobre sus opciones. Recuerde, los ejercicios de los brazos no suelen causar dolor de piernas, así que asegúrese de incluirlos como parte importante de su programa de condicionamiento general.

Comer saludablemente y vigilar su peso

Mantener un peso saludable es una manera clave de manejar su enfermedad cardíaca coronaria y angina. Comer de forma saludable es un paso importante para perder peso y mantener un peso saludable.

Coma de forma saludable, alimentos bajos en sodio y evite grasas trans

La gente que sufre de enfermedad arterial coronaria y angina necesita comer de forma saludable para prevenir que sus arterias se endurezcan o se congestionen o taponen. Revise la sección sobre aceites y grasas en el capítulo 13 en las páginas 231–233. La mayoría de la grasa que coma debe de venir de grasas buenas (no saturadas) y muy pocas de las grasas malas (saturadas). Debe de comer poca o ninguna grasa trans.

Si tiene enfermedad arterial coronaria y angina, aumente la cantidad de fibra que come. La fibra viene en grandes cantidades en la avena, cebada, legumbres y guisantes, lentejas, manzanas, frutas cítricas, zanahorias y semilla de psyllium. Consumir fibra puede ayudarle a manejar los altos niveles de colesterol, un factor de riesgo serio para la enfermedad arterial coronaria.

Para aprender más sobre la alimentación sana, incluyendo cómo hacer elecciones sanas y aumentar la fibra en su plan de comidas, vea el capítulo 13.

Vigile su peso

Es importante pesarse adecuadamente y frecuentemente si quiere darse cuenta de las tendencias que pueden indicar problemas de salud. Aquí tiene cómo hacerlo:

- Pésese todos los días a la misma hora. Le sugerimos que se pese todas las mañanas, justo después de despertarse (después de orinar y antes de comer).
- Pésese con la misma cantidad de ropa o sin ropa ninguna.
- Use la misma balanza o báscula. Asegúrese de que está en cero y en una superficie dura antes de pesarse.
- Escriba su peso en un diario (funciona bien ponerlo en su diario o calendario).
- Pésese otra vez si tiene dudas acerca de la balanza o de su peso.
- Traiga su diario a todas las citas médicas.
- Llame a su profesional de cuidados de salud si aumenta dos o más libras en cinco días, o si tiene falta de aliento o un aumento del hinchazón en sus pies o tobillos.

Para aprender más acerca de mantener un peso saludable véase el capítulo 14.

Medicamentos para un corazón sano

Hay disponibles una variedad de medicamentos para tratar la enfermedad arterial coronaria y la angina, la alta presión sanguínea y la enfermedad vascular periférica. En el pasado, se recetaban los medicamentos tan sólo si fallaban los cambios en el estilo de vida, como comer de forma saludable y hacer ejercicio. Las investigaciones más recientes sugieren que combinar ciertos medicamentos con los cambios en el estilo de vida, nos aportará los mejores resultados.

Nitratos para la angina

Los nitratos son medicamentos que alivian el dolor de pecho y ensanchan los vasos sanguíneos para aumentar el flujo de la sangre rica en oxígeno al corazón y disminuir la carga de trabajo del corazón. Algunos ejemplos incluyen la nitroglicerina (Nitrostat®, Nitro-Bid® y Nitro-Dur®) y el dinitrato de isosorbida (Isordil®). Los nitratos se categorizan en los de fórmulas de liberación rápida (actúan rápido) y los de liberación lenta (actúan durante un tiempo). Las fórmulas de liberación inmediata se usan para prevenir o manejar los ataques de angina. Estos incluyen vaporizadores y pastillas que se aplican debajo de la lengua. Las fórmulas de liberación lenta se usan como terapia de mantenimiento para mantener los vasos sanguíneos coronarios abiertos. Estos incluyen los parches, que liberan los nitratos por la piel, y las pastillas, que se tragan.

La nitroglicerina se toma a menudo debajo de la lengua (en pastillas o vaporizador) en cuanto se siente el primer signo de angina. Hable con su proveedor de cuidados de salud para que le dé instrucciones especiales de cómo usar la nitroglicerina, dependiendo de su situación. También puede usted tomar nitroglicerina antes de hacer la actividad para prevenir un ataque de angina en vez de usarlo sólo cuando está teniendo uno. Para aprender más sobre este tema, hable con su proveedor de cuidados de salud. Siempre lleve con usted nitroglicerina y asegúrese de que el suministro es fresco. Quede con su farmacéutico para que su receta se rellene regularmente. La nitroglicerina es sensible a la luz, así que asegúrese de guardarla en el contenedor que le proporcionó su farmacia.

Otros medicamentos comunes para el corazón

La tabla 19.2 en las páginas 354–356 contiene una lista de los medicamentos más comunes para el manejo de la enfermedad arterial coronaria y la alta presión sanguínea (o hipertensión). Si usted tiene estas condiciones, consulte con su proveedor de salud para averiguar si algunos o todos estos medicamentos para proteger el corazón le convienen a usted. Si hay algún medicamento que no esté funcionando para usted o le esté dando efectos secundarios, háblelo con su proveedor. Normalmente podrá encontrar otro medicamento que funcione. Estos medicamentos no son adictivos y normalmente se pueden usar de manera segura durante años para reducir el riesgo de enfermedad arterial coronaria y alta presión sanguínea. No comience a tomar o pare de tomar estos medicamentos sin antes hablarlo con su proveedor de cuidados de salud. Lea el capítulo 15 para más información sobre cómo manejar sus medicamentos mejor.

Debido a que la información de las investigaciones sobre los medicamentos cambia rápidamente, es recomendable consultar con su médico, farmacéutico y/o un libro corriente de consulta sobre medicamentos para obtener la información más reciente.

Procedimientos y operaciones quirúrgicas de corazón

Cuando sólo usar medicamentos no es suficiente para manejar la enfermedad arterial coronaria y la angina, hay varios tipos de procedimientos y operaciones quirúrgicas que pueden servir de ayuda.

- **Angioplastia coronaria o con "balón".** La angioplastia coronaria alivia los síntomas de la enfermedad arterial coronaria abriendo los bloqueos y mejorando el flujo sanguíneo al corazón. En este procedimiento, se pone un catéter con un balón o globo en la punta, dentro de la arteria para ensanchar el pasaje estrecho en el vaso sanguíneo. Su médico puede decidir meter un pequeño tubo de malla llamado stent para ayudar a mantener el vaso estrecho abierto. Muchos stents contienen medicamentos que pueden ayudar a prevenir que la arteria se vuelva a taponar.

- **Cirugía de bypass coronario.** Un bypass crea una nueva ruta para el flujo de sangre al corazón. Durante un bypass, el cirujano usa un vaso sanguíneo de la pierna o pecho del paciente para crear un desvío o puente alrededor del bloqueo en la arteria coronaria. Se pueden desviar una o más arterias bloqueadas. Normalmente la cirugía requiere varios días de estancia en el hospital, y el tiempo para recuperarse puede ser de semanas a varios meses.

La comunidad médica puede hacer mucho para prevenir la enfermedad arterial coronaria y manejar la angina. La gente con estas condiciones pueden vivir vidas largas y plenas. La combinación de un estilo de vida sano y un uso selectivo de medicamentos y procedimientos cardíacos ha disminuido dramáticamente el riesgo de ataques de corazón y muertes prematuras. Usted también tiene un trabajo importante que hacer. Es usted el que tiene que comer sano y hacer ejercicio, manejar el estrés y tomar sus medicamentos de la manera que se los hayan recetado. Si usted no hace su parte, su equipo de cuidados de salud será mucho menos eficiente.

Sin embargo, incluso con buenos cuidados, la gente con enfermedad arterial coronaria y angina necesita hacer planes para el futuro. En específico, necesitan que se conozcan sus deseos en cuanto a los temas del final de su vida y sus cuidados médicos. El próximo capítulo tiene más información sobre esta tarea vital en el manejo personal.

Tabla 19.2 **Medicamentos para el manejo de la enfermedad arterial coronaria y la presión arterial alta***

Medicamento	Cómo le puede ayudar	Comentarios
Diluyentes de la sangre o anticoagulantes, ej: aspirina (81 mg), warfarina (Coumadin®), clopidogrel (Plavix®)	Los anticoagulantes reducen el riesgo de los coágulos de sangre. A su vez esto reduce el riesgo de los ataques al corazón y las apoplejías o derrames cerebrales, especialmente si ya ha tenido un ataque al corazón o un derrame cerebral antes o tiene diabetes.	La aspirina puede causar irritación estomacal e incluso causar pequeñas úlceras y hemorragias. Normalmente, tomar una pequeña dosis (81 mg) de aspirina con una cubierta especial y a la vez que un poco de comida, puede prevenir los problemas del estómago. Aunque la aspirina puede reducir el riesgo general de los derrames cerebrales causados por coágulos de sangre, también puede aumentar ligeramente el riesgo de tener cierto tipo de apoplejía causado por la hemorragia.
Estatinas reductoras del colesterol, ej: lovastatina (Mevacor®), simvastatina (Zocor®), atorvastatina (Lipitor®), pravastatina (Pravachol®) Resinas, ej.: colestiramina (Questran®), colestipol (Colestid®)	Las estatinas y las resinas disminuyen los niveles de LDL, el colesterol malo, al bloquear la producción de colesterol en el hígado. También aumentan su HDL, colesterol bueno, y pueden ayudar a prevenir los coágulos de sangre y la inflamación dentro de las arterias. La evidencia más reciente sugiere que incluso si sus niveles de colesterol son normales, si usted tiene enfermedad arterial coronaria o diabetes, tomar medicamentos de estatina puede disminuir su riesgo de tener enfermedad arterial coronaria o derrame cerebral en el futuro.	La gente que toma estatinas diariamente tiene mucho menor riesgo de tener un ataque al corazón o de morirse de un ataque al corazón o un derrame cerebral o apoplejía. Si usted tiene dolor severo de músculo, debilidad severa, u orina de color café, llame inmediatamente a su médico. Las estatinas se pueden combinar con otros medicamentos para disminuir sus niveles de colesterol y reducir sus triglicéridos.
Bloqueadores de los canales de calcio. Ej.: amlodipina (Norvasc®), felodipina (Plendil®), nifedipina (Adalat® Procardia®), verapamilo (Calan®, Isoptin SR®), diatiazem (Cardizem®, Dilacor®)	Estos medicamentos relajan los músculos alrededor de las arterias, bajando la presión sanguínea. Esto hace que sea más fácil para su corazón el bombear la sangre.	Algunos bloqueadores del canal del calcio pueden causar que la insuficiencia cardíaca sea más severa.

Medicamento	Cómo le puede ayudar	Comentarios
Inhibidores de la enzima modificadora de la angiotensina (ECA, o ACE por sus siglas en inglés). Ej: lisinipril (Prinivil®, Zestril®), captopril (Capoten®), enalapril (Vasotec®) Antagonistas de los receptores de la angiotensina II (ARA o ARB por sus siglas en inglés) ej: losartán (Cozaar®)	Los inhibidores ECA y los ARA relajan los vasos sanguíneos para que la sangre fluya más fácilmente al corazón. Esto permite que la sangre rica en oxígeno llegue al corazón. Disminuyen la presión sanguínea y pueden ayudar a reducir los síntomas y mejorar la supervivencia cuando hay fallo cardíaco. También se usan para tratar y prevenir los problemas de riñón, especialmente en la gente que también tiene diabetes.	Algunas personas que toman ECA desarrollan una tos leve o un picor en la parte posterior de la garganta. Si la tos no es muy molesta, no es necesario parar de tomar el medicamento. Si la tos es fastidiosa, se puede sustituir por un ARA, o probar otro tipo de inhibidor ECA.
Betabloqueantes, ej: atenolol (Tenormin®), metoprolol (Lopressor®, Toprol XL®), propanolol (Inderal®), acetabutol (Sectral®), nadolol (Corgard®), carvedilol (Coreg®)	Los betabloqueantes reducen la carga de trabajo del corazón al relajar el músculo del corazón y disminuir la velocidad del ritmo cardíaco. Esto permite que su corazón bombee la sangre con más facilidad. Los betabloqueantes se usan para tratar la alta presión sanguínea, el fallo cardíaco, el ritmo cardíaco irregular, el bloqueo de las arterias y la angina. Este medicamento reduce la posibilidad de muerte súbita (sin síntomas ni aviso ninguno) debido a un ataque al corazón en la gente con enfermedad arterial coronaria. Si usted vigila la intensidad de su ejercicio mediante el ritmo cardíaco, sea consciente de que debido a que los betabloqueantes disminuyen el ritmo cardíaco, pueden cambiar su pulso sugerido y su pulso máximo. Pregunte a su médico acerca de esto.	Los efectos secundarios que aparecen temprano suelen desaparecer con el tiempo. Es posible que deba de tomar un betabloqueante durante dos o tres meses antes de que le hagan sentirse mejor. Incluso cuando no le está haciendo sentirse mejor, el betabloqueante le está protegiendo su corazón para que no se debilite más. La gente con asma que no está bien controlada y las que tienen diabetes necesitan hablar con su médico sobre si pueden o no usar betabloqueantes.

*Debido a que la información de las investigaciones sobre los medicamentos cambia rápidamente, es recomendable consultar con su médico, farmacéutico y/o un libro corriente de consulta sobre medicamentos para obtener la información más reciente.

Continúa ▲

Tabla 19.2 **Medicamentos para el manejo de la enfermedad arterial coronaria y la presión arterial alta** (*continuacion*)*

Medicamento	Cómo le puede ayudar	Comentarios
Antiarrítmicos, ej.: amiodarona (Cordarone®), flecainida (Tambocor®), varios betabloqueantes y bloqueantes de los canales de calcio	Estos medicamentos ayudan al corazón a latir más lentamente o de forma más constante.	Se puede usar una combinación de varios medicamentos para decelerar su ritmo cardíaco. Le pueden recetar más de un agente antiarrítmico para conseguir una buena respuesta de su cuerpo.
Diuréticos, ej: hidroclorotiazida (HCTZ®, Esidrix®), furosemida (Lasix®), clortalidona (Hygroton®), bumetadina (Bumex®), triamtireno + hidroclorotiazida (Dyazide®, Maxide®)	Los diuréticos ("pastillas de agua") reducen la cantidad de líquido en su cuerpo. Su cuerpo elimina el exceso de líquido cuando orina. Una disminución en la cantidad de exceso de líquido disminuye la cantidad de trabajo que su corazón hace y puede ayudar a reducir la presión sanguínea, el hinchazón, y la acumulación de líquido en los pulmones. Se ha demostrado que ciertos diuréticos reducen el riesgo de ataque al corazón y derrame cerebral o apoplejía.	Si usted toma la última dosis de su diurético antes de las 6 de la tarde, puede que no necesite levantarse tan a menudo durante la noche para ir a orinar. Dependiendo del medicamento, puede que necesite tomar más potasio.

*Debido a que la información de las investigaciones sobre los medicamentos cambia rápidamente, es recomendable consultar con su médico, farmacéutico y/o un libro corriente de consulta sobre medicamentos para obtener la información más reciente.

Otros recursos para explorar

Asociación American del Corazón (*American Heart Association*):
http://es.heart.org/dheart/HEARTORG/Conditions/Answers-by-Heart-Fact-Sheets-Multi
-language-Information_UCM_314158_Article.jsp#.Vx6AV7vmqUl

Asociación de Accidentes Cerebrovasculares (*American Stroke Association*):
http://www.strokeassociation.org/STROKEORG/General/Reconozca-un-Ataque-Cerebral
-FAST_UCM_457020_Article.jsp#.Vx6At7vmqUk

Asociación National de Accidentes Cerebrovasculares (*National Stroke Association*):
http://www.stroke.org/stroke-resources/resource-library/accidente-cerebrovascular-101

Biblioteca Nacional de Medicina (*National Library of Medicine – MedlinePlus*):
https://www.nlm.nih.gov/medlineplus/spanish

Coalición Nacional para Mujeres con Enfermedades del Corazón (*WomenHeart – National Coalition for Women with Heart Disease*):
http://www.womenheart.org/?page=Spanish_Espanolhome

Instituto Nacional del Corazón, Pulmón y Sangre (*National Heart, Lung and Blood Institute*):
https://www.nhlbi.nih.gov/health-spanish/health-topics/categoria

Instituto Nacional de Trastornos Neurológicos y Accidentes Cerebrovasculares (National Institute of Neurological Disorders and Stroke):
http://www.espanol.ninds.nih.gov/trastornos/indice.htm

Oficina para la Salud de la Mujeres (*Office on Women's Health*):
http://www.womenshealth.gov/espanol/

Sugerencias de lecturas complementarias

Para aprender más acerca de los temas de los que hablamos en este capítulo, le sugerimos que explore los siguientes recursos:

Clínica Mayo. *Mi solución para un corazón saludable: Guía para una vida más saludable.* Editorial Trillas – Intersistemas, 2011.

Ornish, Dean. *Recuperar el corazón.* Argentina: Javier Vergara, 2001.

Ramírez, Cinthia. *Hipertensión arterial: Día a día . . . calidad de vida.* (Edición Kindle.) México, DF: Visto Bueno Editores, 2011.

Reed, James W., Hilton M. Hudson, II con Rodrigo Muñoz. *Hypertensión arterial: Una guía para mujeres y hombres latinos con hipertensión.* Hilton Publishing, 2008.

Rodríquez Fernández, José Ángel. *Colesterol, ¡contrólalo! (Colección Corazón y Salud).* Fundación Española del Corazón, Edición Kindle, 2013.

Weiner, Florence. *Ataque al corazón: Una guía para ti y tu familia.* Edición Kindle. eBooks2go, Inc., 2013.

CAPÍTULO 20

Planear el futuro: temores y realidades

E L DOLOR CRÓNICO RARA VEZ ES UNA CONDICIÓN que limite la longevidad de la gente, pero puede ser el acompañante de enfermedades que empeoren progresivamente. Además, la gente con dolor crónico puede desarrollar condiciones adicionales a medida que envejecen. A menudo se preocupan sobre lo que les pasará si su condición se vuelve verdaderamente debilitante. Tienen miedo que en algún momento en el futuro puedan tener problemas con el manejo de su condición y de sus vidas.

Una de las maneras en las que la gente lidia con los temores sobre el futuro es tomando control y haciendo planes. Puede que nunca tenga usted que poner su plan en acción, pero tendrá la seguridad de saber que tendrá control sobre los eventos que teme que puedan pasar. En este capítulo, examinamos las preocupaciones más comunes y ofrecemos sugerencias que pueden ser útiles.

¿Qué pasa si ya no puedo cuidar de mí mismo?

Independientemente de nuestro estado de salud, la mayoría de nosotros tememos volvernos incapaces y dependientes. Pero el temor es aún más grande entre la gente con problemas de salud potencialmente debilitantes e incapacitantes. Y normalmente también tiene componentes financieros, sociales y emocionales así como las preocupaciones físicas.

Preocupaciones sobre la habilidad física de la vida diaria

A medida que cambia su condición de salud, puede que necesite pensar en cambiar su situación de convivencia. Esto puede involucrar contratar a alguien para que le ayude en casa o mudarse a algún lugar donde ofrezcan más ayuda. La forma en que llegue a esta decisión depende de sus necesidades y cómo se pueden satisfacer de la mejor manera posible. Se deben de considerar sus necesidades físicas, financieras, sociales y emocionales.

Comience por evaluar lo que puede hacer usted mismo y en qué actividades diarias necesita ayuda. Las actividades de la vida diaria son las cosas que hace todos los días como salir de la cama, bañarse, vestirse, preparar y comer los alimentos, limpiar la casa, hacer la compra y pagar las facturas. La mayoría de la gente puede hacer todas estas cosas, aunque tengan que hacerlas despacio, con algunas modificaciones o con la ayuda de algún aparato.

Sin embargo, algunas personas notan que, con el tiempo, ya no pueden hacer algunas de estas actividades sin la ayuda de otra persona. Por ejemplo, usted todavía puede cocinar pero su movilidad es tan limitada que ya no puede ir a hacer la compra. O, si usted tiene problemas con los desmayos o ataques repentinos de inconsciencia, puede que necesite que alguien se quede con usted a todas horas. También puede notar que ciertas actividades de las que disfrutaba en el pasado, como por ejemplo la jardinería, ya no son placenteras. Usando los pasos para la resolución de problemas de los que hablamos en el capítulo 2, analice la situación y haga una lista de los problemas potenciales. Una vez que tenga la lista hecha, solucione los problemas uno a uno.

Primero, escriba todas las soluciones posibles que pueda pensar para cada problema. Por ejemplo:

No puedo ir a hacer la compra

- Pedirle a mi hija que haga la compra por mí
- Encontrar un servicio de voluntarios que hagan la compra
- Ir de compras a un mercado que ofrezca servicio de entrega a domicilio
- Comprar las cosas por internet y que se las entreguen a domicilio
- Conseguir un servicio de entrega de comidas a domicilio

No puedo estar solo

- Contratar a un acompañante que esté con usted las veinticuatro horas del día
- Irme a vivir con un pariente
- Instalar un sistema de respuesta de emergencia

■ Mudarme a un hogar con servicio de asistencia continuo

■ Mudarme a una residencia o comunidad para jubilados

Seleccione la solución que le parezca la más aceptable (paso 3 de la resolución de problemas). Dependerá en cosas como su situación financiera y la disponibilidad de los familiares y otros recursos. A veces una solución puede ser la respuesta a varios problemas. Por ejemplo, si usted no puede ir a la compra y no puede estar solo, y las tareas domésticas se están volviendo demasiado difíciles, puede considerar vivir en una residencia para jubilados que ofrezca comidas, limpieza regular y transporte para los recados y citas médicas.

Una persona proactiva en su manejo personal de su vida a menudo usa otros recursos (paso 6 en la resolución de problemas del capítulo 2). Su hospital local, centro para ancianos o centro para gente discapacitada de su comunidad pueden tener información sobre los recursos en su comunidad. También pueden darle ideas acerca de cómo lidiar con sus necesidades. En el ejemplo de la residencia para jubilados, busque el centro de "vivienda independiente" o una agencia que ayude a la gente con discapacidades en la zona. Ellos serán capaces de dirigirle a un servicio de cuidados apropiado para usted.

Puede ser de ayuda hablar de sus deseos, capacidades y limitaciones con un amigo de confianza, un pariente o un profesional como por ejemplo un trabajador social o un terapeuta ocupacional. A veces otra persona puede observar cosas que nosotros no hemos observado o que nos gustaría ignorar. Hay varios tipos de profesionales que pueden ser de gran ayuda. Los trabajadores sociales son buenos en ayudar a decidir cómo resolver los problemas financieros y de vivienda, y para localizar recursos en la comunidad. Algunos trabajadores sociales están cualificados para hacer terapia y pueden ayudarle con los problemas emocionales y de relaciones que pueden estar asociados con su condición de salud o con su edad avanzada.

Un terapeuta ocupacional puede evaluar sus necesidades y actividades diarias y recomendar aparatos que le ayuden o cambios en el arreglo de su hogar para hacerle la vida más fácil. Pueden ser de mucha ayuda para la gente con dolor crónico que tiene movilidad limitada. Los terapeutas ocupacionales también pueden ayudarle a encontrar la manera de seguir haciendo actividades placenteras.

Si por cualquier razón le admiten a usted al hospital, cuando le den el alta le visitará una persona encargada de planificar el alta con los pacientes. Esta persona (normalmente es una enfermera) se asegurará de que usted sabe cómo cuidarse de sí mismo y si tiene la ayuda que necesita. Es muy importante que sea usted honesto con esta persona. Si usted está preocupado sobre su capacidad de cuidar de sí mismo, dígaselo. Casi siempre hay soluciones disponibles, y la persona encargada de ayudar con el alta es una verdadera experta. Sin embargo, sólo puede ayudarle si sabe que usted está preocupado.

Para poner sus asuntos financieros en orden, consulte con un abogado. El abogado podrá ayudarle a conservar sus bienes, preparar un testamento adecuado y quizás ejecutar un poder notarial tanto para el manejo de sus cuidados de salud como para el manejo de sus finanzas (véase la página 375). Si las finanzas son una preocupación, contacte con una agencia local como un centro para ancianos donde le pueden dar el nombre de abogados que ofrecen servicios gratuitos o a bajo coste. El colegio de abogados de su comunidad también podrá proporcionarle con una lista de abogados competentes especialistas en estas especialidades. Estos abogados suelen ser especialistas en las leyes que afectan a las personas mayores, pero generalmente también están familiarizados con las leyes que afectan a las personas jóvenes con discapacidades.

Haga cambios en su vida de manera lenta, paso a paso. Usted no necesita cambiar toda su vida por completo para solucionar un problema. Recuerde que siempre puede cambiar de idea, así que deje sus opciones abiertas. Si piensa que mudarse de su casa e ir a otro sitio (con familiares, a una casa de jubilados, o cualquier otro lugar) es lo correcto, no venda su casa hasta que esté instalado en su nuevo hogar y esté seguro de que quiere quedarse.

Si piensa que usted necesita ayuda en la casa, contratar a alguien es menos drástico que mudarse. Si usted no puede estar solo y vive con un miembro de su familia que no está en casa durante el día, puede que sea suficiente ir a un centro de día para ancianos para mantenerle seguro y cómodo mientras que su familiar no esté en casa. De hecho, los centros de día para ancianos son lugares ideales para hacer nuevos amigos y actividades dirigidas a su habilidad.

Buscar ayuda para el hogar

Si usted ve que no puede arreglárselas solo, la primera opción suele ser contratar a alguien que le ayude. La mayoría de la gente sólo necesita un asistente para el hogar (u otro título similar). Estas son personas que ayudan con baños, vestirse, preparación de comidas y tareas domésticas, pero no proveen servicios médicos que requieren licencia especial.

Hay una variedad de maneras de encontrar a alguien. La más fácil, pero la más cara también, es contratar a alguien a través de una agencia de cuidados domésticos. Usted podrá encontrar estas compañías en internet o en el listín telefónico bajo la categoría en inglés: "home care" (cuidados en el hogar) o "home nursing" (enfermería a domicilio). Estas compañías a menudo (aunque no siempre) son negocios privados o lucrativos que proveen personal que puede ayudar a las personas en el hogar. Los precios del servicio suelen ser el doble de lo que usted pagaría si contratara a la persona usted directamente. La ventaja es que la agencia asume todas las responsabilidades de personal y nómina. Garantizan la habilidad y la integridad del ayudante, y pueden reemplazar de inmediato a un ayudante que está enfermo o que no llega. También le pagan al ayudante directamente, para que usted no tenga que pagarle.

La mayoría de las agencias también puede proporcionar personal licenciado que están capacitados para manejar tareas más médicas. A menos que esté usted postrado en la cama o requiera un procedimiento que se deba hacer por alguien que tenga una licencia o título especial, un asistente domiciliario probablemente sea la opción más apropiada para sus necesidades.

Otros tipos de agencias funcionan como servicios de referencia. Mantienen listas de asistentes o ayudantes pre-investigados, y usted selecciona el que quiera contratar. La agencia puede cobrar un honorario por colocación, que normalmente equivale a la paga de un mes de la persona contratada. A diferencia de las agencias que mencionamos antes, estas otras agencias no se responsabilizan de las habilidades u honestidad de la gente que recomiendan, así que necesitará usted verificar las referencias y hacer entrevistas cuidadosas. Mire en internet o en el listín telefónico bajo "home nursing agencies" o "home nursing registries" (agencias de asistencia domiciliaria, y registros de asistencia domiciliaria). Algunas agencias tienen tanto su propio personal como registros de personal del que usted puede seleccionar.

Los centros para ancianos y centros para discapacitados también son buenos recursos para encontrar ayuda para el hogar. A menudo tienen listas de gente que les han contactado sobre servicios de ayudantes en el hogar o que han puesto anuncios en el tablón de anuncios. Estas personas que están buscando trabajo no han sido pre-investigadas así que tendrá que hacer una entrevista cuidadosa y confirmar sus referencias antes de que comiencen a trabajar para usted.

Muchos de los ayudantes para el hogar con experiencia ponen anuncios en la sección de clasificados del periódico local o en páginas de internet como "Craigslist". Se puede encontrar un ayudante competente de esta manera, pero de nuevo le recomendamos que le haga una entrevista cuidadosa y chequee sus referencias.

Probablemente la mejor fuente de ayuda es por boca de otros: una recomendación de una persona que haya contratado a un asistente o conozca una persona que haya trabajado para algún familiar o amigo. Por eso informar a sus familiares, amigos y contactos sociales de que está buscando a alguien puede llevarle a encontrar a una persona de confianza.

Otra solución puede ser compartir su hogar si es que puede ofrecer espacio en su casa a alguien a cambio de ayuda. Esto funciona mejor si lo que necesita es ayuda con las tareas de la casa y del jardín. Algunas personas también pueden estar dispuestas a dar cuidados personales, como ayuda con vestirse, bañarse y preparación de comidas. Algunas comunidades cuentan con organizaciones o agencias gubernamentales que ayudan a localizar a personas que quieren compartir su hogar y las que buscan casa. Este servicio también lo pueden ofrecer organizaciones de voluntarios, religiosas e incluso universidades.

En Estados Unidos cada condado tiene una agencia para las personas de edad avanzada, (en inglés: Area Agency of Aging). Puede usted encontrar la agencia más cercana en el listín telefónico o en internet. Estos son lugares estupendos para contactar cuando está usted buscando recursos. En Canadá así como en otros países, la mayoría de las provincias o estados tienen organizaciones de servicios de ancianos gubernamentales y consejos de servicios comunitarios que son recursos valiosos.

Buscar cuidados fuera del hogar

Si usted está considerando mudarse de su casa, tiene varias opciones para encontrar el estilo de vida y el nivel de cuidados que necesite. Cuando busque, considere los niveles de cuidados que se ofrecen. Estos suelen incluir una residencia donde vive independientemente en su propio apartamento o casa pequeña; residencia asistida, donde le ayudan a cosas como vestirse, tomar sus medicamentos y otras tareas; y una residencia para ancianos con ayuda de enfermeras donde le ayudan con todas las actividades diarias normales y algún cuidado médico.

Comunidades para personas jubiladas

Si usted necesita muy poca ayuda personal pero reconoce que necesita vivir en un lugar más protegido (seguridad, servicio de respuesta a emergencias, etc.), considere una comunidad para personas jubiladas. Estas pueden ofrecer una variedad de viviendas, desde unidades que usted puede comprar, o alquilar o las llamadas residencias con servicios de asistencia. También hay comunidades subvencionadas por el gobierno para candidatos con bajos ingresos. Incluso si no tiene usted la edad de jubilarse, muchas comunidades aceptan a gente más joven. Por ejemplo, algunos admiten a residentes de 50 años o menores si hay por lo menos un miembro de la pareja que tenga la edad mínima.

Casi siempre hay listas de espera para estas comunidades, incluso antes de acabar de construirlas o de que estén listas para los inquilinos. Si usted piensa que un lugar como este sería adecuado para usted, inscríbase en la lista de espera cuanto antes, incluso si va a tardar un par de años antes de que quiera mudarse allí. Siempre puede cambiar de opinión o declinar el ofrecimiento si no está listo cuando haya un espacio disponible. Si usted tiene amigos que viven en comunidades para personas jubiladas, pídales que le inviten a visitarles o a comer. De esta forma podrá ver la comunidad desde el interior. Algunas comunidades tienen alojamiento para los huéspedes donde puede quedarse durante una o dos noches antes de comprometerse a un arrendamiento o contrato.

Residencias u hogares con servicios de asistencia

Las residencias con servicios de asistencia también se conocen como hogares de pensión y cuidados en los Estados Unidos o residencia asistida en Canadá. Estos hogares tienen licencia para proveer asistencia no médica y supervisión para individuos que no pueden vivir solos. Los arreglos de viviendas pueden ser casas familiares, o más parecidas a casas de huéspedes, o habitaciones tipo hotel.

En cualquiera de estos tipos, los servicios a los residentes son los mismos: todas las comidas, ayuda con el aseo y vestirse según sea necesario, lavandería, limpieza, transporte a las citas médicas, asistencia con los medicamentos y supervisión general. Las instalaciones más grandes suelen tener directores profesionales de actividades. Cuando considere una residencia con servicios de asistencia, es importante evaluar dónde está ambientado y los residentes que ya viven allí para asegurarse de que encaja bien con usted. Por ejemplo, algunas de estas residencias pueden ser especializadas para individuos que están mentalmente confusos. Si usted no tiene ningún problema mental, puede que no encuentre mucha compañía en este lugar.

Aunque todas las residencias por ley deben de ofrecer comidas saludables, asegúrese que el tipo de comida que se ofrezca es de su gusto y satisface sus necesidades alimenticias. Por ejemplo, si usted necesita una dieta sin sal o para diabéticos, asegúrese que el encargado está dispuesto a prepararle una alimentación especial.

Las cuotas mensuales para las residencias con servicios de asistencia varían, y dependen de si las instalaciones y los servicios son básicos o lujosos. Compare los costes, revise su presupuesto y necesidades, y tome el tiempo necesario en tomar su decisión.

Instituciones con servicios de enfermería especializada u "hogares para ancianos"

Estas instituciones, también llamadas hogares o residencias para ancianos u hospital de convalecencia, provee los cuidados más completos para las personas que están muy enfermas o discapacitadas. A veces, una persona que ha tenido un derrame cerebral (apoplejía) o una cirugía de reemplazo de cadera, se traslada a una institución con servicio de enfermería especializada para un período de rehabilitación antes de irse a casa. Los estudios recientes han demostrado que la mitad de toda la gente de más de 65 años pasará algún tiempo en una institución como estas, la mayoría tan sólo durante un tiempo corto.

Las instituciones con servicios de enfermería especializada provee cuidados médicos a la gente que ya no puede funcionar sin esos cuidados. Esto quiere decir que hay profesionales de enfermería que pueden administrar medicamentos mediante inyecciones o de forma intravenosa y manejar tubos de alimentación, respiradores y otro equipo de alta tecnología. Los pacientes de las instituciones con servicios de enfermería normalmente tienen limitaciones físicas, así que también necesitan ayuda para entrar y salir de la cama, para comer, para bañarse y para usar el baño. Para la gente que está discapacitada parcialmente o temporalmente, la institución puede proveer fisioterapia y terapia ocupacional y del habla (logopedia), cuidados de las heridas y otros servicios.

No todas estas instituciones proveen todos los tipos de cuidados. Algunas se especializan en rehabilitación y terapias, y otras se especializan en cuidados y supervisión a largo plazo.

Algunas ofrecen servicios de alta tecnología, y otras no.

La perspectiva de tener que ir a una institución de enfermería provoca temor en muchas personas. Las historias de terror que escuchamos en las noticias ayudan a fomentar esa ansiedad acerca del terrible destino que espera a cualquiera que tenga la mala fortuna de pasar un tiempo en un lugar de ancianos. Pero hay que recordar que estas instituciones tienen un papel importante en nuestras comunidades. Cuando alguien necesita de verdad un "hogar para ancianos", normalmente no encontrará ningún otro lugar que cubra sus necesidades.

El escrutinio público es muy valioso a la hora de asegurar que la calidad del cuidado sea apropiada. Si usted no está satisfecho con el nivel de cuidados que reciba, contacte con su representante local o grupo de apoyo. En Estados Unidos estas instituciones, por ley, deben de colgar en un lugar prominente el nombre y número de teléfono del "ombudsman", que es la persona designada por el estado para defender los derechos de los residentes o pacientes y sus familias y ayudarles con los problemas que puedan surgir. O busque en internet o en el listín telefónico bajo organizaciones de servicios sociales ("social service organizations") para encontrar agencias que le puedan ayudar con estos problemas. En otros países, suelen ser los ministerios o departamentos de salud, tanto estatales como provinciales, los que vigilan estas instituciones.

La mayoría de estas instalaciones provee un cuidado muy humano y competente. Si usted necesita mudarse a un hogar para ancianos, puede que tenga varias opciones en su zona. Haga que sus familiares y amigos visiten varias de las instalaciones y le den sus recomendaciones. Si no sabe por dónde empezar, busque la ayuda de una especialista en dar altas en el hospital, un trabajador social o un profesional parecido.

¿Tendré suficiente dinero para pagar por los cuidados que necesito?

Además de tener miedo a depender de forma física, mucha gente tiene miedo de no tener el suficiente dinero para pagar por sus necesidades. Estar enfermo a menudo requiere cuidados y tratamiento caro. Si usted está demasiado enfermo o discapacitado para poder trabajar, la pérdida de ingresos, y especialmente la pérdida de su cobertura de seguro de salud, puede presentar un problema financiero abrumador. Sin embargo, usted puede evitar algunos riesgos si planea con antelación y conoce bien todos sus recursos.

Usted tiene que averiguar que beneficios de salud están cubiertos y cuales no por su plan de seguro de salud personal y de su empleador, y los planes de salud y discapacidad de su estado, provincia y federal. Algunos planes pueden cubrir cuidados en el hogar y en un centro de enfermería especializado. Algunos proveen beneficios para usted y sus hijos dependientes si es que está usted demasiado enfermo como para trabajar. Dado que este tema puede ser muy complicado, sugerimos que contacte con su centro de ancianos local, centro de discapacitados, agencia local de ancianos de Estados Unidos, y otros departamentos apropiados del gobierno para encontrar una fuente de información fidedigna.

Necesito ayuda, pero no la quiero. ¿Y ahora qué?

Todos los seres humanos emergen de la infancia alcanzando y queriendo cualquier posible signo de independencia: la licencia de conducir, el primer trabajo, la primera tarjeta de crédito, la primera vez que sale de casa sin tener que decirle a nadie a dónde va o cuándo va a volver, etc. Con estas cosas, y muchas otras, nos hemos demostrado a nosotros mismos y a los demás que ya somos adultos, a cargo de nuestras vidas y capaces de cuidar de nosotros mismos sin ayuda.

Cuando llega el momento de enfrentarnos al hecho de que necesitamos ayuda, que ya no podemos manejarnos por completo solos, puede parecer como si regresáramos a la niñez, permitiendo que otra persona esté a cargo de nuestra vida. Esto puede ser muy doloroso y muy humillante.

Algunas personas se deprimen mucho cuando llegan a esta situación, y ya no pueden disfrutar de la vida. Otras resisten el reconocer su necesidad de ayuda, poniéndose en un posible peligro y haciéndole la vida más difícil y frustrante a los que desean ayudar. Y hay otras personas que se dan completamente por vencidas y esperan que los demás decidan por ellos y que tomen la responsabilidad de sus vidas, requiriendo mucha atención y servicios de sus hijos u otros miembros de la familia. Si usted está teniendo una o más de estas reacciones, usted puede ayudarse a sí mismo a sentirse mejor intentando desarrollar una respuesta más positiva.

Para ser capaz de quedarse a cargo de su vida, es importante entender el concepto de "cambiar las cosas que yo puedo cambiar, y aceptar las que no puedo cambiar, y aprender la diferencia entre ambas". Usted debe de ser capaz de evaluar su situación de forma exacta. Tiene que identificar las actividades en las que necesita la ayuda de los demás (ir a la compra y limpiar la casa, por ejemplo) y aquellas que usted sigue pudiendo hacer por sí mismo (vestirse, pagar las facturas, escribir cartas o emails). Otra forma de entenderlo es aceptar la ayuda de los demás para las cosas que le gusta menos hacer, lo que le da tiempo y energía para hacer las cosas que quiere hacer.

Todo lo dicho hasta ahora quiere decir que hay que tomar decisiones, y mientras que usted esté tomando las decisiones, usted está a cargo. Es importante tomar las decisiones y actuar mientras que todavía pueda hacerlo, antes de que las circunstancias empeoren y alguien tenga que tomar las decisiones por usted. Esto quiere decir ser realista y honesto consigo mismo. Las herramientas para tomar decisiones se pueden encontrar en el capítulo 2.

Algunas personas encuentran que es reconfortante y de ayuda poder hablar con alguien que escuche y sea comprensivo. Esta persona puede ser un consejero profesional, un amigo cercano o un familiar. Un oyente objetivo a menudo podrá señalar las alternativas y opciones que usted haya podido pasar por alto o que no conozca. Esta persona puede proporcionar información o contribuir con otro punto de vista o interpretación de una situación que usted no hubiera pensado. Hablar con otra persona puede ser una parte importante del proceso de manejo personal.

Sin embargo, tenga mucho cuidado y sea muy minucioso al evaluar los consejos de alguien que quiera venderle algo. Con frecuencia aparecen personas que quieren venderle justamente la "solución" a su problema. Esto puede ser una póliza de seguro de salud o de entierro, rentas vitalicias, muebles especiales y caros, cruceros especiales para personas mayores, revistas especiales o comidas saludables con propiedades mágicas y curativas.

Cuando usted hable con familiares o amigos que le ofrezcan ayuda, sea tan abierto y razonable con ellos como le sea posible, y al mismo tiempo, trate de hacerles comprender que reservará el derecho a decidir cuanta ayuda aceptará y de qué tipo. Probablemente estarán más dispuestos a ayudarle y serán más comprensivos si usted dice, "sí, necesito ayuda con _____ pero todavía quiero hacer _____ yo solo". En el capítulo 10 puede encontrar más consejos sobre cómo pedir ayuda.

Establezca las reglas básicas con sus ayudantes desde el principio. Insista en que le consulten sobre las cosas que le afectan a usted. Pida estar presente en todas las elecciones para que usted pueda decidir lo que es mejor para usted según lo vea. Si sopesa todas las sugerencias de manera objetiva y no las rechaza de pleno, la gente notará que usted es capaz de tomar decisiones razonables y seguirán dándole la oportunidad de hacerlo.

Sea agradecido y reconozca la buena voluntad y los esfuerzos de las personas que quieren ayudarle. Aunque se sienta incómodo o nervioso, mantendrá dignidad al aceptar con gracia la ayuda ofrecida, si la necesita. Si está usted completamente convencido de que le están ofreciendo una ayuda que no necesita, puede declinarla con tacto y aprecio. Por ejemplo, usted puede decir: "aprecio mucho la oferta de celebrar el día de Acción de Gracias en su casa, pero me gustaría seguir con la tradición de hacerlo aquí. Sin embargo, me gustaría recibir algo de ayuda, quizás con la limpieza después de la cena".

Si usted no es capaz de aceptar el aumento en la dependencia de otras personas, consulte con un consejero profesional. Debe de ser una persona que tenga experiencia con los temas emocionales y sociales relacionados con la gente que sufre de problemas de salud que dejan con discapacidades. La agencia local que provee servicios a los discapacitados podrá referirle al consejero apropiado. La organización nacional dedicada a servir a la gente con su condición de salud específica (asociación del dolor crónico, la sociedad o fundación para la artritis, , etc.) también podrá ayudarle a encontrar grupos de ayuda y clases para ayudarle a lidiar con su condición. Busque en el listín telefónico bajo la sección de "organizaciones de servicios sociales" (social service organizations) o encuentre lo que necesite en internet.

Parecido al miedo de volverse dependiente físicamente, es el miedo de que le abandonen los miembros de su familia de quien espera la ayuda y compañía necesarias. Las historias de ser abandonados en un centro de ancianos por los hijos que ya nunca vuelven a visitarlos, persiguen a muchas personas. Se preocupan de que esto les vaya a pasar a ellos.

Cuando usted reconozca que ya no puede seguir solo, necesita pedir ayuda a sus familiares y amigos. Algunas personas no lo hacen por miedo al rechazo. Intentan esconder sus necesidades, temiendo que causará que sus seres queridos se alejen de ellos. Y en cambio los familiares a menudo se quejan "si lo hubiéramos sabido antes…" cuando sale a la luz que el ser querido tenía necesidad de ayuda y no la pidió ni consiguió.

Si de verdad no puede pedirle ayuda a sus familiares o amigos más cercanos porque no pueden o quieren ayudarle con su cuidado, hay agencias dedicadas a proveer ayuda en estas situaciones. Contacte con el programa de "Servicios de Protección al Adulto" (adult protective services) o su departamento local de servicios sociales u organizaciones sin ánimo de lucro como la Asociación de Servicios a la Familia (Family Service Association). Ellos serán capaces de ponerle en contacto con un encargado de su caso que podrá organizar los recursos de su comunidad y proveerle con la ayuda que necesita. El departamento de servicios sociales de su hospital local también puede ponerle en contacto con la agencia adecuada.

Pena: una reacción normal ante las malas noticias

Cuando experimentamos cualquier tipo de pérdida pasamos por un proceso emocional de pena y duelo para poder asimilar la pena y, con el tiempo, aceptarla. La pérdida puede ser pequeña, como perder las llaves del coche, o grande, como enfrentarse a una vida con dolor crónico o la pérdida de un ser querido.

Una persona con un problema de salud como el dolor crónico experimenta una serie de pérdidas. Estas pueden incluir pérdida de confianza, pérdida de autoestima, pérdida de independencia, pérdida de un cierto estilo de vida que conocía y apreciaba, pérdida del trabajo, y quizás la pérdida de una imagen positiva de uno mismo si nuestra condición tiene un efecto en nuestra apariencia (como por ejemplo la artritis reumatoide).

La psiquiatra Elisabeth Kübler-Ross ha escrito mucho acerca de pérdidas. Aquí está su descripción de las etapas de la pena y el duelo:

■ **Choque**, cuando uno siente tanto una reacción mental como una física al reconocimiento inicial de la pérdida.

■ **Negación**, cuando la persona piensa, "No, no puede ser verdad", y sigue actuando como si nada hubiera pasado.

■ **Rabia, enojo o ira**, cuando nos preguntamos "¿por qué yo?", buscando a alguien o algo a quien echarle la culpa (al médico por no diagnosticarlo antes, al trabajo por causar demasiado estrés, etc).

■ **Negociación**, cuando prometemos comportarnos mejor de ahora en adelante ("ya nunca fumaré otra vez", "seguiré mi tratamiento al pie de la letra", o "iré a la iglesia todos los domingos, si tan sólo pudiera superar esta enfermedad").

■ **Depresión**, cuando el verdadero reconocimiento empieza a afianzarse, nos enfrentamos a la verdad sobre la situación y experimentamos sentimientos profundos de tristeza y desesperación.

■ **Aceptación**, cuando reconocemos que debemos de superar las emociones de lo que ha pasado y decidir qué hacer para manejar la situación.

La gente no pasa por estas fases en orden. De hecho nos solemos encontrar alternando de un sentimiento a otro. No se desanime si se encuentra enojado o enfadado o deprimido de nuevo cuando creía que ya había llegado a la aceptación.

Enfrentarse a la muerte

El miedo a la muerte es algo que la mayoría de la gente empieza a sentir tan sólo cuando algo nos trae cara a cara con la posibilidad de nuestra propia muerte. Perder a alguien cercano, tener un accidente que puede haber sido mortal, o descubrir que tenemos una condición médica que puede acortar nuestra vida, normalmente nos hace considerar la inevitabilidad de nuestra propia muerte. Incluso entonces, mucha gente trata de evitar enfrentarse al futuro porque teme pensar en ello.

Nuestra actitud ante la muerte se forma a partir de nuestras actitudes fundamentales acerca de la vida. Son productos de nuestra cultura, las influencias de nuestra familia, quizás su religión, y con toda certeza nuestras experiencias.

Si está usted preparado para pensar en su propio futuro (acerca de la perspectiva cercana o lejana de que su vida terminará con toda certeza en algún momento), entonces las siguientes ideas pueden serle útiles. Si no está listo para pensar sobre este tema todavía, ponga este capítulo de lado y vuelva a él más adelante.

Preparaciones prácticas

La forma más práctica de aceptar nuestra muerte eventual es tomar pasos positivos para prepararnos para su llegada. Esto significa ocuparse de todos los detalles necesarios, grandes y pequeños. Si usted evita ocuparse de estos detalles creará problemas para usted y para aquellos a su alrededor. Hay varios componentes en este proceso:

- **Decida y luego comunique a los demás, sus deseos para sus últimos días y horas.** ¿Quiere estar en el hospital o en su casa? ¿Cuándo quiere que ya no utilicen los procedimientos para prologarle la vida? ¿En qué momento quiere dejar que la naturaleza siga su curso una vez que se determine que la muerte es inevitable? ¿Quién debe de estar con usted – sólo unas pocas personas cercanas e íntimas, o toda la gente que le importa y quiere verle por última vez?

- **Haga un testamento.** Incluso si su herencia es pequeña, usted puede tener algunas preferencias acerca de quién debe de heredar qué. Si tiene una herencia grande, las consecuencias de los impuestos sobre sucesiones dictadas en un testamento adecuado pueden ser muy significativas. Un testamento también le asegura que sus pertenencias vayan donde usted quiera. Sin testamento, algún familiar distante o "perdido de vista hace mucho tiempo" podría quedarse con su patrimonio.

- **Planifique su funeral.** Escriba sus deseos, o incluso haga los preparativos para su funeral y su entierro. Su familia afligida se sentirá muy aliviada de no tener que decidir lo que usted querría y cuánto gastar. Los funerales pre-pagados están disponibles, y se puede comprar el tipo de espacio para el entierro que usted quiera en el lugar donde prefiera.

- **Prepare un poder duradero para la atención médica y asuntos financieros.** En otros países esta figura jurídica puede tener otros nombres, como por ejemplo un acuerdo de representación en Canadá o "poder duradero sobre cuidado de salud" en México. Usted necesitará hacer uno para los cuidados de salud y otro para sus asuntos financieros. También debe de hablar sobre sus deseos con su médico personal, incluso si él o ella no parece estar interesado en ello. (Puede ser que el médico tenga dificultad en enfrentarse a la idea de perderlo.) Asegúrese de que en su archivo médico conste algún tipo de documento o nota que indique sus deseos en el caso de que usted no pueda comunicarlos cuando llegue el momento. (Véase las páginas 375–383 para más información sobre este asunto tan importante).

La persona que usted haya escogido para manejar sus asuntos después de su muerte necesita saber cuáles son sus deseos, sus planes y arreglos, y el lugar donde están los documentos necesarios. Necesitará hablar con él o ella, o por lo menos preparar una carta detallada con las instrucciones y dársela a alguien que se la pase a esa persona en el momento adecuado. Esta persona debe de estar lo suficientemente cerca de usted como para saber cuándo ha llegado este momento. Puede que usted no quiera que su pareja tenga estas responsabilidades, por ejemplo, pero él o ella puede ser la mejor persona para guardar su carta y saber cuándo dársela al agente designado.

Usted puede comprar un kit de materiales, en cualquier buena papelería, donde pueda guardar una copia de su testamento, sus poderes notariales de largo plazo, información sobre sus asuntos financieros y personales, y otros papeles importantes. Otro recurso útil para ayudarle a organizar esta información es "Mi vida en una caja" (My life in a box). Este kit contiene formularios que se rellenan con detalles de las cuentas bancarias, tarjetas de crédito, pólizas de seguro, la ubicación de los documentos importantes, su caja de seguridad y el lugar donde se encuentra la llave, etc. Esta es una manera conveniente y práctica de mantener en un solo lugar todo lo que sus allegados deben de saber. Si usted escoge guardar estos documentos en su computadora, asegúrese de que otros puedan encontrar sus contraseñas y cuentas.

Preparaciones emocionales

Después de que haya aclarado los asuntos prácticos, es el turno de las necesidades emocionales. Termine sus negocios con el mundo que le rodea. Mejore sus relaciones. Pague sus deudas, tanto financieras como personales. Diga lo que tenga que decir a aquellos que necesitan oírlo. Haga lo que tenga que hacer. Perdónese a usted mismo. Perdone a los demás.

Hable acerca de sus sentimientos sobre la muerte. La mayoría de los familiares y amigos cercanos estarán reticentes a comenzar una conversación sobre la muerte pero apreciarán que usted la comience. Puede que descubra que hay mucho que decir y que oír de sus seres queridos. Si nota que ellos no están dispuestos a escuchar una conversación sobre su muerte y los sentimientos que está experimentando, encuentre a alguien que se muestre cómodo y quiera escucharle. Puede que su familia y amigos le puedan escuchar más adelante. Recuerde, aquellos que le quieren también pasarán por las fases de pena y duelo cuando piensen que van a perderlo.

Un gran componente de enfrentarse a la muerte es el miedo a lo desconocido. Usted puede preguntarse: "¿Cómo va a ser? ¿Qué me pasará después de que me muera?" La mayoría de la gente con enfermedades terminales está preparada para morirse cuando llega el momento. Muchos simplemente se "desvanecen" en la transición casi imposible de identificar entre el estado de estar vivo y la muerte. La gente a la que se ha resucitado después de estar en estado de muerte clínica informan que experimentaron una sensación de tranquilidad y claridad y que no tenían miedo.

Una persona moribunda puede a veces sentirse sola y abandonada. Lamentablemente, mucha gente no puede enfrentarse a sus propias emociones cuando están alrededor de una persona que se está muriendo. Pueden evitar su compañía deliberadamente, o entablar conversaciones poco serias, interrumpidas por largos períodos de silencios incómodos. A menudo esto deja perpleja y ofendida a la persona que está muriendo, que en ese momento necesita compañerismo y consuelo de la gente a quien ama y con la que cuenta.

Usted puede ayudar a su familia y amigos a manejar la situación mejor contándoles lo que quiere y necesita de ellos: atención, diversión, consuelo, ayuda práctica, etc. Una persona que tiene algo positivo que hacer es más capaz de enfrentarse a las emociones difíciles. Si usted puede involucrar a su familia y seres queridos en actividades específicas, ellos se pueden sentir más necesitados y pueden relacionarse con usted a través de la actividad. Esto le dará algo de que hablar y ocupar el tiempo, o por lo menos les ayudará a definir la situación tanto a ellos como a usted.

Cuidados paliativos y cuidados para enfermos terminales

En la vida de todo el mundo llega el momento en que los cuidados médicos normales ya no ayudan y es el momento de prepararse para la muerte. En esta etapa de la vida, los cuidados médicos y de otro tipo tienen como objetivo mantener a la persona tan cómoda como sea posible y ofrecerle la mejor calidad de vida posible. En la mayoría de Estados Unidos y Canadá, así como en muchas otras partes del mundo, tanto los cuidados paliativos como los cuidados para los enfermos terminales (llamado *hospice* en inglés) están disponibles para servir esta función. Los cuidados paliativos son para aquellos que se piensan van a vivir más de seis meses. La mayoría de los cuidados para enfermos terminales son para la gente que se piensa va a morir en menos de seis meses, aunque esto no quiere decir que no recibirá más cuidados si vive más de seis meses.

Gracias a la medicina moderna, a menudo tenemos varias semanas o meses, y a veces

años, para hacer las preparaciones finales. Esto es cuando los cuidados para enfermos terminales son útiles porque le dan al enfermo terminal la mejor calidad de vida posible. Al mismo tiempo, los profesionales de estos cuidados ayudan a la persona y a la familia a prepararse para la muerte con dignidad. Hoy día, la mayoría de los programas de cuidados para enfermos terminales son a domicilio: la persona se queda en su propio hogar y los servicios vienen a él o ella. También hay programas residenciales donde la gente puede ir a pasar sus últimos días.

A menudo la gente espera hasta los últimos días antes de morir para pedir los cuidados para enfermos terminales. De alguna manera piensan que pedirlos significa que se están dando por vencidos. Al retrasar estos cuidados a menudo ponen una carga innecesaria en sí mismos, así como en sus familiares y amigos. Tenga en cuenta también que, por lo menos para algunas enfermedades, los estudios demuestran que la gente que recibe cuidados para enfermos terminales de hecho vive más que la gente que recibe tratamientos más agresivos.

Lo mismo es cierto para las familias que dicen que pueden hacer frente a todo sin ayuda. Esto puede ser verdad, pero los últimos días de una persona pueden ser mucho mejores si se deja que los cuidadores para enfermos terminales se ocupen de todos los asuntos médicos para que los familiares y amigos puedan dar todo su amor y apoyo. Si usted, un miembro de la familia, o un amigo está al final de sus días, debe de encontrar y usar los cuidadores para enfermos terminales locales. Es un regalo final maravilloso.

Hacer que su deseos sean oficiales: directrices de cuidados médicos por adelantado

Aunque ninguno de nosotros tiene control absoluto sobre nuestras propias muertes, nuestras muertes son, como el resto de nuestras vidas, algo que podemos ayudar a manejar. Usted puede contribuir, tomar decisiones y probablemente añadir mucha calidad a su muerte. Un manejo apropiado puede disminuir el impacto negativo de la muerte para sus familiares y amigos. Ese es el papel de una directriz por adelantado: ayudar a manejar los asuntos médicos y legales así como ayudarle a planear tanto las situaciones del final de su vida esperadas como las inesperadas.

¿Qué son las directrices médicas por adelantado?

Las directrices médicas por adelantado son instrucciones escritas que le dicen a su médico qué tipo de cuidados desea recibir, siempre y cuando usted no sea capaz de tomar decisiones médicas por sí mismo, por ejemplo, si usted está inconsciente, en coma o mentalmente incompetente. Por lo general, una directriz médica por adelantado describe dos tipos de tratamiento, los que quiere y los que no quiere. Hay tipos diferentes de directrices médicas.

Testamento en vida

Un testamento en vida es un documento que indica el tipo de tratamientos médicos o cuidados para mantener la vida que usted desea en caso de que padezca una enfermedad seria o mortal. Sin embargo, un testamento en vida no le permite designar a alguien para tomar estas decisiones por usted. (Note que en Canadá los testamentos en vida tienen una fuerza legal limitada, ya que esta figura jurídica no aparece en la legislación canadiense. Esto puede ser cierto también en otros países, así que es aconsejable comprobarlo para cualquier país que usted resida parte del tiempo.)

Poder (notarial) duradero para la atención médica

Un poder notarial duradero (DPA por sus siglas en inglés) para la atención médica sirve para dos cosas: permite que nombre a alguien para servir como su agente, representante o sustituto a la hora de tomar decisiones, y da pautas a su agente acerca de sus deseos en cuanto a los cuidados de salud. (En Canadá el término legal equivalente es poder notarial para las personas, acuerdo de representación o representante médico, dependiendo de la jurisdicción. En esta sección lo llamaremos poder notarial pero se aplica también a Canadá. Asegúrese de comprobar cuál es el nombre de esta figura jurídica en su país de residencia o si es que vive parte del tiempo fuera de Estados Unidos o Canadá.) Usted puede dejar que su agente tome las decisiones, pero mucha gente prefiere dar instrucciones de acuerdo con sus propios deseos. Esta guía puede cubrir un amplio espectro de cuidados, desde medidas agresivas para prolongar la vida como retener estas medidas.

Un poder notarial para los cuidados de salud le permite designar a otra persona para que actúe como su agente tan sólo en cuestiones relacionadas con los cuidados de salud. No le da a esa persona el derecho de actuar en su nombre en otros asuntos, como el manejo de sus asuntos financieros. En general, un poder notarial es más útil que un testamento en vida porque le permite designar a alguien para tomar decisiones por usted, y puede activarse en cualquier momento en que usted no pueda tomar decisiones debido a una enfermedad, accidente o lesión. Un testamento en vida es válido tan sólo en el caso de enfermedad terminal. El único momento en que un poder notarial puede no ser la mejor elección es si no hay nadie en quien usted pueda confiar para que pueda actuar por usted. Incluimos información detallada de cómo preparar un poder notarial duradero para la atención médica en las siguientes páginas..

Orden de no resucitar

Una orden de no resucitar (ONR – DNR por sus siglas en inglés) es una petición para que no le den resucitación cardiopulmonar (RCP – CPR por sus siglas en inglés) si su corazón se para o si usted para de respirar. Una ONR puede incluirse como parte del testamento en vida o poder notarial duradero para los cuidados de salud; sin embargo, usted no necesita tener ninguno de esos dos documentos para poder tener una ONR. Su médico puede incluir una ONR en su expediente médico para que pueda guiar las acciones del hospital y cualquier proveedor de salud. También puede usted colgar una ONR en su refrigerador para que el personal de emergencia lo vea y conozca sus deseos. Sin una ONR, el hospital y el personal de emergencias hará todo lo posible para revivirlo. Las ONR se aceptan en todos los estados y en Canadá. (La mayoría de los demás países del mundo también aceptan los ONR, pero asegúrese de comprobarlo porque hay algunos países que no lo aceptan y sólo siguen las órdenes de los médicos.)

Las directrices médicas por adelantado y la salud mental

Aunque las directrices médicas por adelantado se usan por lo general para situaciones terminales, también se pueden usar para dirigir el tipo de tratamiento para la salud mental que usted desea recibir en el caso que se vuelva incapacitado debido a una enfermedad de este tipo. Bajo la ley federal de los EE.UU., en la mayoría de los estados usted puede combinar las directrices médicas por adelantado para el cuidado de la salud y para la salud mental en un solo documento, y le permitirá nombrar un agente para que actúe en su nombre para ambos asuntos. Sin embargo, en algunos estados, se necesitan dos documentos diferentes. Esto permite que usted escoja a agentes diferentes para los cuidados de su salud en general y los cuidados de su salud mental. Para más información sobre directrices por adelantado para su salud mental y las prácticas en específico en su estado, vaya a la página de internet del Centro Nacional de Recursos sobre las Directrices Psiquiátricas por Adelantado (National Resource Center on Psychiatric Advance Directives) (www.nrc-pad.org) (esta información se encuentra tan sólo en inglés). En Canadá, las prácticas sobre directrices para la salud mental son diferentes de provincia en provincia. Para más información, visite a su autoridad de cuidados de salud local u hospital, o contacte con su sucursal local de la Asociación de Salud Mental de Canadá (Canadian Mental Health Association) (www.cmha.ca). De nuevo debemos mencionar que las directrices para la salud mental pueden ser diferentes en cada país. Asegúrese de comprobar con la asociación de salud mental de su país para ver cuáles son las directrices allí.

Poder notarial

Tanto en Estados Unidos como en Canadá y otros países, un poder notarial (POA por sus siglas en inglés) es un documento que le da a la persona que usted designe el poder de tomar sus decisiones financieras o de negocios en su nombre. Si usted ya no es capaz de tomar decisiones y necesita pagar por sus cuidados pero no le ha otorgado un poder notarial a nadie, sus familiares o amigos (o incluso a veces el estado) tendrá que ir al juzgado para abordar sus obligaciones financieras. Esto puede ser muy caro. Puede que usted quiera hablar con su abogado acerca de las ventajas e inconvenientes de un poder notarial.

Preparar un poder notarial duradero para la atención médica

Los adultos deben de preparar un poder notarial duradero para la atención médica. Los acontecimientos inesperados pueden ocurrirle a cualquiera de cualquier edad. Este documento es diferente de un poder notarial normal. El poder notarial duradero para la atención médica sólo se aplica a las decisiones del cuidado de salud. Usted no necesita ir a ver a un abogado para redactar un poder notarial duradero. Lo puede hacer usted mismo sin asistencia legal.

Para preparar un poder notarial duradero para la atención médica lo primero que tiene que hacer es escoger un agente o sustituto para tomar sus decisiones. Puede ser un amigo o miembro de la familia. No puede ser el médico que está cuidando de usted. Es recomendable que su agente viva en la misma zona que usted, porque si no está disponible para actuar con poco tiempo de aviso, entonces no le podrá ayudar mucho. También puede usted nombrar un agente secundario que pueda actuar por usted si el agente primario no está disponible.

Asegúrese de que su agente piense de la misma forma que usted, o que por lo menos esté dispuesto a realizar sus deseos. Usted tiene que ser capaz de confiar en que esta persona se preocupa por usted y realmente comprende y respeta sus deseos. Debe de ser una persona madura, serena y debe de estar cómoda con sus deseos. A veces una pareja o hijo/a no es el mejor agente porque están demasiado cerca de usted emocionalmente. Por ejemplo, si usted no quiere que le resuciten en caso de un ataque al corazón severo, su agente tiene que ser capaz de decirle al médico que no le resuciten. Esto puede ser muy difícil o incluso imposible para un miembro de la familia. Asegúrese de que su agente sea consciente de esta obligación. Puede que quiera que su agente sea alguien que haga este trabajo con menos carga emocional que una pareja o hijo/a.

En resumen, busque las siguientes características en un agente:

- Alguien que esté disponible para actuar en su lugar cuando sea necesario
- Alguien que comprenda sus deseos y esté dispuesto a cumplirlos
- Alguien que esté preparado emocionalmente para llevar a cabo sus deseos y no vaya a sentir agobio por hacerlo

Encontrar al agente adecuado es una tarea muy importante. Puede requerir que usted hable con varias personas. Estas pueden ser las entrevistas más importantes que usted haya hecho. Más adelante en este capítulo hablaremos más sobre comunicar los deseos a su familia, amigos y médico.

Una vez que haya identificado a su agente, decida qué es lo que usted quiere. Este proceso se verá guiado por sus creencias y valores. Algunos de los formularios del poder notarial duradero para la atención médica ofrece varias declaraciones generales de los deseos sobre el tratamiento médico. Estas le pueden ayudar a comunicar sus deseos a su agente. Aquí tiene algunos ejemplos:

- *Yo no deseo que mi vida sea prolongada, ni tampoco quiero que se administren o continúen los tratamientos que sustenten o alarguen mi vida (1) si estoy en un coma irreversible o en un estado vegetativo o (2) si tengo una enfermedad terminal y la aplicación de tratamientos artificiales ayudarán a prolongar o retrasar artificialmente el momento de mi muerte o (3) bajo ninguna otra circunstancia donde el sufrimiento o carga del tratamiento sea mayor que los posibles beneficios. Quiero que mi agente considere el alivio al sufrimiento y la calidad así como la cantidad de la posible extensión de mi vida cuando tome la decisión con respecto a los tratamientos que alarguen mi vida.*

- *Sí deseo que mi vida sea prolongada mediante equipo y tratamientos que alarguen mi vida de manera artificial, a menos que esté en coma o estado vegetativo que mi médico crea razonablemente que es irreversible. Una vez que mi médico haya decidido con un estudio razonable que quedaré inconsciente para el resto de mi vida, no quiero que se sigan administrando tratamientos artificiales que alarguen mi vida.*

- *Quiero que mi vida sea prolongada por el mayor tiempo posible, sin importar mi condición, las posibilidades de recuperarme, ni el coste de los procedimientos.*

Si usted usa un formulario que contenga estas declaraciones generales sugeridas, lo único que tiene que hacer es poner sus iniciales junto a la declaración que escoja.

Hay otros formularios que le permiten hacer "declaraciones generales de autoridad concedida" por lo que usted le da a su agente el poder de tomar decisiones. En este caso, no se escriben los detalles de cuáles deben de ser las decisiones, sino que se confía en que el agente vaya a seguir sus deseos. Ya que estos deseos no están explícitamente escritos, es muy importante hablar de los detalles con su agente.

Todas los formularios tienen un espacio en el que usted puede escribir cualquier deseo específico. No es obligatorio dar detalles específicos, pero puede usted querer darlos.

Saber qué detalles incluir es un poco complicado porque nadie puede predecir el futuro ni saber las circunstancias exactas a las que tendrá que hacer frente el agente. Su médico puede darle algunas ideas de lo que piensa que puede ser el desarrollo más lógico de su condición. Usted puede usar esta información para dirigir a su agente sobre cómo quiere que actúe cuando llegue el momento. Sus instrucciones pueden incluir resultados, circunstancias específicas, o ambas. Si habla de los resultados, la declaración se debe de enfocar en qué resultados pueden ser aceptables y cuales no lo son (por ejemplo, "sí a la resucitación, sólo si voy a continuar con facultades mentales plenas").

Hay varias decisiones que usted necesita hacer al dirigir a su agente o sustituto en la toma de decisiones sobre cómo debe de actuar por usted:

■ En general ¿cuánto tratamiento quiere usted? Esto puede oscilar de muy agresivo a muy conservador. Es decir, o hacer muchas cosas para mantenerse con vida o no hacer casi nada para mantener la vida, excepto mantenerle limpio y cómodo.

■ Dados los diferentes tipos de eventos mortales que pueden ocurrirle a la gente con su condición, ¿qué tipo de tratamiento quiere bajo cada una de las eventos?

■ Si usted se vuelve mentalmente discapacitado ¿qué tipo de tratamiento quiere para otras enfermedades, como por ejemplo la neumonía?

Aunque cada estado de EE.UU., las provincias de Canadá y otros países tienen regulaciones diferentes y diferentes formularios para las directrices que se dan por adelantado, la información que hemos presentado aquí puede ser útil viva donde viva. Busque algunas de las páginas de internet que mencionamos al final de este capítulo para encontrar formularios que puede descargar. También los puede encontrar en su departamento de salud local, la Agencia de Envejecimiento de la zona (Area Agency on Aging), los hospitales e incluso en las oficinas de su proveedor de salud. Para más información sobre las directrices que se dan por adelantado en otros países, visite la página web de Growth House (www.growthhouse.org). Esta información solo está disponible en inglés. Si usted se muda a otro estado o provincia, o si viaja mucho, es mejor consultar con un abogado cuando llegue a su destino para ver si su documento es jurídicamente vinculante allí.

Una última nota importante: no ponga su poder notarial duradero en su caja fuerte. Nadie lo podrá obtener cuando se necesite.

Compartir sus deseos con los demás

Escribir sus deseos y tener un poder notarial duradero no son el final de lo que tiene usted que hacer. Si de verdad quiere que se haga lo que usted quiere, es importante que comparta sus deseos completamente con su agente, su familia y su médico. A menudo esta no es una tarea fácil.

Sin embargo, antes de poder tener esta conversación, todo el mundo que esté involucrado necesita tener copias de su poder notarial duradero para la atención médica. Una vez que haya completado los documentos, fírmelos con testigos delante. En algunos lugares puede que necesite que el poder esté certificado por notario en vez de simplemente tener testigos. Haga varias copias ya que su agente, los miembros de su familia y sus médicos necesitarán tener una. También es una buena idea darle uno a su abogado.

Cuando esté listo para hablar acerca de sus deseos, recuerde que a la gente no le gusta hablar de la muerte de un ser querido. No se sorprenda de oír cosas como "¡No pienses en eso!", "¡Aún falta mucho tiempo para eso!", o "No seas tan mórbido; no estás tan enfermo", cuando empiece a hablar del tema. Desafortunadamente, esto suele ser suficiente para terminar la conversación. Su trabajo como persona proactiva en el manejo personal es hacer que la conversación progrese. Hay varias formas de conseguir esto.

Después de dar las copias de su poder notarial a la gente que quiere que lo tenga, pídales que lo lean. Luego ponga una hora en la que se van a reunir para hablar del tema. Si alguno le da respuestas parecidas a las del párrafo anterior, explíqueles que este es un tema difícil, pero es importante. Este es un buen momento para practicar los mensajes en primera persona de los que hablamos en el capítulo 10, por ejemplo: "Entiendo que la muerte es un tema difícil del que hablar. Sin embargo, es muy importante para mí el que tengamos esta conversación".

Otra estrategia es conseguir copias en blanco del poder notarial para todos los miembros de su familia y sugerirles que las rellenen juntos. Esto incluso puede ser parte de una reunión familiar. Preséntelo como un aspecto importante de ser un adulto con madurez y un miembro responsable de la familia. Hacer que esto sea un proyecto familiar puede hacer que sea más fácil de hablar del tema. Además podría clarificar los valores que cada uno tiene sobre el tema de la muerte.

Si estas dos sugerencias son demasiado difíciles o incluso imposibles de llevar a cabo, considere escribir una carta o un email, o preparar un video o CD que se pueda mandar a todos los miembros de su familia. Hable de porqué piensa que su muerte es un tema importante del que hay que hablar, y que quiere que conozcan sus deseos. Luego cuente cuáles son sus deseos, y dé razones para sus elecciones. Al mismo tiempo, mande copias de su poder notarial duradero para la atención médica. Pida que respondan de la manera que les resulte más conveniente, o que dediquen un poco de tiempo para hablar con usted.

Como ya mencionamos anteriormente, cuando decida quién va a ser su agente es importante escoger a alguien con quien pueda hablar libremente e intercambiar ideas. Si su agente no está dispuesto o no está disponible para hablar de sus deseos, probablemente ha escogido a la persona equivocada. Recuerde, sólo porque alguien está muy cercano a usted no quiere decir que le comprenden sus deseos de verdad, o que sea capaz de llevarlos a cabo. Este tema no debe de ignorarse, a no ser que a usted no le importe que su agente decidan por usted el tratamiento que va a recibir independientemente de sus deseos. Por esta razón, es esencial escoger a alguien que no esté tan cerca de usted emocionalmente y que luego hable largo y tendido con esa persona. Esto es especialmente cierto si es que no ha escrito los detalles de sus deseos.

Hablar con su médico

En nuestros estudios de investigación hemos aprendido que la gente a menudo tiene más dificultad para hablar con sus médicos acerca de sus deseos sobre la muerte que cuando tienen que hablar con sus familiares. De hecho, sólo un pequeño porcentaje de la gente que tiene poderes notariales duraderos para la atención médica u otras directrices por avanzado, comparte este hecho con su médico.

Aunque sea difícil, es importante hablar con su médico acerca de sus preferencias. Primero, usted necesita estar seguro de que los valores de su médico son parecidos a los suyos. Si no lo son, puede que sea difícil para él o ella llevar a cabo sus deseos. Segundo, su médico necesita saber lo que usted quiere. Esto le permitirá tomar las acciones apropiadas como escribir las órdenes para resucitar o no usar las máquinas para resucitar. Tercero, su médico necesita saber quién es su agente o sustituto en la toma de decisiones y cómo contactar con él en persona. Si hay que tomar cualquier decisión importante y se deben de seguir sus deseos, el médico tiene que hablar con su agente.

Puede parecer sorprendente pero muchos médicos tienen dificultad para hablar con sus pacientes sobre el tema de la muerte y sus últimos deseos. Después de todo, los médicos trabajan para aliviar y mantener a la gente viva y no les gusta pensar que sus pacientes se van a morir. Por otro lado, la mayoría de los médicos quieren que sus pacientes tengan poderes notariales duraderos para la atención médica. Estos documentos alivian la presión y la preocupación tanto en su médico como en usted. Por lo tanto, asegúrese de darle a su médico una copia del poder notarial duradero para la atención médica para que pueda ser parte permanente de su historial médico.

Planee un momento con su médico para poder hablar de sus deseos finales. Esto no debe de ser una conversación añadida o secundaria, al final de su cita normal. En cambio comience su visita diciendo, "quiero dedicar unos minutos para hablar con usted sobre mis deseos en caso de que tenga algún problema serio o probabilidades de morirme". Si lo presenta de esta manera su médico dedicará el tiempo necesario para hablar de ello. Si el médico dice que no hay suficiente tiempo para hablar de estas cosas, pregunte cuándo puede hacer otra cita para hablar del tema. Esta es una situación donde puede que usted tenga que ser un poco firme. A veces el médico, como los familiares, pueden decir cosas como "oh, no tiene porqué preocuparse usted por eso", o "nos preocuparemos de ese tema cuando llegue el momento". Recuerde, tome la iniciativa, y use mensajes en primera persona para comunicar que este es un tema importante para usted y que no quiere retrasar la conversación.

A veces los médicos no quieren preocuparle. Piensan que le están haciendo un favor al no describir todas las cosas desagradables que le pueden pasar en caso de que tenga un problema serio. Usted puede ayudar a su médico diciéndole que tener control y poder tomar decisiones sobre su futuro relajará su mente. El no saber o no tener claro lo que va a pasar es más preocupante que saber los hechos, por muy desagradables que sean, y poder lidiar con ellos.

Si todavía siente que puede ser duro hablar con su médico, traiga a su agente con usted cuando vaya a hablar de este tema con su médico. El agente puede facilitar la discusión y a la vez puede conocer al médico. Abre las líneas de comunicación para que si su agente y médico tienen que llevar sus deseos a cabo lo puedan hacer sin problema. Esto también le da la oportunidad a todo el mundo de clarificar cualquier malentendido.

Si usted no puede hablar con su médico sigue siendo importante que reciba una copia del poder notarial duradero para la atención médica y que lo guarde junto con su historial médico. Cuando vaya al hospital, asegúrese de que el hospital tiene una copia también. Si usted no la puede traer, asegúrese que el agente sepa que debe traerla. Esto es importante ya que su médico puede no estar a cargo de sus cuidados en el hospital.

Ahora que ya ha hecho todas las cosas importantes, el trabajo más duro ha terminado. Sin embargo, recuerde que usted puede cambiar de opinión en cualquier momento. Puede que su agente ya no esté disponible, o que sus deseos hayan cambiado. Asegúrese de mantener su poder

Otros recursos que explorar

AARP (Asociación para Personas Jubiladas): http://www.aarp.org/espanol/

Academia Americana de Médicos de Familia (*American Academy of Family Physicians*): http://es.familydoctor.org/familydoctor/es/healthcare-management/end-of-life-issues/advance-directives-and-do-not-resuscitate-orders.html

Biblioteca Nacional de Medicina (*National Library of Medicine*): Información sobre las directivas por adelantado: https://www.nlm.nih.gov/medlineplus/spanish/advancedirectives.html

Casa de Crecimiento, Mejorando el Cuidado de los Moribundos (*Growth House, Improving Care for Dying*): Información solo en inglés: http://www.growthhouse.org

Concilio Nacional sobre el Envejecimiento (*National Council on Aging*): https://www.ncoa.org/resources/ (escriba "Spanish" en el buscador)

Conexiones de Cuidado – Organización Nacional de Hospicios y Cuidado Paliativo (*Caring Connections – National Hospice and Palliative Care Organization*): http://www.caringinfo.org/i4a/pages/index.cfm?pageid=3546

Cinco Deseos – Envejecimiento con Dignidad (*Five Wishes – Aging with Dignity*): https://agingwithdignity.org/five-wishes/translations

Organización Nacional de Hospicios y Cuidado Paliativo (*National Hospice and Palliative Care Organization*): http://www.nhpco.org/informacion-en-espa%C3%B1ol

Próximo Paso en el Cuidado: Cuidadores de Familiares y Profesionale de Salud Trabajando Juntos (*Next Step in Care: Family Caregivers & Health Professionals Working Together*): Guía para cuidadores de familiares sobre el cuidado de pacientes en etapa terminal y el cuidado paliativo. United Hospital Fund, 2013. Descargar del sitio: http://www.nextstepincare.org/uploads/File/Guides/Hospice/hospiceSpanish.pdf

notarial duradero para la atención médica al día. Como cualquier otro documento legal, se puede revocar o cambiar en cualquier momento. Las decisiones que tome ahora no son para siempre.

Dar a conocer sus deseos acerca de cómo quiere que le traten en caso de una enfermedad seria o mortal, es uno de las tareas más importantes como persona proactiva en el manejo personal. La mejor forma de hacerlo es preparar un poder notarial duradero para la atención médica y compartirlo con su familia, amigos cercanos y su médico.

Sugerencias de lecturas complementarias

Para aprender más acerca de los temas de los que hablamos en este capítulo, le sugerimos que explore los siguientes recursos.

Bucay, Jorge. *El camino de las lágrimas.* Edición Kindle del Editorial Océano Exprés, 2011.

Fauré, Christophe. *Vivir el duelo: La pérdida de un ser querido.* Editorial Kairos, 2005.

Kübler-Ross, Elisabeth. *Sobre la muerte y los moribundos: Alivio del sufrimiento psicológico para los afectados,* 3ra edición. Del Bolsillo, 2013.

Kübler-Ross, Elisabeth, and David Kessler. *Sobre el duelo y el dolor: Como encontrar sentido al duelo a traves de sus cinco etapas,* 3ra edición. Ediciones Luciérnaga, 2010.

O'Connor, Nancy. *Déjalos ir con amor: La aceptación del duelo.* Edición Kindle del Editorial Trillas, 2011.

Pangrazzi, Arnaldo. *El duelo. Cómo elaborar positivamente las pérdidas humanas.* Editorial San Pablo, 1993.

Rittner, Marcelo. *Aprendiendo a decir adiós: Cuando la muerte lastima tu corazón.* Edición Kindle del Editorial Grijalbo, 2013.

Warda, Mark. *Cómo hacer su propio testamento.* Sphinx Publishing, 2001.

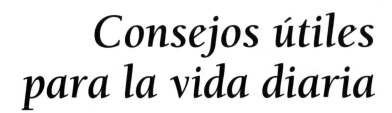

Consejos útiles para la vida diaria

LOS SIGUIENTES CONSEJOS ÚTILES son formas alternativas de abordar las actividades diarias que pueden ser difíciles o imposibles de hacer. Comenzaremos por la primera cosa que se hace a las mañanas: levantarse. Mucha gente con dolor crónico tiene rigidez después de estar tumbado en la cama toda la noche, y les es difícil empezar a moverse sin tener todavía más dolor. Miraremos formas útiles de abordar esta rutina matutina, y luego seguiremos con otras actividades comunes que se hacen durante el día. Muchos de estos consejos pueden ayudarle a solucionar algunos de sus problemas diarios con el dolor crónico.

Levantarse de la cama

1. Antes de levantarse de la cama por las mañanas, intente hacer unos cuantos estiramientos sencillos. Esto comenzará a soltar o relajar los músculos rígidos o agarrotados así como ayudar a comenzar la circulación de la sangre.

   - Tumbado boca arriba, apunte los dedos de los pies hacia abajo, alejándolos de su cuerpo. Mantenga esta postura durante 10 segundos y traiga sus pies hacia sus hombros, con los dedos extendidos hacia arriba.

   - Haga lo mismo con sus manos. Apunte hacia abajo con sus dedos de las manos, alejándolos del cuerpo y luego traiga las manos hacia sus hombros, con los dedos de las manos extendidos hacia arriba.

   - Quédese tumbado boca arriba y respire profundamente. Mantenga la respiración durante 10 segundos y luego suelte el aire de sus pulmones lentamente. Repita esto tres veces.

   - Túmbese de lado, el cuerpo extendido, lentamente traiga sus rodillas hacia su pecho. Mantenga esta posición durante 10 segundos y luego lentamente vuelva a poner su cuerpo derecho.

2. Levantarse de la cama puede ser un problema en sí mismo. Pruebe estos consejos:

   - Despacio, siéntese en el borde la cama. Quédese sentado ahí durante unos momentos antes de levantarse.

   - Si tiene dificultades para levantarse, balancee las piernas sobre el borde de la cama, permitiendo que cuelguen. Entonces deslícese hacia el borde de la cama hasta que sus pies toquen el suelo. Despacio, deje que su cuerpo ruede fuera de la cama permitiendo que sus pies soporten el peso.

   - Ponga una silla al lado de su cama cuando se meta en la misma a la noche. Cuando se despierte, use la silla como soporte apoyando su peso en la misma mientras se levanta despacio.

3. En vez de hacer la cama inmediatamente, dese tiempo en la mañana para relajarse mientras se toma una taza de té o café, sin intentar llevar nada a cabo más que despertarse de una forma pausada. Luego, haga la cama justo antes de darse una ducha.

Hacer el desayuno

1. Prepare tanto como pueda la noche anterior. Por ejemplo, prepare la cafetera para que lo único que tenga que hacer es darle al botón de comienzo. Ponga la mesa para el desayuno para que esté lista cuando se despierte. Pida ayuda a los miembros de su familia.

2. Si se le hace difícil preparar un desayuno grande para su familia, intente poner productos ya hechos sanos: cereales con fibra, yogurt, fruta, frutos secos, pan integral, etc.

3. Dese el suficiente tiempo en la mañana para comer un desayuno. Una buena nutrición es importante, y dándole de comer al cuerpo a la mañana es importante.

Vestirse

1. Siéntese en el borde de la cama para ponerse los calcetines y los pantalones.

2. Si tiene que levantarse para ponerse ciertos artículos de ropa, descanse su cuerpo contra

la pared para mantener el equilibrio y distribuir su peso.

3. Tenga un lugar cómodo donde se pueda sentar para ponerse el maquillaje o afeitarse.

4. Cuando se lave los dientes, manténgase derecho. Doblarse encima del lavabo pone mucha presión en su espalda.

Hacer la cama

1. En vez de hacer la cama de forma exacta, simplemente tire de la manta y tápela.

2. En vez de usar sábana de encima, mantas y colcha, piense en comprar un edredón acolchado. Es ligero, caliente en invierno y fresco en verano, y se tarda un segundo en arreglar para hacer la cama de forma rapidísima.

2. Conserve su tiempo y energía usando los siguientes consejos:

   ■ En cuanto salga de la cama eche la cubierta por encima de la cama para que esté en esa posición cuando venga más tarde a ordenar.

   ■ Haga un lado de la cama, poniendo la almohada en su posición y luego el edredón por encima, antes de ir al otro lado de la cama. Esto le ahorrará muchos pasos de andar de un lado a otro de la cama.

   ■ Cuando tenga que doblarse para hacer la cama, no se doble por la cintura. Doble las caderas y las rodillas. Esto le pondrá menos presión en los músculos de su espalda.

   ■ Pida a alguien que le ayude a hacer la cama. Uno de sus derechos es pedir ayuda cuando la necesite.

4. Recuerde, no tiene porqué hacer la cama. Simplemente cierre la puerta de su cuarto. Una cama sin hacer no quiere decir que sea vago, sino que ha puesto su atención en otros lugares y cosas más importantes. Considere hacerla sólo cuando tenga visitas o antes de irse durante una temporada, como cuando se vaya a visitar a sus familiares durante un fin de semana.

En el trabajo

1. Si tiene que estar sentado todo el día, asegúrese de que la silla está a la altura adecuada desde el suelo. Sus rodillas deben de estar dobladas a un ángulo ligeramente mayor de 90 grados y sus pies deben de descansar cómodamente planos en el suelo. Se puede usar un reposapiés pequeño y ligeramente inclinado para quitar presión de sus rodillas y espalda.

2. No se siente encorvado por encima de su mesa. Relaje los hombros y cuello. Es importante que mantenga su cuello alineado con su columna vertebral.

3. Si trabaja en la computadora, es muy importante tener una silla con reposabrazos y soporte adecuado para la espalda y el cuello. Hable con su jefe sobre evaluar el lugar donde trabaja para volverlo cómodo y eficiente.

4. Cruzar las piernas está bien mientras que se esté sentado. Cuando se sienta cansado, simplemente cruce una pierna por encima de la otra durante varios minutos, y luego cambie de lado.

5. Si usted está sentado todo el día, tome unos cuantos minutos cada hora para levantarse y caminar. Vaya a por agua, haga fotocopias o simplemente camine alrededor de su oficina, cualquier cosa que le ayude a moverse un poco.

6. Si debe de levantar objetos en el trabajo, asegúrese que se agacha usando las piernas y las caderas. Agacharse de esta manera pone la mayoría del esfuerzo en los músculos más grandes de sus piernas en vez de en los músculos pequeños de la espalda.

7. Si trabaja de pie todo el día, encuentre un taburete que le permita sentarse al mismo nivel al que está de pie. También puede estar de pie encima de una alfombrilla acolchada, que será más suave en sus pies y rodillas.

8. Asegúrese que su espacio de trabajo está a un nivel que le permita que los brazos estén encima de forma natural. Si la superficie es demasiado alta o demasiado baja, puede causar demasiado estrés.

9. Para ayudar a quitar la presión de su espalda, quédese de pie con una pierna ligeramente levantada del suelo, descansando en una repisa. Alterne piernas cuando se canse de la postura.

Limpiar la casa

1. No necesita limpiar la casa entera en un día. Divida las tareas para poder hacerlas en varios días.

2. Ruede la aspiradora desde donde está guardada. No la levante.

3. Cuando necesita recoger algo del suelo (o piso) doble las rodillas para agacharse. Si usted tiene problemas de rodillas, hable con su proveedor de cuidados de salud o tienda de materiales para la salud para comprar un palo con extensión para recoger cosas del suelo sin tener que agacharse.

4. Cuando planche, ponga un pie en un pequeño taburete varias pulgadas más alto que el suelo. Después de un rato, alterne de pie.

5. Siéntese cuando sienta que lo necesita. Puede hacer tareas como llenar el lavaplatos desde la posición sentada.

6. Guarde los utensilios que use a menudo a la altura de la cintura.

7. Organice su trabajo de manera que evite hacer múltiples viajes subiendo y bajando escaleras. Por ejemplo, limpie el baño de abajo un día y el de arriba otro día.

8. Intente no trabajar de prisa. Tome su tiempo para hacer el trabajo y haga descansos.

9. Ponga la cesta de la ropa sucia en una mesa al lado de la lavadora para no tener que agacharse para clasificar la ropa.

10. Ponga una extensión en su escoba o plumero para que no se tenga que esforzar para llegar a ciertos sitios.

11. Haga de las tareas domésticas un proyecto de familia y comparta la responsabilidad.

Trabajar en la cocina

1. Busque aparatos que le puedan hacer la vida más fácil y rápida, como utensilios especiales para ayudarle a abrir las jarras, pelar patatas, etc. También hay utensilios de cocina con mangos anchos que ayudan a reducir la molestia.

2. Mientras está de pie en la cocina, abra un armario debajo de usted y ponga su pie en el estante más bajo para quitar la presión de su espalda. Alterne de pie cuando sienta que lo necesita.

3. Siéntese para hacer las tareas si es que es más cómodo, pero recuerde levantarse y caminar.

4. Cuando traiga helado a casa, ponga bolas individuales en bolsas de plástico y vuelva a congelarlo. El helado suele estar más blando y es más fácil de hacer bolas cuando está así que cuando ha estado congelado durante un rato.

5. Cuando haga galletas, haga dos tandas de masa: una para ahora y la otra para congelarla y poder usarla en otro momento.

6. Los días que se sienta bien, prepare el doble de la receta para la cena y congele la mitad para los días en que no le apetezca cocinar.

7. Si está trabajando con masa, hágalo en la encimera de la cocina que es más alta que una mesa.

8. Asegúrese de descansar entre tareas cuando esté trabajando en la cocina.

Hacer la compra en el supermercado

1. Tenga una lista de las cosas que necesite en el orden que aparecen en su supermercado local para evitar tener que buscar o volver para recoger lo que se le olvidó.

2. Cuando esté poniendo los productos en las bolsas, distribuya el peso por igual en las diferentes bolsas para que no haya una bolsa más pesada que otra.

3. Acarree las bolsas cerca de su cuerpo.

4. Evite las bolsas de plástico si es posible. Ponen más presión en sus brazos, hombros y espalda que las bolsas de papel que tiene que acarrear en sus brazos, cerca del pecho.

5. Haga múltiples viajes al coche llevando paquetes ligeros en vez de hacer menos viajes pero cargado con más peso.

6. Evite poner las bolsas en el asiento trasero de su coche. Es demasiado difícil sacarlas de esa posición. En vez de esto, ponga las bolsas con comestibles en el maletero.

7. No dude en pedir a los empleados de la tienda que le ayuden a traer las bolsas a su carro.

Manejar (o conducir)

1. Asegúrese de que su asiento y reposacabezas están en la posición adecuada. Ajuste su asiento para poder llegar a los pedales cómodamente. No quiere estar demasiado inclinado hacia delante o hacia atrás; el cuello debe de estar ligeramente equilibrado encima de su espina dorsal.

2. Ponga una pequeña almohadilla en su espalda para darle soporte adicional a su espalda.

3. Si va a manejar durante largos períodos de tiempo, planee que tenga la suficiente cantidad de tiempo para hacer paradas y estirarse.

Tiempo de recreo

1. Si usted planea unas vacaciones, asegúrese que ha planeado el suficiente tiempo de descanso si es un viaje largo.

2. Si se cansa, que otra persona maneje durante un tiempo mientras usted se relaja

en el asiento del copiloto o en el asiento trasero.

3. Cuando vaya a cenar fuera, póngase ropa cómoda y no sea tímido y use un soporte para su espalda si lo necesita. El consejo es el mismo si es que va al cine.

4. Si invita a gente a casa planéelo bien y con tiempo para que no tenga que hacer todas las tareas en un día. Distribuya las tareas en varios días, y cocine comidas que sean fáciles de preparar y de servir.

5. Cuando haga actividades como ir de compras o hacer turismo, tome tiempo para sentarse y relajarse durante unos minutos cada cierto tiempo. Esto hará que pueda aumentar el tiempo que está de pie.

6. Trabaje para aumentar su tolerancia y resistencia durante un período largo de tiempo y así poder disfrutar de sus hobbies: carpintería, coser, la jardinería, deportes, y lo que sea.

Dormir

1. Si tiene usted problemas de espalda, túmbese boca arriba y ponga una pequeña almohada debajo de sus rodillas para aliviar la presión de su espalda. Pero tenga cuidado. Con el tiempo, esto puede darle problemas con sus rodillas, así que alterne esta posición con otras, como tumbarse de lado.

2. Cuando se tumbe de lado, doble ligeramente ambas rodillas. Intente poner una almohada entre sus rodillas para más comodidad.

3. Si tiene problemas de cuello, pruebe una almohada especial para cuello. Estas almohadas son más altas debajo del cuello que debajo de la cabeza. Le ayudará a mantener el cuello en la posición alineada con el resto de la espina dorsal mientras está durmiendo.

4. Intente evitar dormir boca abajo, ya que pone mucha presión sobre su espina dorsal.

Si reconoce los desafíos que tiene con el dolor crónico, intente diferentes maneras de solucionarlas o convivir con ellas, y mantenga una actitud positiva, y verá que todo es posible. ¡Usted puede vivir una vida sana con dolor crónico!

Índice

Nota: Números *en cursiva* indican figuras, y números con '*t*' indican tablas.